Wichtiger Hinweis: Neugeborenenintensivmedizin als Wissenschaft ist ständig im Fluss. Forschung und klinische Erfahrung erweitern unsere Kenntnisse, insbesondere was Behandlung und Therapie betrifft. Autoren und Verlag haben größte Mühe darauf verwandt, Dosierungsanweisungen und Applikationsformen dem Wissensstand bei Fertigstellung des Manuskripts anzupassen. Derartige Angaben müssen vom jeweiligen Anwender im Einzelfall anhand anderer Literaturstellen und unter Zuhilfenahme der Beipackzettel der verwendeten Präparate auf ihre Richtigkeit überprüft werden. Dies gilt insbesondere, wenn es sich um selten verwendete oder neuere Präparate handelt.

Vorwort zur 7. Auflage

Wieder wurde nach 5 Jahren eine vollständige Neubearbeitung des Buches nötig. Das kennzeichnet die immer noch dynamische Entwicklung der Neonatologie, die in fast allen Ländern Europas als Schwerpunkt der Kinderheilkunde etabliert und mit einer eigenen Weiterbildungsordnung versehen ist. Der alte Titel »Neugeborenenintensivpflege: Grundlagen und Richtlinien« bestand seit der ersten Auflage 1978, einer Zeit, als diese Begriffe noch nicht von Gerichtsgutachtern in Beschlag genommen waren und wir unser ursprüngliches Stations-Schwarzbuch noch Richtlinie nannten. Inzwischen sind Begriffe wie Pflege, Therapie, Standard, Leitlinie und Richtlinie anders definiert. Weiterhin möchte das Buch ärztliches und pflegerisches Personal im Kreißsaal und auf der Neugeborenenstation ansprechen. Der neue Titel »Neugeborenenintensivmedizin: Evidenz und Erfahrung« deutet an, dass sich die Autoren wieder bemüht haben, ihre Therapievorschläge so gut wie möglich zu begründen, dass es aber für viele in der Neonatologie auftretenden Probleme eine gesicherte Behandlung im Sinne der evidence based medicine nicht gibt. In diesen Situationen sind Verständnis der Pathophysiologie und klinische Erfahrung weiterhin tragende Säulen. Das Dilemma illustriert eindrucksvoll die Unsicherheit bei der Kreißsaalreanimation: Die Leitlinie der internationalen ILCOR-Kommission empfahl 100% Sauerstoff (E4). Die Metaanalyse der Cochrane Collaboration belegte dagegen eine höhere Überlebensrate bei Reanimation mit Luft (E1a, NNT 20). Bei persistierender Zyanose mag 40% Sauerstoff die klügste Wahl sein, aber dafür gibt es derzeit überhaupt keine Daten. Wir haben die Evidenzstufen folgendermaßen abgekürzt:

E1a   Metaanalyse aus mehreren randomisierten Studien
E1b   Einzelne randomisierte kontrollierte Studie
E2a   Gut geplante nicht randomisierte Studie
E2b   Gut geplante quasi experimentelle Studie
E3   Nicht experimentelle Studie oder Kasuistik
E4   Expertenmeinung oder Konsensuskonferenz

Die Zahl der behandelten Fälle, nach der die Überlegenheit einer Therapieoption sichtbar wird, wurde mit NNT (»number needed to treat«) angegeben. Da die Metaanalysen beim Erscheinen neuer Studien regelmäßig aktualisiert werden, wird dem Leser geraten, vor grundsätzlichen Änderungen der Klinikstandards die aktuelle Version der Cochrane Library zu konsultieren.

Die Autoren haben langjährig als Team zusammengearbeitet und hielten am Grundprinzip des Buches fest, nämlich Diagnostik und Behandlung auf *einer* Neugeborenenintensivstation so konkret wie möglich zu schildern. Für die aktualisierten Kapitel über kardiale und chirurgische Probleme des Neugeborenen konnten neue Autoren gewonnen werden, die auch in dieser Tradition stehen. Auch die Kapitel über Ernährung, Lungenkrankheiten, metabolische Entgleisungen, Infektionen und Ergebnisse wurden weitgehend neugestaltet. Dabei wissen wir, dass unser Weg nicht der einzig richtige sein kann. Da die Literaturverzeichnisse der einzelnen Kapitel meist nur die neuere Literatur enthalten – über tausend aktuelle Literaturhinweise wurden neu aufgenommen –, ist dem Buch wiederum eine Liste aktueller Standardwerke vorangestellt.

Für zahlreiche mündliche und schriftliche Anregungen zur Verbesserung des Buches danken wir vielen Lesern und unseren Mitarbeiterinnen und Mitarbeitern in Berlin und Marburg. Besonderen Dank schulden wir Frau Dr. Julia Rakob, Frau Dr. Ann Carolin Hoyer und Herrn Dr. Michael Zemlin für die kritische Durchsicht des Manuskripts. Es soll nochmals hervorgehoben werden, dass die vorliegenden Behandlungsvorschläge nicht kritiklos angewendet werden dürfen und dass sie jeder Leser anhand eigener Erfahrung und Literaturkenntnis modifizieren muss.

Berlin und Marburg, im März 2006

Michael Obladen
Rolf F. Maier

Standardwerke der Neonatologie

Physiologie und Pathophysiologie des Neugeborenen

Avery GB, Fletcher MA, Macdonald MG (eds) (2005) Neonatology. Pathophysiology and management of the newborn, 6th edn. Lippincott, Philadelphia

Gluckman PD, Heyman MA (eds) (1996) Pediatrics and Perinatology: the scientific basis. 2nd edn., Arnold, London, Sydney, Auckland

Polin RA, Fox WW (eds) (2004) Fetal and neonatal physiology. 3rd edn. Saunders, Philadelphia

Lehrbücher

Fanaroff AA, Martin RJ (eds) (2006) Neonatal-perinatal medicine. Diseases of the fetus and infant, 8th edn. Mosby, St. Louis

Klaus MH, Fanaroff AA (eds) (2001) Care of the high risk neonate, 5th edn. Saunders, Philadelphia

Rennie J, Roberton NRC (eds) (2005) Textbook of neonatology, 4th edn. Churchill, Livingstone

Taeusch HW, Ballard RA, Avery ME (eds) (2005) Diseases of the newborn, 8th edn. Saunders, Philadelphia

Datenbanken und Metaanalysen

AWMF: http://www.awmf-leitlinien.de

OMIM: http://www3.ncbi.nlm.nih.gov/entrez/query.fcgi?db=OMIM&cmd

Pubmed: http://www3.ncbi.nlm.nih.gov/entrez/query.fcgi?db=pubmed

The Cochrane Library (2005): http://www.update-software.com

http://www.mrw.interscience.wiley.com/cochrane/clsysrev/article

Monographien

Abrams S, Atkinson S, Baumgart S, Tsang RC (2005) Nutritional needs of the preterm infant. 2nd edn. Digital Educational Publishing, Inc. Baltimore

Aicardi J (1998) Diseases of the nervous System in childhood. Clinics in developmental medicine, 2nd edn. Mac Keith Press, London

Anand KJS, Stevens BJ, McGrath PJ (2006) Pain in the neonate. 3rd edn. Elsevier, Amsterdam

Ashcroft KW, Holcomb G, Murphy JP (eds) (2004) Pediatric surgery, 4th edn. Saunders, Philadelphia

Benirschke K, Kaufmann P, Baergen RN (eds) (2006) Pathology of the human placenta. 5th edn. Springer, New York, Berlin, Heidelberg

Bland RD, Coalson JJ (eds) (2000) Chronic lung disease in early infancy. Marcel Dekker, New York

Briggs GG, Freeman RK, Yaffe SJ (2005) Drugs in pregnancy and lactation. A reference guide to fetal and neonatal risk. 7th edn. Williams & Wilkins, Baltimore

Chang AC, Hanley FL, Wernovsky G, Wessel DL (eds) (1998) Pediatric Cardiac Intensive Care. Lippincott, Williams & Wilkins, Philadelphia

Cowett RM (ed) (2000) Principles of perinatal-neonatal metabolism. 2nd edn. Springer, New York, Berlin, Hamburg

Garson A (ed) (2005) The science and practice of Pediatric Cardiology. 3rd edn. Williams & Wilkins, Baltimore

Gilbert-Barness, E, Debich-Spicer D (eds) (2004): Embryo and Fetal Pathology: Color atlas with ultrasound correlation. Cambridge University Press.

Hausdorf G (ed) (2006) Intensivtherapie angeborener Herzfehler. 2nd edn. Steinkopff, Darmstadt

Jones KL (ed) (2005) Smith's recognizable patterns of human malformation, 6th edn. Saunders, Philadelphia

Karotkin EH, Goldsmith JP (2003) Assisted ventilation of the neonate, 4th edn. Saunders, Philadelphia

Louis G, Keith LG, Papiernik E, Keith DM, Luke B (2005) Multiple pregnancy. 2nd edn. Taylor & Francis, New York, London

Lister J, Irving IM (1990) Neonatal surgery. 3rd edn. Butterworth, London

MacDonald MG, Ramasethu J (eds) (2003) Atlas of procedures in neonatology, 3rd edn. Lippincott, Philadelphia

Mernagh J, Gill G, Kirpalani H (eds) (1999) Imaging of the newborn baby. Churchill Livingstone, New York, Philadelphia, Sydney,Toronto

Nathan DG, Orkin SH, Look AT (2003) Nathan and Oski's Hematology of Infancy and Childhood. 6th edn. Saunders, Philadelphia

Obladen M, Koehne P (eds) (2005) Interventions for Persisting Ductus Arteriosus in the Preterm Infant. Springer, Heidelberg

Remington JS, Klein JO (eds) (2006) Infectious diseases of the fetus and newborn infant, 6th edn. Saunders, Philadelphia

Robertson B, van Golde LMG, Batenburg JJ (eds) (1992) Pulmonary Surfactant. From molecular biology to clinical practice, 2nd edn. Elsevier, Amsterdam

Scriver CR, Beaudet AL, Sly WS (eds) (2001) The metabolic and molecular bases of inherited disease 8th edn. McGraw Hill, New York

Stevenson DK, Benitz WE, Sunshine P (eds) (2003) Fetal and neonatal brain injury. 3rd edn. Cambridge University Press, Oxford, New York, Tokyo

Swishuk LE (1997) Imaging of the newborn infant and young child. 4th edn. Williams & Wilkins, Baltimore

Volpe J (2001) Neurology of the newborn, 4th edn. Saunders, Philadelphia

Yaffe SJ, Aranda JV (2004) Neonatal and pediatric pharmacology: Therapeutic principles in practice. 3rd edn. Lippincott Williams & Wilkins, Baltimore

Inhaltsverzeichnis

Verzeichnis der Abkürzungen

ACD	Blutkonservenstabilisator mit Acidum citricum, Natrium citricum, Dextrose
ADH	Antidiuretisches Hormon
AEP	Akustisch evozierte Potentiale
AGS	Adrenogenitales Syndrom
ANS	Atemnotsyndrom des Neugeborenen (auch RDS)
ASD	Vorhofseptumdefekt
BE	»Base excess« = Basenüberschuss
BEL	Beckenendlage
BPD	Bronchopulmonale Dysplasie
CMV	Cytomegalovirus
CNP	»Continuous negative pressure« = Kontinuierlich (extrathorakaler) negativer Druck
CPAP	»Continuous positive airway pressure« = Kontinuierlich positiver Atemwegsdruck
CRP	C-reaktives Protein
CTG	Kardiotokogramm
DD	Differentialdiagnose
2,3 DPG	2,3 Diphosphoglycerat
ECMO	Extrakorporale Membranoxygenierung
ED	Einzeldosis
EDTA	Äthylendiamin-Tetraazetat
aEEG	Amplitudenintegriertes Elektroenzephalogramm
EKG	Elektrokardiogramm
F_iO_2	Sauerstoffkonzentration in der Einatemluft
FRC	Funktionelle Residualkapazität
GA	Gestationsalter
GE	Gesamteiweiß
GFR	Glomeruläre Filtrationsrate
HFOV	Hochfrequenzoszillationsbeatmung
HIV	Humanes Immundefizienz-Virus
HLHS	Hypoplastisches Linksherz-Syndrom
HK	Hämatokrit

HZV	Herzzeitvolumen
I:E	Atemzeitverhältnis Inspirationszeit:Exspirationszeit
IL-6	Interleukin-6
iNO	Inhalatives Stickstoff-Monoxid
I:T ratio	Verhältnis Unreife zu Gesamt-Neutrophile
IMV	Intermittierend mandatorische Ventilation
IPPV	»Intermittent positive pressure Ventilation« = Intermittierende Positivdruckbeatmung
ISTA	Aortenisthmusstenose
IVH	Intraventrikuläre Blutung
L/S	Lecithin/Sphingomyelin-Ratio
MAP	»Mean airway pressure« = Atemwegsmitteldruck
NAK	Nabelarterienkatheter
NEC	Nekrotisierende Enterokolitis
NNT	Number needed to treat
NVK	Nabelvenenkatheter
PA	Pulmonalatresie
P_aO_2	Arterieller Sauerstoffpartialdruck
PCO_2	Kohlendioxidpartialdruck
PDA	Persistierender Ductus arteriosus
PEEP	»Positive end-expiratory pressure« = Positiv-endexspiratorischer Druck
PO_2	Sauerstoffpartialdruck
PPHN	Persistierende pulmonale Hypertension des Neugeborenen
PPL	Plasmaproteinlösung
PS	Pulmonalstenose
PTT	Partielle Thromboplastinzeit
PVL	Periventrikuläre Leukomalazie
RDS	Atemnotsyndrom des Neugeborenen (auch ANS)
ROP	Frühgeborenen-Retinopathie
SD	Sättigungsdosis
SIDS	»Sudden infant death syndrome« = plötzlicher Kindstod
SIMV	Synchronisierte intermittierend-mandatorische Ventilation
SO_2	Sauerstoffsättigung
SSW	Schwangerschaftswoche
St.Bik.	Standard-Bikarbonat

TAC	Truncus arteriosus communis
TAPVC	Totale Lungenvenen-Fehlmündung
tcPO$_2$	Transkutaner Sauerstoffpartialdruck
TOF	Fallot'sche Tetralogie
TORCH	Toxoplasmose, Röteln, Zytomegalie, Herpes
TGA	Transposition der großen Gefäße
torr	mmHg
TV	Atemzugvolumen
VLBW	Sehr untergewichtiges Neugeborenes (<1500 g)
VSD	Ventrikelseptumdefekt
ZVD	Zentraler Venendruck
ZVS	Zentralvenöse Sättigung

Das untergewichtige Neugeborene

M. Obladen

Empfängnis, embryonale und fetale Entwicklung, Geburt und postnatale Entwicklung des Kindes sind ein kontinuierlicher Ablauf, in dem es außer der Geburt keine biologisch definierten Einschnitte gibt. Da die Hauptursachen für Säuglingssterblichkeit und perinatal erworbene Behinderung untergewichtige Neugeborene betreffen und da sich die Leistungsfähigkeit von Geburtshilfe und Neonatologie am besten bei diesen Kindern bewerten lässt, hat die Weltgesundheitsorganisation 1970 verbindliche Definitionen festgelegt. Leider wurden einige Definitionen (z. B. Lebendgeburt, Totgeburt, Fehlgeburt, Definition der Reife) nicht von allen Ländern einheitlich akzeptiert, was den internationalen Vergleich mancher Statistiken erschwert. Auch in Deutschland müssen seit 1994 Kinder mit einem Geburtsgewicht von 500 g und mehr gemeldet und beurkundet werden (GVBL, S. 608).

1.1 Definitionen

Neugeborenenperiode. 1.–28. Lebenstag (frühe Neugeborenenperiode: 1.–7. Lebenstag, späte Neugeborenenperiode: 8.–28. Lebenstag).

Geburtsgewicht. Ohne Berücksichtigung der Reife wird nach dem Geburtsgewicht eingeteilt in:

- *Untergewichtige Neugeborene* (LBW, »low birth weight infants«): Geburtsgewicht <2500 g. Je nach Region und Ethnie 5–15% der Lebendgeborenen.
- *Sehr untergewichtige Neugeborene* (VLBW, »very low birth weight infants«): Geburtsgewicht <1500 g. Je nach Population 0,8–1,5% der Lebendgeborenen, jedoch bis zu 65% der in der Neonatalperiode verstorbenen Kinder.
- *Extrem untergewichtige Neugeborene* (ELBW, »extremely low birth weight infants«): Geburtsgewicht <1000 g. Etwa 0,3–0,6% der Lebendgeborenen, aber 50% der in der Neonatalperiode Verstorbenen.

Gestationsalter. Zeit gerechnet vom 1. Tag der letzten normalen Periode. Normal sind ca. 280 Tage. Rechnerische und klinische Bestimmung des Gestationsalters haben eine Treffsicherheit von je ±2 Wochen.

Reife. Kann infolge unterschiedlicher Enzyminduktion als Ausdruck des biochemischen und funktionellen Entwicklungsstands eines Neugeborenen erheblich vom Gestationsalter abweichen (Retardierung, Akzeleration).

Frühgeborenes. Gestationsalter <259 Tage (<37 vollendete Wochen).

Reifes Neugeborenes. Gestationsalter 259–293 Tage (vollendete 37–<42 Wochen).

Übertragenes Neugeborenes. Gestationsalter 294 Tage oder mehr (42 Wochen oder mehr).

Eutroph, hypotroph (»small for gestational age« = SGA), hypertroph (»large for gestational age« = LGA). Aus dem Verhältnis zwischen Gestationsalter und Geburtsgewicht werden definiert:
- *Eutroph:* Kinder mit einem Geburtsgewicht zwischen der 10. und 90. Perzentile
- *Hypotroph:* Kinder mit einem Geburtsgewicht <10. Perzentile
- *Hypertroph:* Kinder mit einem Geburtsgewicht >90. Perzentile

1.2 Bestimmung des Gestationsalters

1.2.1 Anforderungen

Nach unseren Erfahrungen werden die Bedingungen für eine zuverlässige Bestimmung des Reifealters am ehesten von den klinischen Kriterien nach Finnström erfüllt [3]. Neurologische Reifescores mögen zwar im Einzelfall präziser sein, sind jedoch für künstlich beatmete, sedierte oder hirngeschädigte Kinder ungeeignet.

1.2.2 Anleitung

Ohrmuschelknorpel. Beide Ohrmuscheln werden befühlt, bei Seitendifferenz wird das »reifere« Ohr angegeben (■ Abb. 1.1). Der Helixknorpel entwickelt sich von ventral und kaudal her in der durch Pfeile angegebenen Richtung. Das Knorpelgerüst ist vollständig, wenn im dorsalen, kranialen Quadranten deutlich tastbar.

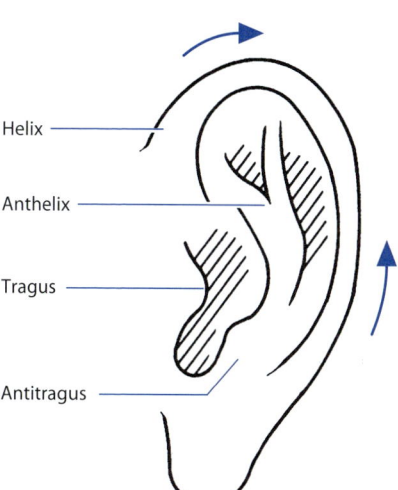

Helix

Anthelix

Tragus

Antitragus

■ **Abb. 1.1.** Entwicklung des Ohrknorpels

Durchführung der Untersuchung bei guten Lichtverhältnissen. Berechnung der Gesamtpunktzahl nach ◘ Tab. 1.2.

Brustdrüsengewebe. Der horizontale Durchmesser wird mit einem Zentimetermaß beiderseits gemessen und der größte palpable Durchmesser angegeben.

Brustwarzenbildung. Mit steigendem Gestationsalter ist die Mamille deutlicher von der umgebenden Haut abgrenzbar, und der Warzenhof erhebt sich vom Rand her über das allgemeine Hautniveau.

Hautdurchsichtigkeit. Die Durchsichtigkeit der Haut des Stamms, besonders oberhalb des Nabels, wird anhand der Erkennbarkeit großer und kleiner Blutgefäße beurteilt.

◘ **Tab. 1.1.** Berechnung des Gestationsalters. (Nach Finnström 1977)

Gesamtpunktzahl (7 Kriterien)	Schwangerschaftsdauer	
	Tage	Wochen/Tage
7	191	27 + 2
8	198	28 + 2
9	204	29 + 1
10	211	30 + 1
11	217	31
12	224	32
13	230	32 + 6
14	237	33 + 6
15	243	34 + 5
16	250	35 + 5
17	256	36 + 4
18	263	37 + 4
19	269	38 + 3
20	276	39 + 3
21	282	40 + 2
22	289	41 + 2
23	295	42 + 1

◘ Tab. 1.2. Bestimmung des Gestationsalters. (Nach Finnström 1977)

Klinisches Kriterium	1	2	3	4
Hautdurchsichtigkeit	Zahlreiche Venen, Verzweigungen und Venolen klar erkennbar, besonders über Abdomen	Venen und Verzweigungen erkennbar, keine Venolen	Wenige große Gefäße klar über Abdomen erkennbar	Wenige große Gefäße undeutlich erkennbar oder keine Gefäße sichtbar
Ohrmuschelknorpel	Im Antitragus nicht fühlbar	Im Antitragus fühlbar	Im Anthelix vorhanden	Im Helix vollständig vorhanden
Plantare Hautfältelung (nicht Leisten)	Keine Hautfältelung	Nur vordere transverse Hautfalte	Einige Falten über den vorderen zwei Dritteln	Gesamte Sohle mit Hautfalten bedeckt, einschließlich Ferse
Brustdrüsengewebe (Durchmesser)	<5 mm	5–10 mm	>10 mm	
Brustwarzenbildung	Mamille kaum erkennbar, kein Warzenhof	Mamille gut erkennbar, Warzenhof vorhanden, nicht erhaben	Mamille gut erkennbar, Rand des Warzenhofs über Hautniveau	
Fingernägel (Daumen)	Fingerkuppen noch nicht erreicht	Fingerkuppen erreicht	Fingerkuppen erreicht bzw. überragt; distaler Nagelrand deutlich ausgebildet	
Kopfhaar	Zart, wollen, flaumig; einzelne Haare nicht zu unterscheiden	Kräftig, seidig; jedes einzelne Haar erkennbar		

Fingernägel. Die Fingernägel werden inspiziert und die Fingerspitze palpiert, indem der Nagel über die Hand des Untersuchers streicht bzw. kratzt.

Plantare Hautfältelung. Nur die relativ groben Falten werden analysiert. Feine, oberflächliche Linien können vorhanden sein, besonders bei trockener Haut, verstreichen jedoch gewöhnlich beim Spannen der Fußsohle von den Zehen bis zur Ferse. Die Hautfalten werden mit steigendem Gestationsalter deutlicher, und ihre Verteilung von den Zehenballen in Richtung auf die Ferse nimmt zu (◻ Abb. 1.2).

Augenlider. Bei Kindern von weniger als 28 SSW sind alle Reifescores ungenau. Hilfreich ist das Kriterium der fusionierten Augenlider, die sich normalerweise nach 25 SSW öffnen.

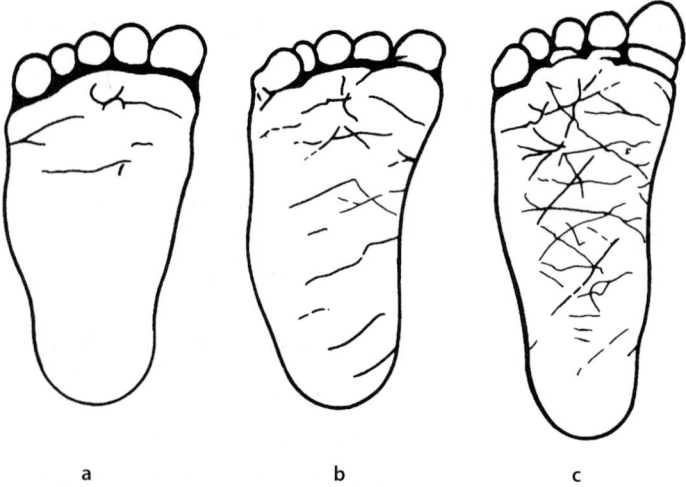

a   b   c

◻ **Abb. 1.2. a** Fuß eines Frühgeborenen von 36 Wochen Gestationsalter. Die hinteren drei Viertel des Fußes sind glatt. **b** Fuß eines Neugeborenen von 38 Wochen Gestationsalter mit einigen Fußlinien. **c** Fuß eines Neugeborenen von 40 Wochen Gestationsalter. Die Fußlinien haben sich über die ganze Sohle ausgebreitet

Zur Perzentileneinteilung der gestationsspezifischen Körpermaße s. Wachstumsdiagramm auf vorderem Umschlagblatt.

1.3 Probleme des Frühgeborenen

7–10% aller Neonaten sind Frühgeborene. Hauptursachen der Frühgeburt sind Chorioamnionitis [6, 21], Mehrlingsschwangerschaft, Gestose, schwierige soziale Verhältnisse [2, 5], Rauchen [18] und Zinkmangel [25]. Eine zunehmende Rolle spielt in den letzten Jahren die assistierte Reproduktion: In bis zu 40% resultieren Mehrlingsschwangerschaften, ihr Anteil hat sich mit dem Gesundheits-Modernisierungs-Gesetz im Jahre 2005 vermindert. Auch bei Einlingen ist nach assistierter Reproduktion die Frühgeburtlichkeit [22] und die Fehlbildungsrate [9] gegenüber spontaner Schwangerschaft mehr als verdoppelt.

◘ Tab. 1.3 listet die wichtigsten Gefährdungen des Frühgeborenen auf. Dabei sind viele der rechts dargestellten Krankheitszustände

◘ **Tab. 1.3.** Gefährdungen des Frühgeborenen

Temperaturregulation	Hypothermie, Hyperthermie, Hypoxie, Azidose
Atmung	Surfactantmangel, Asphyxie, Apnoeanfälle, Schocklunge
Zirkulation	Schock, Rechts-links-Shunt, PDA, Ischämie, Hirnblutung, periventrikuläre Leukomalazie, nekrotisierende Enterokolitis
Ernährung	Katabolismus, Aspiration, Subileus
Stoffwechsel	Hypoglykämie, Hypokalzämie, Hypoproteinämie, Ikterus, Anämie
Ausscheidung	Ödeme, Elektrolytimbalanzen
Immunität	Pneumonie, Sepsis, Meningitis

vermeidbar, wenn sachgerecht und schonend vorgegangen wird: *Der einzige Vorteil des Frühgeborenenrisikos ist seine Kalkulierbarkeit!* Geburt und Versorgung eines unreifen Kindes sollten wie ein operativer Eingriff optimal vorausgeplant und vorbereitet sein und nicht wie ein Verkehrsunfall erfolgen! Wie kein anderes Risikoneugeborenes profitiert das Frühgeborene von Regionalisierung und Transport der Mutter in ein Perinatalzentrum (s. S. 549). Die zeitraubenden und gefährlichen Phasen 1, 3, 4 und 5 des Schemas der Frühgeborenenversorgung in ◘ Tab. 1.6 werden dadurch entbehrlich.

1.4   Probleme des hypotrophen Neugeborenen

Niemals reicht »hypotrophes Neugeborenes« oder »Mangelgeborenes« als Diagnose, vielmehr ist das ein Symptom: Eine intrauterine Wachstumsretardierung weist stets auf eine chronische Erkrankung von Mutter, Kind oder Plazenta hin. Durch Gestationsalterbestimmung und Messung von Körpergewicht, -länge und Kopfumfang muss bei jedem untergewichtigen Neugeborenen unmittelbar postnatal festgestellt werden, ob das Kind unreif, hypotroph oder beides ist. Die unterschiedlichen zu erwartenden Probleme sind in ◘ Tab. 1.4 aufgelistet.

Obligate Maßnahmen bei hypotrophen, reifen Neugeborenen sind:
- Hypoglykämiescreening (s. S. 437)
- Frühfütterung (Maltodextrinlösung oder adaptierte Nahrung)
- Ausschluss einer Polyzythämie (venöser Hämatokrit)
- Infektionsdiagnostik (s. S. 524)
- Hypokalzämiesuche (im Alter von 24 h)
- Abklärung der Ursache für die Hypotrophie (Fehlbildungssyndrom? Rauchen? Hypertonie? Plazentahistologie?)
- Schädelsonographie (Verkalkungen, Gefäßveränderungen)
- Fundoskopie (Chorioretinitis)
- Entwicklungsneurologische Nachuntersuchung (s. S. 583)

1.4.1 Differenzierung zwischen Frühgeborenen und hypotrophen Neugeborenen

Tab. 1.4. Differenzierung zwischen Frühgeborenen und hypotrophen Neugeborenen

Definition	Frühgeborenes	Hypotrophes Neugeborenes
Ätiologie	Oft Infektion, evtl. im Zusammenhang mit vorzeitigem Wehenbeginn, Zervixinsuffizienz, Mehrlingsschwangerschaft, antepartaler Hämorrhagie	1. Vermindertes intrauterines Wachstumspotential mit oder ohne angeborene Fehlbildungen 2. Intrauterine Mangelernährung durch Plazentainsuffizienz oder mütterlichen Hochdruck
Ursache des Problems	Unreife	Meist intrauterine Mangelernährung
Ikterus	+++	+
Hypoxia fetalis	+	+++
Atemstörungen:		
– Postnatale Hypoxie	+	+++
– Atemnotsyndrom	+++	0
– Apnoeanfälle	+++	+
Fütterungsschwierigkeiten:		
– Saug-/Schluckstörungen	+++	0
– Subileus oder Enterokolitis	++	++
– Aspiration	++	+
Intrakranielle Blutung:		
– Intraventrikulär	+++	0
– Subdural	+	+
Infektionsrisiko	+++	++
Temperaturregulationsstörung	+++	++
Hypoglykämie	+	+++

+++ sehr häufig; ++ häufig; + etwas vermehrt gegenüber reifen eutrophen Neugeborenen; 0 nicht häufiger als bei eutrophen Neugeborenen.

1

1.4.2 Stadieneinteilung der Dysmaturität/Formen der Plazentainsuffizienz

◨ **Tab. 1.5.** Formen der Plazentainsuffizienz. (Zu einer subakuten oder chronischen Plazentainsuffizienz kann auch eine akute treten)

	Akut	Subakut	Chronisch
Mechanismus	Vorwiegend Verschlechterung der respiratorischen Funktion	Vorwiegend Verschlechterung der nutritiven Funktion	
Ausfall	Rasch	Verhältnismäßig langsam	Langsam
Intensität	Unterschiedlich	Mittelgradig	Schwer
Gewichtszunahme	Leicht retardiert	Leicht bis mäßig retardiert	Erheblich retardiert
Längenwachstum	Normal	Normal	Erheblich retardiert
Zerebrales Wachstum	Normal	Normal	Leicht retardiert
Aspekt des Neugeborenen	Schmal, Hautdesquamation, Mekoniumanfärbung	Schmal, lang, mit großem Kopf	Klein, kurz, mit relativ großem Kopf
Neonatale Komplikationen	Asphyxie; Atemstörungen, Postasphyxiesyndrom, Mekoniumaspiration	Hypoglykämie (je höher die Kopf-Geburtsgewicht-Relation, umso schwerer die Hypoglykämie) Hypothermie, Polyglobulie, Erythroblastose	

1.5 Probleme des sehr untergewichtigen Neugeborenen

Nur etwa jedes hundertste Neugeborene kommt mit einem Geburtsgewicht unter 1500 g oder mit einer Reife von weniger als 30 SSW zur Welt. Jedoch macht diese kleine Gruppe von Neugeborenen mehr als die Hälfte aller neonatalen Todesfälle aus. Alle Anstrengungen moderner Geburtshilfe sind darauf gerichtet, vorzeitige Wehentätigkeit, vaginale Blutungen und Blasensprung zu verhindern oder frühzeitig zu erkennen. Mit prompter Krankenhausaufnahme (präpartale Pflegestation), strenger Bettruhe, intensiver Tokolyse und ggf. Antibiotikatherapie kann die Schwangerschaft oft noch Tage oder Wochen erhalten werden. Dabei wird zwischen 24 und 28 SSW mit jedem Tag eine Verbesserung der Überlebenschance um 2% bzw. mit jeder Woche ein Anstieg der Überlebenswahrscheinlichkeit um 10% erreicht. Dabei muss bedacht werden, dass eine schwere inflammatorische Reaktion das Kind stärker gefährden kann als die Unreife. Auch seitens der Neonatologie ist es leichter und besser, die Probleme dieser Kinder zu verhindern, als sie zu behandeln:

> **!** Die Erstversorgung eines sehr untergewichtigen Neugeborenen sollte die erfahrenste Person des Teams durchführen! Keinesfalls darf an einem 1000-g-Kind »geübt« werden!

1.5.1 Hypothermie/Hyperthermie (s. S. 37)

Als Hypothermie gilt eine Kerntemperatur <36,0 °C. Sie verursacht metabolische Azidose, vermehrten Sauerstoffverbrauch, Apnoeanfälle und erhöht die Sterblichkeit. Anfangs sind häufig Inkubatortemperaturen von 36–38 °C nötig. Zusätzlich empfiehlt sich die Anwärmung und Anfeuchtung der Inkubatorluft und des Atemgases, das Zudecken mit einer Plastikdecke (Hitzeschild, E1a) [15] sowie ggf. der Einsatz zusätzlicher Wärmestrahler [23]. Auch einer Überwärmung des Kindes ist – gerade nach Reanimation – entgegenzuwirken.

1.5.2 Transepidermaler Wasserverlust (s. S. 370)

Er ist in den ersten Lebenstagen beträchtlich [1], erhöht Wärmeverlust und Sauerstoffbedarf und trägt zur hyperchlorämischen metabolischen Azidose bei, da die transepidermal verlorene Flüssigkeit nur we-

▣ **Tab. 1.6.** Schema der Frühgeborenenversorgung bei dezentraler Geburt. (Stark schematisiert! Nicht kritiklos anwenden)

Phase 1 **Vorberei-** **tung**	Telefonat: Risikofaktoren? Sectio? Zeitpunkt festlegen. Reanima- tionsteam zusammenstellen. Ggf. Rettungsdienst rufen, Trans- portinkubator überprüfen. Intensivpflegeplatz richten: Inkuba- tor 36 °C, Respirator. Rö.-Platte vorwärmen, Transoxode eichen
Phase 2 **Kreißsaal:** **erste** **Minuten**	Reanimationstisch wärmen, Türen schließen, warme Tücher be- reithalten. O_2 6–8 l/min, Absaugung: max. –200 cm H_2O (0,2 bar). Abnabeln nach 30–40 s. Baby in vorgewärmtes Tuch einhüllen, Rachen absaugen, Auskultation: Herztöne links? Maskenbe- atmung bei Bradykardie, Belüftungskontrolle mit Stethoskop. Laerdal-Ventil: 45 cm H_2O! Tuch nicht aufdecken! Apgar-Score nach 1,5 und 10 min. Erst nach 2–3 min: Magen absaugen mit Schleimfalle, Ch 8 oder 10, Mageninhalt messen. Wenn nach 3– 5 min keine ausreichende Atmung: Rachentubus für CPAP bzw. nasotracheale Intubation. RR messen (Dinamap). Wenn systo- lisch unter 40 mmHg oder Mitteldruck kleiner als Gestationsalter (in Wochen): Plasmalösung 5% 3 ml/kgKG langsam i.v., Konakion 1 mg s.c./i.v., abnabeln. Infusion in periphere Vene anlegen
Phase 3 **Vor Abfahrt**	Geburtshelfer, Eltern und Intensivstation informieren. Elektroden anlegen. Temperatur messen. Verlegungsbericht auf Vollständig- keit überprüfen
Phase 4 **Transport**	Überwachung von Inkubatortemperatur, O_2, Herzfrequenz. Falls Manipulation am Kind erforderlich: Fahrzeug anhalten lassen
Phase 5 **Bei Ankunft**	Kind befindet sich noch im Originaltuch. Temperatur, Blutgas- analyse, Dextrostix, Hämatokrit. Kontrolle der Inkubatortempe- ratur. Wiegen mit Tüchern unter Wärmestrahler
Phase 6 **Erstver-** **sorgung** **auf Station**	Wärmestrahler oder Inkubator. Möglichst geringe Belästigung! Untersuchung und RR. Abstrich Ohr. Transoxode anlegen. Ge- stationsalter bestimmen. Infusion erste 24 h: 70 ml/kg Glukose 5–10%, NaCl 2 mmol/kg (ab BE – 10: gleiche Menge als NaBik.). *Kein* KCl
Phase 7 **Endgültige** **Versorgung**	Sensibel vorgehen! Minimal handling! Venöse Blutabnahme: Elektrolyte, Blutbild, Blutgruppe, Coombs, Blutzucker, GE, BB-diff, CRP, IL-6, ggf. Blutkultur. Röntgenthorax, wenn Temperatur stabil. Credé-Prophylaxe. Eincremen alle 2 h
Phase 8 **Zweite 24 h**	Diagnostik: Elektrolyte, Gesamteiweiß, Phosphat, Kreatinin, BZ (Labor) 3-mal täglich, Blutbild, Schädelsonogramm. Infusion zweite 24 h: 80 ml/kg Glukose 5–10% mit Elektrolytbedarf: Na 3 mmol/kg, Cl 3 mmol/kg, K 2 mmol/kg, Ca und Humanalbumin individuell dosieren

nig NaCl enthält. Bei Pflege in einem offenen Bett mit Wärmestrahler steigt er an (E1a) [4]. Man kann den Wasserverlust vermindern durch forciertes Anfeuchten der Inkubatorluft (beheizter Vernebler), Pflege des Kindes unter einer Plastikdecke und häufiges Eincremen der Haut während der ersten Lebenstage (E1b) [16, 24, 26].

1.5.3 Über-, Unterhydrierung

Durch Gewebekatabolismus, unterkalorische Ernährung und transepidermalen Wasserverlust verlieren sehr kleine Frühgeborene während der ersten 3 Lebenstage 5–15% ihres Körpergewichts. Die intravenöse Flüssigkeitszufuhr sollte diese normale Gewichtsabnahme nicht verhindern – Wasser und Elektrolyte sind kein Ersatz für Nährstoffe und eine Überhydrierung begünstigt PDA und BPD.

1.5.4 Metabolische Azidose (s. S. 103)

Sie kommt zustande durch Hypoxie, Ischämie, Hypothermie (Laktatazidose), renalen Bikarbonatverlust (temporäre tubuläre Azidose), gesteigerten transepidermalen Flüssigkeitsverlust, zu hohe Chloridzufuhr (hyperchlorämische Azidose) oder durch Infektion.

1.5.5 Akute Atemstörungen

Sie sind bei allen sehr untergewichtigen Frühgeborenen zu erwarten. Die Differenzierung zwischen Atemnotsyndrom (Surfactantmangel) und Ateminsuffizienz durch Immaturität kann schwierig sein (s. S. 176). Frühzeitig eingesetzter Nasen-CPAP stabilisiert die Lungenfunktion und reduziert die Notwendigkeit der Beatmung.

Apnoen treten bei sehr unreifen Kindern jenseits der ersten Lebenstage auf. Außer der Unreife des Atemzentrums können Infektionen, Katabolismus, Azidose, Anämie (diagnostischer Blutverlust!), Hirnblutungen, Hyperlipidämie (parenterale Ernährung!), nasale Obstruktion

(Magensonde!) und ein offener Ductus Botalli zu ihrer Entstehung beitragen; Behandlung s. S. 412. Sie verschwinden meist, wenn 35 Gestationswochen erreicht werden.

1.5.6 Persistierender Ductus arteriosus (s. S. 256)

Bei praktisch allen sehr kleinen Frühgeborenen ist er noch offen. Die Schwierigkeit besteht darin, zu erkennen, wann er hämodynamisch wirksam ist bzw. die Entwöhnung des Kindes vom Beatmungsgerät behindert. Da ein großer Links-rechts-Shunt die zerebrale, renale und mesenteriale Perfusion beeinträchtigt und die Entstehung der bronchopulmonalen Dysplasie fördert, verschließen wir bei beatmeten Frühgeborenen einen großen Ductus im Alter von 2–3 Tagen.

1.5.7 Bronchopulmonale Dysplasie (s. S. 195)

Die chronische Lungenkrankheit ist eine schwere Bürde für das Frühgeborene, seine Eltern und für das Team der Neugeborenenintensivstation. Sie entsteht bei etwa 10–20% der Kinder von 1000–1500 g und bei 20–50% der Kinder von 500–1000 g Geburtsgewicht. Vermeidung von Beatmung und Sauerstoff, gute Anfeuchtung des Atemgases, niedrige inspiratorische Spitzendrücke, konsequente und rasche Entwöhnung von der Beatmung (beim Atemnotsyndrom zwischen dem 1. und 3. Lebenstag), Prävention und Therapie von Pneumonien sowie frühzeitiger Verschluss eines hämodynamisch wirksamen Ductus Botalli helfen, eine bronchopulmonale Dysplasie zu vermeiden.

1.5.8 Blutverlust, Anämie (s. S. 457)

Verzögertes Abklemmen der Nabelschnur 30–60 s nach der Geburt erhöht das zirkulierende Blutvolumen [10, 13] und vermindert das Risiko einer Hirnblutung bei Frühgeborenen (E1a) [19]. Insbesondere bei sehr kleinen und schwerkranken Frühgeborenen können diagnostische Blutentnahmen innerhalb von wenigen Tagen zu einer erheblichen Anämie führen.

1.5.9 Ernährungsstörungen

Bei untergewichtigen Neugeborenen sind sie häufig. Da die Komplikationen der parenteralen Ernährung mindestens so ernst sind wie die der enteralen, versuchen wir, auch die kleinsten Frühgeborenen vom ersten Lebenstag an enteral zu ernähren, vorzugsweise mit Muttermilch. Die schwerwiegendste Ernährungsstörung ist die nekrotisierende Enterokolitis (s. S. 313).

1.5.10 Hypothyreose

Sehr untergewichtige Frühgeborene haben eine reduzierte Schilddrüsenfunktion mit niedrigem Thyroxin und thyroxinbindendem Globulin [11]. Die Phase transitorischer Hypothyreose limitiert sich selbst [20], wenn nicht durch Jodresorption (Desinfektionsmittel!) die Schilddrüsenfunktion weiter inhibiert wird. Die Substitution von Thyroxin verschlechterte die Langzeitentwicklung von Frühgeborenen (E1b) [27] und ist deshalb kontraindiziert.

1.5.11 Zerebrale Schädigungen

Intraventrikuläre Blutungen können bei einem Teil der sehr untergewichtigen Frühgeborenen sonographisch nachgewiesen werden (s. S. 416), führen jedoch nur in seltenen Fällen zum shuntbedürftigen Hydrozephalus. Eine periventrikuläre Leukomalazie führt häufiger zu Zerebralparesen als eine Blutung [12]. Ein Kernikterus ist bei sehr kleinen Kindern möglich, insbesondere wenn das Serumbilirubin hoch und die Albuminkonzentration im Plasma vermindert ist. Auch unter optimaler Überwachung der Sauerstofftherapie treten bei 20%

der Kinder unter 1000 g und bei 3% der Kinder von 1000–1500 g Geburtsgewicht Zeichen der Retinopathie auf (s. S. 113), die jedoch heute fast nie mehr zum Erblinden führt. Bei Kindern unter 26 SSW beträgt im Schulalter die Rate schwerer Behinderungen heute immer noch 10–25% [8, 14]. In bis zu 75% werden bei ihnen Hyperaktivität und Verhaltensstörungen berichtet, die jedoch auch in Beziehung zum sozialen Umfeld stehen.

1.6   Minimal handling

Manipulation, Pflege und Untersuchung können den Zustand eines kranken Frühgeborenen drastisch verschlechtern. »Handling« kann schon das Öffnen der Inkubatorklappe (wodurch Sauerstoff und Temperatur absinken) oder aber ihr brüskes Schließen bedeuten (wodurch das Kind aufwacht oder erschrickt). Jede Maßnahme, die das Baby zum Schreien bringt, beeinträchtigt Atmungsregulation und Atemtiefe, erhöht pulmonalen Gefäßwiderstand und Rechts-links-Shunt und vermehrt den Sauerstoff- und Kalorienverbrauch. Minimal handling bedeutet:

Charakteristika des minimal handling

- Kind möglichst wenig berühren! Dies mindert Stress und Infektionsgefahr. Die mancherorts propagierte sanfte Massage fördert zwar die Gewichtszunahme (E1b) [28], wird aber wegen der ungewissen Wirkung auf die Langzeitentwicklung von uns nicht empfohlen.
- Unnötige Maßnahmen unterlassen! Das sind etwa Maßnahmen, die bereits durchgeführt (etwa Absaugen des Magens im Kreißsaal, Festlegung des Reifescores) oder überflüssig sind, wie etwa das morgendliche Reinigungsbad und das häufige Absaugen des Trachealtubus beim Atemnotsyndrom. Diagnostische und pflegerische Maßnahmen vorausplanen und miteinander

▼

abstimmen, etwa Blutentnahme/Veränderung des Respirators oder Lagewechsel/Trachealtoilette [29]. Hier zeigt sich die Kunst einer erfahrenen Kinderkrankenschwester, die das Kind mit Verstand und Gefühl pflegt und vor unsensibel durchgeführten Eingriffen schützt. Insbesondere die Batterie der »Aufnahme-prozeduren« muss auf den Zustand des Kindes abgestimmt werden.

- Optimieren der pflegerischen Maßnahmen: Dies bedeutet z. B., dass zum Absaugen des Trachealtubus 2 Schwestern erforderlich sind, um den Eingriff so rasch, schonend und effizient wie möglich zu gestalten. Auch das Röntgen eines beatmeten Kindes ist ein belastender Eingriff, der schonender verläuft (und bessere Bilder bringt), wenn er zu zweit durchgeführt wird. Ähnliches gilt für viele andere Maßnahmen (etwa Blutentnahmen, Infusion legen, Lumbalpunktion im Liegen, Wiegen des Kindes, Wechseln des Schlauchsystems usw.).
- Während diagnostischer und therapeutischer Eingriffe Kind beobachten, ggf. Maßnahmen abbrechen!
- Kein Stolz! Ist eine Prozedur (Infusion legen, Arterienpunktion etc.) 2-mal gescheitert, so sollte das Kind eine Pause bekommen und ein anderer Mitarbeiter mit der Maßnahme fortfahren.
- Nichtinvasive kontinuierliche elektronische Überwachung (etwa transkutane Gasanalyse, rektale Temperatursonde etc.) ist meist schonender (und aussagekräftiger) als intermittierende manuelle Messung.
- Lokalanästhesie nicht vergessen (etwa für Pleuradrainage): Die Ansicht, ein Frühgeborenes sei nicht schmerzempfindlich, ist falsch, aber weit verbreitet.
- Zum minimal handling gehört auch der kritische und zurückhaltende Einsatz von Medikamenten.

❗ Nicht alles, was sanft scheint, ist auch richtig. Minimal handling darf nicht zu Überwachungslücken, Hygienemangel oder zu verspäteter Therapie führen!

1.7   Überlebensrate

Die Grenze der Überlebensfähigkeit liegt unter optimalen Bedingungen (z. B. in Japan) heute bei 22 vollendeten SSW [17]. In den besten Perinatalzentren überleben in den SSW 23, 24, 25 und 26 jeweils 15, 56, 63 und 79% der Kinder [30]. Zum Leistungsvergleich von Krankenhäusern eignet sich die risikoadjustierte Überlebensrate (CRIB-Score) besser als die Sterblichkeit der einzelnen Gewichtsgruppen.

■ Abb. 1.3 zeigt den Rückgang der Sterblichkeit bei 2 Gruppen sehr untergewichtiger Neugeborener in unserer Klinik während der letzten 24 Jahre. Derzeit haben wir in der Gruppe von 1000–1499 g eine Überlebensrate von 95%, bei Kindern von 500–999 g Geburtsgewicht eine von 80%.

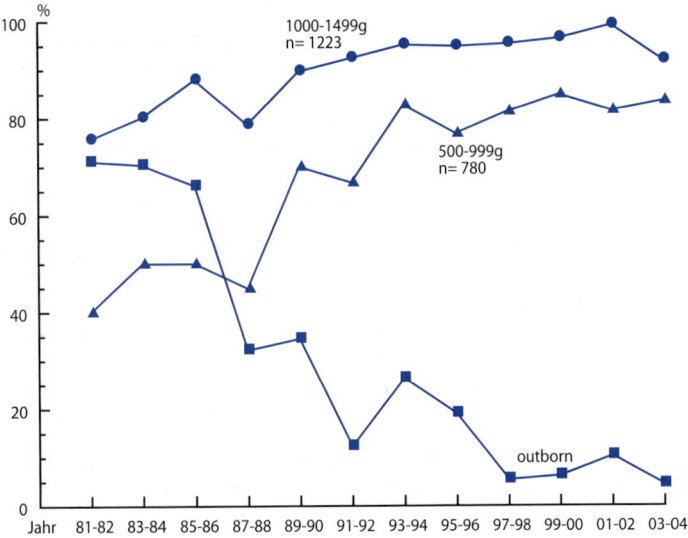

■ **Abb. 1.3.** Überlebensraten (%) und Regionalisierungsprogramm sehr untergewichtiger Neugeborener an der Universitätskinderklinik Berlin, 1980–2004. Outborn: Prozentsatz außerhalb des Perinatalzentrums geborener Kinder

Literatur

1. Agren J, Sjors G, Sedin G (1998) Transepidermal water loss in infants born at 24 and 25 weeks of gestation. Acta Paediatr 87:1185–90
2. David RJ, Collins JW Jr (1997) Differing birth weight among infants of U.S.-born blacks, African-born blacks, and U.S.-born whites. N Engl J Med 337:1209–1214
3. Finnström O (1977) Studies on maturity in newborn infants. IX Further observations on the use of external characteristics in estimating gestational age. Acta Paediatr Scand 66:601–604
4. Flenady VJ, Woodgate PG (2003) Radiant warmers versus incubators for regulating body temperature in newborn infants. Cochrane Database Syst Rev CD000435
5. Goldenberg RL, Rouse DJ (1998) Prevention of premature birth. N Engl J Med 339:313–320
6. Goldenberg RL, Hauth JC, Andrews WW (2000) Intrauterine infection and preterm delivery. N Engl J Med 342:1500–1507
7. Gray (2003) Cot-nursing versus incubator care for preterm infants. Cochrane Database Syst Rev CD003062
8. Hack M, Flannery DJ, Schluchter M, Cartar L, Borawski E, Klein N (2002) Outcomes in young adulthood for very-low-birth-weight infants. New Engl J Med 346: 149–157
9. Hansen M, Kurinczuk JJ, Bower C, Webb S (2002) The risk of major birth defects after intracytoplasmatic sperm injection and in vitro fertilization. N Engl J Med 346: 725–730
10. Kinmond S, Aitchison TC, Holland BM, Jones JG, Turner TL, Wardrop CAJ (1993) Umbilical cord clamping and preterm infants: a randomised trial. Br Med J 306:171–175
11. Klein RZ, Carlton EL, Faix JD et al. (1997) Thyroid function in very low birth weight infants. Clin Endocrinol 47:411–417
12. Levene MI (1990) Cerebral ultrasound and neurological impairment: telling the future. Arch Dis Child 65:469–471
13. Linderkamp O, Nelle M, Kraus M, Zilow EP (1992) The effect of early and late cord-clamping on blood viscosity and other hemorheological parameters in full-term neonates. Acta Paediatr Scand 81:745–750
14. Marlow N, Wolke D, Bracewell MA et al. (2005) Neurologic and developmental disability at six years of age after extremely preterm birth. New Engl J Med 352: 9–19
15. McCall EM, Alderdice FA, Halliday HL, Jenkins JG, Vohra S (2005) Interventions to prevent hypothermia at birth in preterm and/or low birthweight babies. Cochrane Database Syst Rev CD004210
16. Nopper AJ, Horii KA, Sookdeo-Drost S, Wang TH, Mancini AJ, Lane AT (1997) Topical ointment therapy benefits premature infants J Pediatr 30:330–332
17. Oishi M, Nishida H, Sasaki T (1997) Japanese experience with micropremies weighing less than 600 grams born between 1984 to 1993. Pediatrics 99:E7

18. Olds DL, Henderson CR Jr, Tatelbaum R (1994) Intellectual impairment in children of women who smoke cigarettes during pregnancy. Pediatrics 93:221–227

19. Rabe H, Reynolds G, Diaz-Rossello J (2004) Early versus delayed umbilical cord clamping in preterm infants. Cochrane Database syst Rev CD003248

20. Reuss ML, Paneth N, Lorenz JM, Susser M (1997) Correlates of low thyroxine values at newborn screening among infants born before 32 weeks gestation. Early Hum Dev 47:223–33

21. Romero R, Gomez R, Ghezzi F, Yoon BH, Mazor M, Edwin SS, Berry SM (1998) A fetal systemic inflammatory response is followed by the spontaneous onset of preterm parturition. Am J Obstet Gynecol 179:186–193

22. Schieve LA, Meikle SF, Ferre C, Peterson HB, Jeng G, Wilcox LS (2002) Low and very low birth weight in infants conceived with use of assisted reproductive technology. N Engl J Med 346: 731–737

23. Sjors G, Hammarlund K, Sedin G (1997) Thermal balance in term and preterm newborn infants nursed in an incubator equipped with a radiant heat source. Acta Paediatr 86:403–409

24. Soll RF, Edwards WH (2000) Emollient ointment for preventing infection in preterm infants. Cochrane Database Syst Rev:CD001150

25. Tamura T (1996) Zinc nutriture and pregnancy outcome. Nutr Research 16: 139–181

26. Vohra S, Frent G, Campbell V, Abbott M, Whyte R (1999) Effect of polyethylene occlusive skin wrapping on heat loss in very low birth weight infants at delivery: a randomized trial. J Pediatr 134:547–51

27. van Wassenaer AG, Kok JH, de Vijlder JJ et al. (1997) Effects of thyroxine supplementation on neurologic development in infants born at less than 30 weeks' gestation. N Engl J Med 336:21–26

28. Vickers A, Ohlsson A, Lacy JB, Horsley A (2004) Massage for promoting growth and development of preterm and/or low birth-weight infants. Cochrane Database Syst Rev CD000390

29. Westrup B, Kleberg A, von Eichwald K, Stjernqvist K, Lagercrantz H (2000) A randomized, controlled trial to evaluate the effects of the newborn individualized developmental care and assessment program in a Swedish setting. Pediatrics 105:66–72

30. Whyte HE, Fitzhardinge PM, Shennan AT, Lennox K, Smith L, Lacy J (1993) Extreme immaturity: outcome of 568 Pregnancies of 23–26 weeks' gestation. Obstet Gynecol 82:1–7

31. Wood NS, Marlow N, Costeloe K, Gibson AT, Wilkinson AR (2000) Neurologic and developmental disability after extremely preterm birth. N Engl J Med 343:378–384

Gestörte postnatale Adaptation

M. Obladen

Unmittelbar nach der Geburt müssen sich alle wichtigen Vitalfunktionen des Kindes umstellen: Es besteht keine Verbindung mehr zu Eihäuten und Plazenta, die bislang Isolierung, Ernährung, Ausscheidung und Gasaustausch gewährleistet haben. Der im Wasser lebende Fetus wird zum Luft atmenden Neugeborenen und muss für Atmung, Kreislauf, Wärmeregulation, Ernährung, Stoffwechsel, Ausscheidung sowie für die Infektabwehr selbst sorgen. Da die Umstellungsvorgänge nach der Geburt leicht störbar sind – besonders, wenn das Kind unreif zur Welt kommt –, ist eine möglichst genaue Diagnostik in den ersten Lebensminuten und -stunden erforderlich.

2.1 Postnatale Zustandsdiagnostik

Für die Beurteilung eines reifen Neugeborenen hat sich das Apgar-Schema bewährt (◘ Tab. 2.1 und 2.2). Prospektive Longitudinaluntersuchungen haben nur einen geringen Zusammenhang zwischen niedrigen Apgar-Werten und neurologischen Schäden am Ende des 1. Lebensjahrs [29] bzw. in der späteren Kindheit [7, 27] ergeben. Häufig ist jedoch ein niedriger 5-Minuten-Apgar nicht Ursache, sondern Folge einer bereits pränatal eingetretenen Gehirnschädigung [3]. Auch nach einem 5-Minuten-Apgar von 0–3 entwickeln sich mehr als 90% der Kinder völlig normal [19].

Für die postnatale Beurteilung von *Frühgeborenen* ist das Apgar-Schema wenig brauchbar, da Atmung, Muskeltonus und Reflex-

Tab. 2.1. Apgar-Schema zur Beurteilung von Neugeborenen; Bestimmung nach 1, 5, 10 min. (Nach Apgar 1953)

Apgar-Zahl / Symptom	0	1	2
Hautfarbe	Blau oder weiß	Akrozyanose	Rosig
Atmung	Keine	Langsam, unregelmäßig	Ungestört
Herzaktion	Keine	<100	>100
Muskeltonus	Schlaff	Träge Flexion	Aktive Bewegung
Reflexe beim Absaugen	Keine	Herabgesetzt	Schreien

Tab. 2.2. Postnatale klinische Klassifikation von reifen Neugeborenen. (Nach ICD-10)

Gruppe	1-min-Apgar	Herzfrequenz/min	Klinische Terminologie
I. Normal	7–10	>120	Unauffälliges Neugeborenes
II. Mäßige Depression	5–6	80–120; unregelmäßige Atmung	Asphyxia livida
III. Schwere Depression	0–3	<80; keine oder Schnappatmung	Asphyxia pallida

erregbarkeit stark vom Gestationsalter abhängig sind. Insbesondere bei Kindern unter 1500 g findet sich nur eine geringe Korrelation zu Überlebensrate und Nabelarterien-pH. Ein weit verbreiteter validierter Score für Frühgeborene <1500 g ist der CRIB-Score [17]. Auch die *Rektaltemperatur* vor Verlassen des Kreißsaals gibt eine zuverlässigere Information über die Qualität der Erstversorgung und über die Überlebenschance des Frühgeborenen als das Apgar-Schema.

Eine wesentliche Ergänzung der klinischen Beurteilung stellt die Bestimmung des *pH*-Werts aus Blutproben einer Nabelschnurarterie dar (Normalwerte Umbilikalarterie: pH 7,22–7,42). Nabelarterien- und Kopfschwarten-pH reflektieren das Ausmaß einer Sauerstoffminderversorgung während Wehentätigkeit und Geburt. Eine Azidose besteht bei Nabelarterien-pH <7,20. Bei einem pH <7,10 in der *Nabelschnurarterie*, einem pH <7,20 aus der *Kopfschwarte* oder einem pH <7,10 aus der *Ferse* 15–30 min postnatal liegt eine schwere perinatale Maladaptation vor [6]. Das gleichzeitige Auftreten von niedrigen Apgar- und pH-Werten zeigt eine ausgeprägte Depression an. Eine neonatale Depression ohne intrauterine Azidose kann sich bei mütterlicher Sedierung, Sectio caesarea sowie bei zentralisierten Neugeborenen, vor allem aber bei vorbestehender Gehirnschädigung finden. Die nichtinvasive Messung des *Blutdrucks* (s. S. 248) sollte heute in jedem Kreißsaal möglich sein; sie erleichtert es, eine Kreislaufzentralisation zu erkennen und richtig zu behandeln.

2.2 Atmungsadaptation

Der Fetus wird aus Apnoe in Exspirationsstellung geboren. Kälte, Licht, Schwerkraft, Kompression beim Durchtritt durch den Geburtskanal, Hyperkapnie, Azidose und Hypoxie lösen den ersten (Luft-)Atemzug aus. Der Lufteintritt baut Oberflächenspannung, Retraktionskraft und negativen interstitiellen Druck auf, die Lungenflüssigkeit verschwindet, nach 2–3 Atemzügen ist das Residualvolumen etabliert. Dabei weist die Physiologie der Atmung in den ersten 24 Lebensstunden erhebliche Unterschiede zum späteren Lebensalter auf (◘ Tab. 2.3).

■ Tab. 2.3. Perinatale respiratorische Adaptation

Regulation	Glomus caroticum unreif = geringe pO_2-Antwort Hauptatemantrieb mit 40 SSW ist der pCO_2
Morphologie	Bronchialaufzweigung + Alveolenbildung mit 24 → 40 SSW Kapillarisierung 26 SSW
Surfactant	»Lamellar bodies« 24, Phosphatidylglycerol 35 SSW, »monolayer adsorption« = alveoläre Stabilität
Mechanik	Transpulmonaldruck bis 80 cm H_2O beim 1. Atemzug Atemwegswiderstand ↑
Ventilation	Normales Atemzeitvolumen durch hohe Atemfrequenz und gesteigerte Atemarbeit
Diffusion	Interstitium 1 μm → 0,2 μm. Ödemneigung. Flüssigkeitsgehalt 40 ml = 60% des Lungengewichts
Perfusion	Verschluss des Foramen ovale in Minuten, des Ductus arteriosus in Tagen. Rechts-links-Shunt 90 → 20% V/$\dot{Q}$ ↑
O_2-Transport	Kritisch, da HK 40 → 55% (26 → 40 SSW) Linksverschiebung der O_2-Dissoziationskurve

2.3   Kreislaufadaptation

Beim ersten Atemzug strömt Blut in den sich öffnenden Lungenkreislauf. Infolge des pO_2-Anstiegs sinkt der pulmonale Gefäßwiderstand, während der periphere Systemwiderstand steigt: Das Foramen ovale wird (funktionell) innerhalb von Minuten geschlossen, der Rechts-links-Shunt sinkt innerhalb von 6 h von 90% auf 20% ab. Der Ductus Botalli bleibt für Stunden oder Tage offen, der Shunt durch den Ductus geht nun jedoch von links nach rechts, da der Systemwiderstand höher als der pulmonale Gefäßwiderstand ist (transitorische perinatale Zirkulation).

Geburtsasphyxie und postnatale Hypoxämie erhöhen den pulmonalen Gefäßwiderstand, wodurch es zu einem mehr oder weniger

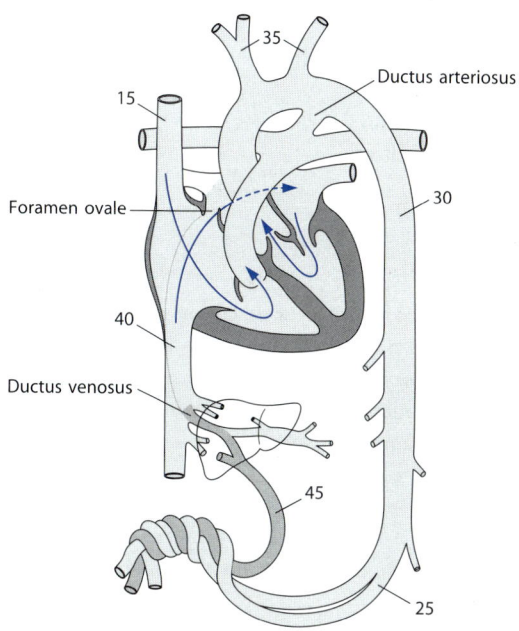

35

Ductus arteriosus

15

Foramen ovale

30

40

Ductus venosus

45

25

◘ Abb. 2.1. Fetaler Kreislauf mit Sauerstoffpartialdrücken (mmHg) in den verschiedenen Gefäßen (Obladen 1994)

großen Rechts-links-Shunt kommen kann (persistierende pulmonale Hypertension, s. S. 262) (◘ Abb. 2.1).

2.4 Geburtsasphyxie

Asphyxie entsteht, wenn der Gasaustausch in den Organen versagt (griech. eigentlich »Pulslosigkeit«). Sie hat 3 Komponenten: Hypoxämie, Hyperkapnie und gemischte Azidose [6]. Physiologen, Geburtshelfer, Anwälte und Kostenträger haben sich nicht auf eine Definition der Geburtsasphyxie geeinigt. Dies erschwert wissenschaftliche Studien zu ihrer Entstehung und Behandlung. Das American College of

Obstetricians and Gynecologists empfiehlt [21], den Begriff Asphyxie nur zu verwenden, wenn folgende Kriterien sämtlich erfüllt sind:
- NapH <7,00
- Apgar 0–3 für mehr als 5 min
- Neurologische Auffälligkeiten
- Multiorgandysfunktion

Bei moderner Geburtsüberwachung treten schwere Adaptationsstörungen nur bei weniger als 5% aller Neugeborenen auf. Die Notwendigkeit einer Reanimation ist in den letzten Jahren deutlich seltener geworden [2]. Im Einzelfall nicht vorhersehbar (z. B. bei vorzeitiger Plazentalösung) ist der *hypovolämische Schock*:
- Blässe trotz guter Oxygenierung
- Keine Erholung trotz adäquater Reanimation
- Schwacher Puls, niedriger Blutdruck (s. S. 248)

☐ Tab. 2.4 zeigt die pathophysiologischen Abläufe der Geburtsasphyxiesequenz, ☐ Abb. 2.2 stellt die häufigsten Situationen zusammen, in

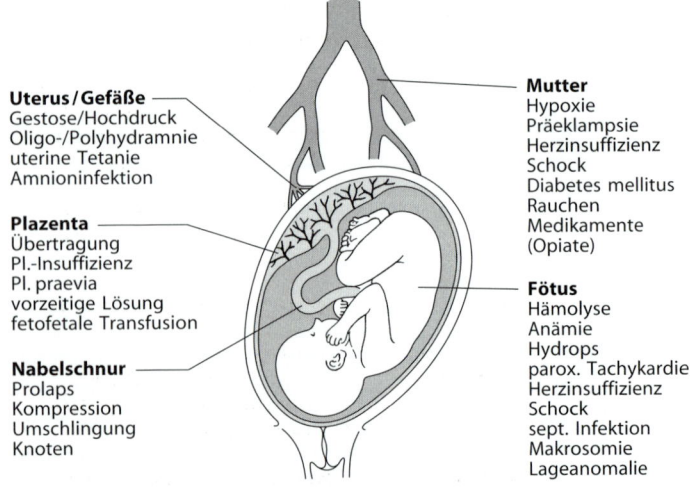

Uterus / Gefäße
Gestose/Hochdruck
Oligo-/Polyhydramnie
uterine Tetanie
Amnioninfektion

Plazenta
Übertragung
Pl.-Insuffizienz
Pl. praevia
vorzeitige Lösung
fetofetale Transfusion

Nabelschnur
Prolaps
Kompression
Umschlingung
Knoten

Mutter
Hypoxie
Präeklampsie
Herzinsuffizienz
Schock
Diabetes mellitus
Rauchen
Medikamente
(Opiate)

Fötus
Hämolyse
Anämie
Hydrops
parox. Tachykardie
Herzinsuffizienz
Schock
sept. Infektion
Makrosomie
Lageanomalie

☐ **Abb. 2.2.** Pränatale Asphyxieursachen (Obladen 2003)

denen mit einer Geburtsasphyxie gerechnet werden muss. Pränatale Probleme sind beim reifen Neugeborenen die häufigste Ursache einer späteren Zerebralparese [19].

◼ Tab. 2.4. Geburtsasphyxiesequenz (*HMV* = Herzminutenvolumen)		
Ursachen:	Mütterliche Hypotension Respiratorische Plazentainsuffizienz Störung des Nabelschnurblutflusses Mangelhafte Lungenentfaltung	
Patho- **physiologie:**	Ischämie	HZV ↓
	Hypoxie	PO_2 ↓
	Hyperkapnie	PCO_2 ↑
	Azidose	pH ↓
Folgen:	**Versagen des Gasaustauschs der Organe**	
	Lunge	→ Rechts-links-Shunt, persistierende pulmonale Hypertension, Mekoniumaspiration, Schocklunge, Atemnotsyndrom bei Frühgeborenen
	Gehirn	→ Zerebrale Hypoxie, Hirnödem, Krämpfe, ischämische Nekrose. Bei Frühgeborenen Häufung intraventrikulärer Blutungen, periventrikuläre Leukomalazie
	Niere	→ Prärenales/intrarenales Nierenversagen, tubuläre Nekrose, Nierenvenenthrombose
	Darm	→ Mesenteriale Hypoperfusion, nekrotisierende Enterokolitis, Darmperforation
	Stoffwechsel	→ Laktatazidose, Hypokalzämie, Hyponatriämie, Hyper- oder Hypoglykämie, Störung der Temperaturregulation
	Gerinnung	→ Disseminierte intravasale Gerinnung, Blutungen

2.5   Reanimation

Eine Wiederbelebung kann nicht improvisiert werden. Entscheidend für ihren Erfolg sind der Erfahrungsstand des reanimierenden Teams und die perfekte Vorbereitung *vor* der Geburt auf jede mögliche Komplikation im Kreißsaal. Ist einer der in ◘ Abb. 2.2 aufgelisteten Risikofaktoren festgestellt, so besteht meist Zeit genug, vor der Geburt ein geschultes Reanimationsteam (neonatologisch erfahrenen Kinderarzt und Kinderkrankenschwester mit Intensivpflegeweiterbildung) zusammenzustellen oder herbeizurufen. Bestehen die personellen oder apparativen Möglichkeiten (◘ Tab. 2.5) zur Reanimation des Kindes nicht, so muss die Mutter in ein Krankenhaus transportiert werden, welches zur Versorgung des Kindes ausgerüstet ist (medikamentöse Tokolyse erlaubt einen solchen Transport in den meisten Fällen). Sorglosigkeit und mangelhafte Vorbereitung bei der Geburt eines Risikokindes müssen beim heutigen hohen Stand von Geburtshilfe und Neonatologie als Kunstfehler angesehen werden [12].

Ungeklärt ist die Rolle des Sauerstoffs bei der Reanimation. Die Europäischen Empfehlungen lauten weiterhin 100% O_2, »falls er zur Verfügung steht« (E4) [5]. Die neueste Internationale Leitline empfiehlt nicht mehr 100% O_2 (E4) [18], sondern rät, bei persistierender Zyanose »zusätzlichen Sauerstoff zu erwägen«. Die Metaanalyse zeigt jedoch eine niedrigere Sterblichkeit bei Reanimation mit Luft (E1a, NNT 20) [37]. Wir selbst beginnen die Beutelbeatmung derzeit mit Raumluft, wechseln nach 1 min auf 40% O_2 und reduzieren diese Konzentration, wenn das Pulsoximeter eine Sättigung von wenigestens 80% anzeigt (◘ Abb. 2.3). Bei gesunden Neugeborenen kann es postnatal über 10 min dauern, bis eine präduktale O_2-Sättigung von 95% erreicht ist [38].

Beim Opiatüberhang kann die intravenöse Injektion von Naloxon (0,1 mg/kg) die Notwendigkeit der Beatmung nicht reduzieren (E1a) [25], für andere Ursachen der Asphyxie ist das Medikament wirkungslos (E1b) [26].

In Perinatalzentren muss es im Entbindungsbereich und im Sectio-OP Reanimationsräume mit allen benötigten Geräten und Medikamenten geben. Auch eine Notfallkonserve (Blutgruppe 0 rh-negativ)

◻ Tab. 2.5. Notwendige Ausrüstung für die Neugeborenenreanimation

1. Instrumentarium (Funktionskontrolle täglich)
- Reanimationstisch mit Wärmestrahler und Lichtquelle
- Keine überflüssigen Dinge deponieren!
- Vakuumpumpe (Sog –200 mbar), Absaugsonden Charr. 6, 8, 10
- Blutdruckmessgerät Dinamap mit Manschetten 1–4
- Pulsoximeter, EKG-Monitor, Blutgasanalysengerät
- Gewärmte sterile Moltontücher
- Sauerstoffquelle mit Flowmeter, Anfeuchter und Leitung
- Laerdal-Beatmungsbeutel für Neugeborene mit PEEP-Ventil
- Laerdal-Beatmungsmasken Größe 00 und 01
- 2 Laryngoskope Foregger (oder Negus) mit 18-mm-Griff
- Laryngoskopspatel gerade, Größe 0 und 1
- Magill-Zange für Säuglinge
- Guedel-Tuben, Größe 00 und 000
- Nasotrachealtuben, Größe 2,5/3,0/3,5 mit Adapter
- Einmalmundsauger mit Sekretfänger, Charr. 8
- Säuglingsstethoskop Petiphon mit weichem Trichter
- Frühgeborenenthermometer
- Stoppuhr
- Einmalskalpell, Nabelklemmen, Pleurakatheter Charr. 8, Nahtmaterial
- Magensonden
- Nabelgefäßkatheterbesteck, Nabelkatheter Charr. 3,5; 5; 8

2. Medikamente und Injektionsmaterial
- Glukose 5% und 10%, Amp. 10 ml
- Natriumbikarbonat 8,4%, Amp. 20 ml
- Kalziumglukonat 10%, Amp. 10 ml
- NaCl 0,9%, Amp. 10 ml
- Konakion, Amp. 1 mg
- Narcanti neonatal, Amp. 0,04 mg
- Adrenalin 1:10000, Amp. 10 ml
- Plasmaproteinlösung 5%, Amp. 20 ml (Kühlschrank!)
- Surfactant (z. B. Curosurf Amp. 120 mg)
- Ggf. Notfallkonserve 0 Rh-negativ (Absorberkühlschrank!)
- Spritzen 1, 2, 5, 10 ml, diverse Kanülen, Laborgefäße
- Butterfly 25 G, Abbocath 26 G
- Alkoholtupfer, Lanzetten, Blutgaskapillaren
- Dextro-Stix-Teststäbchen, Leukoplast, Ampullensägen

2

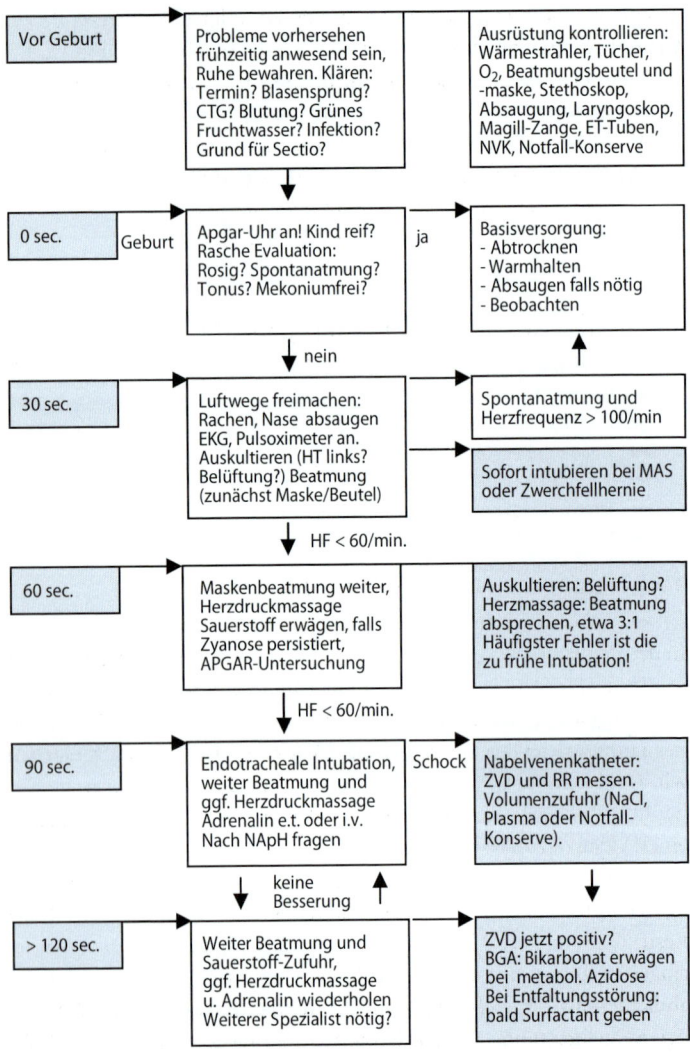

| Vor Geburt | Probleme vorhersehen frühzeitig anwesend sein, Ruhe bewahren. Klären: Termin? Blasensprung? CTG? Blutung? Grünes Fruchtwasser? Infektion? Grund für Sectio? | Ausrüstung kontrollieren: Wärmestrahler, Tücher, O_2, Beatmungsbeutel und -maske, Stethoskop, Absaugung, Laryngoskop, Magill-Zange, ET-Tuben, NVK, Notfall-Konserve |

| 0 sec. | Geburt | Apgar-Uhr an! Kind reif? Rasche Evaluation: Rosig? Spontanatmung? Tonus? Mekoniumfrei? | ja | Basisversorgung: - Abtrocknen - Warmhalten - Absaugen falls nötig - Beobachten |

↓ nein

| 30 sec. | Luftwege freimachen: Rachen, Nase absaugen EKG, Pulsoximeter an. Auskultieren (HT links? Belüftung?) Beatmung (zunächst Maske/Beutel) | Spontanatmung und Herzfrequenz > 100/min |
| | | Sofort intubieren bei MAS oder Zwerchfellhernie |

↓ HF < 60/min.

| 60 sec. | Maskenbeatmung weiter, Herzdruckmassage Sauerstoff erwägen, falls Zyanose persistiert, APGAR-Untersuchung | Auskultieren: Belüftung? Herzmassage: Beatmung absprechen, etwa 3:1 Häufigster Fehler ist die zu frühe Intubation! |

↓ HF < 60/min.

| 90 sec. | Endotracheale Intubation, weiter Beatmung und ggf. Herzdruckmassage Adrenalin e.t. oder i.v. Nach NApH fragen | Schock | Nabelvenenkatheter: ZVD und RR messen. Volumenzufuhr (NaCl, Plasma oder Notfall-Konserve). |

↓ keine Besserung ↑

| > 120 sec. | Weiter Beatmung und Sauerstoff-Zufuhr, ggf. Herzdruckmassage u. Adrenalin wiederholen Weiterer Spezialist nötig? | ZVD jetzt positiv? BGA: Bikarbonat erwägen bei metabol. Azidose Bei Entfaltungstörung: bald Surfactant geben |

◾ **Abb. 2.3.** Ablaufschema der Reanimation des Neugeborenen. (Mod. nach ILCOR 2005, Biarent et al. 2005). Bei sehr unreifen Frühgeborenen, Mekoniumaspiration, Zwerchfell-hernie und Hydrops sind weitere Besonderheiten zu beachten (s. Text und ◾ Tab. 2.7)

in einem vibrationsfreien Kühlschrank ist obligat. Die wesentlichen Grundbedingungen erfolgreicher Neugeborenen-Reanimation sind:

- Gute Kooperation und Kommunikation zwischen dem geburtshilflichen und dem neonatologischen Team
- Vorhersehen, dass ein reanimationsbedürftiges Kind geboren wird
- Erfahrung des reanimierenden Teams (wer die endotracheale Intubation gut beherrscht, kommt oft ohne sie aus)
- Tägliche Funktionskontrolle der benötigten Ausrüstung

2.5.1 Ausrüstung und Funktionskontrolle

> ❗ Ein Kreißsaal ist keine Intensivstation. Je einfacher die Reanimationsausrüstung, desto eher kann ihre Funktionstüchtigkeit für den Ernstfall sichergestellt werden und desto kleiner wird das Risiko einer technischen Panne! (Checkliste: ☐ Tab. 2.5)

2.5.2 Reanimation des Frühgeborenen

In der Erstversorgung des Frühgeborenen kommt der Geübte meist mit wenigen Maßnahmen aus (☐ Abb. 2.3). Bei Kindern von 1000–1499 g Geburtsgewicht sollte durch kurze Maskenbeatmung die Entfaltung der Lunge erleichtert werden (Stethoskopkontrolle), jedoch versuchen wir, Intubation und Beatmung bei diesen Kindern zu vermeiden. Gehäuftes Absaugen (insbesondere des Ösophagus) sollte wegen Gefahr einer Vagusreizung vermieden werden. Wegen der Pneumothoraxgefahr durch unbeabsichtigt hohe Spitzendrücke sollten nur Beatmungsbeutel mit Sicherheitsventil verwendet werden (z. B. Laerdal Baby Resu). Die weiche Silikonmaske des Laerdal-Beutels lässt sich bei geringerem Totraum und mit niedrigerem Druck (Hirnblutungsgefahr) abdichten als die früher verwendete Rendell-Baker-Maske. Während der Beutelbeatmung verwenden wir bei Frühgeborenen einen PEEP von 2–3 cm H_2O, ein Vorteil dieser Maßnahme ist jedoch nicht belegt (E1b) [33]. Durch noch im Kreißsaal begonnenen Nasen-CPAP kann eine Beatmung umgangen werden (E1a, NNT6) [16]. Nur wenn eine Ateminsuffizienz jenseits der ersten Lebensminuten persistiert oder wenn ein langer Transport in die Kinderklinik bevorsteht, sollte nasotracheal intubiert werden (s. S. 137). Bei Kindern unter 1000 g Geburtsgewicht kann ein initial erhöhter Spitzendruck (Überdruck am Laerdal-Beutel, begrenzt bei 45 cm H_2O) die Entfaltung der Lunge erleichtern (Stethoskopkontrolle). Ein Nutzen von Volumenbolus und Bikarbonatpufferung ist bei Frühgeborenen nicht belegt (E1a) [20]. Bei maschineller Beatmung während des Transportes auf die Intensivstation haben ein Viertel der Kinder bereits innerhalb einer Viertelstunde Hypokapnie und Hyperoxie [39].

2.5.3   Reanimation bei Mekoniumaspiration (s. S. 185)

Bei deprimiertem Kind sollte versucht werden, das Mekonium vor dem ersten tiefen Atemzug aus den oberen Luftwegen zu entfernen und es nicht mit hastig begonnener Beatmung in die Alveolen zu drücken (◘ Tab. 2.6). Das Absaugen beim Durchtreten des Kopfes verhindert Mekoniumaspirationen jedoch nicht (E1b) [40]. Da die Maßnahmen 5–7 beim asphyktischen Kind schnell durchgeführt werden müssen, sollte zur Erstversorgung jedes Kindes mit dickgrünem Fruchtwasser ein Arzt bereitstehen, der die Intubation innerhalb von Sekunden durchführen kann. Eine frühe Surfactant-Substitution erleichtert die Behandlung der Mekoniumaspiration (E1a) [10, 36].

◘ **Tab. 2.6.** Reanimation bei Mekoniumaspiration

1. Probleme vorhersehen (Übertragung, erbsbreiartiges Fruchtwasser)
2. Frühzeitig anwesend sein
3. Ruhe und Übersicht bewahren
4. Ausrüstung kontrollieren (s. S. 29); dicken Absaugkatheter bzw. Saugkonnektor für Endotrachealtubus vorbereiten
5. Nach Geburt: Einstellen des Larynx und Absaugen des Mekoniums mit großlumigem Absaugkatheter (E3) [18]
6. Warmhalten. Atmung nicht stimulieren. *Keine* Maskenbeatmung!
7. *Vor* erstem Atemzug *Larynx* inspizieren. Wenn Mekonium:
   – Sofortige *Intubation* und *Absaugen* des Mekoniums
   – *Sauerstoffbeatmung*, sobald Mekonium entfernt

Nicht jedes dickgrüne Fruchtwasser bedeutet Mekoniumaspiration. Ist das Kind vital und sind bei der Inspektion des Kehlkopfs die oberen Luftwege frei von Mekonium, so besteht keine Indikation für Intubation oder endotracheales Absaugen (E1a) [15, 22, 42].

2.5.4 Reanimation bei weißer Asphyxie

Die schwere Depression (Apgar 0–3, Asphyxia pallida) ist bei den modernen Methoden der Geburtsüberwachung sehr selten geworden. Sie kommt als sekundäre (terminale) Apnoe nach länger dauernder Hypoxie (z. B. Nabelschnurvorfall) oder bei schwerem hämorrhagischem Schock (z. B. Placenta-praevia-Blutung) vor. Außer von Ateminsuffizienz ist sie stets von massiver metabolischer Azidose (Nabelarterien-pH <7,0) und Kreislaufschock begleitet. Innerhalb von 3 min fällt die O_2-Sättigung auf 0%, pro Minute steigt der pCO_2 um 8 mmHg und fällt der BE um 2 mmol/l.

In dieser Situation reicht die respiratorische Reanimation zur Stabilisierung des Kindes nicht aus, sondern es sind weitergehende Maßnahmen erforderlich (◘ Abb. 2.3). Hilfe herbeirufen! Man sollte sich frühzeitig (sofort nach Intubation und Beginn der Sauerstoffbeatmung) zum Legen eines Nabelvenenkatheters entschließen, zumal eine periphere Vene im schweren Kreislaufschock ohnehin nicht kanüliert werden kann. Keine direkte Injektion in die Nabelvene! Indirekte Blutdruckmessung ist zwar hilfreich, ersetzt jedoch die ZVD-Messung nicht. Letztere ermöglicht es, den evtl. erheblichen Blutverlust abzuschätzen und korrekt zu ersetzen.

Cave
Vorsicht bei negativem ZVD und offenem Nabelvenenkatheter: Gefahr der Luftembolie!

Beim hämorrhagischen Schock kann 0 Rh-negatives lysinfreies Blut (»Notfallkonserve«) als Universalspenderblut ohne Kreuzprobe transfundiert werden (Blutprobe zur nachträglichen Bestimmung von kindlicher Blutgruppe, Hämatokrit usw. vorher abnehmen). Bei weißer Asphyxie sind oft auch Katecholamine, Herzmassage und Blindpufferung erforderlich: Bei fehlender Herztätigkeit bzw. Bradykardie unter 60/min geben wir 0,1–0,3 ml/kg Adrenalin 1:10 000 (oder Suprarenin, mit 0,9% NaCl 1:10 verdünnt) in den Endotrachealtubus. Diese Behandlung [18] basiert auf Studien an Erwachsenen, bei Neugeborenen gibt es hierzu keine Untersuchungen (E4) [44]. Das verwendete Präparat sollte weder hohe Osmolarität noch niedrigen pH aufweisen. Intrakardiale Injektion ist nicht wirksamer, hat aber zusätzliche Risiken (Perikardtamponade, Pneumothorax). Solange Asystolie oder Bradykardie besteht, muss eine effiziente *Herzmassage* durchgeführt werden, um die Perfusion des Gehirns aufrechtzuerhalten: Kompression des mittleren Sternums mit beiden Daumen gegen die Wirbelsäule, während die Hände den Thorax umgreifen (Abb. 2.4). Die beiden Reanimierenden müssen Herzmassage- und Beatmungszyklen miteinander absprechen (etwa 3:1), um sich nicht gegenseitig zu behindern.

Ein Nutzen der *Bikarbonatpufferung* ließ sich durch kontrollierte Studien nicht belegen (E1b) [4]. Falls gepuffert wird, nur die Hälfte des geschätzten Basendefizits ausgleichen. Wegen seiner hohen Osmolarität sollte 1 molares Natriumbikarbonat 1:1 mit Glukose verdünnt und sehr langsam injiziert werden (Gefahr von Nekrosen und Hirnblutung!).

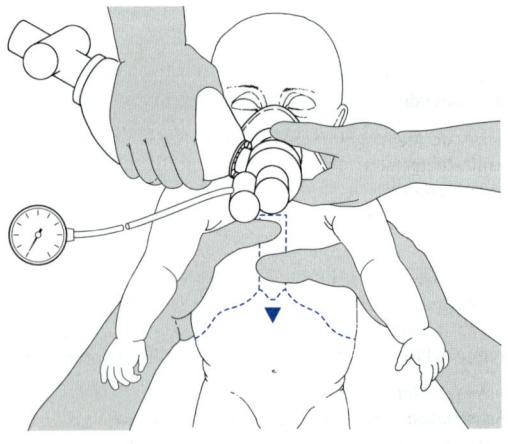

 Abb. 2.4. Extrathorakale Herzmassage beim Neugeborenen

2.5.5 Besondere Reanimationssituationen

Einige spezielle Krankheitsbilder und angeborene Fehlbildungen erfordern besondere Reanimationsmaßnahmen (□ Tab. 2.7):

□ **Tab. 2.7.** Besondere Reanimationssituationen	
Hydrops fetalis	*Vermeide:* Herzinsuffizienz durch Volumenbelastung *Reanimation:* Nabelvenenkatheter, ZVD, Hämatokrit, Aderlass, Teilaustausch mit Erythrozytenkonzentrat, Aszites-, Pleuradrainage
Fetofetales Transfusionssyndrom	*Vermeide:* Persistierende pulmonale Hypertension beim Akzeptor, hämorrhagischen Schock beim Donator *Reanimation:* Nabelvenenkatheter, ZVD, Hämatokrit, Aderlass/Hämodilution/Transfusion
Choanalatresie/ Mikrogeniesyndrom	*Vermeide:* Unnötige Intubation bei Obstruktion der oberen Atemwege *Reanimation:* Einführung eines passenden Guedel-Tubus
Ösophagusatresie	*Vermeide:* Aspiration aus oberem Blindsack *Reanimation:* Frühdiagnose bei Nichtsondierbarkeit des Magens. Transport mit erhöhtem Oberkörper unter Absaugen des oberen Ösophagus: Replogle-Schlürfsonde
Zwerchfellhernie	*Vermeide:* Aufblasen des intrathorakalen Magens *Reanimation:* Keine Maskenbeatmung, sofortige Intubation, Lagerung auf die erkrankte Seite, Transport mit offener Magensonde
Duodenalatresie/ Volvulus	*Vermeide:* Ateminsuffizienz/Aspiration durch ektatischen und sekretgefüllten Magen *Reanimation:* Mageninhalt im Kreißsaal immer absaugen und messen. Wenn >20 ml: Transport mit offener Magensonde
Omphalozele/ Gastroschisis	*Vermeide:* Verletzung/Unterkühlung/Flüssigkeitsverlust während des Transports *Reanimation:* Keine Maskenbeatmung, offene Magensonde, Rumpf in sterilen Plastikbeutel bringen, Rechts-Seitenlagerung, Eihäute mitnehmen für eventuelle Deckung des Defekts
Potter-Sequenz	*Vermeide:* Sinnlose Intensivtherapie *Reanimation:* Meist nicht erfolgreich, da Lungenhypoplasie. Auf Oligohydramnie und Amnion nodosum achten. Sicherung der Diagnose durch Nierensonographie/Aortographie

2.6   Thermoregulation

2.6.1   Wärmebildung – Wärmeverlust

Wie bei allen Warmblütern hat die Aufrechterhaltung einer normalen Körpertemperatur auch beim Neugeborenen oberste Priorität. Allerdings kann es Wärme noch nicht durch Muskelzittern bilden, sondern fast ausschließlich durch Lipolyse im plurivakuolären (»braunen«) Fettgewebe. Diese chemische Form der Wärmeproduktion

- reicht zum Ausgleich des postnatalen Wärmeverlustes oft nicht aus,
- steigert den Verbrauch von Energie, Sauerstoff und Glukose,
- führt zu metabolischer Azidose durch Anhäufung von freien Fettsäuren und Laktat.

Insbesondere das Frühgeborene mit seiner verminderten subkutanen Isolierschicht, dem geringen Bestand an braunem Fettgewebe und seiner im Vergleich zur Körpermasse großen Körperoberfläche hat in den ersten Minuten nach der Geburt einen gesteigerten Wärmeverlust zu erwarten. Die wichtigsten Wärmeverlustwege sowie die entscheidenden physikalischen Variablen sind in ◻ Abb. 2.5 schematisch dargestellt:

- *Konvektion* (Luftzug), abhängig vom Temperaturgradienten DT und dem Quadrat der Luftgeschwindigkeit. Raum sollte auf 28 °C geheizt sein, keine Klimaanlage haben. Türen schließen, Luftzug vermeiden, Kind zur Reanimation einhüllen, zugeführten Sauerstoff anwärmen.
- *Konduktion* (Leitung), abhängig vom Temperaturgradienten und der Wärmeleitfähigkeit der Unterlage (hoch bei Glastischen, Metallwaagen, Röntgenkassetten).
- *Strahlung* erfolgt bei zu kalten Körpern in der Umgebung (Fenster, Kachelwand) und hängt ab von deren Größe sowie der 4. Potenz des Temperaturgradienten! Sie wird gemindert durch Zudecken, Doppelwandinkubatoren und Pflege unter Hitzeschild oder Plastikfolie (E1b) [28, 41].
- *Verdunstung* im Wesentlichen durch transepidermalen Wasserverlust. Postnatal entsteht durch Verdunstung über die Haut ein

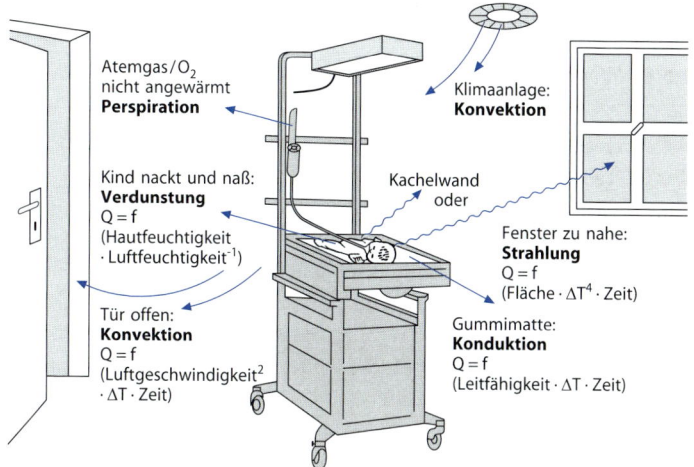

Atemgas / O₂
nicht angewärmt
Perspiration

Klimaanlage:
Konvektion

Kind nackt und naß:
Verdunstung
Q = f
(Hautfeuchtigkeit
· Luftfeuchtigkeit⁻¹)

Kachelwand
oder

Fenster zu nahe:
Strahlung
Q = f
(Fläche · ΔT⁴ · Zeit)

Tür offen:
Konvektion
Q = f
(Luftgeschwindigkeit²
· ΔT · Zeit)

Gummimatte:
Konduktion
Q = f
(Leitfähigkeit · ΔT · Zeit)

◼ Abb. 2.5. Wichtigste Wege des Wärmeverlusts. (Obladen 2003)

Wärmeverlust von 0,58 kcal/g H₂O, wenn der Körper nicht abge-
trocknet wird.

▬ Der *respiratorische Wärmeverlust* entspricht dem durch Verdunstung, er spielt eine Rolle, wenn das Kind mit nicht angewärmtem
Gas beatmet wird, und ist proportional dem Atemzeitvolumen.

▬ *Schweißsekretion* spielt beim reifen Neugeborenen eine geringe,
beim Frühgeborenen gar keine Rolle in der Temperaturregulation.

2.6.2 Hypothermie

Die eingeschränkte Thermoregulation wird beim Frühgeborenen
durch weitere Risiken zusätzlich verschlechtert: Das Verhältnis Körperoberfläche zu Körpermasse ist bei einem reifen Neugeborenen etwa
2,7-mal, bei einem 1000 g schweren Frühgeborenen etwa 4-mal so
groß wie beim Erwachsenen.

Klinische Situationen mit besonders großer Unterkühlungsgefahr sind:

- Kreißsaalreanimation
- Transport
- Operative Eingriffe
- Röntgenuntersuchung
- Alle Eingriffe außerhalb des Inkubators, z. B. wiegen, baden

◖ Tab. 2.8 stellt Ursachen und Folgen einer Hypothermie zusammen.

Die katastrophalen Folgen der Hypothermie sind dadurch bedingt, dass eine Situation kritischen Sauerstofftransports (◖ Tab. 6.4) entsteht. Gleichzeitig wird in der Unterkühlung die O_2-Dissoziationskurve nach links verschoben (s. S. 106), so dass die O_2-Abgabefähigkeit ans Gewebe sogar vermindert ist! Dies erklärt den engen Zusammenhang zwischen Unterkühlung und Sterblichkeit des Frühgeborenen [35]. Winterschlafähnliche Erniedrigung von Grundumsatz und Sauerstoffverbrauch, wie durch kontrollierte Hypothermie etwa bei Herzoperationen oder zur Neuroprotektion (s. S. 425) induziert, dürfen nicht mit der akzidentellen Hypothermie verwechselt werden.

◖ **Tab. 2.8.** Ursachen und Folgen der Hypothermie (Rektaltemperatur <36,0 °C)

Ursachen	Folgen
Frühgeborenes	Metabolische Azidose
Asphyxie	↑ O_2-Verbrauch
Schock	Hypoxämie
Sepsis	Hypoglykämie
Wärmeverlust durch	Hirnschädigung
— Mangelhafte Reanimation	Surfactantinaktivierung
— Luftzug	Gewichtsverlust
— Zu kalte Umgebung	Erhöhte Sterblichkeit

2.6.3 Wärmezufuhr

Bei Geburt sollten Frühgeborene unter einem Wärmestrahler und auf einer beheizten isolierten Matratze erstversorgt werden. Konsequentes Zudecken, Plastikfolie und Mützen verhindern den Wärmeverlust, bei nicht ganz unreifen Kindern auch früher Hautkontakt (E1a, NNT2) [24]. Der Einsatz von unbedeckten Wärmematten oder die Kombination von Wärmestrahlern mit Metallinstrumenten (Klemmen, Wärmflaschen, Erwachsenen-EKG-Elektroden etc.) kann, insbesondere bei gestörter Mikrozirkulation, zu schweren Hautverbrennungen führen.

In der langfristigen Pflege von Frühgeborenen wird traditionell der Doppelwandinkubator bevorzugt. Pflege unter einem Wärmestrahler verhindert zwar auch den Wärmeverlust, steigert aber den transepidermalen Wasserverlust erheblich (E1a) [11], was die Flüssigkeitsbilanz erschwert. Känguruhpflege mit direktem Hautkontakt führt nicht zur Unterkühlung, ist aber zur längerfristigen Pflege nur in Entwicklungsländern untersucht (E1b) [8]. Wärmebetten sind bei größeren Frühgeborenen nicht schlechter als Inkubatoren (E1a) [13], wir bevorzugen aber in den ersten Lebenstagen den Inkubator, da die Kinder besser beobachtet werden können. Den Zeitpunkt, an dem die Frühgeborenen vom Inkubator ins Wärmebett umziehen können, machen wir von Jahreszeit und Außentemperatur abhängig. Meist ist der Wechsel bei einem Gewicht von 1500–1700 g möglich, die Datenlage ist spärlich (E2a) [31].

2.6.4 Hyperthermie

Bestimmte Krankheitszustände, die in ◘ Tab. 2.9 zusammengefasst sind, können beim Neugeborenen auch zu einer Hyperthermie führen. Wegen seiner geringen Körpermasse ist es zudem durch exogene Überwärmung gefährdet, die ebenfalls den Sauerstoffverbrauch erhöht. Da eine Hyperthermie das Ausmaß von Apoptose, Reperfusionsschaden und postasphyktischer Gehirnschädigung vergrößert [43], sollten reanimierte Kinder unbedingt thermoneutral gehalten und keinesfalls überwärmt werden (E3) [14, 18].

2

◻ Tab. 2.9. Ursachen und Folgen der Hyperthermie (Rektaltemperatur >37,5 °C)

Ursachen	Folgen
Fieber der Mutter	↑ Flüssigkeitsverlust
Sepsis/Meningitis	↑ O_2-Verbrauch
Dehydratation	Hypernatriämie
Hirnschädigung	Hyperosmolarität
Wärmezufuhr durch	Hyperbilirubinämie
— Inkubator	Apnoeanfälle
— Fototherapie	Gewichtsverlust
— Atemgasbefeuchter	Erhöhte Sterblichkeit
— Sonnenbestrahlung	Hirnschädigung
— Wärmelampe	

2.6.5 Thermoneutralpflege

Als Thermoneutralzone bezeichnet man jenen Bereich der Umgebungstemperatur, in dem der Organismus den kleinsten Energieumsatz und damit den geringsten Sauerstoffverbrauch hat. Der minimale O_2-Verbrauch beträgt 4,6 ml/kg/min in den ersten Lebensstunden und steigt auf 7,5 ml/kg/min im Alter von 1 Monat. Er ist in ◻ Abb. 2.6 mit t_3–t_4 bezeichnet und viel schmaler als der Bereich, in dem die Kerntemperatur noch im Normbereich gehalten werden kann (t_2–t_5). Kranke Neugeborene, besonders aber Frühgeborene mit Atemstörungen, sollten unbedingt in thermoneutraler Umgebungstemperatur gepflegt werden. Befindet sich etwa ein 3 Tage altes Kind von 1700 g in einem Inkubator von 32 °C, so ist dieser zu kalt; bei gleicher Temperatur ist er zu warm, wenn ein 8 Tage altes Kind von 2800 g darin liegt. Dies gilt auch und gerade, wenn die Schwester versichert, bei den Kindern sei die Kerntemperatur normal: Beide Kinder müssen ihre Temperatur um den Preis eines erhöhten Sauerstoffverbrauchs regulieren.

◻ Tab. 2.10 gibt die Inkubatortemperaturen an, die für die meisten (unbekleideten!) Neugeborenen thermoneutral sind [34]. Die Ther-

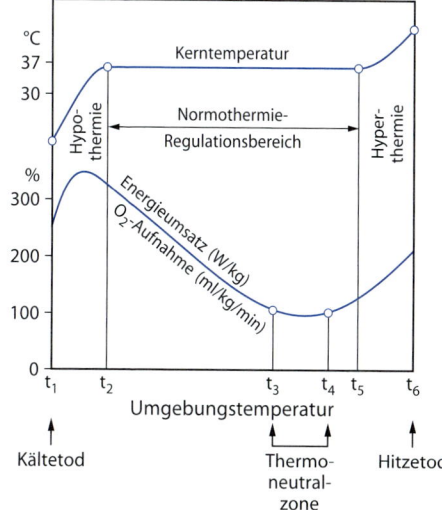

Abb. 2.6. Thermoregulation, Energieumsatz und Sauerstoffverbrauch in Abhängigkeit von der Umgebungstemperatur

Tab. 2.10. Thermoneutrale Temperatur (°C) für unbekleidete Neugeborene verschiedenen Alters bei Pflege in Einzelwandinkubatoren und 80% Luftfeuchtigkeit, Isothermendarstellung. (Mod. nach Sauer 1984)

Gewicht [g]	Lebenstag			
	1	2–3	4–7	≥8
≤1000	36	35	34	33
1001–1500	35	34	33	32–33
1501–2000	34	33	32–33	32
2001–2500	33	32–33	32	31
2501–3000	32–33	32	31	30
>3000	32	31	30	29

moneutralzone ist jedoch außer von der Umgebungstemperatur von Alter, Reife, Gewicht, Körpertemperatur und Hautdurchblutung sowie von Bekleidungszustand und Luftfeuchtigkeit abhängig und kann deshalb im Einzelfall schwer festzulegen sein. Servokontrollinkubatoren, bei denen über einen Thermofühler die Hauttemperatur an der vorderen Bauchwand gemessen und konstant zwischen 36 °C und 36,5 °C gehalten wird, verwenden wir nicht, da

- Fieber des Kindes als Warnzeichen nicht mehr erkannt wird,
- die exakte Messung der Hauttemperatur häufig nicht gelingt,
- der Sensor weder unter dem Kind noch im Strahlungsbereich einer Wärmelampe angebracht werden darf,
- bei Lösung des Thermofühlers von der Haut die Gefahr der Überwärmung besteht.

❗ Sorgfältige Kontrolle von Umgebungs- und Körpertemperatur verbessert Überlebensrate und -qualität kranker Neugeborener!

2.7   Mütterliche Pharmaka

Einige Pharmaka können, von der Mutter eingenommen, bereits den Fetus schädigen (z. B. Alkohol) oder die postnatale Adaptation erheblich beeinträchtigen (z. B. Heroin, s. S. 409). ◻ Tab. 2.11 stellt die häufigsten Substanzen mit Beeinträchtigungen des Neugeborenen zusammen.

■ **Tab. 2.11.** Schädigungen des Neugeborenen durch mütterliche Pharmaka

Medikament	Neonatale Gefährdung
Alkohol	Mikrozephalus, Entwicklungsrückstand
Antidiabetika, orale	Hypoglykämie, Thrombozytopenie
Barbiturate	Blutungen (atypische Lokalisation)
Benzodiazepine	Hypotonie, Hypothermie, Apnoen
β-Blocker	Bradykardie, Hypoglykämie
Cannabis	Chromosomenbrüche, Skelettanomalien
Zytostatika	Fehlbildungen, Anämie
Diazepam	Hypotonie, Hypothermie, Apnoen
Dicumarol	Gesichtsanomalien, Blutungsneigung
Heroin/Methadon	Entzugssyndrom, Hyperexzitabilität
Jod (Desinfektionsmittel)	Hypothyreose, Struma
Morphin	Entzugssyndrom, Atemdepression
Nikotin	Frühgeburt, Hypotrophie, Mikrozephalus
Phenytoin	Hypotrophie, Fehlbildungen
Promethacin	Entzugssyndrom, Hyperexzitabilität
Sulfonamide	Hyperbilirubinämie, Kernikterus
Tetrazykline	Zahnschmelzverfärbungen
Thyreostatika	Struma, Hypothyreose
Tokolytika	Hypokalzämie, Hypoglykämie
Valproat	Spina bifida, Herzfehler

Literatur

1. Apgar V (1953) A proposal for a new method of evaluation of the newborn infants. Curr Res Anesth Analges 32:260–267
2. Allwood ACL, Madar RJ, Baumer JH, Readdy L, Wright D (2003) Changes in resuscitation practice at birth. Arch Dis Child Fetal Neonatal Ed 88: F375–F379
3. Becher JC, Bell JE, Keeling JW, McIntosh N, Wyatt B: The Scottish perinatal neuropathology study (2004) Clinicopathological correlation in early neonatal deaths. Arch Dis Child Fetal Neonatal Ed 89: F399–F407
4. Beveridge C, Wilkinson A (2006) Sodium bicarbonate infusion during resuscitation of infants at birth. Cochrane Database Syst Rev CD004864
5. Biarent D, Bingham R, Richmond S, Maconochie I et al. (2005) European resuscitation council guidelines for resuscitation 2005: Section 6. Paediatric life support. Resuscitation 67S1: S97–S133
6. Carter BS, Haverkamp AD, Merenstein GB (1993) The definition of acute perinatal asphyxia. Clin Perinatol 20:287–304
7. Casey BM, McIntire DD, Leveno KJ. The continuing value of the Apgar score for the assessment of newborn infants. N Engl J Med 2001; 344: 467–471
8. Conde-Agudelo A, Diaz-Rossello JL, Belizan JM (2003) Kangaroo mother care to reduce morbidity and mortality in low birthweight infants. Cochrane Database Syst Rev CD002771
9. Cowan FM, Rutherford MA, Groenendaal F, Eken P, Merculi E, Bydder GM, Meiners LC, Dubowitz LMS, de Vries LS (2003) Origin and timing of brain lesions in term infants with neonatal encephalopathy. Lancet 361: 736–42
10. Findlay RD, Taeusch HW, Walther FJ (1996) Surfactant replacement therapy for meconium aspiration syndrome. Pediatrics 97:48–52
11. Flenady VJ, Woodgate PG (2003) Radiant warmers versus incubators for regulating body temperature in newborn infants. Cochrane Database Syst Rev CD000435
12. Gemeinsame Stellungnahme der Deutschen Gesellschaft für Perinatale Medizin, der Gesellschaft für Pränatal- und Geburtsmedizin, der Deutschen Gesellschaft für Gynäkologie und Geburtshilfe, der Deutsch-Österreichischen Gesellschaft für Neonatologie und pädiatrische Intensivmedizin und der Deutschen Gesellschaft für Kinderheilkunde (2003) Aufgaben des Neugeborenen-Notarztdienstes. Monatsschr Kinderheilkd 142:77; http://www.awmf_leitlinien.de/neonatologie/027/003
13. Gray PH, Flenady V (2001) Cot-nursing versus incubator care for preterm infants. Cochrane Database Syst Rev CD003062
14. Gunn AJ, Bennet L (2001) Is temperature important in delivery room resuscitation? Semin Neonatol 6: 241–249
15. Halliday HL, Sweet D (2001) Endotracheal intubation at birth for preventing morbidity and mortality in vigorous, meconium-stained infants born at term. Cochrane Database CD000500

16. Ho JJ, Henderson-Smart DJ, Davis PG (2002) Early versus delayed initiation of continuous distending pressure for respiratory distress syndrome in preterm infants. Cochrane Database Syst Rev CD002975
17. International Neonatal Network (1993) The CRIB (clinical risk index in babies) score: A tool for assessing initial neonatal risk and comparing performance of neonatal intensive care units. Lancet 342:193–198
18. International Liaison Committee on Resuscitation (ILCOR) (2005) Part 7: Neonatal resuscitation. Resuscitation 6: 293–303
19. Kuban KCK, Leviton A (1994) Cerebral palsy. N Engl J Med 330:188–195
20. Lawn CJ, Weir FJ, McGuire W (2005) Base administration or fluid bolus for preventing morbidity and mortality in preterm infants with metabolic acidosis. Cochrane Database Syst Rev CD004315
21. Leuthner SR, Das UG (2004) Low Apgar scores and the definition of birth asphyxia. Pediatr Clin N Amer 51: 737–745
22. Liu WF, Harrington T (1998) The need for delivery room intubation of thin meconium in the low-risk newborn: a clinical trial. Am J Perinatol 15:675–682
23. MacLennan A (1999) A template for defining a causal relation between acute intrapartum events and cerebral palsy: International consensus statement. BMJ 319: 1054–1059
24. McCall EM, Alderdice FA, Halliday HL, Jenkins JG, Vohra S (2005) Interventions to prevent hypothermia at birth in preterm and/or low birthweight babies. Cochrane Database Syst Rev CD004210
25. McGuire W, Fowlie PW (2002) Naloxone for narcotic-exposed newborn infants. Cochrane Database Syst Rev CD003483
26. McGuire W, Fowlie PW, Evans DJ (2004) Naloxone for preventing morbidity and mortality in newborn infants of greater than 34 weeks' gestation with suspected perinatal asphyxia. Cochrane Database Syst Rev CD003955
27. Moster D, Lie RT, Irgens LM, Bjerkedal T, Markestad T (2001) The association of Apgar score with subsequent death and cerebral palsy: A population based study in term infants. J Pediatr 138: 798–803
28. Narendran V, Hoath SB (1999) Thermal management of the low birth weight infant: a cornerstone of neonatology. J Pediatr 134:529–531
29. Nelson KB (1989) Relationship of intrapartum and delivery room events to long-term neurologic outcome. Clin Perinatol 16:995–1007
30. Nelson KB (1991) How much of neonatal encephalopathy is due to birth asphyxia? Am J Dis Child 145: 1325–1331
31. New K, Flenady V, Davies MW (2004) Transfer of preterm infants from incubator to open cot at lower versus higher body weight. Cochrane Database Syst Rev CD004214
32. Obladen M (2003) Versorgung des Neugeborenen mit gestörter Adaptation. In: Dudenhausen JW, Schneider HPG, Bastert G (Hrsg) Frauenheilkunde und Geburtshilfe, 2. Auflage. De Gruyter, Berlin New York, p 286

33. O'Donnell C, Davis P, Morley C (2003) Positive end-expiratory pressure for resuscitation of newborn infants at birth. Cochrane Database Syst Rev CD004341

34. Sauer PJ, Dane HJ, Visser HKA (1984) New standards for neutral thermal environment of healthy very low birthweight infants in week one of life. Arch Dis Child 59:18–22

35. Schulman H, Laufer L, Berginer J et al. (1998) CT findings in neonatal hypothermia. Pediatr Radiol 28:414–417

36. Soll RF, Dargaville P (2000) Surfactant for meconium aspiration syndrome in full term infants. Cochrane Database Syst Rev: CD002054

37. Tan A, Schulze A, O'Donnell CPF, Davis PG (2005) Air versus oxygen for resuscitation of infants at birth. Cochrane Database Syst Rev CD002273

38. Toth B, Becker A, Seelbach-Göbel B (2002) Oxygen saturation in healthy newborn infants immediately after birth measured by pulse oximetry. Arch Gynecol Obstet 266: 105–107

39. Tracy M, Downe L, Holberton J (2004) How safe is intermittent positive pressure ventilation in preterm babies ventilated from delivery to newborn inensive care unit? Arch Ds Child Fetal Neonatal Ed 89: F84-F87

40. Vain NE, Szyld EG, Prudent LM, Wiswell TE, Aguilar AM, Vivas NI (2004) Oropharyngeal and nasopharyngeal suctioning of meconium-stained neonates before delivery of their shoulders: Multicentre, randomised controlled trial. Lancet 364: 597–602

41. Vohra S, Frent G, Campbell V, Abbott M, Whyte R (1999) Effect of polyethylene occlusive skin wrapping on heat loss in very low birth weight infants at delivery: a randomized trial. J Pediatr 134:547–551

42. Wiswell TE, Gannon CM, Jacob J et al. (2000) Delivery room management of the apparently vigorous meconium-stained neonate: results of the multicenter, international collaborative trial. Pediatrics 105:1–7

43. Yager JY, Armstrong EA, Jaharus C, Saucier DM, Wirrell EC (2004) Preventing hyperthermia decreases brain damage following neonatal hypoxic-ischemic seizures. Brain Research 1011: 48–57

44. Ziino AJA, Davies MW, Davis PG (2002) Epinephrine for the resuscitation of apparently stillborn or extremely bradycardic newborn infants. Cochrane Database Syst Rev CD003849

Transport

M. Obladen

3.1 Mütterlicher Transport

Bereits 1948 erkannte man in New York, dass der postnatale Transport kranker Neugeborener in Frühgeborenenzentren ihre Überlebensrate erhöht [12]. Danach entstanden in den USA, später auch in der Schweiz und in Deutschland, ausgefeilte Transportsysteme, die die Verlegung auch des schwerstkranken Kindes und des unreifsten Frühgeborenen möglich machten [9]. Sie machten es jedoch auch möglich, dass in manchen Regionen selbst kleinste Entbindungsabteilungen Geburten der höchsten Risikogruppe durchführten. Sehr spät erkannte man [5], dass der weniger spektakuläre Weg, den zunächst die skandinavischen Länder und die Schweiz, später Kanada und Großbritannien beschritten, die besseren Ergebnisse brachte [6]: Der intrauterine, pränatale Transport in ein Perinatalzentrum bei erkannter Gefährdung des Kindes (Regionalisierung). Der antenatale Transport ist auch über große Strecken fast lückenlos möglich [3, 8]. Er unterbleibt zu oft, wenn in nicht spezialisierten Kliniken Überlebenschance und -qualität des Kindes unterschätzt werden [10]. Gegenüber dem Transport des Neugeborenen hat der Transport der Mutter keine Nachteile, aber erhebliche Vorteile [7]:

- Er erhöht die Überlebensrate der Kinder.
- Er vermindert die Häufigkeit von Hirnblutungen [11].
- Er reduziert die Rate bleibender Behinderungen.
- Er verkürzt die stationäre Behandlungsdauer des Kindes.
- Er vermeidet weite Trennung von Mutter und Kind und erleichtert Besuche für beide Eltern.
- Er ist einfacher und meist schneller zu organisieren.
- Er ist billiger in Durchführungs- und Folgekosten.
- Er verhindert in einem beträchtlichen Anteil der Fälle die Geburt eines sehr untergewichtigen Kindes überhaupt, da die Perinatalzentren bessere Möglichkeiten der Tokolyse und der fetalen Überwachung haben.

Ungefähr 75% aller neonatalen Verlegungsfälle und nahezu alle Frühgeburten lassen sich vor der Geburt so rechtzeitig vorhersehen, dass ein mütterlicher Transport durchgeführt werden kann (◘ Tab. 3.1). Er setzt voraus:

◘ **Tab. 3.1.** Indikationen zum präpartalen mütterlichen Transport in ein Perinatalzentrum

Voraussetzung: Stabiler Zustand von Mutter und Fetus; befindet sich die Geburt bereits in der Austreibungsperiode oder ist der Fetus bereits in akuter Hypoxie, so ist nicht der Transfer, sondern die unverzügliche Entbindung angezeigt!

- Frühgeburtsbestrebungen bei einem Gestationsalter von weniger als 32 Wochen
- Mehrlinge, insbesondere bei fetofetalem Transfusionssyndrom
- Schwere mütterliche Erkrankungen, insbesondere, wenn sie den Fetus gefährden (z. B. Diabetes, Drogenabhängigkeit, Herzfehler, Immunthrombozytopenie, Infektionen)
- Bekannte fetomaternale Probleme wie z. B. Rhesus-Sensibilisierung
- Schwere fetale Wachstumsretardierung
- Oligohydramnie
- Fetale Fehlbildungen (Ultraschall)

- Vorherige Absprachen mit der übernehmenden Frauenklinik und der Neonatologie (Respiratorplatz frei?)
- Die Möglichkeit, in der übernehmenden Klinik ohne weitere Verzögerung die Geburt, ggf. durch Kaiserschnitt, durchführen zu können
- Begleitung der Schwangeren durch Hebamme oder Arzt, in bestimmten Fällen durch das neonatologische Transportteam
- Intravenöse regulierbare Tokolyse (Partusisten) mitnehmen
- Rücksichtsvolle Fahrtechnik (keine Hektik; Martinshorn und Vibration vermeiden)

! Der beste Transportinkubator ist der Uterus, die Plazenta ersetzt Respirator und Infusionspumpe!

3.2 Neonataler Transport

Manchmal treten unvorhersehbare Komplikationen während oder nach der Geburt auf, oder die Schwangere ist nicht transportfähig oder lehnt den Transport in ein Zentrum ab. Für diese Situation muss die regional zuständige Intensivpflegestation ein Neugeborenentransportsystem organisieren, welches die lebensgefährliche Unterbrechung der postnatalen Adaptationsphase möglichst kompetent und schonend überbrückt. Dabei ist statt eines Abholdienstes ein Reanimationsdienst zu organisieren, der die Neugeborenenintensivmedizin in die Entbindungsklinik vorverlegt und den Zustand des Kindes möglichst noch vor Transportbeginn stabilisiert. Selbst wenn die Transportstrecke nur kurz ist (etwa vom Kreißsaal zur Neugeborenenintensivstation, von der Frühgeborenenstation zur Röntgenabteilung oder zum OP), müssen die Grundprinzipien des Neugeborenentransports beachtet werden:

- Qualität ist wichtiger als Tempo
- Thermoneutrale Umgebungstemperatur einhalten
- Vermeidung von Stößen oder Vibration
- Überwachung durch geschultes Personal

3

◘ Tab. 3.2 listet einige Indikationen für den Intensivtransport auf.

◘ Tab. 3.3 stellt dem gegenüber, welche Neugeborenen *nicht* auf die Intensivpflegestation verlegt werden müssen.

◘ **Tab. 3.2.** Indikationen zum Transport auf eine Neugeborenenintensivstation

- Neugeborene nach primärer Reanimation und Intubation (Agpar 1´ <4, Nabelarterien-pH <7,10)
- Früh- und Neugeborene mit kardiorespiratorischen Problemen (z. B. Atemstörung, Zyanose, Herzinsuffizienz), Anämie oder Schocksymptomatik
- Frühgeborene (<35 SSW, <2000 g), hypotrophe Neugeborene <2000 g
- Früh- und Neugeborene mit zerebralen Problemen (z. B. Konvulsionen, Apnoen, Meningitis, Blutungen)
- Früh- und Neugeborene mit schweren Fehlbildungen (z. B. Zwerchfellhernie, Myelomeningozele, gastrointestinale Atresien)
- Neugeborene mit begründetem Verdacht auf Infektion
- Neugeborene mit Ernährungsstörungen oder gehäuftem Erbrechen
- Neugeborene mit Bilirubin >15 mg/dl <48 h oder stark positivem Coombs-Test
- Neugeborene mit Hypoglykämie <40 mg/dl

◘ **Tab. 3.3.** *Keine* Indikation zur Verlegung, sofern Kind postnatal in gutem Zustand, kinderärztliche Betreuung gewährleistet und Diagnostik sowie Überwachung in der Entbindungsklinik möglich

- Mütterliche Erkrankung oder Medikation (z. B. Steroide)
- Zustand nach operativer Entbindung (Sectio, Forceps etc.)
- Mäßige Geburtsasphyxie (Apgar 4–6, Nabelarterien-pH ≥7,10), sofern Kind im Alter von 10 min unauffällig
- Geburtsgewicht 2000–2500 g, außer wenn <35 SSW
- Grünes Fruchtwasser, sofern keine Atemstörung vorhanden
- Nicht hämolytischer Ikterus <18 mg% (310 µmol/l) bei sonst asymptomatischen reifen Neugeborenen
- Nicht lebensbedrohliche Fehlbildungen (z. B. Hexadaktylie, Down-Syndrom, Gaumenspalte)
- Soziale Probleme (z. B. Freigabe zur Adoption)

3.3 Organisation und Durchführung des Transports

Der Transport eines kranken Neugeborenen sollte durch ein gezieltes Telefonat zwischen dem Geburtshelfer und dem Neonatologen vereinbart werden. Nur bei qualifizierter Information können Versorgung und Transport des Kindes optimal vorbereitet oder erste therapeutische Maßnahmen vorgeschlagen werden. Ein erfolgreicher Intensivpflegetransport setzt eine gute Zusammenarbeit mit den regionalen Rettungsdiensten voraus. Abholen des Reanimationsteams (in der Regel Arzt und Schwester der Neugeborenenintensivstation) und Fahrt zur Entbindungsklinik sollten nicht länger als 20 min dauern. Bei Ankunft Standheizung des Fahrzeugs einschalten und Türen schließen! Nach Eintreffen in der Frauenklinik übernimmt das Reanimationsteam die Verantwortung für das Neugeborene. Ein Gespräch mit dem Frauenarzt über Schwangerschaft und Geburt, Probleme des Kindes und bisherige therapeutische Maßnahmen ebenso wie eine gründliche Untersuchung des Kindes können das weitere Vorgehen optimieren. Blutdruck, Rektaltemperatur und Blutzuckerkonzentration sowie Blutgase werden gemessen. Eine periphere Infusion mit 5–10%iger Glukose wird angelegt. Im Zweifelsfall sollten nasotracheale Intubation und Beatmung vor Transportbeginn erfolgen, da Zwischenfälle während der Fahrt kaum ohne Öffnung des Inkubators beherrscht werden können.

Ziel aller Maßnahmen ist es, die kardiorespiratorische Situation des Kindes vor dem Transportbeginn zu stabilisieren oder durch gezielte Behandlung so weit zu verbessern, dass die Verlegung mit geringstem Risiko erfolgen kann.

Vor Transportbeginn soll ein Gespräch mit den Eltern über die Erkrankung ihres Kindes, die Notwendigkeit der Verlegung in eine Spezialabteilung und die Besuchsmöglichkeiten geführt werden. Unbedingt sollten die Eltern ihr Kind noch einmal sehen, wenn möglich auf dem Arm halten dürfen!

Eine telefonische Verständigung der Intensivstation über die Probleme des Kindes (Respiratoreinstellung, erforderliche Diagnostik) beschleunigt seine weitere Versorgung. Während des Transports werden

Hautfarbe, Atmung und Motorik des Kindes laufend beobachtet (volle Beleuchtung des Notarztwagens einschalten). Herzfrequenz, Körpertemperatur, Sauerstoffsättigung, Beatmungsdruck und O_2-Konzentration im Atemgas müssen apparativ überwacht und angezeigt werden. Der Transport sollte ruhig und zügig, ohne unnötige Aufenthalte und Vibrationen durchgeführt werden. Fahrzeug anhalten lassen, wenn irgendwelche Maßnahmen am Kind (z. B. Absaugen) erforderlich werden.

Für die richtige Beurteilung des Neugeborenen auf der Intensivstation ist die schriftliche Übermittlung der Daten des Schwangerschaftsverlaufs und der Geburt unabdingbar! Zur blutgruppenserologischen Abklärung der Konstellation Mutter–Kind sind dem Begleitpersonal 10 ml mütterliches Blut und kindliches Nabelschnurblut, ordnungsgemäß beschriftet, mitzugeben. Ein Transportbericht, beginnend mit Datum und Uhrzeit des Telefonanrufs der Entbindungsklinik und endend mit der Einlieferung, welcher lückenlos Auskunft über alle vorgenommenen diagnostischen und therapeutischen Maßnahmen vor und während des Transportes gibt, sollte geführt werden [5]. Der Bericht gehört in die Krankenakte des Kindes. Nicht vergessen, die zuweisende Geburtsklinik und die Eltern über den Zustand des Kindes nach Eintreffen auf der Intensivstation zu informieren!

3.4   Mobile Intensivpflegeeinheit und Notfallkoffer

Die Entwicklung moderner Transportinkubatoren hat erhebliche Fortschritte gemacht, ist aber bei weitem noch nicht abgeschlossen. Die im Handel befindlichen Geräte sind unhandlich und unvollständig. Insbesondere, wenn bei längeren Transporten praktisch das gesamte Inventar eines Intensivpflegeplatzes mitgeführt werden muss, kommt in der Regel ein Gerätegewicht von über 90 kg zusammen, wenn ein Kind unter 1 kg sicher transportiert werden soll! Eine mobile Intensivpflegeeinheit sollte mindestens 1 h lang unabhängig von der Intensivpflegestation einsatzfähig sein. ◻ Tab. 3.4 listet die Ausrüstung

◘ Tab. 3.4. Ausrüstung einer mobilen Intensivpflegeeinheit

- Intensivpflege-Transportinkubator mit Normhalterung
- Sauerstoff- und Druckluftflasche (je mindestens 3 l)
- Sauerstoffmischeinheit und –flowmeter
- Neugeborenenrespirator mit niedrigem Gasverbrauch
- Beatmungsschlauchsystem mit Zwillingszusatz
- Zusatzmodul zur Beimischung von inhalativem NO
- Absauggerät mit Druckbegrenzung 0,2 bar
- Sauerstoffmessgerät
- EKG- und Atmungsmonitor mit Elektroden
- Mobiler tcPO$_2$/tcPCO$_2$-Monitor oder Pulsoximeter mit Sensor
- Oszillometrischer Blutdruckmonitor
- 2 Infusionsspritzenpumpen mit Leitung
- Mobiler Wärmestrahler, mindestens 400 W
- Notfallkoffer (◘ Tab. 3.5)
- Gebundene Sammlung von Stadt- und Straßenplänen

einer solchen mobilen Intensivpflegeeinheit auf, ◘ Tab. 3.5 die des entsprechenden Notfallkoffers.

Zwar müssen alle Geräte batteriebetrieben sein, jedoch empfiehlt es sich, sie soweit möglich dem Gerätepark der Intensivpflegestation anzugleichen, um nicht durch mangelnde Übung die ohnehin schwierige Arbeit während des Transports weiter zu belasten. Mobile Intensivpflegeeinheiten müssen in jedem Notarzt- und Rettungswagen funktionieren (Fahrzeug-Norm DIN 75080, Halterung DIN 13025). *Vorsicht:* In einigen Bundesländern bestehen abweichende Normen (z. B. Ferno). Speziell eingerichtete Babynotarztwagen haben sich nicht bewährt, da der wichtigste Teil des Einsatzes nicht im Fahrzeug, sondern in der Frauenklinik erfolgt, so dass die mobile Intensivpflegeeinheit unabhängig vom Fahrzeug einsatzfähig sein muss. ECMO-Zentren verfügen in der Regel auch über mobile NO- und ECMO-Einheiten, um ateminsuffiziente Neonaten zu transportieren [13, 14].

◘ **Tab. 3.5.** Transportausrüstung (Notfallkoffer, Charité-Virchow Klinikum Berlin)

I. Medikamente: (je 2 Ampullen)
- Glukose 5%, 10%, 20%
- NaCl 0,9%
- Natriumhydrogencarbonat 8,4%
- Adrenalin 1:10000
- Aqua dest.
- Ca-Glukonat 10%
- Diazepam
- Gentamycin
- Konakion 1 mg
- Ampicillin
- Cefotaxim
- Minprog (Kühlschrank)
- Pancuronium
- Luminal
- Chloralhydratrektiole

II. Infusionen:
- Glukose 5%, 10%
- NaCl 0,9%
- Biseko 5% (im Kühlschrank lagern)
- Surfactant (im Kühlschrank lagern)
- 50 ml Infusionsspritze/Leitung

III. Reanimation/Intubation:
- Laryngoskop Ø 18 mm
- Spatel 0/1
- Säuglings-Magill-Zange
- Laerdal-Beutel und Masken
- Vygontuben 2,0–3,5 mm
- Sicherheitsnadeln
- Einmalschleimsauger
- Guedel-Tuben 0/00/000
- Absaugkatheter Charr 5/8

*IV. Pneumothorax- und Nabelgefäß-
katheterbesteck*
- Nabelgefäßkatheter Charr 3,5/5/8
- Trokarkatheter Charr 8 (Vygon)
- Steriler Instrumentensatz s. S. 192

V. Sonstige Materialien:
- Alkoholtupfer
- Hämostiletten
- EDTA- + Eppendorf-Röhrchen
- Abstrichröhrchen
- Blutkulturmedium
- Urinbeutel
- Blutfilter
- Spritzen 1/2/5/20 ml
- Injektionsnadeln Nr. 1/17
- Butterfly 25 G, 25 G short
- Abbocath 26 G
- Dreiwegehahn
- Blutdruckmanschetten 1–4
- Extensionsset für Abbocath
- Verschlusskappe
- Leukoplast 1,25 cm
- Gipsbinde
- Ampullenfeilen
- Thermometer
- Sterile Kompressen
- Mersilene 3–0
- Einmalrasierer
- Magensonden
- Ersatzbatterien
- Ersatzbirnen
- Elektrodenset
- Schere
- Stethoskop Petiphon
- Einmalnabelklemme
- OP-Handschuhe Gr. 7/8
- Einmalskalpell
- Schmale Armschiene

3.5   Hubschraubertransport

Gegenüber dem Transport im Rettungswagen hat der *Hubschraubertransport* erhebliche Nachteile (Enge, Dunkelheit, Lärm, Vibration, Wärmeabstrahlung, verminderter Sauerstoffpartialdruck), so dass er für Neugeborene nur in besonderen Situationen in Frage kommt (unwegsames Gelände, Gebirge, dringender Langstreckentransport jenseits der ersten Lebenstage, z. B. in ein Herzzentrum). Das Neugeborene wird Schalldrücken über 120 dB ausgesetzt [4]. Bei mehr als 10% der Hubschraubertransporte von Neugeborenen treten Probleme mit Endotrachealtubus, Beamungsschlauch oder Glukosezufuhr auf [2]. Halterungen in Rettungsfahrzeugen und -hubschraubern können unterschiedliche Normen haben.

3.6   Rücktransport

Nach Abschluss der Intensivbehandlung ist die Rückverlegung stabiler, aber noch behandlungbedürftiger Neu- und Frühgeborener aus dem Perinatalzentrum in die zuweisende Heimatklinik gefahrlos möglich, verlängert bei Frühgeborenen auch nicht die gesamte Behandlungsdauer [1].

Literatur

1. Attar MA, Lang SW, Gates MR, Iatrow AM, Bratton SL (2005) Back transport of neonates: Effect on hospital length of stay. J Perinatol 25: 731–736
2. Berge SD, Berg-Utby C, Skogvoll E (2005) Helicopter transport of sick neonates: a 14-year population-based study. Acta Anaesthesiol Scand 49: 999–1003
3. Bucher HU, Fawer CL, von Kaenel J, Kind C, Moessinger A (1998) Intrauteriner und postnataler Transfer von Risikoneugeborenen. Schweiz Med Wochenschr 128:1646–1653
4. Buckland L, Austin N, Jackson A, Inder T (2003) Excessive exposure of sick neonates to sound during transport. Arch Dis Child Fetal Neonatal Ed 88: F513–516
5. Gemeinsame Stellungnahme der Deutschen Gesellschaft für Perinatale Medizin, der Gesellschaft für Pränatal- und Geburtsmedizin, der Deutschen Gesellschaft für Gynäkologie und Geburtshilfe, der Deutsch-Österreichischen Gesellschaft für

Neonatologie und pädiatrische Intensivmedizin und der Deutschen Gesellschaft für Kinderheilkunde (1994) Aufgaben des Neugeborenen-Notarztdienstes. Monatsschr Kinderheilkd 142:77

6. Grauel EL, Dudenhausen JW, Versmold HT (1997) Leitlinie zum antepartalen Transport von Risiko-Schwangeren. Perinatal Medizin 9:68

7. Hohlagschwandtner M, Husslein P, Klebermass K, Weninger M et al. (2001) Perinatal mortality and morbidity. Comparison between maternal transport, neonatal transport and inpatient antenatal transport. Arch Gynecol Obstet 265: 113–118

8. Holt J, Weidle B, Kaaresen PI, Fundingsrud HP, Dahl LB (1998) Very low birthweight infants: outcome in a sub-arctic population. Acta Paediatr 87:446–451

9. Kollée LAA, Chabernaud JL, Debauche C, Zeitlin J (1999) Perinatal transport practices: A survey of inborn vs. outborn very preterm infants admitted to European neonatal intensive care units. Prenat Neonat Med 4 (Suppl 1):61–72

10. Morse SB, Haywood JL, Goldenberg RL, Bronstein J, Nelson KG, Carlo WA (2000) Estimation of neonatal outcome and perinatal therapy use. Pediatrics 105:1046–1050

11. Towers CV, Bonebrake R, Padilla G, Rumney P (2000) The effect of transport on the rate of severe intraventricular hemorrhage in very low birth weight infants. Obstet Gynecol 95:291–295

12. Wallace HM, Losty MA, Baumgarten L (1952) Report of two years experience in the transportation of premature infants in New York City. Pediatrics 9:439–44

13. Westrope C, Roberts N, Nichani S, Hunt C, Peek GJ, Firmin R (2004) Experience with mobile inhaled nitric oxide during transport of neonates and children with respiratory insufficiency to an extracorporeal membrane oxygenation center. Pediatr Crit Care Med 5: 542–546

14. Wilson BJ, Heiman HS, Butler TJ; Negaard KA, DiGeronimo R (2002) A 16-year neonatal/pediatric extracorporeal membrane oxygenation transport experience. Pediatrics 109: 189–193

Ernährung

M. Obladen

Weniger als die meisten anderen Interventionen beim kranken oder unreifen Neugeborenen basiert die Nahrungszufuhr auf gesicherten Fakten. Die hochgradig emotional besetzte Muttermilchernährung erleichtert die Durchführung randomisierter Studien nicht. Oft sind Ernährungsempfehlungen aus der Physiologie abgeleitet und verwenden intrauterine Gewichtszunahme als Goldstandard. Nur wenige Ernährungsstudien haben langfristige Lebensqualität untersucht. Niedriges Geburtsgewicht, aber auch rasche postnatale Gewichtszunahme sind jedoch mit spezifischer Morbidität im Erwachsenenalter assoziiert (perinatale Programmierung für Diabetes, Hochdruck, koronare Herzkrankheit), so dass schnelle Gewichtszunahme des Frühgeborenen als einziger Zielparameter immer fragwürdiger wird [62]. Das rasche Wachstum prädestiniert das Frühgeborene zu Mangelzuständen unterschiedlichster Art.

4.1 Bedarf

4.1.1 Energie

Basalbedarf unter Thermoneutralbedingungen: 50–60 kcal/kg/Tag (210–250 kJ/kg/Tag), abhängig von Spontanmotorik, Spontanatmung, Lungenumbau und anderen Variablen. Die geringen Reserven des Frühgeborenen (sein Körper enthält ca. 1% Fett, 8,5% Protein) würden bei fehlender Zufuhr nur wenige Tage zum Aufrechterhalten des Stoffwechsels reichen.

Für eine tägliche Gewichtszunahme von 15 g/kg sind theoretisch zusätzlich 45–60 kcal/kg/Tag (190–250 kJ/kg/Tag) notwendig. Hiervon sollten etwa 50% als Fett, 10% als Proteine und 40% als Kohlenhydrate zugeführt werden. Postnatale Wachstumskurven ◘ s. vord. Umschlagsblatt.

4.1.2 Protein, Kohlehydrate, Fett

Der Bedarf des reifen Neugeborenen an einzelnen Nahrungsbestandteilen wird in den ersten 5 Lebensmonaten durch die Versorgung mit Muttermilch (*Proteingehalt* 1,2 g/100 ml) gedeckt, ab dem 3. Lebenstag wird die Stickstoffbilanz positiv (◘ Tab. 4.1). Milch von Müttern Frühgeborener hat in den ersten 4 Wochen einen etwas höheren Proteingehalt, deckt aber den theoretischen Bedarf von bis zu 4 g/kg/Tag erst bei Flüssigkeitsmengen um 200 ml/kg/Tag. Steht keine Muttermilch zur Verfügung, können Neu- und Frühgeborene mit Säuglingsanfangsnahrung bzw. spezieller Frühgeborenennahrung, in besonderen Fällen auch mit gespendeter Frauenmilch ernährt werden.

Die EG-Richtlinie für Säuglingsmilchnahrungen unterscheidet Anfangsnahrungen und Folgenahrungen. Anfangsnahrungen haben einen Proteingehalt unter 2,1 g/100 ml, das Verhältnis Molkenprotein/Casein beträgt mindestens 1:1. Die Anfangsnahrungen können verschiedene *Kohlenhydrate* enthalten: Saccharose bis zu 20% der Gesamtkohlenhydrate, Stärke bis zu 2 g/100 ml und 30% der Gesamtkohlenhydrate, Laktose bis 2,5 g/100 ml. Der *Fettgehalt* soll 3,1–4,6 g/100 ml betragen, davon 0,3–1,2 g Linolsäure (E4) [17].

Frühgeborenennahrungen haben einen höheren Kalorien- und Proteingehalt. Außerdem sind sie mit Mineralien (Ca, P) und Spurenelementen (Zn, Cu, J) oder Eisen angereichert. Proteine aus künstlichen Nahrungen (Kuhmilch, Soja) haben eine geringere Bioverfügbarkeit, und ihr Aminosäurenspektrum entspricht nicht dem der Frauenmilch. Enzymatische Hydrolysate von ultrafiltrierten Molkeneiweißen enthalten ca. 20% Aminosäuren und ca. 80% Peptide. Bei Atopie-belasteten

◘ Tab. 4.1. Nährstoffbedarf am Ende der 1. Woche. (Canadian 1995)		
Pro kgKG und Tag	Reifgeborene	Frühgeborene
Kalorien [kcal]	100–140	110–165
Protein [g]	1,8–3,6	3,5–4
Fett [g]	3,5–9	4–9
Kohlenhydrate [g]	3,6–13	8–20
Volumen [ml]	150–180	130–200

Neugeborenen kann ausschließliches Stillen, in geringerem Umfang teilhydrolysierte Nahrung die Entstehung von Allergien vermindern (E1a) [55]. Der Hydrolysierungsgrad scheint unerheblich. Sojanahrungen sind zur Prävention von Allergien ungeeignet (E1a) [56].

Der *Kohlenhydratbedarf* ist abhängig von der Gesamtkalorienzufuhr. Laktose ist das einzige Kohlenhydrat in Frauenmilch und Pre-Nahrungen. Glukose in größerer Menge erhöht die Osmolarität. Maltodextrin und andere Glukosepolymere sind gut verträglich, da das Enzymsystem (Maltase) auch beim kleinen Frühgeborenen aktiv ist. Reguläre (maximale) Glukosezufuhr 6(–12) mg/kg/min.

Fette sollten 40–60% der Kalorienzufuhr decken. Die Fettresorption aus *roher* Frauenmilch ist hoch (90%, Lipase!), aus künstlichen Nahrungen nur etwa 70% [10]. 98% des Milchfettes besteht aus Triglyzeriden, in Frauenmilch stellt Linolsäure 9% aller Lipide. Mehrfach ungesättigte Fettsäuren (LCP) werden aus Linol- und Linolensäure synthetisiert, sie akkumulieren perinatal in membranreichen Geweben wie Gehirn und Retina [47]. Eine günstige Wirkung von LCP-Anreicherung der Nahrung besteht bezüglich Wachstum, Sehschärfe und geistiger Entwicklung weder für reife Neugeborene (E1a) [45, 70] noch für Frühgeborene (E1a) [69]. Auch der Gehalt an mittelkettigen Triglyzeriden ist für Wachstum, Entwicklung und Risiko einer NEC unerheblich (E1a) [33].

4.1.3 Vitamine, Mineralien, Spurenelemente

Zehn Spurenelemente (Zn, Cu, Se, Cr, Mn, Mo, Co, F, J, Fe) und sieben Vitamine (A, B_6, B_{12}, C, D, E, K) sind in der menschlichen Ernährung

4

◻ **Tab. 4.2.** Täglicher Bedarf stabiler, wachsender Neugeborener an Vitaminen und Mineralien in den ersten Lebenswochen (pro kgKG). (Nach Canachian 1995)

	Reifgeborene	Frühgeborene	Frauenmilch enthält/dl
Vitamin A [µg]	68–270	200–400	100–175
Vitamin D [IE] (gewichtsunabhängig)	400–500	200–500	0,5–2
Vitamin K [µg]	2,6–4,8	2,8–4,2	1–1,4
Vitamin C [mg]	5–10	30–40	5–10
Vitamin B_1 [µg]	22–48	25–200	8–25
Vitamin B_2 [µg]	50–100	200–400	42
Vitamin B_6 [µg]	8–40	100–200	10–25
Vitamin B_{12} [µg]	0,02–0,18	0,2–0,3	0,01–0,1
Biotin [µg]	0,8–2	2–6	0,76
Folsäure [µg]	4,8–5	15–60	2,8–5,2
Pantothensäure [µg]	280–300	400	200–250
Natrium [mmol]	2	2–4	0,65–1,5
Kalium [mmol]	1–2	2	1,0–1,8
Kalzium [mmol]	0,5	4–6[a]	0,9
Kalzium [mg]	20	160–240	35
Phosphor [mmol]	0,4–0,8	2,5–3,8[a]	0,48
Phosphor [mg]	12–25	75–120	15
Magnesium [mmol]	0,25–0,45	0,3–0,6	0,12–0,15
Magnesium [mg]	5,8–10,5	7–14	2,8–3,5
Eisen [mg]	0,2	2,0–2,5	0,08–0,15
Zink [µmol]	4,5	8–12	3–4,5
Zink [µg]	300	500–800	200–300
Kupfer [µmol]	1,5–3	1–2	0,5–1
Kupfer [µg]	100–200	70–120	36–60
Selen [µmol]	0,01–0,02	0,02–0,06	0,01–0,04
Selen [µg]	1,5–2,5	1,3–4,7	0,8–3,4
Jod [µmol]	0,4	0,25–0,50	0,05–0,07
Jod [µg]	50	32–64	7–9

[a] Bei oraler Zufuhr

essentiell. Der geschätzte tägliche Bedarf ist in ◘ Tab. 4.2 zusammengestellt, es gibt dazu jedoch nur wenige klinische Studien [40, 64, 77]. Zu substituieren sind ab Geburt Vitamin K (s. S. 469), bei ateminsuffizienten Frühgeborenen Vitamin A (s. S. 197), ab dem 10. Lebenstag Vitamin D. Auch für Frühgeborene <1500 g ist eine tägliche Vitamin-D-Zufuhr von 500 IE/Tag ausreichend (E1b) [34]. Für die anderen Vitamine ist eine Substitution beim enteral ernährten Kind im Allgemeinen nicht erforderlich.

Wegen ihrer hohen Wachstumsgeschwindigkeit [53] und des geringen Mineralgehaltes der Muttermilch geraten Frühgeborene oft in Mangelsituationen für Kalzium und Phosphor (Osteopenia praematurorum, s. S. 71), für Zink (wundes Gesäß, blasenbildende Effloreszenzen, dünne Stühle, verminderte Immunabwehr, [54, 75]) und für Eisen (Anämie).

Die Eisensubstitution des Frühgeborenen [22] sollte mit 2–4 Wochen in einer Dosierung von 2–4 mg Eisen/kg (maximal 15 mg/Tag) beginnen und ist auch nach der Entlassung fortzuführen. Unter Erythropoietinbehandlung ist eine frühere und höhere Eisensupplementierung notwendig (vgl. auch S. 460).

4.2 Enterale Ernährung

Die Adaptation des Neugeborenen an die enterale Nahrungszufuhr bedeutet eine Umstellung von Darmstruktur und -funktion und Intermediärstoffwechsel. Pränatal ist Glukose, postnatal Fett der Hauptenergieträger.

4.2.1 Muttermilch

Das reife gesunde Kind sollte in den ersten Tagen frühzeitig und häufig (2- bis 3-stündlich) angelegt werden und aus beiden Brüsten (8–10 min) trinken, um eine maximale Stimulation der Milchproduktion zu erreichen. Sehr hungrige Kinder können in den ersten Tagen 5%ige Glukoselösung zusätzlich erhalten. Es gibt nur wenige Kontraindikati-

4

	Absolut	Relativ
Kindliche	Fehlbildung (Choanalatresie, Herzfehler mit Insuffizienz) Frühgeburtlichkeit (<32 SSW) Schwere akute Erkrankungen (Sepsis, Beatmung)	Saugschwäche Neurologische Erkrankungen – mit vermindertem Saug- reflex – mit unkoordiniertem Saugreflex
Mütterliche	Schwere akute Erkrankung (Sepsis) Chronische Erkrankungen (Tumoren, Nieren, Leber) Infektionskrankheiten (Tbc, HIV-Infektion) Medikamenteneinnahme (Zytostatika etc.) Drogenabhängigkeit (Alkohol, Heroin etc.)	Flach- und Hohlwarzen Rhagaden Mastitis (vorübergehend Milch verwerfen) Bestimmte Medikamente (◘ Tab. 4.4) CMV – Bei Kindern <1500 g Muttermilch pasteurisieren

◘ **Tab. 4.3.** Stillhindernisse

onen gegen das Stillen eines Neugeborenen (◘ Tab. 4.3). Abgepumpte Muttermilch wird im Allgemeinen frisch verfüttert, sobald die ersten Tropfen gewonnen werden können. Bei Ernährung mit Frauenmilch muss durch Untersuchung der Spenderin (HAV, HBV, HCV, HIV, CMV, Lues) und der gespendeten Milch (Lactocult) das Infektionsrisiko minimiert werden. Falls abgepumpt werden muss, baldmöglichst nach der Geburt beginnen, Dauer und Häufigkeit allmählich steigern. Milchvolumen und Prolaktingehalt sind höher, wenn beide Brüste simultan entleert werden. Eine Abteilung für Neonatologie muss mindestens eine professionell geschulte Laktationsberaterin haben.

4.2.2   Medikamentenübertritt in die Muttermilch

Die meisten Medikamente erreichen die Muttermilch nur in Konzentrationen, die für das Neugeborene pharmakologisch nicht relevant sind. Begünstigt wird der Übergang in die Milch durch gute Fettlös-

◻ Tab. 4.4. Medikamente in der Muttermilch. (Nach American Academy 1994)

Medikamente, die eine Gefährdung des Kindes darstellen

Amphetamin	Kokain	Radioisotope
ß-Blocker (Sotalol)	Kontrastmittel (Jod)	Reserpin
Chloramphenicol	Lithium	Thyreostatika (Carbimazol)
Ergotamin	Marihuana	Zyklosporin
Heroin	Primidon	Zytostatika

Medikamente, die in hoher Dosierung eine Gefährdung des Kindes darstellen können und eine diesbezügliche Überwachung des Kindes erfordern

Alkohol	Koffein	Salizylate
Barbiturate	Methadon	Sulfasalazin
Bromide	Metoclopramid	Sulfonamide
Chloralhydrat	Metronidazol	Theophyllin
Diazepam	Nikotin	Tolbutamid
Haloperidol	Phenothiazine	Vitamin A, D
Jodid	Psychopharmaka	(pharmakol. Dosen)

lichkeit, geringe Molekularmasse, alkalische Reaktion, geringen Ionisierungsgrad und niedrige Eiweißbindung im mütterlichen Plasma. In ◻ Tab. 4.4 sind einige Medikamente aufgeführt, die relevant in die Muttermilch übergehen. Bei jeder mütterlichen Medikation ist im Einzelfall zu entscheiden, ob ein für das Kind gefährliches Medikament wirklich erforderlich ist und ob das Stillen vorübergehend unterbrochen werden sollte.

4.2.3 Kranke reife Neugeborene

Häufig ist der enterale Nahrungsaufbau verzögert. Beginn jedoch möglichst am 1. Lebenstag, eine parenterale Ernährung wird im Allgemeinen nicht notwendig sein (Ausnahme: gastrointestinale Fehlbildung, Verdacht auf angeborene Aminoazidopathien). Wenn kranke Neugeborene schlecht trinken, ist eine Sondenernährung sinnvoller als hypokalorische »ad libitum« Fütterung. Gegebenenfalls häufige kleine Mahlzeiten. Intubation, Beatmung, Asphyxie stellen keine Kontraindi-

kationen dar. Bei Relaxierung des Kindes muss die enterale Nahrungszufuhr nicht routinemäßig abgebrochen, sondern nach Verträglichkeit
angepasst werden. Bei Lippen-Kiefer-Gaumen-Spalten ermöglicht die
frühzeitige Anpassung einer Silikonplatte in den meisten Fällen eine
erfolgreiche orale Ernährung, oft sogar an der Brust.

4.2.4 Hypotrophe reife Neugeborene

Wegen der Hypoglykämiegefährdung Frühfütterung (Beginn unmittelbar postnatal mit Maltodextrin 5%, zunächst in 2stündigem Inter-
vall). Wird dies toleriert, Übergang auf Muttermilch bzw. adaptierte
Milch (1. Tag 30–40 ml/kg). Gegebenenfalls Sondenernährung. Hypoglykämiescreening!

4.3   Frühgeborene

Die optimale Ernährung von Frühgeborenen wird bezüglich der er-
wünschten Gewichtsentwicklung kontrovers diskutiert [25,13,19]. Der
theoretische Nährstoffbedarf ist in ❏ Tab. 4.1 zusammengestellt. Der
tägliche Flüssigkeitsbedarf kann selbst bei sehr frühem Beginn durch
enterale Zufuhr allein nicht gedeckt werden, so dass eine intravenöse
Flüssigkeits-, Nährstoff- und Elektrolytzufuhr notwendig ist (s. S. 72).
Vorsichtiger, jedoch früher Beginn der enteralen Ernährung mit kleinen Nahrungsmengen akzeleriert die Darmreifung (»priming« [68,
73], hat weniger Komplikationen als später Beginn (E1a) [30, 31, 73,
78] und führt zu schnellerem Nahrungsaufbau und besserem Gedeihen [51]. Ein liegender Nabelarterienkatheter stellt keine Kontraindikation zur enteralen Ernährung dar.

4.3.1 Muttermilch für Frühgeborene?

Obwohl Muttermilch den Bedarf von Frühgeborenen nicht decken
kann, wird die Milch der eigenen Mutter wegen besserer Verträglich-

keit hoher Resorptionsrate, Gehalt an Immunglobulinen, Wachstumsfaktoren (IGF, EGF, NGF etc.), Hormonen und Enzymen (Lipase)
bevorzugt, sowie zur Unterstützung der Mutter-Kind-Bindung. Mit gespendeter Frauenmilch ernährte Frühgeborene erleiden viermal seltener eine NEC als Formula-ernährte Kinder (E1a) [49]. Bei Ernährung
mit Muttermilch (bzw. Frauenmilch) entwickeln sich Frühgeborene
möglicherweise besser (E1b/2a) [43,44], und haben seltener Infektionen und Atopien [42]. In den Metaanalysen ließ sich bezüglich Wachstum und Entwicklung jedoch weder für reife Frauenmilch (E1a) [26]
noch für Muttermilch nach Frühgeburt (E1b) [27] ein Vorteil nachweisen. Wird das Kind nach der Entlassung weiter mit Frühgeborenennahrung ernährt, so ist im Vergleich zu regulärer Anfangsnahrung
Kopf- und Längenwachstum, nicht aber der Bayley-score im Alter von
18 Monaten erhöht (E1a) [28, 1]. Der Kalzium- und Phosphorgehalt
der Muttermilch bleibt jedoch weit hinter dem Bedarf des schnell
wachsenden Skelettes des Frühgeborenen zurück. Ist die Mutter CMV
positiv (s. S. 530), so pasteurisieren wir ihre Milch, solange das Kind
<1500 g wiegt.

4.3.2 Nasogastrische Sonde

Einlegen einer dünnen Sonde in das engere Nasenloch (bei behinderter
Nasenatmung ggf. oral legen). Ein Vorteil der oralen Sondierung bezüglich des Auftretens von Apnoen ist nicht gesichert (E1b) [24].

    Überprüfen der Lage (2 ml Luft einblasen und Auskultation der
Magengegend). Wechsel bei Dislokation oder nach 7 Tagen. *Länge:*
Ohrläppchen–Nase plus Nase–Epigastrium. Gegenüber der Magensonde hat die transpylorische Sonde keine Vorteile, aber gehäufte gastrointestinale Komplikationen (E1a) [48]. Gegenüber der Bolusernährung bringt die kontinuierliche Nahrungszufuhr über die Magensonde
keine Vorteile für Wachstum und NEC-Risiko, aber der Nahrungsaufbau dauert länger (E1b) [60, 6]. Die Vorteile einer Frühentlassung mit
Magensonde sind wenig gesichert (E2a) [12].

4.3.3 Nahrungsaufbau

Im Alter von 2 und 4 h Gabe von 1–2 ml Glukose 5%. Magenrest überprüfen: 2–5 ml/kgKG vor der nächsten Mahlzeit sind größtenteils Magensaft und können toleriert werden (E3) [50]. Übergang auf Milchnahrung (adaptierte Milch oder Frühgeborenennahrung, bei Kindern <1000 g evtl. auch gespendete Frauenmilch, solange noch keine Muttermilch vorhanden ist): 1–2 ml alle 2 h. Unsere Protokolle zum enteralen Ernährungsaufbau bei Frühgeborenen zeigen die ◻ Tab. 4.5–4.7. Möglichst tägliche Steigerung der Nahrungsmenge bis zur Gesamtmenge von etwa 150 ml/kg/Tag. Frühzeitige Gabe eines Schnullers, um die Saug-Schluck-Koordination und die Enzymreifung

◻ **Tab. 4.5.** Protokoll des enteralen Ernährungsaufbaus für stabile eutrophe Frühgeborene <1000 g Geburtsgewicht

LT	MM/FM [ml] FG <750 g GG	MM/FM [ml] FG 750–999 g GG	AFMS/ FM 85	ml/ kg	Ca/P	Vit D	Eisen	Protein [g/kg]
1	2 × 1,5 ml G5, 10 x 0,5 ml MM/FM	2 × 1 ml G5, 10 x 1,0 ml MM/FM	–	90				
2	12 × 1,0	12 × 1,0	–	100				
3	12 × 1,5	12 × 2,0	–	120				
4	12 × 2,0	12 × 3,0	–	140				
5	12 × 2,5	12 × 4,0	–	150				
6	12 × 3,0	12 × 5,0	–	150				
7	12 × 3,5	12 × 6,0	2%/3%	150				
8	12 × 4,0	12 × 7,0	2%/3%	150				
9	12 × 5,0	12 × 8,0	2%/3%	150				
12	12 ×	12 ×	3%/4%	150		x	x	
14	12 ×	12 ×	4%/5%	150	x	x	x	2,5–3,5
28	12 ×	12 ×	4%/5%	150	x	x	x	

◻ Tab. 4.6. Protokoll des enteralen Ernährungsaufbaus für stabile eutrophe Frühgeborene von 1000–1499 g Geburtsgewicht

LT	MM/FG-Nahrung [ml]	AFMS/ FM85	ml/kg	Ca/P	Vit D	Eisen	Protein [g/kg]
1	2 × 1,5 ml G5, dann 8 x 1,5		80				
2	8 × 3,0		100				
3	8 × 4,5		120				
4	8 × 6,0		140				
5	8 × 7,5		150				
6	8 × 9,0		150				
7	8 × 10,5	2%/3%	160				
12	8 ×	3%/4%	160		x	x	
14	8 ×	4%/5%	160	x	x	x	2,5–3,5
28	8 ×/evtl. 6 ×	4%/5%	160	x	x	x	

◻ Tab. 4.7. Protokoll des enteralen Ernährungsaufbaus für stabile eutrophe Frühgeborene von 1500–1800 g Geburtsgewicht

LT	MM/FG-Nahrung [ml]	AFMS/FM85	ml/kg
1	2 × 5 ml G5, dann 6 × 5	Bei mangelndem Gewichtsgedeihen nach Bedarf	70
2	8 × 10,0		90
3	8 × 15,0		110
4	8 × 20,0		130
5	8 × 25,0		150
6	8 × 30,0		160
7	8 × 30,0		160
12	8 ×/evtl. 6 ×		160

zu trainieren (»non-nutritive sucking«) verkürzt den stationären Aufenthalt (E1a) [57]. Hier auch Beteiligung der Eltern bei der Versorgung ihres Kindes. Gabe von 500 IE Vitamin D vom 10. Lebenstag an.

Sorgfältige Beobachtung der Kinder auf sich anbahnende Bauchprobleme (ausladendes Abdomen, geblähte Darmschlingen, Zunahme des Bauchumfangs, Zunahme und/oder Verfärbung der Magenreste, vermehrte oder verminderte Stuhlentleerung). Stuhl auf okkultes Blut untersuchen. Bei verdächtigen Symptomen Nahrungspause für 1–2 Mahlzeiten, ggf. Reduktion der Menge. Allgemeinsymptome beachten (marmoriertes Aussehen, Apnoen usw.). Mekonium- bzw. Stuhlentleerung kann bei sehr kleinen Frühgeborenen erheblich verzögert sein (Median 3 Tage, Bereich 1–22 Tage [74]). Rechtzeitige Mekoniumentleerung erleichtert den Nahrungsaufbau, ggf. helfen wir mit Anspülen, Darmrohr oder Klistier nach.

❗ Früher enteraler Ernährungsbeginn (E1b) [31] und zügiger Nahrungsaufbau (E1a) [32] erhöhen beim parenteral ernährten Frühgeborenen das Risiko der nekrotisierenden Enterocolitis *nicht!*

4.4 Ernährungsdokumentation

Siehe ◘ Abb. 4.1 und 4.2.

Außer der Gewichts-, Längen- und Kopfumfangskurve, die bei jedem kranken Neugeborenen in einem geeigneten Diagramm (vorderes Umschlagblatt) [20] regelmäßig dokumentiert werden müssen, benötigen sehr untergewichtige Kinder eine lückenlose Dokumentation der zugeführten Energie (◘ Abb. 4.1), des Proteins und der Mineralien (◘ Abb. 4.2), deren Menge an die Wachstumsgeschwindigkeit anzupassen ist.

◘ **Abb. 4.1.** (*Oben*) Diagramm zur Dokumentation der Energiezufuhr (täglich) und der Zufuhr der wichtigsten Nährstoffe (wöchentlich) bei sehr untergewichtigen Neugeborenen

◘ **Abb. 4.2.** (*Unten*) Diagramm zur Dokumentation der Zufuhr von Kalzium und Phosphor bei sehr untergewichtigen Neugeborenen

4.4 · Ernährungsdokumentation

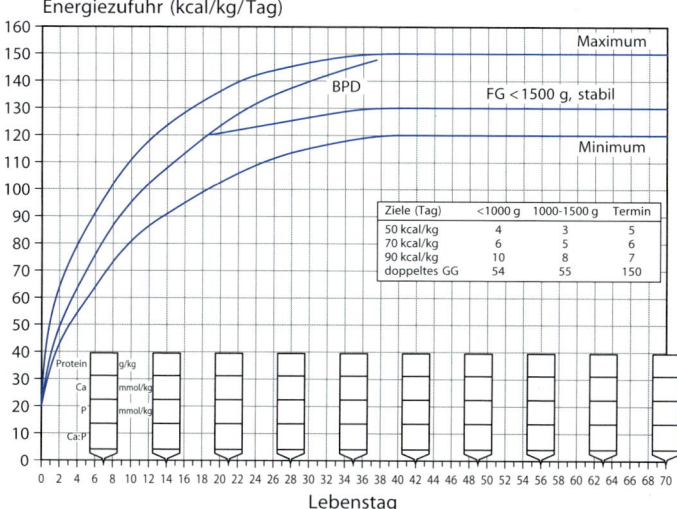

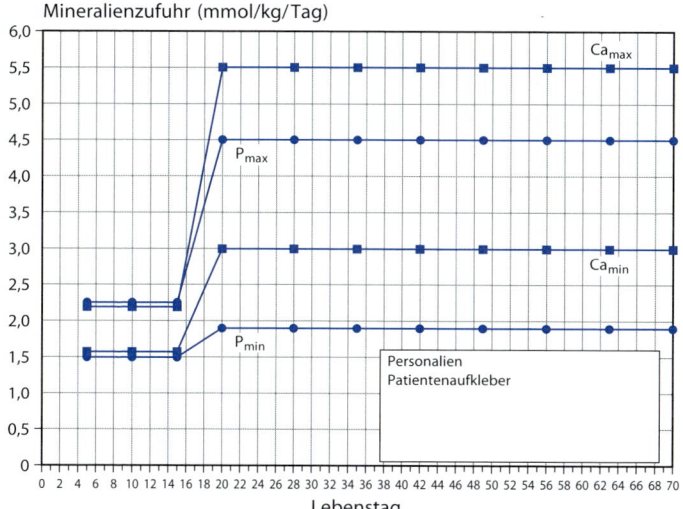

4.5   Muttermilchverstärker

Die Anreicherung der Muttermilch durch Zusatz von sog. »fortifier« (AFMS, FM 85, BMF, Eoprotin) hebt den Kaloriengehalt von 68 auf 85 kcal/100 ml, den Proteingehalt von etwa 1,3 auf 2,1 g/100 ml, den Kohlenhydratgehalt von 7,0 auf 9,8–10,5 g/100 ml an sowie Kalzium von 30 auf 81 mg und Phosphat von 15 auf 48 mg/100 ml [58, 64, 15]. Moderne Verstärker enthalten auch Spurenelemente [7, 52, 76]. Muttermilchverstärker sollen den theoretisch errechneten Bedarf des rasch wachsenden Frühgeborenen decken. Steigerung von Gewichts-, Längen- und Kopfumfangswachstum ist durch Supplementierung von Eiweiß (E1b) [36] und Multikomponentenverstärkern (E1b) [39] möglich. Der Nutzen einer isolierten Supplementierung von Calcium und Phosphat (E1b) [38] sowie von Fett (E1b) [37] ist nicht gesichert. Die Knochendichte war bei Formulamilchnahrung und Muttermilch mit Verstärkern nicht unterschiedlich (E2a) [18].

Nachteile: Anstieg der Osmolarität der Frauenmilch von etwa 250 mosmol/l auf 390 (5% FM 85) bzw. 360 (4% Eoprotin), schlechter Geschmack der angereicherten Frauenmilch und gelegentlich fehlende Akzeptanz bei Flaschenfütterung. Die Muttermilchverstärkung muss an das individuelle Wachstum des Kindes angepasst und gelegentlich über die vom Hersteller angegebene Konzentration hinaus gesteigert werden.

Wegen der erhöhten Infektionsgefahr von Kindern mit Zinkmangel sollte zumindest bei voll gestillten, rasch wachsenden Frühgeborenen <1500 g ab dem 2. Lebensmonat der Serumzinkspiegel gemessen und eine Zinksubstitution erwogen werden (E2a) [54]. Eine niedrige alkalische Phosphatase weist auf einen subklinischen Zinkmangel hin.

4.6   Osteopenia praematurorum

Definition

Demineralisierung des Skeletts durch nutritive Kalzium- und Phosphatverarmung des sehr unreifen Frühgeborenen.

Pathogenese

Kalzium- und Phosphateinbau des wachsenden Fetus (intrauterin) im 3. Trimenon 120–140 mg Kalzium und 65–75 mg Phosphat/kg/Tag (40 mg Kalzium = 1 mmol, 31 mg Phosphat = 1 mmol). Die Zufuhr bei oraler Ernährung mit Muttermilch ist unzureichend, da deren Gehalt an diesen Mineralien gering ist.

Diagnose

- Erhöhte alkalische Phosphatase
- Erniedrigter Serumspiegel für Phosphat
- Kalziurie und fehlende Phosphatausscheidung
- Generalisierte Verminderung der Knochendichte (Röntgen)
- Spontanfrakturen (Rippen, Extremitäten)

Prophylaxe

- Supplementierung der Nahrung von Frühgeborenen <1500 g mit Kalzium und Phosphat, bei sehr unreifen Kindern auch über die Klinikentlassung hinaus.
- *Muttermilch:* In der Regel wird durch einen Muttermilchverstärker die Kalziumzufuhr von 30 auf 81 mg/dl und die Phosphatzufuhr von 15 auf 48 mg/dl erhöht. Wichtig ist das Einhalten einer Ca/P-Ratio von 1,3–1,6 (Apatitbildung). Als Pulver kann Kalzium-Glycerophosphat-Kalziumglukonat verwendet werden, 1 Kapsel enthält 32 mg (0,8 mmol) Ca und 15,5 mg (0,5 mmol) P. Anstieg der Osmolarität auf maximal 350 mosmol/l. Beginn der Supplementierung ab dem 8. Lebenstag bzw. bei täglicher Nahrungsmenge von 100 ml.
- *Frühgeborenennahrungen* sind oft bereits supplementiert; individuelle Anpassung. Der Bedarf hängt von den Wachstumsgeschwindigkeiten ab. Ein voll enteral ernährtes gut wachsendes Frühgeborenes (160 ml/kgKG/Tag) sollte täglich 145 mg/kg Kalzium (3,5 mmol/kg) und 87 mg Phosphat/kg (2,8 mmol/kg) bekommen (E2a) [35]. Kalzium wird nur zur Hälfte resorbiert, Phosphat zu 80%. Gegebenenfalls Kalziumzufuhr erhöhen und individuell anpassen (◘ Abb. 4.2).

— *Serum:* Phosphat (Sollwert: 1,6–2,7 mmol/l), alkalische Phosphatase (Sollwert: <600 U/l).
— *Urin* (Einzelportionen 1-mal/Woche): Kalzium-Kreatinin-Quotient (Sollwert: 6–30 mmol $\times 1^{-1}$/g l$^{/-1}$). Wenn Ca/Crea im Urin <6: Kalziumglyzerophosphatglukonat erhöhen, wenn Ca/Crea >30: erniedrigen [46, 63].

Nebenwirkungen

Nephrokalzinosen, besonders bei gleichzeitiger Applikation von Methylxanthinen oder Diuretica [59, 79, 29]. Daher Nierensonographie im Alter von 4 Wochen.

4.7   Ergänzende parenterale Ernährung

Bei verzögertem enteralem Nahrungsaufbau zur Vermeidung einer katabolen Stoffwechselsituation. Zufuhr von Flüssigkeit, Fett, Aminosäuren, Elektrolyten nach Tagesbedarf und unter Kontrolle der Laborparameter (Flüssigkeitsbedarf s. S. 370).

Indikation

— Verzögerter enteraler Nahrungsaufbau beim reifen Neugeborenen (d. h. <40 kcal/kg/Tag) am 3. Lebenstag
— Frühgeborene <2000 g, die am 3. Lebenstag nicht ernährbar sind
— Frühgeborene <1000 g erhalten Aminosäuren bereits ab 1., Fette ab 3. Lebenstag (◘ Tab. 4.8)

Intravenös wird Glukose zugeführt als 10(–15)%ige Lösung über periphere Venen unter engmaschiger Blutzuckerkontrolle zur Vermeidung von Hypo- und Hyperglykämien. Kleine Frühgeborene neigen zu Hyperglykämien und Glukosurie (niedrige Nierenschwelle!), so dass die Glukosezufuhr oft bis auf 5% (oder sogar 2,5%) gedrosselt werden muss. Insulin zur Steigerung der Glukosezufuhr verwenden wir derzeit nicht.

Aminosäurenlösungen 10 und 20% zur parenteralen Ernährung stehen in pädiatrischen Zubereitungen und für Neugeborene zur

Verfügung. Essentielle Aminosäuren stellen hier 40–50% des Stickstoffgehalts, außerdem enthalten sie Aspartat und Glutamat. Maximale Zufuhr 2,5 g/kg/Tag, bei größerer Zufuhr Gefahr der metabolischen Azidose.

Intravenös zugeführte Lipide (20%ige Lösung) werden über das Lipoproteinlipasesystem abgebaut, dessen Aktivität bei schlechtem Allgemeinzustand (z. B. Sepsis) deutlich reduziert ist. Kontinuierliche Zufuhr von maximal 2 g/kg über 20 h. Bei sehr kleinen Frühgeborenen muss bei Hyperbilirubinämie die Zufuhr herabgesetzt werden, da die freien Fettsäuren kompetitiv die Albuminbindung des Bilirubins hemmen. Möglicher negativer Einfluss auch auf Lungengefäßwiderstand und Infektabwehr [21]. (Notwendige Laborkontrollen s. S. 78). Über Nutzen und Risiken einer frühen intravenösen Fettzufuhr gibt es keine klare Evidenz (E1a) [71].

Intravenöse Kalziumzufuhr führen wir nicht routinemäßig durch (Nekrosegefahr!), nur bei sekundärem Hypoparathyreoidismus (Asphyxie, Frühgeborene mit schwerem Atemnotsyndrom, Kinder diabetischer Mütter). Bei längerfristiger parenteraler Ernährung sehr kleiner Frühgeborener an intravenöse Osteopenieprophylaxe denken!

Die parenterale Ernährung erfolgt über eine periphere Vene. Abhängig von der Geschwindigkeit des enteralen Aufbaus wird der parenterale Teil von Aminosäuren und Fett nach Plan (◘ Tab. 4.8) gesteigert; ggf. Glukosemenge anpassen. Die parenteralen Höchstmengen für Glukose, Aminosäuren und Fett werden beibehalten, bis etwa 60 ml Milch/kg erreicht sind. Die Reduktion des parenteralen Teils wird dem oralen Aufbau angepasst. Es sollten alle Anstrengungen unternommen werden, den enteralen Nahrungsaufbau zügig durchzuführen, besonders auch bei sehr kleinen Frühgeborenen. Die parenterale Ernährung sollte wegen der Komplikationen des venösen Zugangs so kurz wie möglich gehalten werden, aber nicht kürzer.

Tab. 4.8. Protokoll der parenteralen Ernährung bei kranken Neu- und Frühgeborenen. Die Flüssigkeitszufuhr muss je nach Krankheitsbild modifiziert werden (► Kap. 12)

Nährstoffe/Zusätze	GG	LT 1	2	3	4	5	6	7	28	Range
Flüssigkeit [ml/kg/d]	<1000 g	90	100	120	140	150	150	150	150	110–180[1,2]
	1000–1499 g	80	100	120	140	160	160	160	160	
	>1500 g	70	90	110	130	150	160	160	160	
Energie [kcal/kg/d]	(Siehe Energiekurve)									80–160
Protein [g/kg/d]	<1000 g	1	1	1,5	1,5	2	2	2,5	3,0	1–2,5 (–3,0)
	1000–1499 g	(1)[3]	(1)[3]	1	2	2,5	2,5	2,5	2,5	1–2,5 (–3,0)
	>1500 g	0	(1)[3]	1	2	2,5	2,5	2,5	2,5	1–2,5 (–3,0)
Lipide [g/kg/d]	<1000 g	0	0,5	0,5	1	1	1,5	1,5	2,0	1–2,5 (–3,0)
	1000–1499 g	0	0	(0,5)[3]	0,5	1	1	1,5	2,0	1–2,5 (–3,0)
	>1500 g	0	0	(0,5)[3]	0,5	1	1	1,5	2,0	1–2,5 (–3,0)
Na [mmol/kg/d]	<1000 g	0	(1)[4]	(1–2)	(1–2)	1–2	2–3	2–4	2–4	2–4
	1000–1499 g	0	(1–2)[4]	(1–2)[4]	(1–2)[4]	1–3	2–3	2–4	2–4	2–4
	>1500 g	0	2–4	2–4	2–4	2–4	2–4	2–4	2–4	2–4

K [mmol/kg/d] <1000 g	0	0	(1–3)	1–3	1–3	1–3	1–3	1–3	1–3
1000–1499 g	0	0	(1–3)	1–3	1–3	1–3	1–3	1–3	1–3
>1500 g	0	1–3	1–3	1–3	1–3	1–3	1–3	1–3	1–3
Mg [mmol/kg/d]	0	0	0	0	0	(0,3)[5]	(0,3)[5]	(0,3)[5]	0–0,5
Ca [mmol/kg/d]	0	0	0	0	0	(1)[6]	(1)[6]	(1)[6]	(1)
P [mmol/kg/d]	0	0	0	0	0	(1)[5]	(1)[5]	(1)[5]	(1)
Wasserlösl. Vitamine	0	0	0	+	+	+	+	+	+
Fettlösliche Vitamine	0	0	0	+	+	+	+	+	+
Spurenelemente	0	0	0	+	+	+	+	+	+
Glukoselösung mg/kg/min									6–12

[1] Bei PDA/RDS/BPD Flüssigkeitsrestriktion 150 ml/kg/d, bei akuter PDA-Problematik 130 ml/kg/d.
[2] In Einzelfällen Flüssigkeitserhöhung bis >200 ml/kg/d nötig (*Cave*: klin. Befund, Gewichtsverlauf, Bilanz, spezif. Gewicht im Urin).
[3] Bei Frühgeborenen >1000g GG nur wenn kein enteraler Nahrungsaufbau in den ersten 2 Tagen möglich ist.
[4] Bei Plasmawerten <135 mmol/l Zufuhr beginnen.
[5] In der Regel nur bei TPE über >7 Tage. Niemals P ohne Ca zuführen!
[6] Nur bei deutlich erniedrigten Plasmawerten oder bei ZVK.

4.8   Komplette parenterale Ernährung

Muss durchgeführt werden bei voraussehbar längerfristig nicht möglicher enteraler Ernährung. Allmähliche Steigerung aller Nährstoffe, um die Adaptation der Insulinsekretion und Lipolyse abzuwarten. Die Kalorien werden vergleichbar zur oralen Ernährung aufgeteilt: 40–45% als Kohlenhydrat, 40–45% als Fett und 15% als synthetisches L-Aminosäurengemisch (spezielle Zubereitung für Früh- und Neugeborene). Mit 80–90 kcal/kg (330–380 kJ/kg) ist eine ausreichende Versorgung sichergestellt; um Wachstum zu erreichen, werden 120–130 kcal/kg/Tag benötigt. Durchführung wenn möglich über eine periphere Venenkanüle ohne Heparinzusatz (E1b) [65], zentrale Katheter verwenden wir nur selten und nach Abwägen der Risiken [11, 2]. Auch der durch eine 19-G-Butterflykanüle eingeführte Silastikkatheter [11] (s. S. 635) ist durch Infektionen und Thrombosen kompliziert. Heparinzusatz zur Infusion senkt die Rate von Thrombose, Katheterverschluss und Sepsis nicht (E1b) [66].

Indikationen
- Längerfristige Nahrungskarenz
- Postoperativ nach Darmresektion, Gastroschisis usw.
- Nekrotisierende Enterokolitis, Mekoniumpfropfsyndrom usw.
- Kurzdarmsyndrom, Darmmotilitätsstörung bei extrem kleinen Frühgeborenen

Kontraindikationen (relativ)
- Azidose (pH <7,20)
- Cholestase (direktes Bilirubin >35 µmol/l = 2 mg/dl)
- Schock (mit Katecholaminbehandlung)
- Disseminierte intravasale Gerinnung mit Thrombozytopenie (<50 × 10^3/µl)
- Sepsis (kein Fett bis zur Stabilisierung)

Infusionsprogramm
Zusatz von *Elektrolyten* individuell nach Bilanz und Laborparametern, der Grundbedarf beträgt:
- NaCl: 2–4 mmol/kg/Tag
- KCl: 1–3 mmol/kg/Tag

- Kalziumglukonat: 1–3 mmol/kg/Tag (10%ige Lösung: 4 ml = 1 mmol)
- Magnesium: 0,1– 0,7 mmol/kg/Tag
- Phosphat: 1–2 mmol/kg/Tag (*Achtung:* pro Mol Phosphat werden mit Na-glycerophosphat 2 mol Natrium zugeführt.)

Kalzium und Phosphat können in einer Infusionslösung gemischt werden. Die Anwendung einer organischen Phosphorverbindung (Glukose-1-Phosphat, Na-glycerophosphat) verhindert die Ausfällung.

❶ Cave

Die Infusion von Phosphat ohne Calcium kann hypokalzämische Krampfanfälle auslösen!

Die *Lipidinfusion* muss getrennt laufen und wird über ein Y-Stück an die Hauptinfusion angeschlossen. Die Fettmenge sollte wegen niedrigerer Triglyzerid- und höherer Phospholipidkonzentration als 20%ige Lösung über 24 h laufen [23].

Zusätze von *Vitaminen und Spurenelementen* (Zusammensetzung der Lösung ◻ Tab. 4.9):

- Fettlösliche Vitamine (Vitalipid infant): 1 ml/kg/Tag (max. 4 ml) in die Fettemulsion (max. 12 h haltbar, z. B. in den Infusionsschlauch geben).
- Wasserlösliche Vitamine (Soluvit-N): 0,5 ml/kg/Tag, kann direkt der Infusionslösung zugesetzt (bei vollständigem Lichtschutz) oder als Kurzinfusion appliziert werden (hyperosmolar!).
- Spurenelemente (Peditrace): 1 ml/kg/Tag als Zusatz zur Infusionslösung.
- Heparin verwenden wir nicht, sein Nutzen ist weder zur Aktivitätssteigerung der Lipoproteinlipase noch zum Offenhalten des Venenkatheters gesichert.
- Carnitin trägt zur Oxidation langkettiger Fettsäuren bei, einen klinischen Nutzen hat es jedoch nicht (E1a) [9]. Arginin vermindert die NO-Konzentration und senkt möglicherweise das Risiko einer NEC (E1b) [4, 67]. Glutamin hat die Hoffnung auf eine Senkung der Sepsisrate nicht erfüllt (E1a) [72]. Wir verwenden diese Aminosäuren derzeit nicht zur parenteralen Ernährung.

4

◘ Tab. 4.9. Infusionszusätze bei vollständiger parenteraler Ernährung (Inhalt pro ml)			
Vitalipid Infant			
Vitamin A	69 µg (230 IE)		
Vitamin D_2	(1 µg) 40 IE		
Vitamin E	640 µg (0,7 IE)		
Vitamin K	20 µg		
Soluvit		**Peditrace**	
Vitamin C	3 mg		
Vitamin B_1	0,12 mg		
Vitamin B_2	0,18 mg	Zn^{2+}	250 µg ≅ 3,82 µmol
Vitamin B_6	0,2 mg	Cu^{2+}	20 µg ≅ 0,315 µmol
Vitamin B_{12}	0,2 µg	Mn^{2+}	1 µg ≅ 18,2 nmol
Biotin	30 µg	Se	2 µg ≅ 25,3 nmol
Niacin	1 mg		
Folsäure	20 µg	F^-	57 µg ≅ 4,0 µmol
Pantothensäure	1 mg	J^-	1 µg ≅ 7,88 nmol

Kontrollen

— Gewicht täglich (ggf. auch 2-mal pro Tag), klinische Untersuchung (Turgor?, Ödeme?).
— Einfuhr-Ausfuhr-Bilanz
— 1-mal täglich: Blutgasanalyse und (nüchtern-) Blutzucker, Urinstix, spezifisches Gewicht oder Osmolarität des Urins
— 1-mal pro Woche: Elektrolyte, Differentialblutbild, Thrombozyten, venöser Hämatokrit, Triglyzeride, Bilirubin (gesamt und direkt), Gesamteiweiß, Transaminasen, Kreatinin, Harnstoff, Phosphat, Magnesium, alkalische Phosphatase

Änderungen

Glukosekonzentration je nach Toleranz des Kindes: Hypo- und Hyperglykämien (>150 mg/dl) sind bei schwerkranken Kindern möglich. Glukosurie, osmotische Diurese!

Die Fettinfusion muss reduziert werden bei:
- Hyperbilirubinämie auf max. 0,5–1 g/kg
- Serumtriglyzeridkonzentrationen >1,7 mmol/l auf 1 g/kg pro Tag
- Serumtriglyzeridkonzentrationen >2,8 mmol/l: absetzen
- Sepsis: Absetzen bis zur Stabilisierung, dann 1 g/kg pro Tag

Eine parenterale Lipidzufuhr von 0,5 g/kg/Tag genügt bereits, um einen Mangel an essentiellen Fettsäuren zu verhindern.

Literatur

1. Agosti M, Vegni C, Calciolari G, Marini A (2003) Post-discharge nutrition of the very low-birthweight infant: interim results of the multicentric GAMMA study. Acta Paediatr Suppl 91: 39–43
2. Ainsworth SB, Clerihew L, McGuire W (2004) Percutaneous central venous catheters versus peripheral cannulae for delivery of parenteral nutrition in neonates. Cochrane Database Syst Rev CD004219
3. American Academy of Pediatrics, Committee on Drugs (1994) The transfer of drugs and other chemicals into human milk. Pediatrics 93:137–150
4. Amin HJ, Zamora SA, McMillan DD, Fick GH et al. (2002) Arginine supplementation prevents necrotizing enterocolitis in the premature infant. J Pediatr 140: 425–431
5. Berseth CL, Van Aerde JE, Groß S, Stolz SI et al. (2004) Growth, efficacy, and safety of feeding an iron-fortified human milk fortifier. Pediatrics 114: e699-e706
6. Blondheim O, Abbasis S, Fox WW, Bhutani VK (1993) Effect of enteral gavage feeding rate on pulmonary functions of very low birth weight infants. J Pediatr 122:751
7. Brown KH, Peerson JM, Allen LH (1998) Effect of zinc supplementation on children's growth: a meta-analysis of intervention trials. Bibl Nutr Dieta 54:76–83
8. Canadian Paediatric Society, Nutrition Committee (1995) Nutrient needs and feeding of premature infants. Can Med Assoc J 152:1765–1785
9. Cairns PA, Stalker DJ (2000) Carnitine supplementation of parenterally fed neonates. Cochrane Database Syst Rev CD000950
10. Chappell JE, Clandinin MT, Kearney-Volpe C, Reichman B, Swyer PW (1986) Fatty acid balance studies in premature infants fed human milk or formula: Effects of calcium supplementation. J Pediatr 108:439–447

11. Chathas MK, Paton JB, Fisher DE (1990) Percutaneous central venous catheterization. Am J Dis Child 144:1246–1250

12. Collins CT, Makrides M, McPhee AJ (2003) Early discharge with home support of gavage feeding for stable preterm infants who have not established full oral feeds. Cochrane Database Syst Rev CD003743

13. Cooke RJ, Ford A, Werkman S, Conner, Watson D (1993) Postnatal growth in infants born between 700 and 1500 g. J Pediatr Gastroenterol 16: 130–135

14. Cooke R (2005) Postnatal growth in preterm infants: Have we got it right? J Perinatology 25: S12–S14

15. De Curtis M, Candusso M, Pieltain C, Rigo J (1999) Effect of fortification on the osmolality of human milk. Arch Dis Child 81:F141–143

16. Embleton NE, Pang N, Cooke RJ (2001) Postnatal malnutrition and growth retardation: An inevitable consequence of current recommendations in preterm infants? Pediatrics 107: 270–273

17. ESPGAN Committe on Nutrition (1991) Comment on the content and composition of lipids in infant formulas. Acta Paediatr Scand 80: 887–896

18. Faerk J, Petersen S, Petersen B et al. (2000) Diet and bone mineral content at term in premature infants. Pediatr Res 47: 148–156

19. Fenton TR, McMillian DD, Sauve RS (1990) Nutrition and growth analysis of very low birth weight infants. Pediatrics 86:378–383

20. Fenton TR: A new growth chart for preterm babies: Babson and Benda's chart updated with recent data and a new format. BMC Pediatrics 2003; 3: 13

21. Freeman J, Goldmann DA, Smith NE, Sidebottom DG, Epstein MF, Platt R (1990) Association of intravenous lipid emulsion and coagulase-negative staphylococcal bacteremia in neonatal intensive care units. N Engl J Med 323:301–308

22. Hall RT, Wheeler RE, Benson J, Harris G, Rippetoe L (1993) Feeding iron-fortified premature fomula during initial hospitalization to infants less than 1800 grams birth weight. Pediatrics 92:409–414

23. Haumont D, Richelle M, Deckelbaum RJ, Coussaert E, Carpentier YA (1992) Effect of liposomal content of lipid emulsions on plasma lipid concentrations in low birth weight infants receiving parenteral nutrition. J Pediatr 121:759–763

24. Hawes J, McEwan P, McGuire W (2004) Nasal versus oral route for placing feeding tubes in preterm or low birth weight infants. Cochrane Database Syst Rev CD003952

25. Hay WW Jr, Lucas A, Heird WC et al. (1999) Workshop summary: nutrition of the extremely low birth weight infant. Pediatrics 104:1360–1368

26. Henderson G, Anthony MY, McGuire W (2001) Formula milk versus term human milk for feeding preterm or low birth weight infants. Cochrane Database Syst Rev CD002971

27. Henderson G, Anthony MY, McGuire W (2001) Formula milk versus preterm human milk for feeding preterm or low birth weight infants. Cochane Database Syst Rev CD002972

28. Henderson G, Fahey T, McGuire W (2005) Calorie and protein-enriched formula versus standard term formula for improving growth and development in preterm

or low birth weight infants following hospital discharge. Cochane Database Syst Rev CD004696

29. Hoppe B, Duran I, Kribs A, Benz-Bohm G et al. (2002) Nephrocalcinosis in a preterm infant: a single center experience. Peditr Nephrol 17: 264–268

30. Kamitsuka MD, Horton MK, Williams MA (2000) The incidence of necrotizing enterocolitis after introducing standardized feeding schedules for infants between 1250 and 2500 grams and less than 35 weeks of gestation. Pediatrics 105:379–384

31. Kennedy KA, Tyson JE (2000) Early versus delayed initiation of progressive enteral feedings for parenterally fed low birth weight or preterm infants. Cochrane Database syst Rev CD001970

32. Kennedy KA, Tyson JE (1998) Rapid vs. slow rate of advancement of feedings for promoting growth and preventing necrotizing enterocolitis in parenterally fed low-birth-weight infants. Cochrane Database Syst Rev CD001241

33. Klenoff-Brumberg HL, Genen LH (2002) High versus low medium chain triglyceride content of formula for promoting short term growth of preterm infants. Cochrane Database Syst Rev CD002777

34. Koo WW, Krug-Wispe S, Neylan M, Succop P et al. (1995) Effect of three levels of vitamin D intake in preterm infants receiving high mineral-containing milk. J Pediatr Gastroenterol Nutr 21: 182–189

35. Koo WW, Tsang RC (2005) Calcium, magnesium, phosphorus, and vitamin D. In: Abrams S et al. (eds) Nutritional needs of the preterm infant 2nd ed. Digital Educational Publishing, Baltimore.

36. Kuschel CA, Harding JE (2000) Protein supplementation of human milk for promoting growth in preterm infants. Cochrane Database Syst Rev CD000433

37. Kuschel CA, Harding JE (2000) Fat supplementation of human milk for promoting growth in preterm infants. Cochrane Database Syst Rev CD000341

38. Kuschel CA, Harding JE (2001) Calcium and phosphorus supplementation of human milk for preterm infants. Cochrane Database Syst Rev CD003310

39. Kuschel CA, Harding JE (2004) Multicomponent fortified human milk for promoting growth in preterm infants. Cochrane Database Syst Rev CD000343

40. Loui A, Raab A, Wagner M, Weigel et al. (2004) Nutrition of very low birth weight infants with human milk fortified with and without trace elements: A randomized controlled trial. J Ped Gastroenterol Nutr 39: 346–353

41. Lucas A, Morley R, Cole TJ, Gore SM, Davis JA, Bamford MFM, Dossetro JBF (1989) Early diet in preterm babies and developmental status in infancy. Arch Dis Child 64:1570–1578

42. Lucas A, Brooke OG, Morley R, Bamford MF (1990) Early diet of preterm infants and development of allergic or atopic disease: randomised prospective study. Br Med J 300:837–840

43. Lucas, A Fewtrell MS, Morley R, Lucas PJ, Baker BA, Lister G, Bishop NJ (1996) Randomized outcome trial of human milk fortification and developmental outcome in preterm infants. Am J Clin Nutr 64:142–151

44. Lucas A, Morley R, Cole TJ (1998) Randomised trial of early diet in preterm babies and later intelligence quotient. Br Med J 317:1481–1487

45. Makrides M, Gibson RA, Udell T, Ried K (2005) Supplementation of infant formula with long-chain polyunsaturated fatty acids does not influence the growth of term infants. Am J Clin Nutr 81:1094–1101

46. Matos V, van Melle G, Boulat O, Markert M, Bachmann C, Guignard JP (1997) Urinary phosphate/creatinine, calcium/creatinine, and magnesium/ creatinine ratios in a healthy pediatric population. J Pediatr 131:252–257

47. Martinez M (1992) Abnormal profiles of polyunsaturated fatty acids in the brain, liver, kidney and retina of patients with peroxisomal disorders. Brain Res 583: 171–182

48. McGuire W, McEwan P (2002) Transpyloric versus gastric tube feeding for preterm infants. Cochrane Database Syst Rev CD003487

49. McGuire W, Anthony MY (2003) Donor human milk versus formula for preventing necrotising enerocolitis in preterm infants: Systematic review. Arch Dis Child Fetal Neonatal Ed 88: F11-F14

50. Mihatsch WA, von Schoenaich P, Fahnenstich H, Dehne N et al. (2002) The significance of gastric residuals in the early enteral feeding advancement of extremely low birth weight infants. Pediatrics 109: 457–459

51. Morley R, Lucas A (1994) Influence of early diet on outcome in preterm infants. Acta Paediatr Suppl 405:123–126

52. Moro GE, Minoli I, Ostrom M, Jacobs JR, Picone TA, Raiha NC, Ziegler EE (1995) Fortification of human milk: evaluation of a novel fortification scheme and of a new fortifier. J Pediatr Gastroenterol Nutr 20:162–172

53. Nicholl RM, Gamsu HR (1999) Changes in growth and metabolism in very low birthweight infants fed with fortified breast milk. Acta Paediatr 88:1056–1061

54. Obladen M, Loui A, Kampmann W, Renz H (1998) Zinc deficiency in rapidly growing preterm infants. Acta Paediatr 87:685–691

55. Osborn DA, Sinn J (2003) Formulas containing hydrolysed protein for prevention of allergy and food intolerance in infants. Cochrane Database Syst Rev CD003664

56. Osborn DA, Sinn J (2004) Soy formula for prevention of allergy and food intolerance in infants. Cochrane Database Syst Rev CD003741

57. Pinelli J, Symington A (2005) Non-nutritive sucking for promoting physiologic stability and nutrition in preterm infants. Cochrane Database Syst Rev CD001071

58. Polberger S, Räihä NC, Juvonen P, Moro GE, Minoli I, Warm A (1999) Individualized protein fortification of human milk for preterm infants: comparison of ultrafiltrated human milk protein and a bovine whey fortifier. J Pediatr Gastroenterol Nutr 29:332–338

59. Pope JC 4th, Trusler LA, Klein AM, Walsh WF, Yared A, Brock JW 3rd (1996) The natural history of nephrocalcinosis in premature infants treated with loop diuretics. J Urol 156:709–712

60. Premji S, Chessell L (2002) Continuous nasogastric milk feeding versus intermittent bolus milk feeding for premature infants less than 1500 grams. Cochrane Database Syst Rev CD001819

61. Reis BB, Hall RT, Schanler RJ, Berseth CL, Chan G et al. (2000) Enhanced growth of preterm infants fed a new powdered human milk fortifier: A randomized, controlled trial. Pediatrics 106: 581–588

62. Renfrew MJ, Lang S, Martin L, Woolridge MW (2000) Feeding schedules in hospitals for newborn infants. Cochrane Database Syst Rev CD000090

63. Sargent JD, Stukel TA, Kresel J, Klein RZ (1993) Normal values for random urinary calcium to creatinine ratios in infancy. J Pediatr 123:393–397

64. Schanler RJ, Shulman RJ, Lau C (1999) Feeding strategies for premature infants: beneficial outcomes of feeding fortified human milk vs. preterm formula. Pediatrics 103:1150–1157

65. Shah PS, Ng E, Sinha AK (2005) Heparin for prolonging peripheral intravenous catheter use in neonates. Cochrane Database Syst Rev CD002774

66. Shah P, Shah V (2005) Continuous heparin infusion to prevent thrombosis and catheter occlusion in neonates with peripherally placed percutaneous central venous catheters. Cochrane Database Syst Rev CD002772

67. Shah P, Shah V (2004) Arginine supplementation for prevention of necrotising enterocolitis in preterm infants. Cochrane Database Syst Rev CD004339

68. Shulman RJ, Schanler RJ, Lau C, Heitkemper M, Ou CN, Smith EO (1998) Early feeding, antenatal glucocorticoids, and human milk decrease intestinal permeability in preterm infants. Pediatr Res 44:519–523

69. Simmer K, Patole S (2004) Longchain polyunsaturated fatty acid supplementation in preterm infants. Cochrane Database Syst Rev CD000375

70. Simmer K (2001) Longchain polyunsaturated fatty acid supplementation in infants born at term. Cochrane Database Syst Rev CD000376

71. Simmer K, Rao SC (2005) Early introduction of lipids to parenterally-fed preterm infants. Cochrane Database Syst Rev CD005256

72. Tubman TRJ, Thompson SW, McGuire W (2005) Glutamine supplementation to prevent morbidity and mortality in preterm infants. Cochrane Database Syst Rev CD001457

73. Tyson JE, Kennedy KA (2000) Minimal enteral nutrition for promoting feeding tolerance and preventing morbidity in parenterally fed infants. Cochrane Database Syst Rev CD000504

74. Verma A, Ramasubbareddy D (1993) Time of first stool in extremely low birth weight (1000 g) infants. J Pediatr 122:626–629

75. Wastney ME, Angelus PA, Barnes RM, Subramanian KN (1999) Zinc absorption, distribution, excretion, and retention by healthy preterm infants. Pediatr Res 45:191–196

76. Wauben IP, Atkinson SA, Grad TL, Shah JK, Pals B (1998) Moderate nutrient supplementation of mother's milk for preterm infants supports adequate bone mass and short-term growth: A randomized, controlled trial. Am J Clin Nutr 67:465–472

77. Wellinghausen N, Rink L (1998) The significance of zinc for leukocyte biology. J Leukoc Biol 64:571–577
78. Yu VY (1999) Enteral feeding in the preterm infant. Early Hum Develop 56:89–115
79. Zanardo V, Dani C, Trevisanuto D, Meneghetti S, Guglielmi A, Zacchello G, Cantarutti F (1995) Methylxanthines increase renal calcium excretion in preterm infants. Biol Neonate 68:169–174

4

Patientenüberwachung

M. Obladen

Der beste »Monitor« ist die intelligente, engagierte und erfahrene Pflegekraft, die sich am Bett eines schwerkranken Kindes aufhält, welches sie kennt. Sie sollte über Diagnose, Befund, Verlauf und Therapieplan des von ihr betreuten Neugeborenen gut informiert sein. Zu ihren Aufgaben gehört außer der Pflege und Durchführung der angeordneten Therapie auch die Beobachtung des Kindes sowie die Dokumentation von Veränderungen seines Zustandes. Nur in ihrer Hand werden die im Folgenden aufgeführten elektronischen Geräte zu wertvollen Hilfsmitteln in der Behandlung des schwerkranken Kindes. Zahl und Qualität des Pflegepersonals sind die limitierenden Faktoren für alle Anstrengungen der Intensivmedizin. Kein Monitor handelt aus eigenem Antrieb: Er verfügt weder über Kritikvermögen noch über Engagement. Und kein Monitor spart Arbeitskräfte ein.

Eine zentrale Überwachungsanlage erscheint uns in der Neugeborenenintensivmedizin nicht sinnvoll: Monitoralarm und Patientenzustand sind nicht identisch.

- Mindestens die Hälfte der vom Monitor ausgelösten Alarme sind technischer Natur (Schreien oder Bewegungen des Kindes, mangelhafter Elektrodenkontakt, ungenügende Eichung des Geräts usw.), so dass bei ihrem Auslösen die Schwester ohnehin am Bett klären muss, ob es sich um eine patienten- oder apparatebedingte Störung handelt.

- Erst recht muss die Reaktion auf den »echten« Alarm am Bett des Kindes erfolgen. Die einzige in der Neonatologie benötigte Überwachungsmethode ist deshalb das bettseitige »Monitoring«.
- Nicht alles, was man messen kann, muss man auch messen. Weniger ist oft mehr: Überinformation führt zu Gleichgültigkeit, Fehlmessungen führen zu Fehlentscheidungen, Fehlalarme sind sinnlos und belästigen Kind, Eltern und Team.

5.1 Puls- und Herzfrequenz

- *Variationsbereich:* 70–170/min, je nach Ruhezustand. Jedoch: Eine Herzfrequenz unter 100 ist fast immer pathologisch. Unabhängig vom absoluten Frequenzniveau ist jeder rasche Abfall (Hypoxie?) oder Anstieg (Schock?) der Herzfrequenz ein Warnzeichen.
- *Methode der Registrierung:* R-Zacken-Analyse aus dem EKG: Die gleichzeitige kontinuierliche Darstellung des EKG auf einem Bildschirm (Speicheroszilloskop) stellt eine große Erleichterung dar, um apparative Artefakte, schlechten Elektrodenkontakt oder Verfälschungen des Messwerts durch Mitzählen einer hohen T-Zacke zu erkennen. Außerdem erleichtert sie das Erkennen von Elektrolytentgleisungen und Herzrhythmusstörungen.
- *Beste Elektrodenlage:* Hohe positive R-Zacke, flache T-Welle, also im Allgemeinen links-präkordial. Nur bei speziellen kardiologischen Fragestellungen müssen Extremitätenableitungen zur kontinuierlichen Überwachung gewählt werden.

5.2 Herzfrequenzvarianz

Im Rahmen der Kardiorespirographie ist die Schlag-zu-Schlag-Varianz der Herzfrequenz eine bewährte Methode der Überwachung mit sehr vielseitiger Aussagekraft. Die gleichzeitige Registrierung der Atemkurve erlaubt es, Zusammenhänge zwischen Herz- und Atemtätigkeit zu erkennen. Eine eingeschränkte Variabilität der Herzfrequenz findet sich häufig bei schwerkranken Neugeborenen mit Azidose oder Kreislaufzentralisation sowie bei Frühgeborenen [7]. Silente oder sinusoide Kurven beinhalten eine schlechte Prognose, man findet sie bei Hirnblutungen oder kardialer Dekompensation.

Moderne Neonatalmonitore erlauben außer einer Trenddarstellung über wählbare Zeiträume auch die Darstellung des Kardiorespirogramms auf dem Bildschirm. Damit lassen sich Änderungen im Schweregrad des Atemnotsyndroms oder der Erfolg eines Duktusverschlusses mit Indometacin erkennen.

5.3 Atmung

Es gibt 3 grundsätzliche Möglichkeiten der Atmungsüberwachung.

Registrierung von Atemgasbewegungen
- Differentialthermistor an der Nase (ungeeignet bei Frühgeborenen in Inkubatoren)
- Vorgeheizter Fühler an der Nase (reagiert auf Kühlung, Verbrennungsgefahr)

Registrierung von Atembewegungen
- Gekammerte Matratze mit Druckaufnehmer
- Druckaufnehmer mit pneumatischem Sensor auf dem Abdomen
- Magnetfeldinduktion (Stromerzeugung)
- Impedanzpneumographie (Widerstandsänderung)

Zur Überwachung der Atemtätigkeit des Neugeborenen verwenden wir ausschließlich die *Impedanzpneumographie*, als günstigste Elektrodenposition hat sich beim Frühgeborenen die vordere Axillarlinie bewährt. Die Empfindlichkeit des Monitors sollte so gewählt werden, dass ein flacher Atemzug gerade noch registriert wird. Bei zu empfindlicher Einstellung Gefahr von Mitregistrierung von herztätigkeitsbedingten Thoraxbewegungen. Der Apnoeteil des Monitors sollte in seiner Empfindlichkeit so eingestellt werden, dass ein Alarm ausgelöst wird, wenn ein Atemstillstand von über 20 s Dauer eintritt.

Normale Atemfrequenz des Neugeborenen: 40–60/min, erhebliche Schwankungen in Abhängigkeit vom Ruhezustand. Wie bei der Herzfrequenz ist weniger die absolute Höhe der Atemfrequenz als vielmehr deren rasche Veränderung, insbesondere ihr Anstieg, ein Alarmzeichen.

Registrierung des transkutanen PO$_2$ und PCO$_2$ sowie Pulsoximetrie
(Siehe S. 111) [3, 6, 9].

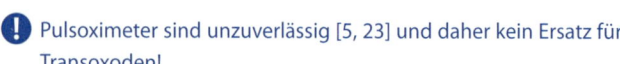 Pulsoximeter sind unzuverlässig [5, 23] und daher kein Ersatz für Transoxoden!

5.4 Temperatur

Servokontrollsteuerung
Kontinuierliche Messung über Hautelektrode, die über einen Regelschalter mit der Inkubatorheizung oder dem Wärmestrahler verbunden ist (s. S. 42).

Temperaturmonitoring
Kontinuierliche Messung über Haut- oder Rektalsonde. Eine kontinuierliche Temperaturüberwachung benötigen:
— Frühgeborene <1500 g, bei denen jedes Öffnen des Inkubators zu einem Abfall der Körpertemperatur führen kann
— Thermolabile Neugeborene
— Kinder mit postoperativen und septischen Zuständen
— Kinder mit protrahierten Schockzuständen

Rektaltemperatur
Die traditionelle Messung der Rektaltemperatur (Normbereich 36,6–37,3 °C, Äquilibrierzeit 4 min) erfolgt meist intermittierend mit einem elektronischen Thermometer. Diese Messung ist nicht ohne Risiko, es bestehen Gefährdungen durch Analfissur und Rektumperforation.

Axillartemperatur

Die Messung der Axillartemperatur (Normbereich 36,5–37,2 °C, Äquilibrierzeit 5 min) ist auch beim Neugeborenen einfach durchzuführen und genauso zuverlässig, aber weniger gefährlich als die Messung der Rektaltemperatur [26]. Die rektale Messung ist nur bei Abweichung der Axillartemperatur vom Normbereich und bei der Kreißsaalerstversorgung gerechtfertigt.

Inkubatortemperatur

Die Temperatur des Inkubators muss besonders bei Frühgeborenen und atemgestörten Neugeborenen genau der Neutraltemperatur entsprechen (s. S. 41), bei der das Neugeborene den geringsten Sauerstoffverbrauch hat. Sie sollte kontinuierlich gemessen und gut sichtbar angezeigt werden, Alarmgrenzen festlegen.

5.5 Arterieller Blutdruck

Blutdruckmessung in der Neugeborenenintensivmedizin sollte routinemäßig durchgeführt werden:
- Bei jeder Aufnahme an allen 4 Extremitäten
- Bei Kindern mit Schockzuständen
- Bei Surfactantsubstitution
- Bei Verdacht auf Herzfehler (Messung an Armen und Beinen)
- Bei ungewöhnlicher parenteraler Flüssigkeitszufuhr
- Vor und während Blut- bzw. Plasmatransfusionen
- Bei Herzinsuffizienz (allgemein schwache Pulse)
- In der postoperativen Überwachung
- Während der Behandlung mit kreislaufwirksamen Medikamenten

Es gibt verschiedene Möglichkeiten der Blutdruckmessung.

Blutige Messung

Mit elektronischem Druckwandler, insbesondere, wenn ein Nabelarterienkatheter liegt. In der Routine ist beim Neugeborenen die blutige

Überwachung des arteriellen Drucks nicht erforderlich, da indirekte Messverfahren heute sehr zuverlässig geworden sind.

Oszillometrische Messung

Methode der Wahl zur Messung des Blutdrucks beim Neugeborenen [21, 22]. Sie sollte auf jeder Neugeborenenintensivstation und in jedem Kreißsaal zur Verfügung stehen. Ein mikroprozessorgesteuerter Monitor bläst automatisch eine Extremitätenmanschette auf und zeigt systolischen, diastolischen und mittleren Druck sowie die Pulsfrequenz an (z. B. Dinamap neonatal). Der Blutdruck ist in Bauchlage etwas niedriger als in Rückenlage, während sich zwischen Oberarm und Unterschenkel kein Unterschied findet [15]. Das Messprinzip, die Erfassung der arteriell verursachten Pulsationen in der Manschette, bringt den Vorteil, dass man keine Arterie für die Lokalisation eines Transducers suchen muss. Die Messintervalle können beliebig von Minuten bis 2 h gewählt und die Alarmgrenzen eingestellt werden. Wie bei allen nichtinvasiven (Manschetten-) Methoden (Flushmethode, Dopplermethode etc.) wird hier nicht der Druck, sondern die kompressionsbedingte Flussveränderung analysiert. Ihre Zuverlässigkeit hängt stark von der korrekten Manschettengröße ab. Genaueste Druckmessungen am Arm und bei einem Manschettenbreite-Armumfang-Verhältnis von 0,44–0,55 [15].

Beim gleichen Kind immer mit der gleichen Manschettengröße und nicht an Extremitäten messen, an denen eine Infusion oder ein Pulsoximeter liegt. Bei kurzen Messintervallen und kleinen Frühgeborenen besteht die Gefahr von Stauungen. Normwerte s. S. 248.

> **!** Statistisch anormale Blutdruckwerte müssen nicht pathologisch sein. Bei guter Oxygenierung, prompter Rekapillarisierung und normaler Diurese ist eine Blutdruckkorrektur meist unnötig. Im Kreißsaal (aber nicht später) hilft die Faustregel: Normaler Mitteldruck (mmHg) gleich Gestationsalter (vollendete Wochen), Intervention erst wenn der MAD 20% darunter liegt.

5.2   Zentraler Venendruck (ZVD)

Normbereich 3–8 cmH$_2$O, er kann je nach kardiopulmonaler Situation erheblich schwanken. In der Neugeborenenintensivmedizin besteht eine Indikation zur Überwachung des zentralen Venendrucks bei:

- Kreißsaalreanimation bei weißer Asphyxie (s. S. 33)
- Massivem Blutverlust
- Akuter fetofetaler Transfusion
- Hydrops universalis (s. S. 498)
- Dekompensiertem Herzvitium und kardiogenem Schock
- Postoperativer Überwachung nach großen Operationen
- Vor und während Blutaustauschtransfusion

Möglichkeiten der ZVD-Messung beim Neugeborenen

Einmalmessung mit Nabelvenenkatheter (z. B. im Kreißsaal) von Hand. Position im rechten Vorhof. Der Katheter wird unter Herzniveau geöffnet und dann langsam nach oben geführt. Es wird gemessen, bis zu welchem Niveau der Flüssigkeitsspiegel im Katheter steigt oder fällt. Vorsicht bei schwerem Schock und negativem ZVD: Gefahr der Luftembolie!

Kontinuierliche Messung mit elektronischem Druckwandler. Wichtig ist die regelmäßige Kontrolle des Nullwerts [19]; bei der Eichung soll der Druckwandler in der Höhe des Processus xiphoideus liegen. Eichung täglich nachkontrollieren.

5.3   Elektroenzephalogramm

(Siehe S. 398)

5.4   Lungenmechanik

Zur bettseitigen Überwachung von Atemzugvolumen (Normbereich 5,5–6,5 ml/kg), Compliance des respiratorischen Systems (Normbereich 0,6–1,0 ml/cm H_2O/kg) und Atemwegswiderstand (Normbereich 60–115 cm H_2O/l/s) von spontanatmenden und intubierten Neugeborenen stehen Plethysmographie (Thoraxgürtel), Pneumotachographie (Staudruckrohr) und Anemometrie (Hitzedraht) zur Verfügung. Die Überwachung der Lungenmechanik erlaubt es, Beatmung und Entwöhnung vom Respirator zu optimieren und pulmonale Komplikationen frühzeitig zu erkennen. Trotz weitgehender Automatisierung sind die meisten Geräte zum Routineeinsatz auf den Neugeborenenintensivstationen noch zu kompliziert. Meist lassen sich alveoläre Ventilation und Atemwegswiderstand durch sorgfältige Beobachtung und Auskultation abschätzen. Mit einem offenen Stethoskop vor der Nase kann festgestellt werden, ob die Nasengänge frei sind (obstruktive Apnoe, s. S. 412) oder ob ein großes Tubusleck (bzw. ein zu hoher Gasfluss) besteht.

5.5 Plötzlicher Kindstod/Monitorüberwachung zu Hause

Definition: SIDS (»sudden infant death syndrome«), plötzlicher Tod eines Säuglings, dessen Ursache durch Anamnese, gründliche pathologisch-anatomische Untersuchungen und Untersuchung des Ereignisortes nicht geklärt werden kann [2]. Jedoch finden sich in mehr als 50% Astrogliosen oder Neurotransmitter-Veränderungen pränataler Genese im Hirnstamm [11]. Häufigkeit 1–2 pro 1000 Lebendgeborene [18]. Risikogruppen s. [14].

Statistisch häufiger betroffen als im Bevölkerungsdurchschnitt sind Frühgeborene, Mehrlinge, Geschwister von SIDS-Kindern, Kinder aus sozial schwachen Familien. Assoziiert ist das Ereignis mit Herzrhythmusstörungen (langes QT-Syndrom) [25], aber auch mit Rauchen in der Familie und mit Bauchlage [17, 4], die nicht mehr als regelhafte Schlafhaltung empfohlen wird. Mit den Aufklärungsmaßnahmen gegen Bauchlage und Rauchen ist der plötzliche Kindstod überall seltener geworden [4, 1].

Die Angst vor dem plötzlichen Kindstod und die einschlägige Werbung der Gerätehersteller lassen immer häufiger die Forderung nach einem Heimmonitor aufkommen. Dabei ist nicht erwiesen, dass häusliches Monitoring die Häufigkeit des plötzlichen Kindstods senkt. Da die meisten Monitoralarme technischer Natur sind (s. S. 85) und die Eltern in eine chronische Stress- und Übermüdungssituation bringen, besteht für die Verordnung eines Heimmonitors eine strenge Indikation.

Indikation zur Monitorüberwachung zu Hause

1. Kinder mit vorausgegangener lebensgefährlicher Episode, erfolgreich reanimiert
2. Neugeborene, die jenseits des errechneten Geburtstermins Apnoen (>20 s) aufweisen
3. Geschwister von SIDS-Opfern
4. Kinder mit pathologischem Atemmuster, z. B. zentraler Hypoventilation
5. Kinder mit schwerer bronchopulmonaler Dysplasie (s. S. 195) oder häuslicher O_2-Therapie

---

Es sollte ein Monitor für EKG *und* Atmung verwendet werden, der Alarme speichert. Billigmonitore, insbesondere Apnoematratzen, sind unzuverlässig und zeigen bei obstruktiven Apnoen, Aspirationen und Krämpfen erst den eingetretenen Tod des Kindes an. In den meisten Fällen, in denen ein Monitor indiziert ist, müssen die Eltern auch Absauggerät (Mundsauger), Beatmungsbeutel und -maske zu Hause haben und ihre Bedienung beherrschen. Die Entscheidung müssen Arzt und Eltern immer individuell treffen [8]! Gleichzeitig müssen adäquates elterliches Training (Umgang mit dem Monitor, Reanimationsmaßnahmen, Beatmungsbeutel, Pulsüberwachung) und eine engmaschige kinderärztliche Unterstützung sichergestellt sein.

❗ Häusliches Monitoring ohne gründliches Reanimationstraining der Eltern ist sinnlos.

Literatur

1. Alm B, Lagercrantz H, Wennergren G (2006) Stop SIDS – sleeping solitary supine, suching soother, stopping smoking substitutes. Acta Paediat 95:260–262
2. Bajanowski T, Poets C (2004) Der plötzliche Säuglingstod: Epidemiologie, Ätiologie, Pathophysiologie und Differentialdiagnostik. Dt Ärzteblatt 101: A 3185/B 2695
3. Binder N, Atherton H, Thorkelsson T, Hoath SB (1994) Measurement of transcutaneous carbon dioxide in low birthweight infants during the first two weeks of life. Am J Perinatol 11:237–241
4. Blair PS, Sidebotham P, Berry PJ, Evans M, Fleming PJ (2006) Major epidemiological changes in sudden infant death syndrome: a 20-year population-based study in the UK. Lancet 367:314–319
5. Bucher HU, Keel M, Wolf M, von Siebenthal K, Duc G (1994) Artifactual pulse-oximetry estimation in neonates. Lancet; 343:1135–1136
6. Carter B, Hochmann M, Osborne A, Nisbet A, Campbell N (1995) A comparison of two transcutaneous monitors for the measurement of arterial pO_2 and pCO_2 in neonates. Anaesth Intensive Care 23:708–714
7. Clairambault J, Curzi-Dasvalova L, Kauffman F, Médigue C, Leffler C (1992) Heart rate variability in normal sleeping full-term and preterm neonates. Early Hum Dev 28:169–183
8. Coté A, Hum C, Broillette RT, Themens M (1998) Frequency and timing of recurrent events in infants using home cardiorespiratory monitors. J Pediatr 132:783–790
9. Fanconi S, Tschupp A, Molinari L (1996) Long term transcutaneous monitoring of oxygen tension and carbon dioxide at 42 degrees C in critically ill neonates: improved performance of the $tcpO_2$ monitor with topical metabolic inhibition. Eur J Pediatr 155:1043–1046
10. Gevers M, van Genderingen HR, Lafeber HN, Hack WW (1995) Radial artery blood pressure measurement in neonates: an accurate and convenient technique in clinical practice. J Perinat Med 23:467–475
11. Guntheroth WG, Spiers PS (2002) The triple risk hypothesis in sudden infant death syndrome. Pediatrics 110: e64
12. Hegyi T, Carbone MT, Anwar M et al. (1994) Blood pressure ranges in normal premature infants. I. The first hours of life. J Pediatr 124: 627–633
13. Hegyi T, Anwar M, Carbone MT et al. (1996) Blood pressure ranges in premature infants: II. The first week of life. Pediatrics 97: 336–342
14. Kahn A, Wachholder A, Winkler M, Rebuffat E (1990) Prospective study on the prevalence of sudden infant death and possible risk factors in Brussels: preliminary results (1987–1988). Eur J Pediatr 149:284–286
15. Kunk R, McCain GC (1996) Comparison of upper arm and calf oscillometric blood pressure measurement in preterm infants. J Perinatol 16:89–92

16. Lee J, Rajadurai VS, Tan KW (1999) Blood pressure standards for very low birthweight infants during the first day of life. Arch Dis Child Fetal Neonatal Ed 81: F168-F170

17. Li DK, Petitti DB, Willinger M, McMahon R et al. (2003) Infant sleeping position and the risk of sudden infant death syndrome in California. Am J Epidemiol 157: 446–455

18. Mitchell EA, Becroft DM (1997) Comparison of sudden infant death syndrome mortality over time and among countries. Acta Paediatr 86: 789–790

19. Murdoch IA, Rosenthal E, Huggon IC, Coutinho W, Qureshi SA (1994) Accuracy of central venous pressure measurements in the inferior vena cava in the ventilated child. Acta Paediatr 83:512–514

20. Northern Neonatal Nursing Initiative (1999) Systolic blood pressure in babies of less than 32 weeks gestation in the first year of life. Arch Dis Child Fetal Neonatal Ed 80: F38-F42

21. Nuntnarumit P, Yang W, Bada-Ellzey HS (1999) Blood pressure measurements in the newborn. Clin Perinatol 26:981–996

22. Pichler G, Urlesberger B, Reiterer F Gradnutzer E, Muller W (1999) Non invasive oscillometric blood pressure measurement in very-low-birthweight infants: a comparison of two different monitor systems. Acta Paediatr 88:1044–1045

23. Poets CF, Southall DP (1994) Noninvasive monitoring of oxygenation in infants and children: practical considerations and areas of concern. Pediatrics 93:737–746

24. Roll C, Wallot M, Hanssler L (1998) Axillary versus rectal temperature measurement in premature and newborn infants. Z Geburtsh Neonatol 202: 207–211

25. Schwartz PJ, Stramba-Badiale M, Segantini A et al. (1998) Prolongation of the QT interval and the sudden infant death syndrome. N Engl J Med 338: 1709-1714

26. Weiss ME, Richards MT (1994) Accuracy of electronic axillary temperature measurement in term and preterm neonates. Neonatal Netw 13:35–40

Blutgasanalyse und Sauerstofftherapie

M. Obladen

Sauerstoff und Bikarbonat gehören zu den häufig und unkritisch eingesetzten Medikamenten beim Frühgeborenen. Die Angst vor Sauerstoffmangelschäden ist weit verbreitet. Diese entstehen jedoch viel häufiger vor als nach der Geburt. Insbesondere beim Frühgeborenen verdichten sich Hinweise, dass nicht nur die Retinopathie, sondern auch die periventrikuläre Leukomalazie eher von zu viel als von zu wenig Sauerstoff begünstigt wird.

6.1 Blutgasanalyse: Methodik

Das Blutgasanalysegerät ist eines der Herzstücke der Intensivstation. Moderne Geräte führen unabhängig voneinander pH-Messung (Glaselektrode), PO_2-Messung (Clark-Elektrode) und PCO_2-Messung (Severinghaus-Elektrode) durch, berechnen Standardbikarbonat, Basendefizit und O_2-Sättigung, bestimmen zusätzlich Laktat, Blutzucker und Elektrolyte und zeigen alle Werte digital an bzw. drucken sie aus.

Für die Eignung in der Neugeborenenintensivmedizin entscheidend sind kleinstmögliches Probenvolumen (50 µl), geringe Störanfälligkeit und einfache Reinigung und Kalibrierung. Das Personal der Intensivstation sollte mit dem Gerät so weit vertraut sein, dass kleinere Reparaturen und Eicharbeiten jederzeit selbst und rasch durchgeführt werden können. Genügenden Vorrat an Ersatzteilen lagern!

6.1.1 Probengewinnung

ⓘ Heparinisierte Kapillaren nicht bis ans Ende füllen, Glaskontakt aktiviert die Gerinnung. Keine Blasen in der Kapillare! Kein Knetverschluss! Messung innerhalb von 5 min. Wenn dies nicht möglich ist, Lagerung der verschlossenen Kapillare in Eiswasser oder Kühlschrank.

6.1.2 Kapillär

Ferse seitlich, Daumenballen. Lanzetteinstich, Blut frei in die heparinisierte Kapillare fließen lassen. Der PCO_2 ist 8–10 mmHg höher als im arteriellen Blut.

ⓘ Die Bewertung des PO_2 in kapillären Proben ist sinnlos!

6.1.3 Arterienpunktion

Geeignete Arterien: A. radialis (möglichst rechtsseitig: präduktales Blut), A. temporalis. (Niemals Punktion der A. femoralis oder der A. brachialis: Gefahr von Arterienspasmus und Nekrose.) Die Blutgasanalyse aus Arterienpunktion ist nur verwertbar bei einer Punktionsdauer unter 30 s, da sonst durch die Schmerzreaktion bzw. das Schreien und Pressen des Kindes der PO_2 sehr schnell absinkt. Obligat ist der Allen-Test vor der Punktion der A. radialis (s. S. 102).

6.1.4 Nabelarterienkatheter

Verlässlichster postduktaler PO_2-Wert. Leichte Kanülierung während der ersten Lebensstunden, später aufgrund eines erheblichen Arteriospasmus schwieriger. Nach dem 1. Lebenstag Sondierung für weitere 4–5 Tage noch häufig möglich, danach erschwert. Nur Nabelarterienkatheter mit Endloch verwenden, bei seitlichem Loch häufen sich aortale Thrombosen (E1a) [12].

Lokalisation

Die Nabelarterien sind kleiner als die Nabelvene, weißlich gefärbt, kreisrund, dickwandig, kontrahiert und weisen ein kleines zentrales Lumen auf. Sie liegen in der Kreisfläche des Nabelstumpfquerschnittes im Sektorenbereich zwischen 4.00 und 7.00 Uhr (◘ Abb. 18.4). Weitung des Lumens durch Einführung einer Knopfsonde oder Spreizung mit kleiner anatomischer Pinzette. Fassen der Arterienwand von außen und innen mit einer kleinen anatomischen Pinzette und Einführung des mit einer weiteren Pinzette kurzgefassten Nabelarterienkatheters (Argyle Charr 3,5). Horizontaler Einführwinkel ca. 45° von kranial mit geringer seitlicher Abweichung von der Körperachse. Der Nabelschnurstumpf wird hierbei nach kranial gezogen, um Windungen im Arterienverlauf zu begradigen. Vorsichtiges, aber bestimmtes Vorwärtsschieben des Katheters. Widerstände können auftreten:

- Nach 1–2 cm (Umbiegung nach kaudal)
- Nach 3–4 cm (Fixierung an der äußeren Blasenwand)
- Nach 5–6 cm (Einmündung in die A. iliaca interna)

Bei Gefäßspasmus Ausüben eines vorsichtigen Drucks für 1–2 min unter leicht rotierenden Bewegungen. Führt dies nicht zum Erfolg, Katheterisierung der anderen Umbilikalarterie. Gelingt auch dies nicht, wird der Katheter mit Mepivacain 1% gefüllt und nochmals bis zum Widerstand vorgeschoben. Injektion des Lokalanästhetikums, 2–5 min abwarten, erneut versuchen, den Katheter vorzuschieben.

Die beste Position des Katheters befindet sich oberhalb des Diaphragmas (Th6) in sicherer Distanz zum Abgang der Nierenarterien. Berechnungen nach dem Diagramm von Dunn (◘ Abb. 6.1): Supradiaphragmatische Katheter haben weniger ischämische Komplikationen und bleiben länger offen als unterhalb des Diaphragma positionierte Katheter (E1a) [10]. Auch bei letzteren ist eine sichere Distanz zu den Nierenarterien anzustreben.

Nach Kathetereinführung Inspektion der Glutäalregion, der unteren Extremitäten und Palpation des Femoralispulses. Zyanose, Blässe

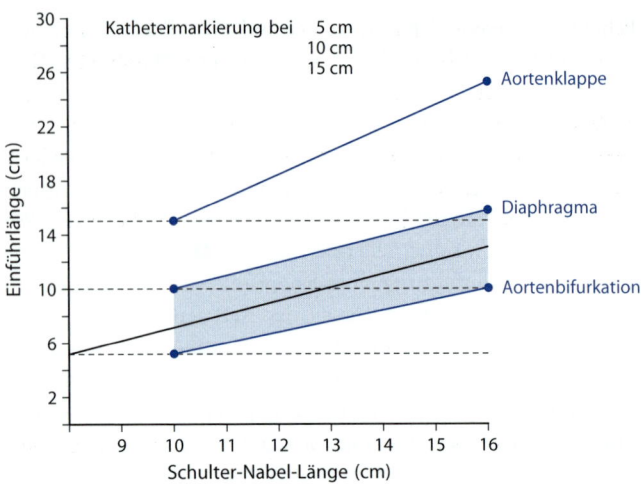

◻ Abb. 6.1. Diagramm zur Festlegung der Position eines Nabelarterienkatheters. (Nach Dunn 1966)

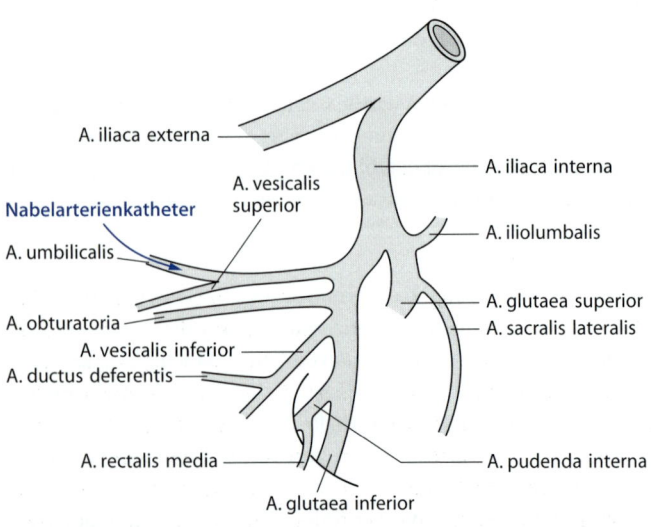

◻ Abb. 6.2. Verzweigung der A. iliaca interna

oder Fehlen des Femoralispulses deuten auf eine Fehlposition hin (A. glutaea inferior, A. femoralis, Arteriospasmus; ◘ Abb. 6.2). Der Katheter muss so weit zurückgezogen werden, bis die Symptome sich zurückbilden. Wie bei jedem zentralen Gefäßkatheter muss die Position des Nabelarterienkatheters röntgenologisch verifiziert werden. Heparin im Infusat vermindert die Häufigkeit von Okklusionen (E1a) [11], eine Dosis von 0,25 U/ml genügt [3]. Ob dadurch das Risiko einer Hirnblutung steigt, ist umstritten [18, 41].

Komplikationen

- Periphere Ischämie (Arteriospasmus)
- Sepsis
- Perforation
- Fehlsondierung eines von der Aorta abdominalis abgehenden Gefäßes
- Akzidentelle Blutung
- Intravaskulärer Katheterverlust
- Katheterthrombosierung/-verlegung
- Arterielle Thrombenbildung
- Embolie
- Luftembolie
- Periphere Nekrose (gewebsirritierende Medikamente, hyperosmolare Lösungen)
- Nekrotisierende Enterokolitis
- Renovaskuläre Hypertension

Katheterentfernung

Baldmöglichst, in Abhängigkeit vom Übungsstand des Teams. Bei künstlich beatmeten Kindern unter 1000 g kann während der ersten 3–5 Lebenstage ein NAK den mit wiederholter Radialispunktion verbundenen Stress mindern (Minimal handling). Katheter langsam bis 2 cm vor den Austritt zurückziehen. Durch wiederholte Dekonnektion der aufgesetzten Spritze Einströmen von pulsierendem arteriellem Blut verfolgen. Nach 2–5 min tritt ein Arteriospasmus auf, keine Pulsation im Katheter, kein Blutrückfluss. Ohne weitere Manipulation kann der Katheter entfernt werden. Verzögert sich der Eintritt der

Arterienkontraktion, wird eine Tabaksbeutel- oder Z-Naht um das Gefäß gelegt und der Katheter unter gleichzeitigem Verschluss der gelegten Naht gezogen.

6.1.5 Verweilkatheter in der A. radialis

Präzise und einfache Methode mit akzeptabler Komplikationsrate. Sicherheitshalber sollte vor einer Dauerkanülierung der A. radialis durch deren Kompression geprüft werden (Allen-Test), ob die A. ulnaris in der Lage ist, die Hand genügend zu durchbluten. Die Durchleuchtung des Handgelenks mit Taschenlampe oder Kaltlichtquelle oder die Verwendung einer Dopplersonde erleichtert das Auffinden der A. radialis erheblich.

6.2 Blutgasanalyse: Normalwerte beim Neugeborenen

Auch wenn transkutane Messtechniken die Häufigkeit arterieller Blutgasanalysen reduziert haben, bleiben diese der Goldstandard zur Beurteilung von Atemfunktion und Stoffwechsel. Beim gesunden Neugeborenen sind pH und PCO_2 geringfügig niedriger als bei Erwachsenen. Die metabolische Azidose im Alter von 10 min resultiert aus einer postnatal physiologischen Ansammlung von Laktat (◘ Tab. 6.1). Wäh-

◘ **Tab. 6.1.** Normalwerte bei Neugeborenen. (mod. nach Dudenhausen et al. 1997)

	Bei Geburt		Arterielles Blut, Alter			
	Nabelvene	*Nabelarterie*	*10 min*	*1 h*	*24 h*	*5 Tage*
pH	7,32	7,24	7,21	7,33	7,37	7,37
PCO_2 [mmHg]	38	49	46	36	33	35
St.-Bik. [mmol/l]	20	19	17	19	20	21
BE [mmol/l]	–4	–7	–10	–7	–5	–4
PO_2 [mmHg]	27	16	50	63	73	72

rend der ersten Lebensstunden steigt der PO_2 an, der PCO_2 sinkt. Ein stabiler Zustand der Blutgase wird erst nach einigen Tagen erreicht.

6.3 Störungen des Säure-Basen-Haushalts

◘ Tab. 6.2. Störungen des Säure-Basen-Haushalts

Störung	Dissoziation	Klinisches Beispiel	Blutgase bei akutem Auftreten	Physiologischer Kompensationsmechanismus	Blutgase bei chronischem Auftreten (kompensiert)
Respiratorische Azidose	(HCO_3^-) $(CO_2)\uparrow$	Atelektase	pH 7,21 PCO_2 74 St. B. 22,5 BE –2 PO_2 44	Alkalirückresorption, Hypochlorämie	pH 7,36 PCO_2 71 St. B. 33 BE +10 PO_2 46
Respiratorische Alkalose	(HCO_3^-) $(CO_2)\downarrow$	Iatrogene Hyperventilation	pH 7,62 PCO_2 19 St. B. 24,5 BE +1 PO_2 92	Chloridretention, Renale HCO_3^--Ausscheidung	pH 7,41 PCO_2 23 St. B. 18 BE –8 PO_2 98
Metabolische Azidose	$(HCO_3^-)\downarrow$ (CO_2)	Herzinsuffizienz (Laktatazidose durch Hypoxie)	pH 7,03 PCO_2 46 St. B. 11 BE –20 PO_2 21	Hyperventilation	pH 7,35 PCO_2 24 St. B. 17 BE –10 PO_2 20
Metabolische Alkalose	$(HCO_3^-)\uparrow$ (CO_2)	Pylorusstenose	pH 7,51 PCO_2 40 St. B. 31 BE +8 PO_2 78	Hypoventilation	pH 7,42 PCO_2 58 St. B. 33 BE +10 PO_2 81

□ **Tab. 6.3.** Kompensationsmechanismen der Säuren-Basen-Regulation

Kompensationsmechanismus	Reaktionszeit
Ionenaustausch Intra-/Extrazellulärraum (Transmineralisation)	
Verdünnung (lokaler Effekt)	Sekunden
Pufferung (HCO_3^-, Hb, Protein, $H_2PO_4^-$)	Minuten
Atmung (Hypo-, Hyperventilation)	Stunden
Niere (HCO_3^-, HPO_4^{2-}, Karboanhydrase, NH_4^+-Bildung)	Mindestens 1 Tag

6.3.1 Medikamentöse Therapie

Es gibt keine Evidenz aus randomisierten Studien, die für die Pufferung einen Nutzen bezüglich Mortalität oder Hirnblutungsrate belegt (E1a) [37, 38]. Die Therapie ist immer eine Einzelfallentscheidung und sollte auf Ausnahmefälle beschränkt werden.

Indikation

— Bikarbonattherapie ist fast nie kausal, die Azidose praktisch immer ein Symptom. Respiratorische Azidose sollte primär durch Beatmung, Hypovolämie durch Volumensubstitution behandelt werden.

— Respiratorische oder gemischte Azidose: Bildet sich nach Geburt innerhalb von 4 h zurück, unabhängig ob gepuffert wird oder nicht (E2a) [52].

— Eine durch Unterkühlung verursachte metabolische Azidose verschwindet nach Aufwärmen von selbst.

— Metabolische Azidose: Bei einem pH unter 7,10 und BE über −10 mmol/l Zufuhr von Na-Bikarbonat, wenn Katecholamine eingesetzt werden (sind bei schwerer Azidose nicht wirksam)

— Metabolische Alkalose: Bei einem pH über 7,50 Zufuhr von Argininhydrochlorid (wird praktisch nie benötigt).

Dosierung

— Natriumhydrogencarbonat 8,4%ig (1 ml = 1 mmol)
Dosierung: Basendefizit × kg × 0,3 (Korrekturfaktor für extrazelluläres Volumen) = mmol Substitution. In der Regel 1:1-Verdünnung mit 5% Glukose oder Aqua dest. und zunächst nur Ausgleich von zwei Drittel des errechneten Basendefizits.
Nebenwirkungen: Hypernatriämie, Hyperosmolarität, Hirnschädigung.

— Tris-Puffer 0,3 molar
Wirkt möglicherweise stärker intrazellulär als extrazellulär, ist indiziert bei Hypernatriämie, wenn Natriumhydrogencarbonat kontraindiziert ist. Applikation nur mit 10%iger Glukoselösung! (1 ml Tris: 2 ml 10% Glukose).
Dosierung: Basendefizit × kg.
Nebenwirkungen: Apnoe, lokale Reizung, Hypoglykämie, Hypokaliämie.

Applikation

Pufferlösungen müssen langsam appliziert werden, Gefahr von Hirnblutung durch die Hyperosmolarität (8,4%iges Natriumhydrogencarbonat hat eine Osmolarität von 1600 mosmol/l). Keine Bolusinjektion! Am besten Infusion mit Infusionspumpe über einen Zeitraum von mindestens 20 min. Bei hoher Dosierung Aufteilung in 3–4 Einzeldosen, die alle 15 min langsam infundiert werden. Maximale Zufuhrgeschwindigkeit für Natriumhydrogencarbonat 0,1 mmol/kg/min. Wenn 10 mmol/kg/ 4 h überschritten werden, ist eine Kontrolle der Natriumkonzentration im Serum erforderlich.

❗ Bei Kreislaufzentralisation und Schock erübrigt die adäquate Volumensubstitution meist eine Puffertherapie.

6.4 **Sauerstoffdissoziation**

◨ Abb. 6.3 stellt die Sauerstoffbindungskurve dar und erklärt diejenigen Mechanismen, welche beim Neugeborenen zu ihrer Verschiebung nach links bzw. nach rechts führen. Die Kurve beschreibt die Eigenschaft des Hämoglobins, bei niedrigem Sauerstoffpartialdruck

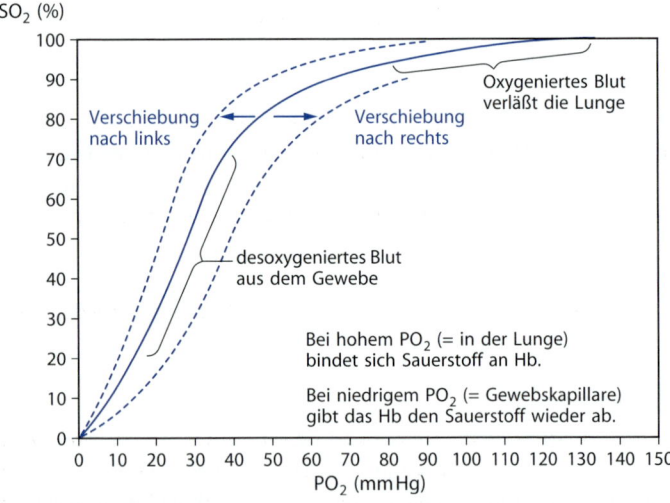

	Verschiebung nach **links**	Verschiebung nach **rechts**
Ursachen	Starke Unreife (Vermehrung von HbF) Alkalose Hypokapnie Hypothermie Erniedrigung von 2,3 DPG	Blutaustausch (Vermehrung von HbA), Transfusionen Azidose Hyperkapnie Fieber Erhöhung von 2,3 DPG
Folge	Stärkere O_2-Bindung an das Hb: O_2 wird erst bei niedrigerem PO_2 an das Gewebe abgegeben	Erniedrigung der O_2-Affinität: Günstigere O_2-Abgabe an das Gewebe bereits bei höherem PO_2

◨ **Abb. 6.3.** Sauerstoffbindungskurve. Bedeutung ihrer Links- und Rechtsverschiebung beim Neugeborenen

O_2 abzugeben und bei hohem Sauerstoffpartialdruck O_2 zu binden. Aufgrund des steilen Anstiegs im mittleren Bereich der Sauerstoffbindungskurve kann die Hautfarbe eines Neugeborenen nicht als Maß für eine ausreichende Oxygenierung betrachtet werden. Vor allem bei Hypothermie ist Hypoxie bereits bei rosigem Aussehen möglich!

6.5 Ursachen von Oxygenierungsstörungen

Gestörte Ventilation
Zentrale Atemstörung. Meningitis, Sepsis, Hirnblutung, Krampfanfälle. Unreifes Atemzentrum, periodische Atmung, Apnoeanfälle.

Verteilungsstörung. Aspiration (Mekonium), Atelektase.

Gestörte Diffusion
Atemnotsyndrom, bronchopulmonale Dysplasie, interstitielle Pneumonie, Lungenödem, Flüssigkeitslunge (s. S. 176).

Gestörte Perfusion
Atemnotsyndrom, intrapulmonaler Rechts-links-Shunt bei Atelektase, zyanotisches Vitium mit extrapulmonalem Rechts-links-Shunt, persistierende pulmonale Hypertension nach Asphyxie, Hypovolämie mit Hypotension und Rechts-links-Shunt durch den Ductus arteriosus. In Bauchlage ist die Oxygenierung besser als in Rückenlage [44].

Störungen der Sauerstoffbindung
1 g Hb bindet 1,34 ml O_2. Bei einem Hb von 15 g/dl beträgt die mögliche O_2-Aufnahme 20 Vol.-%, bei einem Hb von 8 g/dl 11 Vol.-%. Stark gestört wird die Sauerstoffbindung bei Methämoglobinbildung (z. B. durch Lokalanästhetika oder NO-Beatmung).

Kritischer Sauerstofftransport
Das Blut des Neugeborenen hat seine optimale Sauerstofftransportfähigkeit bei einem Hämatokrit von 45%. Eine Reihe von Faktoren führt

◘ **Tab. 6.4.** Kritischer Sauerstofftransport: Ursachen

Abnahme von	Zunahme von
Herzzeitvolumen	Shunt
PaO_2	O_2-Verbrauch
Hämatokrit	Fetalem Hämoglobin
Erythrozytenverformbarkeit	Viskosität

zur Beeinträchtigung des O_2-Transports zum Gewebe (insbesondere zum Gehirn, das >50% des O_2 verbraucht). Mehrere dieser Faktoren, die in ◘ Tab. 6.4 zusammengestellt sind, können sich beim Frühgeborenen im Sinne eines Circulus vitiosus addieren.

6.6   Indikation zur Sauerstofftherapie

— Gesicherte Hypoxämie (PaO_2 <40 mmHg; andere Grenzen bei PPHN s. S. 266, Pneumothorax s. S. 191).
— Künstliche Beatmung ist nicht gleichbedeutend mit Sauerstofftherapie.
— Sauerstoff ist ein Medikament mit gefährlichen Nebenwirkungen, welches wie alle Medikamente einer ärztlichen Verordnung, einer Dosierung und einer präzisen Dokumentation bedarf.

Jede Sauerstoffzufuhr kann bei guten Diffusionsverhältnissen den PaO_2 in einen Bereich bringen, in dem beim Frühgeborenen eine Retinopathie auftritt. Bei erkrankter Lunge lässt sich keine sichere Korrelation zwischen F_iO_2 und PaO_2 herstellen. Ist diese Schätzung schon bei Spontanatmung unsicher, so wird sie bei künstlicher Beatmung vollkommen unmöglich, insbesondere wenn CPAP, PEEP oder prolongierte Inspiration verwendet werden, die den PaO_2 stark erhöhen können.

6.7   Sauerstoffapplikation

Sauerstoff muss stets angefeuchtet und auf die Thermoneutraltemperatur (Inkubatortemperatur) angewärmt sein. Konzentration, Feuchtigkeit und Temperatur sind sorgfältig zu kontrollieren. Lecks an Mischbatterie, Befeuchtertopf und Zuführungsleitung müssen ausgeschlossen werden, der Befeuchtertopf ist regelmäßig auszuwechseln (Keimbesiedlung).

Sauerstoffdosierung im Atemgas
Sauerstoffmessgeräte arbeiten heute meist mit einer direkt sauerstoffempfindlichen Elektrode. Sie müssen regelmäßig mit 21% und 100% geeicht werden und sollten die eingestellten Alarmgrenzen anzeigen. Kontinuierliche Messung ist anzustreben.

Inkubator
Direktes Einleiten von Sauerstoff in den Inkubator erlaubt die Zufuhr bis zu einer F_iO_2 von 0,4. Höhere Konzentrationen sinken sofort ab, wenn der Inkubator geöffnet wird.

Kopfbox
Hat sich als günstig erwiesen für alle Sauerstoffkonzentrationen F_iO_2 >0,4. Der Gasfluss soll mindestens 2 l/min betragen, um eine CO_2-Anreicherung zu vermeiden. Bei hohem Gasflow besteht die Gefahr von Überwärmung oder Unterkühlung. Es empfiehlt sich, die Temperatur in der Kopfbox zu überwachen.

Pränasale Sonde (»Brille«)
Besonders für längerfristige Applikation niedriger O_2-Konzentrationen (BPD). Vorteil: Beweglichkeit des Kindes. Nachteil: Schwer abzuschätzende O_2-Konzentration in den Atemwegen.

Beatmung
- O_2 stets am Sauerstoffblender einstellen!
- Silikonmaske (Laerdal Größe 0–1) mit Laerdal-Beutel (Sicherheitsventil, auf freies Spiel achten) oder Penlonbeutel oder Ambubeutel
- Nasen-CPAP-System
- Respirator

6.8   Überwachung der Sauerstofftherapie

6.8.1   Arterielle Blutgasanalyse

(Technik s. S. 98, Normalwerte s. S. 102.)

Die arterielle PO_2-Messung ist die Standardmethode der Sauerstoffüberwachung, auch bei Vorhandensein von transkutaner PO_2-Messung oder Pulsoximetrie. Jeder Arzt, der Sauerstofftherapie beim Neugeborenen durchführt, muss die Technik der Arterienpunktion sicher beherrschen. Wir führen arterielle Blutgasanalysen zusätzlich zur Transkutananalyse bei jedem Neugeborenen durch, welches über eine Reanimation hinaus (d. h. über 2 h) Sauerstoff erhält, und zwar

- In den ersten 24 Lebensstunden 2-mal
- Am 2. Lebenstag 1-mal
- Danach mindestens 1-mal pro Woche
- Außerdem jederzeit, wenn Zweifel an der Zuverlässigkeit der $tcPO_2$-Werte auftreten

Arterielle Blutgasanalysen werden in der Akte des Kindes (z. B. durch »A«) kenntlich gemacht. Bei beatmeten Frühgeborenen sollte der PaO_2 wenigstens über 40 mmHg gehalten werden, wenn zusätzlich Sauerstoff gegeben wird. Bei beatmeten Frühgeborenen erhöht sich bei PO_2-Werten >60 mmHg das Risiko einer Zerebralparese (E3) [22]. Besteht eine Rechtsverschiebung der Sauerstoffbindungskurve (s. S. 106), wie etwa bei Hyperkapnie, Zustand nach Transfusionen etc., so ist der anzustrebende PO_2-Grenzwert entsprechend niedriger anzusetzen. Auch wenn Energieumsatz und O_2-Verbrauch postnatal ansteigen, sollte man sich bei der Behandlung von Frühgeborenen daran erinnern, dass der Fetus pränatal bei einem PO_2 von 25–35 mmHg lebt (fetaler Kreislauf s. S. 25).

6.8.2   Transkutane PO_2-Messung

Die Methode erlaubt die Beurteilung des Sauerstoffpartialdrucks ohne Entnahme einer Blutprobe. Eine auf 43–44 °C beheizte polarographische Elektrode misst den durch die Haut diffundierenden Sauerstoff, die gleichzeitige Registrierung der Heizleistung als Maß für die Durchblutung ist bei einigen Geräten möglich. Die Elektrode soll präduktal (d. h. am rechten Thorax oder Arm) angelegt werden, wenn ein offener Ductus Botalli nicht ausgeschlossen werden kann. An der Messstelle entsteht ein hitzebedingtes Erythem. Alle 2 h muss die Elektrodenposition gewechselt werden, damit es nicht zu Verbrennungen 2. Grades kommt. Bei sehr unreifen Kindern Temperatur auf 42 °C reduzieren [28]. Wegen der Diffusionszeit und Ansprechverzögerung der Elektrode ist der transkutan gemessene PO_2 immer niedriger als der arterielle. Dennoch ist die Korrelation zum PaO_2 für alle Gestationsalter während der ersten postnatalen Wochen bei den meisten Krankheitszuständen bemerkenswert gut, so dass im Regelfall auf eine kontinuierliche Überwachung mittels Arterienkatheter verzichtet werden kann. Bei jedem Kind muss jedoch die individuelle Korrelation durch arterielle Blutgasanalysen überprüft werden (s. S. 98).

6.8.3 Transkutane PCO_2-Messung

Auch der PCO_2 lässt sich mit hinreichender Genauigkeit kontinuierlich transkutan messen [13], wodurch insbesondere bei relativ stabilen langzeitbeatmeten Kindern die Frequenz der Blutgasanalysen gesenkt werden kann. Leider zeigt diese Methode trotz interner Kalibrierung nicht selten »zu hohe« Wert an, so dass für jedes Kind die Übereinstimmung mit blutiger Messung gesichert werden muss. Bei niedrigem Blutdruck wird durch verminderte Hautperfusion diese Differenz noch größer. Auch diese Elektrode muss zum Vermeiden von Hautverbrennungen alle 2–4 h gewechselt werden. Moderne Transkutanmonitore enthalten miniaturisierte Kombisonden, die simultane Messung von $tcPO_2$ und $tcPCO_2$ ermöglichen. Permissive Hyperkapnie [42] s. S. 148.

Theoretisch ist eine kontinuierliche Überwachung des PCO_2 auch im Ausatemgas möglich (z. B. im Kreißsaal oder während des Transports), aber die Messinstrumente sind noch sehr unzuverlässig [59] und vergrößern den Totraum.

6.8.4 Pulsoximetrie

Spektralphotometrische kontinuierliche Registrierung der Sauerstoff-sättigung des Hämoglobins (SO_2 in %). Dabei werden Großzehe, Vorfuß oder Hand des Kindes zwischen Rotlichtquelle und Detektor gebracht. Die Differenz der Lichtabsorption von desoxygeniertem Hb und Oxy-hämoglobin wird in Abhängigkeit von der arteriellen Pulsation gemessen, wodurch auch die (periphere) Pulsfrequenz angezeigt werden kann. Die Pulsoximetrie eignet sich gut zur Erkennung hypoxischer Zustände und hat gegenüber der transkutanen PO_2-Messung folgende Vorteile:

- Rasche Ansprechzeit (2–3 s)
- Keine Kalibration erforderlich (Eignung für Kreißsaal und Transport)
- Geeignet für ältere Säuglinge mit bronchopulmonaler Dysplasie
- Zuverlässige Erkennung angeborener zyanotischer Herzfehler im Alter von 6–12 h durch Pulsoximetrie am Fuß [4] (s. S. 210)

Zur Erkennung *hyperoxischer* Zustände eignet sich die Pulsoximetrie dagegen schlecht: Im oberen Bereich der Sauerstoffdissoziationskurve (s. S. 106) kann eine kleine Änderung der SO_2 eine große Veränderung des PaO_2 bedeuten. SO_2-Werte über 90% können bereits gefährlich sein [2, 20, 58]. Den SO_2-Zielbereich von 80–90% überschreiten wir unter O_2-Therapie nur in Ausnahmefällen (z. B. PPHN-, PDA-Intervention, s. S. 259). Insbesondere wenn bei Frühgeborenen mit Sauerstofftherapie und bei Rechtsverschiebung der Sauerstoffdissoziationskurve die Gefahr einer Retinopathie besteht, ist die Überwachung des transkutanen PO_2 sicherer. Leider arbeiten viele Pulsoximeter unzuverlässig, so dass auf arterielle Blutgasanalysen keinesfalls verzichtet werden darf [16, 48].

6.9   Sauerstoffnebenwirkungen

6.9.1 Sauerstofftoxizität

Bei Hyperoxie nimmt ein Teil der Sauerstoffmoleküle nicht 4, sondern nur 1–3 Elektronen auf: Es entstehen äußerst reaktionsfähige freie

Radikale, insbesondere das Superoxidanion und Wasserstoffperoxid, welche die Funktion aller Enzyme mit Sulfhydrylgruppen beeinträchtigen können. Die verminderte Fähigkeit des Neugeborenen zum Abbau dieser Radikale (verminderte Aktivität von Superoxiddismutase, Glutathionreduktase etc.) erklärt die besondere Sauerstofftoxizität in der Neonatalperiode für die Gefäßendothelzellen der Retina und die Typ-I-Pneumozyten.

6.9.2 Bronchopulmonale Dysplasie

Dieses Krankheitsbild, bei dem Sauerstofftoxizität eine pathogenetische Bedeutung hat, ist ausführlich auf s. S. 195 dargestellt.

6.9.3 Periventrikuläre Leukomalazie

Zumindest in Zellkulturen und in Tiermodellen ist eine toxische Wirkung von Sauerstoff auf Oligodendroglia und Neuronen nachgewiesen.

6.10 Frühgeborenenretinopathie (ROP)

Die Pathogenese ist nicht vollständig geklärt. Über die Sauerstofftoxizität kommt dem »vascular endothelial growth factor« (VEGF) eine zentrale Rolle zu: Dieser sauerstoffabhängig regulierte Endothelwachstumsfaktor wird infolge der postnatalen Hyperoxie gehemmt, so dass in der Frühphase der ROP eine Vasoobliteration bereits existierender Retinagefäße resultiert [33]. In der 2. Phase bilden hypoxische Retinaanteile VEGF, welches dann zu einer pathologischen Neovaskularisation der Netzhaut führt. Das Entgleisen der ROP, der Wechsel der Neovaskularisierung von der Retina zum Glaskörper, wird durch NO vermittelt. Im Tiermodell inhibiert die Induktion von NO-Synthase die intraretinale und stimuliert die intravitreale Neovaskularisation [51]. Die Beeinflussung dieser Modulation verspricht zukünftige Ansätze zur Vermeidung der Frühgeborenen-Retinopathie. Die ROP beginnt meist im Alter von 32–36 Wochen post menstruationem. Die »Epidemie« in den 1950er Jahren, bei der allein in den USA über 10.000 Kinder erblindeten, ist das Paradebeispiel dafür, wie gefährlich die unkontrollierte Einführung einer neuen Behandlungsform gerade in der Neonatologie sein kann (s. S. 607).

6.10.1   Epidemiologie

Die Häufigkeit hängt ab vom Grad der Unreife, von der Qualität der Sauerstoffüberwachung und von der Erfahrung des Ophthalmologen. Bei Frühgeborenen <1000 g fand Subhani et al. [54] im Alter von 4–6 Wochen in 30% eine pre-threshold-ROP. Bei Frühgeborenen <750 g Geburtsgewicht entwickeln 15% eine behandlungsbedürftige Retinopathie [43]. Frühgeborene unter 1700 g Geburtsgewicht zeigen oft eine akute ROP (Stadien I 30%, II 15%, III 4%, IV 0,4%), wobei sich die Stadien I und II in allen Fällen zurückbilden. In den letzten 10 Jahren sind ROP- wie auch IVH-Inzidenz zurückgegangen [34, 61].

Kritische Werte von F_iO_2 oder PaO_2, die eine Retinopathie verursachen können, lassen sich nicht angeben, da außer der Sauerstoffmenge noch andere pathogenetische Faktoren eine Rolle spielen:

- Starke Unreife (Geburtsgewicht <1000 g): zentrifugale Vaskularisation der Retina erfolgt zwischen 20 und 40 SSW
- Dauer der Sauerstoffexposition [24]
- Dauer von $tcPO_2$ >80 mmHg [29]
- Wechsel von Hypoxie und Hyperoxie (Apnoeanfälle) [62]
- Verminderte O_2-Affinität nach gehäuften Transfusionen (nicht gesichert, [15]) oder Blutaustausch mit HbA-Blut
- Hyperkapnie (Rechtsverschiebung der Sauerstoffbindungskurve, Weitstellung der Retinagefäße)
- Candidasepsis, wahrscheinlich aber kein gestationsalterunabhängiger Risikofaktor [36]

◻ Tab. 6.5 enthält die internationale Klassifikation der Frühgeborenenretinopathie [30, 35]. Der Fundus wird nomenklatorisch nach Uhrzeiten und in 3 konzentrische Zonen eingeteilt (Zone I zentral, Zone

◘ **Tab. 6.5.** Klassifikation der Frühgeborenenretinopathie [30,35]. (Das Stadium wird durch die Bezeichnung »plus« ergänzt, wenn zusätzlich Erweiterung der Venen und Schlängelung der Arteriolen besteht). Mit »threshold« disease bezeichnet man eine ROP vom Stadium III+, die sich über 5 oder mehr zusammenhängende bzw. 8 unzusammenhängende Stundensegmente erstreckt

Stadium	Proliferationsphase
I	Demarkationslinie (dünne, nicht erhabene, weiße Linie am Übergang zwischen vaskularisierter und avaskulärer Retina)
II	Leiste (erhabene rosige Demarkationslinie)
III	Wall mit extraretinaler fibrovaskulärer Proliferation
IVa	Partielle Netzhautablösung ohne Makulabeteiligung
IVb	Partielle Netzhautablösung mit Makulabeteiligung
V	Totale Netzhautablösung

III peripher). Die Fundusveränderungen sind häufig asymmetrisch. Je weiter zentral der arteriovenöse Shunt bzw. die Wallbildung auftreten, desto schlechter ist die Prognose. Neugebildete Gefäße zerreißen leicht, was zu Retinablutungen führt. Die Vernarbungsphase beginnt erst Monate nach der Geburt.

6.10.2 Prävention

Um die höheren Grade der Frühgeborenenretinopathie, insbesondere die retrolentale Fibroplasie mit Erblindung des Kindes zu vermeiden, sind folgende Maßnahmen hilfreich:

— Zurückhaltender Einsatz von Sauerstoff bei allen Frühgeborenen (E1a) [7].
— Bei periodischer Atmung möglichst keinen Sauerstoff geben. Muss er aus pulmonalen Gründen zugeführt werden, so ist eine konstante Verordnung sicherer und vermindert gegenüber dem »O_2-Titrieren« die Häufigkeit der ROP (E2a) [20].
— Intermittierende Messung des arteriellen Sauerstoffpartialdrucks, solange ein Frühgeborenes O_2 erhält.

- Kontinuierliche transkutane PO_2-Überwachung jeder Sauerstoffzufuhr.
- Misstrauen gegenüber Pulsoximetrie: Artefaktanfälligkeit, funktionelle vs. fraktionelle Sauerstoffsättigung, weiter Normbereich bei periodischer Atmung [2, 20].
- Sorgfältige und rechtzeitige ophthalmologische Untersuchung jedes Frühgeborenen nach Sauerstofftherapie.
- Intramuskuläre Gabe von Vitamin A senkt die Häufigkeit von BPD, in geringem Maße auch die der ROP (E1b) [25].

Vitamin E (α-Tokopherol) hat eine antioxidative Wirkung, die der Glutathionreduktase vergleichbar ist. Eine hochdosierte Behandlung mit 100 mg/kg/Tag scheint, kurz nach der Geburt begonnen und über viele Wochen durchgeführt, den Schweregrad einer Retinopathie zu vermindern, jedoch ist auch diese Wirkung umstritten. Andererseits hat Vitamin E beim Neugeborenen schwere Nebenwirkungen: Es erhöht die Häufigkeit von Sepsis, nekrotisierender Enterokolitis und Hirnblutung. In Abwägung von Nutzen und Risiken können wir uns beim gegenwärtigen Kenntnisstand nicht zum routinemäßigen Einsatz von Vitamin E während der Sauerstofftherapie entschließen.

- Lichtreduktion auf der Intensivstation konnte die Häufigkeit der Retinopathie nicht senken (E1a) [46, 50, 39].
- Sauerstoffzufuhr bei bestehender Retinopathie führte nicht zur Besserung des Augenbefundes, verlängert aber die Hospitalisierung und verschlechtert eine BPD (E1b) [40, 53].
- Intravenöses D-Penicillamin vermindert die Retinopathierate (E1b) [47], ist bislang aber wenig untersucht, so dass wir es derzeit nicht verwenden.

6.10.3 Augenärztliche Untersuchung

Welche Kinder?
- Frühgeborene <1500 g Geburtsgewicht bzw. <32 SSW, unabhängig von der O_2-Zufuhr.
- Frühgeborene 32–36 SSW, die länger als 3 Tage mit O_2 behandelt wurden.

Wann untersuchen?

— In Abhängigkeit vom Grad der Unreife: Erste obligate Untersuchung zwischen Lebenstag 36 und 42, jedoch nicht vor 31 Wochen post menstruationem [21]. Jedoch: Viele Kinder entwickeln die Retinopathie erst bei Postmenstruationsalter 34–42 Wochen.

— Kontrolluntersuchungen in 2-wöchigem Abstand bis die Retinaperipherie vollständig vaskularisiert ist.

— Kontrolluntersuchung bei verdächtigem oder pathologischem Befund in wöchentlichem Abstand.

— Obligate Kontrolluntersuchung 4 Wochen nach dem errechneten Termin.

— Die ophthalmologischen Befunde müssen entsprechend der internationalen Klassifikation [30, 35] dokumentiert werden.

— Auch leichtgradige Retinopathieformen sollen ophthalmologisch nachbetreut werden, da sich später Refraktionsanomalien und Strabismus entwickeln können.

6.10.4 Operative Behandlung

— Bei ROP in Zone III ist Therapie in der Regel nicht erforderlich.

— Zone II: Wöchentliche Kontrolluntersuchungen, bei Zweifel ggf. in Narkose. Die meisten Veränderungen der Proliferationsphase bilden sich spontan und ohne Therapie zurück. Eine Laser-Intervention im pre-threshold-Stadium bringt keine Vorteile (E1b) [60].

— Zone II: Koagulationstherapie (Kryopexie oder Laserkoagulation) ist indiziert bei Stadium III+ bzw. threshold disease (◻ Tab. 6.5), (E1a) [1, 49]: [45]. Rechtzeitig durchgeführt, lässt diese Therapie im Vergleich zum Spontanverlauf doppelt so häufig gute morphologische und funktionelle Ergebnisse erwarten (E1b) [1, 31]. Nach Laserkoagulation ist das Sehvermögen in 85% zufriedenstellend [14], Narbenstadien führen oft zu Myopie [19].

— Zone I: Schlechte Prognose, Einzelfallentscheidung zur Therapie bei plus-disease (E4/3) [9, 32].

Wegen des geringeren Gewebeschadens und der möglicherweise geringeren Myopierate hat die Photokoagulation in den letzten Jahren die Kryokoagulation weitgehend verdrängt, obwohl randomisierte Studien ihre Überlegenheit nicht eindeutig belegten (E3) [55].

Literatur

1. Anderson CG, Phelps DL (1999) Peripheral retinal ablation for threshold retinopathy of prematurity in preterm infants. Cochrane Database Syst Rev CD001693
2. Anderson CG, Benitz WE, Madan A (2004) Retinopathy of prematurity and pulse oximetry: A national survey of recent practices. J Perinatol 24: 164–8
3. Ankola PA, Atakent YS (1993) Effect of adding heparin in very low concentration to the infusate to prolong the patency of umbilical artery catheters. Am J Perinatol 10:229–232
4. Arlettaz R, Bauschatz AS, Mönkhoff M, Essers B, Bauersfeld U (2006) The contribution of pulse oximetry to the early detection of congenital heart desease in newborns. Eur J Pediatr 165: 94–98
5. Askie LM, Henderson Smart DJ (2000a) Gradual vs. abrupt discontinuation of oxygen in preterm or low birth weight infants. Cochrane Database Syst Rev CD001075
6. Askie LM, Henderson Smart DJ (2000b) Early vs. late discontinuation of oxygen in preterm or low birth weight infants. Cochrane Database Syst Rev CD001076
7. Askie LM, Henderson Smart DJ (2001) Restricted vs. liberal oxygen exposure for preventing morbidity and mortality in preterm or low birth weight infants. Cochrane Database Syst Rev CD001077
8. Askie LM et al. (2003) Oxygen saturation targets and outcomes in extremely premature infants. N Engl J Med 349: 959–967
9. AWMF-Leitlinie Nr. 024/010 (1999) Augenärztliche Untersuchungen zur Erkennung einer Frühgeborenenretinopathie. Der Ophthalmologe 4: 257–263
10. Barrington KJ (1999) Umbilical artery catheters in the newborn: effects of position of the catheter tip. Cochrane Database Syst Rev CD000505
11. Barrington KJ (1999) Umbilical artery catheters in the newborn: effects of heparin. Cochrane Database Syst Rev CD000507
12. Barrington KJ (1999) Umbilical artery catheters in the newborn: effects of catheter design (end vs side hole). Cochrane Database Syst Rev CD000508
13. Binder N, Atherton H, Thorkelsson T, Hoath SB (1994) Measurement of transcutaneous carbon dioxide in low birthweight infants during the first two weeks of life. Am J Perinatol 11:237–241
14. Brooks SE, Johnson M, Wallace DK, Paysse EA, Coats DK, Marcus DM (1999) Treatment outcome in fellow eyes after laser photocoagulation for retinopathy of prematurity. Am J Ophthalmol 127:56–61

15. Brooks SE, Marcus DM, Gillis D, Pirie E, Johnson Cs, Bhatia J (1999) The effect of blood transfusion protocol on retinopathy of prematurity: A prospective, randomized study. Pediatrics 104:514–518

16. Bucher HU, Keel M, Wolf M, von Siebenthal K, Duc G (1994) Artifactual pulse-oximetry estimation in neonates. Lancet 343:1135–1136

17. Bullard SR, Donahue SP, Feman SS, Sinatra RB, Walsh WF (1999) The decreasing incidence and severity of retinopathy of prematurity. J AAPOS 3:46–52

18. Chang GY, Lueder FL, DiMichele DM, Radkowski MA, McWilliams LJ, Jansen RD (1997) Heparin and the risk of intraventricular hemorrhage in premature infants. J Pediatr 131:362–366

19. Choi MY, Park IK, Yu YS (2000) Long term refractive outcome in eyes of preterm infants with and without retinopathy of prematurity: comparison of keratometric value, axial length, anterior chamber depth, and lens thickness. Br J Ophthalmol 84:138–143

20. Chow LC, Wright KW, Sola A (2003) Can changes in clinical practice decrease the incidence of severe retinopathy of prematurity in very low birth weight infants? Pediatrics 111:339–345

21. Clemens S, Eckardt C, Gerding H, Grote A, Jandeck C, Kellner U, Lorenz B, Petersen J, Seiberth V, Stark N, Ulbig MW, Zubcov A, Jorch G, Pohlandt F (1999). Leitlinie zur augenärztlichen Screening-Untersuchung von Frühgeborenen. Ophthalmologe. 1999 Apr;96(4):257–63

22. Collins MP, Lorenz JM, Jetton JR, Paneth N (2001) Hypocapnia and other ventilation-related risk factors for cerebral palsy in low birth weight infants. Pediatr Res 50: 712–719

23. Cousineau J et al. (2005) Neonatal capillary blood gas reference values. Clin Biochem 38: 905–907

24. Cunningham S, Fleck BW, Elton RA, McIntosh N (1995) Transcutaneous oxygen levels in retinopathy of prematurity. Lancet 346: 1464–1465

25. Darlow BA, Graham PJ (2000) Vitamin A supplementation for preventing morbidity and mortality in very low birthweight infants. Cochrane Database Syst Rev CD000501

26. Dudenhausen JW, Luhr C, Dimer JS (1997) Umbilical artery blood gases in healthy term newborn infants. Int J Gynaecol Obstet 57:251–258

27. Dunn PM (1966) Localization of the umbilical catheter by postmortem measurement. Arch Dis Child 41: 69

28. Fanconi S, Tschupp A, Molinari L (1996) Long term transcutaneous monitoring of oxygen tension and carbon dioxide at 42 degrees C in critically ill neonates: improved performance of the $tcPO_2$ monitor with topical metabolic inhibition. Eur J Pediatr 155:1043–1046

29. Flynn JT, Bancalari E, Snyder ES, Goldberg RN et al. (1992) A cohort study of transcutaneous oxygen tension and the incidence and severity of retinopathy of prematurity. N Engl J Med 326: 1050–1054

30. Garner A (Committee chairman) (1984) An international classification of retinopathy of prematurity. Pediatrics 74:127–133

31. Gilbert, WS, Dobson V, Quinn GE, Reynolds J, Tung B, Flynn JT (1992) The correlation of visual function with posterior retinal structure in severe retinopathy of prematurity. Arch Ophthalmol 110:625–631

32. Hardy RJ, Palmer EA, Dobson V, Summers CG et al. (2003) Risk analysis of prethreshold retinopathy of prematurity. Arch Ophthalmol 121: 1697–1701

33. Hunter DE, Mukai S (1992) Retinopathy of Prematurity. Pathogenesis, Diagnosis and Treatment. Int Ophtalmol Clin 32:163–184

34. Hussain N, Clive J, Bhandari V (1999) Current incidence of retinopathy of prematurity, 1989–1997. Pediatrics 104:e26

35. International Committee for the Classification of the Late Stages of Retinopathy of Prematurity (1988) An international classification of retinopathy of prematurity. II. The classification of retinal detachment. Pediatrics 82:37–43

36. Karlowicz MG, Giannone PJ, Pestian J, Morrow AL, Shults J (2000) Does candidemia predict threshold retinopathy of prematurity in extremely low birth weight (<1000 g) neonates? Pediatrics 105:1036–1040

37. Kecskes ZB, Davies MW (2002) Rapid correction of early metabolic acidaemia in comparison with placebo, no intervention or slow correction in LBW infants. Cochrane Database Syst Rev CD002976

38. Lawn CJ, Weir FJ, McGuire W (2005) Base administration or fluid bolus for preventing morbidity and mortality in preterm infants with metabolic acidosis. Cochrane Database Syst Rev CD003215

39. LIGHT-ROP (1999) The design of the multicenter study of light reduction in retinopathy of prematurity. J Pediatr Ophthalmol Strabismus 36: 257–263

40. Lloyd J, Askie L, Smith J, Tarnow-Mordi W (2003) Supplemental oxygen for the treatment of prethreshold retinopathy of prematurity. Cochrane Database Syst Rev CD003482

41. Malloy MH, Cutter GR (1995) The association of heparin exposure with intraventricular hemorrhage among very low birth weight infants. J Perinatol 15:185–191

42. Mariani G, Cifuentes J, Carlo WA (1999) Randomized trial of permissive hypercapnia in preterm infants. Pediatrics 104:1082–1088

43. Mintz-Hittner HA, Prager TC, Kretzer FL (1992) Visual acuity correlates with severity of retinopathy of prematurity in untreated infants weighing 750 g or less at birth. Arch Ophthalmol 110:1087–1091

44. Mizuno K, Aizawa M (1999) Effects of body position on blood gases and lung mechanics of infants with chronic lung disease during tube feeding. Pediatr Int 41:609–614

45. Phelps DL (1993) Retinopathy of prematurity. Ped Clin North Am 40:705–714

46. Phelps DL, Watts JL (2000) Early light reduction for preventing retinopathy of prematurity in very low birth weight infants. Cochrane Database Syst Rev CD000122

47. Phelps DL, Lakatos L, Watts JL (2001) D-Penicillamins for preventing retinopathy of prematurity in preterm infants. Cochrane Database Syst Rev CD001073

48. Poets CF, Wilken M, Seidenberg J, Southall DP, von der Hardt H (1993) The reliability of a pulse oximeter in the detection of hyperoxemia. J Pediatr 122:87–90

49. Repka MX, Palmer EA, Tung B, for the Cryotherapy of Retinopathy of Prematurity Cooperative Group (2000) Involution of retinopathy of prematurity. Arch Ophthalmol 118: 645–649

50. Reynolds JD, Hardy RJ, Kennedy KA, Spencer R, van Heuven WA, Fielder AR (1998) Lack of efficacy of light reduction in preventing retinopathy of prematurity. Light Reduction in Retinopathy of Prematurity (LIGHT-ROP) Cooperative Group. N Engl J Med 338:1572–1576

51. Sennlaub F, Courtois Y, Goureau O (2001) Inducible nitric oxide synthase mediates the change from retinal to vitreal neovascularization in ischemic retinopathy. J Clin Invest 107: 717–725

52. Shah PS, Raju NV, Beyene J, Perlman M (2003) Recovery of metabolic acidosis in term infants with postasphyxial hypoxic-ischemic encephalopathy. Acta Paediatr 92: 941–947

53. STOP ROP (2000) Supplemental Therapeutic Oxygen for Prethreshold Retinopathy of Prematurity, a randomized, controlled trial. I: primary outcomes. Pediatrics 105:295–310

54. Subhani M, Combs A, Weber P, Gerontis C et al. (2001) Screening guidelines for retinopathy of prematurity: The need for revision in extremely low birth weight infants. Pediatrics 10: 656–659

55. The Laser ROP Study Group (1994) Laser therapy for retinopathy of prematurity. Arch Ophthalmol 105: 992–997

56. Thorp JA, Rushing RS (1999) Umbilical cord blood gas analysis. Obstet Gynecol Clin North Am 26:695–709

57. Tin W, Milligan DWA, Pennefather P, Hey E (2001) Pulse oximetry, severe retinopathy, and outcome at one year in babies of less than 28 weeks gestation. Arch Dis Child Fetal Neonatal Ed 84: F106-F110

58. Tin W (2004) Optimal oxygen saturation for preterm babies. Do we really know? Biol Neonat 85: 319–325

59. Tingay DG, Stewart MJ, Morley CJ (2005) Monitoring of end tidal carbon dioxide and transcutaneous carbon dioxide during neonatal transport. Arch Dis Child Fetal Neonatal Ed 90: F523–6

60. Vander JF, Handa J, McNamara JA, Trese M et al. (1997) Early treatment of posterior retinopathy of prematurity. A controlled trial. Ophthalmol 104: 1731–1736

61. Watts P, Adams GG, Thomas RM, Bunce C (2000) Intraventricular haemorrhage and stage 3 retinopathy of prematurity. Br J Ophthalmol 84:596–599

62. York JR, Landers S, Kirby RS, Arbogast PG et al. (2004) Arterial oxygen fluctuation and retinopathy of prematurity in very low birth weight infants. J Perinatol 24: 82–87

Künstliche Beatmung

M. Obladen

7.1 Atemphysiologie – Ateminsuffizienz

Die Physiologie der perinatalen respiratorischen Adaptation ist in ◘ Tab. 2.3 (s. S. 24) dargestellt. Auch jenseits der postnatalen Umstellung unterscheidet sich die Atmung des Neugeborenen erheblich von der des Erwachsenen (◘ Tab. 7.1). So können Neugeborene zwar meist durch den Mund atmen, geraten aber bei Obstruktionen der Nase (z. B. Choanalatresie) häufig in schwere Ateminsuffizienz oder obstruktive Apnoen.

7.1.1 Grundlagen der Atemmechanik

Die wichtigsten atemmechanischen Messwerte – statische Compliance und funktionelle Residualkapazität – sind technisch aufwendig zu messen, haben einige prognostische [81], aber nur geringe praktische Relevanz für die Beatmung des Neugeborenen [58]. Ihr Verständnis ist für die Steuerung des Respirators jedoch unverzichtbar.

Compliance

Maß für die Dehnbarkeit des respiratorischen Systems.

$$C = \frac{\Delta V}{\Delta P} (ml/cm\ H_2O)\ \frac{(\text{Atemzugvolumen-Änderung})}{(\text{Atemwegsdruck-Änderung})}$$

Neugeborene mit Atemnotsyndrom haben eine stark reduzierte Compliance. Es müssen erhöhte Atemwegsdrücke aufgebracht werden, um ein normales Atemzugvolumen zu ermöglichen.

Resistance

Maß für Atemwegswiderstand.

$$R = \frac{\Delta P}{\Delta \dot{V}} (cm\ H_2O/1/s)\ \frac{(\text{Atemwegsdruck-Änderung})}{(\text{Gasflussänderung})}$$

Die Resistance ist beim Atemnotsyndrom nur leicht erhöht, kann jedoch bei liegendem Endotrachealtubus stark ansteigen.

Zeitkonstante

Maß für die Geschwindigkeit der alveolären Be- bzw. Entlüftung.

$K_t = C \times R\ (s)$.

Die Zeitkonstante gibt die Zeit in Sekunden an, nach der zwei Drittel des Atemzugvolumens entleert sind. Nach 3 Zeitkonstanten: 95% alveoläre Entlüftung (Mindestausatemzeit) (◘ Abb. 7.1).
- Eine zu kurze Inspirationszeit (<3 K_t) führt zu inkomplettem Atemzugvolumen
- Eine zu kurze Exspirationszeit (<3 K_t) führt zu erhöhter funktioneller Residualkapazität und »unbeabsichtigter PEEP«. Gefahr von Emphysem und Pneumothorax

Totraum

Summe der Atemwege, die am Gasaustausch nicht teilnehmen (anatomischer Totraum vom Mund bis zu den Bronchiolen; funktioneller Totraum zusätzlich Emphysemblasen sowie Volumen von Endotrachealtubus bis 4-Wege-Konnektor). Bei Tubusleck spielt der Totraum praktisch eine geringe Rolle [14]. Bei Kindern unter 1000 g schließt der Tubus oft dicht ab, so dass zusätzlich eingebrachte Flowsensoren, Trachcare-Adapter etc. den Totraum fast so groß wie das Atemzugvolumen machen und die Entwöhnung behindern können [27, 63].

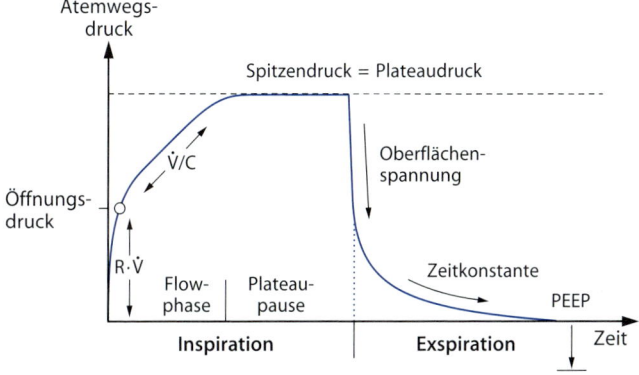

	① normale Lunge	② Atemnot-syndrom	③ Mekonium-aspiration
C_{rs} (ml/cm H$_2$O)	5	≤1	3
R_L (cm H$_2$O/l/s)	30	60	120
K_t (s)	0,15	0,06	0,36
t_E (s)	0,45	0,18	1,0

Zeitkonstante $K_t = C_{rs} \cdot R_L$
Ausatemzeit $t_E = 3 \cdot K_t$

■ **Abb. 7.1.** Druck-Zeit-Diagramm bei flusskonstanter, druckbegrenzter künstlicher Beatmung. Der mittlere Atemwegsdruck (MAP) entspricht dem Integral unter der Kurve während des gesamten Atemzyklus. Die Mindestausatemzeit (t_E) zur Vermeidung von Überdehnung (»gas trapping«) ist 3-mal so lang wie die Zeitkonstante (K_t). Sie ist abhängig von der Compliance des respiratorischen Systems (C_{rs}) und vom Lungengewebswiderstand (R_L). Die 3 eingezeichneten Beispiele sind schematisiert. (Mod. nach Bancalari 1986 und Simbruner 1986)

7.1.2 Atemmechanik bei Erwachsenen und Neugeborenen

◘ Tab. 7.1. Vergleich der Lungenphysiologie von Erwachsenen und Neugeborenen

Messgröße	Dimension	Erwachsene		Neugeborene	
		total	pro kg	total	pro kg
Lungengewicht	g	800	11	50	17
Alveolenzahl		300×10^6	$4,3 \times 10^6$	24×10^6	8×10^6
Alveolendurchmesser	µm	200–300		50	
Alveolenoberfläche gesamt	m^2	70	1,0	2,8	1,0
Atemfrequenz	pro min	20		40	
O_2-Verbrauch	ml/min	250	3,5	18	6,0–6,7
Lungendehnbarkeit (Gesamtcompliance)	ml/cm H_2O	100	1,4	4,9	1,3
Strömungswiderstand (Resistance)	cm H_2O/l/s	5,5		68	
Atemminutenvolumen	ml/min	90–100		200–300	
Alveoläre Ventilation	ml/min	4200	60	400	100–150
Atemzugvolumen	ml	450	7	20	6
Totraum, anatomisch	ml	150	2,2	7,0	2,2
Funktionelle Vitalkapazität	ml	60		35	
Reservekapazität	ml	2400	34	90	30
Residualvolumen	ml	1190	17	60	20
Atemarbeit	kg × cm/min	25		1,5	
CO_2-Diffusionskapazität	ml CO_2/min/mmHg	20		1,5	
O_2-Diffusionskapazität	ml O_2/min/mmHg/m^2	16		5	
Lungenperfusion	l/min/m^2	5,0		4,5	

7

7.1.3 Definition der Ateminsuffizienz

Ateminsuffizienz bedeutet (nach der postnatalen Adaptation) PaO_2 <40 mmHg *oder* PCO_2 >70 mmHg *oder* wiederholte Apnoe über 20 s Dauer (◘ Tab. 7.2). Symptome der Ateminsuffizienz sind Tachypnoe, Tachykardie, inspiratorische Einziehungen, exspiratorisches Stöhnen, Nasenflügeln, Zyanose und Apnoe (Ursachen ◘ Abb. 8.1, s. S. 176).

Zur Indikation einer künstlichen Beatmung beim Neugeborenen gibt es erstaunlich unterschiedliche Ansichten und nur wenige kontrollierte Studien [34]. Beim Atemnotsyndrom kann die künstliche Beatmung lebensrettend sein (E1a, NNT 10) [39].

7.1.4 Indikation zur Atemhilfe

Über die verbesserte Belüftung der Lunge hinaus steigert künstliche Beatmung die Oxygenierung des Blutes. Ihr Beginn ist bei allen grundsätzlich heilbaren ateminsuffizienten Kindern indiziert und sollte er-

◘ Tab. 7.2. Ateminsuffizienz beim Neugeborenen und Indikation zur Atemhilfe	
Ateminsuffizienz	**Indikation für Atemhilfe**
Geburtsasphyxie oder Notfall	Siehe Reanimation S. 30
Zentrale Atemstörung, Apnoe-anfälle	Apnoen (>20 s Dauer) nach 5 min Maskenbeatmung nicht reversibel
	Azidose pH <7,20
	Kein Ansprechen auf Koffein
Atemnotsyndrom Frühgeborene	PaO_2 <40 mmHg bei F_iO_2 >0,6
	PCO_2 >70 mmHg
Aspirationssyndrom/Pneumonie Reifgeborene	P_aO_2 <40 mmHg bei F_iO_2 >0,8
	PCO_2 >80 mmHg
Herzinsuffizienz, Obstruktion der oberen Luftwege	PCO_2 >70 mmHg
	Schwere Dyspnoe mit Erschöpfung

folgen, bevor Organschädigungen durch Hypoxie, Hyperkapnie oder Azidose entstanden sind (■ Tab. 7.2).

7.2 Kontinuierlich positiver Atemwegsdruck (CPAP)

7.2.1 Prinzip und Indikation

Erhöhung der funktionellen Residualkapazität und Eröffnen atelektatischer Lungenabschnitte bzw. Offenhalten der Alveolen. Nur in belüfteten Alveolen kann es zur Ausschüttung von Surfactant kommen. Durch Eröffnen kollabierter Lungenteile werden Ventilation und Diffusion verbessert und der PaO_2 erhöht. Früher Nasen-CPAP-Einsatz kurz nach der Geburt senkt die Notwendigkeit künstlicher Beatmung (E1a: NNT 6) [43,44, 33]. Nach Beatmung hilft Nasen-CPAP, nicht aber trachealer CPAP, Reintubation (E1a, NNT 10) [21, 22] und bronchopulmonale Dysplasie [74] zu vermeiden. Wir verwenden kontinuierlichen Dehnungsdruck (s. auch s. S. 31) als Nasen-CPAP v. a. in folgenden Situationen:

- Störung der postnatalen respiratorischen Adaptation, besonders bei Kindern <1500 g
- Leichtes Atemnotsyndrom bei Kindern, welche keinen Surfactant benötigen
- In der Entwöhnungsphase nach schwerem Atemnotsyndrom oder sonstiger Langzeitbeatmung
- Rezidivierende Apnoeanfälle. Die Überlegenheit gegenüber Theophyllin ist nicht gesichert [38]

Sind keine Atemstörungen vorhanden, so hat der prophylaktische Einsatz von CPAP keine Vorteile (E1a) [79].

7.2.2 CPAP-System

Bezüglich der Notwendigkeit einer Reintubation sind kurze binasale Stöpsel wirksamer als ein einzelner Nasopharyngealtubus (E1b) [24]. Ein Blubber-CPAP ist bezüglich Oxygenierung, CO_2-Elimination und

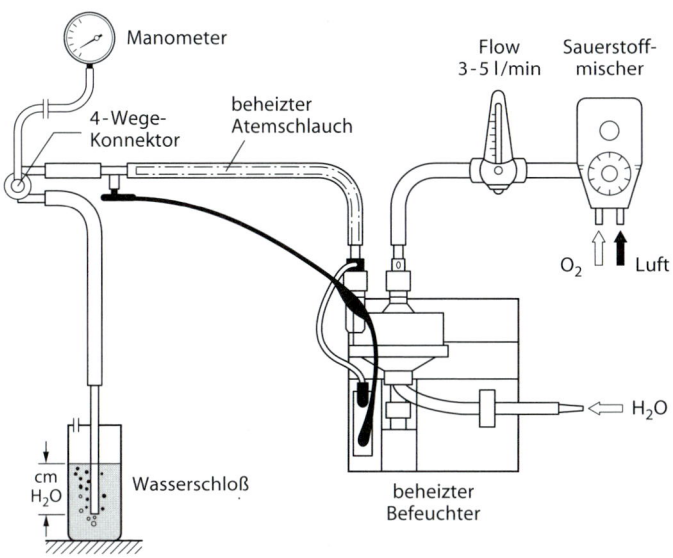

◨ **Abb. 7.2.** Schlauchsystem für kontinuierlich-positiven Atemwegsdruck (CPAP). Das System kann mit Adaptern (4-Wege-Konnektor) für Endotrachealtubus versehen werden

Atemfrequenz nicht besser als Konstantfluss-CPAP (E1b) [57]. Es wird der minimale Gasfluss eingestellt (meist 3 l/min), mit dem ein konstanter Dehnungsdruck von 3–4 cm H_2O erreicht wird (zu hoher Flow führt zu Magenüberblähung und Ernährungsstörungen). Beim Atemnotsyndrom kann die Druckhöhe stufenweise bis 6 cm H_2O gesteigert werden. Ein einfaches CPAP-System ist in ◨ Abb. 7.2 dargestellt.

7.2.3 Komplikationen und Nebenwirkungen

▬ »CPAP-Toxizität«: CO_2-Akkumulation durch Behinderung der Exspiration, besonders bei PEEP über 6 cm H_2O. Es folgen respiratorische Azidose, vermindertes Atemminutenvolumen, Verminderung des venösen Rückstroms, Herzinsuffizienz.

- Extraalveoläre Gasansammlung (interstitielles Emphysem, Pneumomediastinum, Pneumothorax, Pneumoperikard, s. S. 189).
- Schleimansammlungen hinter dem Nasopharyngealtubus, insbesondere wenn dieser nicht tief genug eingeführt und nicht mindestens alle 12 h gewechselt wird. Regelmäßig absaugen!
- Überblähung von Magen/Darm, insbesondere bei hohem Gasfluss. NEC ist eine Kontraindikation für Nasen-CPAP.

Nasendeformierungen kommen bei allen Nasen-CPAP-Formen vor, besonders wenn ein schweres Schlauchsystem eine Hebelwirkung ausübt.

7.3   Formen der Beatmung

Für eine erfolgreiche künstliche Beatmung gibt es keine starren Regeln, zumal die wissenschaftliche Evidenz spärlich ist. Die beste Beatmungsform muss gemäß der Erkrankung des Kindes, dem vorhandenen Respirator und den Erfahrungen des behandelnden Teams herausgefunden werden. Vor allem bei der Frequenz hat man meist etwas Spielraum, um so zu beatmen, dass das Kind sich wohlfühlt und unsediert nicht gegen das Gerät atmet. Die im Folgenden dargestellten Beatmungsstrategien stellen keine starren Richtlinien dar (an anderen Kliniken wird anders und deswegen nicht schlechter beatmet), haben sich jedoch in unseren Händen bewährt und sollen es dem Anfänger erleichtern, sich in der Vielfalt der Beatmungstechniken zurechtzufinden.

7.3.1   Intermittierende Positivdruckbeatmung (IPPV)

Während der Inspiration wird Gas mit konstantem Fluss und begrenztem Spitzendruck in die Lunge geblasen. In der Exspiration, während der das Beatmungsgerät nicht aktiv ist, entleert sich die Lunge aufgrund ihrer Elastizität von selbst. Der Druck sinkt wieder auf den Exspirationsdruck ab, wobei die Geschwindigkeit der Entleerung von verschiedenen pulmonalen Faktoren abhängt.

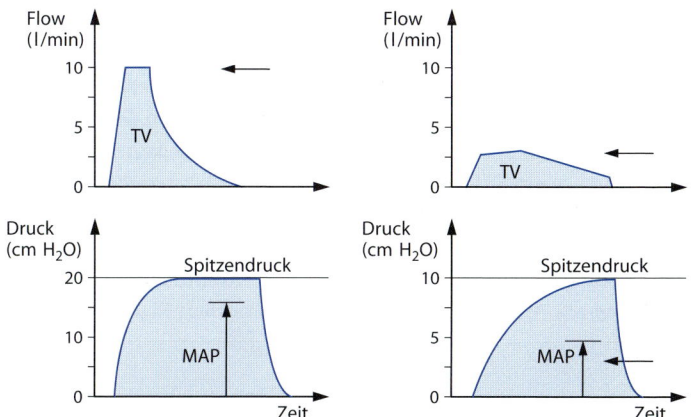

■ **Abb. 7.3.** Inspiratorische Druck-Flow-Diagramme bei intermittierender Positiv-druckbeatmung mit konstantem Fluss und vorgegebener Druckbegrenzung. Bei gleichem inspiratorischen Spitzendruck hängen Atemzugvolumen (TV) und mittlerer Atemwegsdruck (MAP) ganz wesentlich von der Höhe des Gasflussangebots ab. Im rechts dargestellten Beispiel ist der Fluss zu niedrig, der angewählte Inspirationsdruck wird erst spät erreicht, Mitteldruck und Atemzugvolumen sind niedrig

Inspiratorische Strömungscharakteristik, mittlerer Atemwegsdruck und erzieltes Atemzugvolumen sind von der Höhe des Gasflusses abhängig: Je höher der Flow, desto früher wird das inspiratorische Druckplateau erreicht (■ Abb. 7.3).

7.3.2 Nasale intermittierende Positivdruckbeatmung (NIPPV)

Beatmung über den Nasentubus, meist mit niedrigen Frequenzen und niedrigem Druck. Wegen Gefahr einer Überblähung des Magens nicht geeignet für schwere pulmonale Erkrankungen und für hohe Beatmungsdrücke. Bei gehäuften Apnoen und nach Extubation hilft NIPPV besser als N-CPAP, eine erneute endotracheale Intubation zu vermeiden (E1a) [22].

7.3.3   Intermittierend-mandatorische Ventilation (IMV)

Eine dem Neugeborenen besonders angepasste Ventilationsform: Beatmung mit niedriger Frequenz, wobei das Kind zwischen den einzelnen Respiratorzyklen spontan atmen kann. Die Technik kann mit CPAP kombiniert werden. Der Spontanatmungsanteil lässt sich allmählich steigern, so dass eine schonende Entwöhnung vom Beatmungsgerät möglich ist. Niederfrequente Beatmung ohne IMV ist wegen des hohen Pneumothoraxrisikos heute verlassen. Kontrollierte Beatmung garantiert das Atemminutenvolumen, IMV erfordert Eigenatmung des Kindes.

7.3.4   Synchronisierte/assistierende Beatmung

Die Respiratorfrequenz wird der Eigenatmung des Neugeborenen angepasst und ein Gegenatmen des Kindes verhindert. Dies wird ermöglicht durch:

— Manuelle Einstellung, wobei die Eigenatemfrequenz durch kurzes Umschalten auf CPAP oder Beutelbeatmung ermittelt wird, meist dem Gestationsalter umgekehrt proportional ist und beim Frühgeborenen zwischen 50 und 90/min liegt. Je kürzer die am Gerät eingestellte Inspirationszeit, desto höher ist die Spontanatemfrequenz des Kindes [85].

— Assistierende Beatmungsgeräte, die den inspiratorischen Triggerimpuls des Kindes zum Auslösen eines Atemhubs verwenden (nicht bei allen Neugeborenen möglich).

Synchronisierte Beatmung verkürzt die Beatmungsdauer (E1a) [10], senkt die Notwendigkeit von Sedierung und Relaxierung (s. S. 146) ebenso wie das Risiko von interstitiellem Emphysem und Pneumothorax (E1a) [34]. Synchronisierte intermittierend-mandatorische Ventilation (SIMV) bedeutet, dass die Rhythmik des Beatmungsgeräts sich an die Spontanatmung des Kindes anpasst, so dass ein endinspiratorisch-mandatorischer Atemzug vermieden wird. Assistierende Beatmung ist das überlegene Verfahren zur Entwöhnung von Frühgeborenen über 27 Gestationswochen (E1b) [13]. Bei sehr kleinen Frühgeborenen erhöht der Flowsensor im Atemweg den Totraum, was zu insuffizientem Gasaustausch oder unnötig aggressiver Beatmung führt und die Entwöhnung behindert (E3) [14]. In dieser Situation müssen Flowsensor und Trachcare-Adapter entfernt werden.

7.3.5 Hochfrequenzbeatmung (HFPPV)

Bei höheren Frequenzen muss eine der pulmonalen Zeitkonstante entsprechende Ausatemzeit gewährleistet sein, um unbeabsichtigten alveolären PEEP (»gas trapping«) zu verhindern. Die minimal erforderliche Exspirationszeit beträgt beim Frühgeborenen mit Atemnotsyndrom 0,25 s, beim reifen Kind mit Mekoniumaspiration 0,5 s. ◨ Abb. 7.1 gibt die Zeitkonstante zur Berechnung der minimalen Ausatemzeit in Abhängigkeit von Compliance und Resistance wieder. Bei einer Frequenz von 60–180/min wird die Eigenatmung des Kindes meist reflektorisch ausgeschaltet. Die Methode erlaubt eine Ventilation mit niedrigem Atemwegsmitteldruck und verbessert die Oxygenierung durch vermehrte molekulare Gasdiffusion. Sie wird insbesondere bei der persistierenden pulmonalen Hypertension (PPHN) und u. U. beim Atemnotsyndrom von Kindern <1000 g eingesetzt, wenn diese schwere Oxygenierungsstörungen haben oder gegen den Respirator atmen. Die ursprüngliche Hoffnung, mit der Hochfrequenzbeatmung die Entstehung einer bronchopulmonalen Dysplasie (s. S. 195) verhindern zu können, wurde durch kontrollierte Studien nicht bestätigt, jedoch ist bei einer Beatmungsfrequenz von 60/min die Pneumothoraxrate geringer als bei 40/min (E1b) [64, 66].

7.3.6 Hochfrequenzoszillation (HFOV)

Ein sehr kleines Atemzugvolumen (kleiner als der anatomische Totraum) wird durch eine oszillierende Kolbenpumpe oder eine schwingende Membran mit Frequenzen von 4–40 Hz (240–2400/min) appliziert. Zwischen hoher Molekulargeschwindigkeit im Zentrum der Luftwege (Axialdispersion aufgrund asymmetrischer Geschwindigkeitsprofile) und einer vermehrten Molekulardiffusion am Rande (Radialdiffusion) besteht eine komplizierte Interaktion (Taylor-Dispersion), die einen Teil der HFOV-Wirkung erklärt. HFOV ist beim interstitiellen Lungenemphysem sinnvoll. Bei schwerem Lungenversagen ist der Einsatz der HFOV möglicherweise lebensrettend, wenn der Mitteldruck hoch genug ist, um die Lunge zu öffnen [32]. Da mehrere randomisierte Studien und Metaanalysen keine Überlegenheit gegenüber konventioneller Beatmung zeigten (E1a) [41,42, 11,12, 37], soll HFO bei Neugeborenen aller Gestationsalter nicht als Routinemethode verwendet werden. Auch bezüglich der BPD-Inzidenz (E1b) [46] und der Lungenfunktion im Alter von einem Jahr (E1b) [82] hat die HFOV keinerlei Vorteile.

Steuerung der HFOV s. ◘ Tab. 7.6, s. S. 145.

7.3.7 NO-Beatmung

Inhalatives Stickstoffmonoxid (NO) wird zur Senkung des Druckes im Pulmonalkreislauf bei der pulmonalen Hypertension reifer Neugeborener eingesetzt (E1a) [6, 28, 50,69] (s. S. 266). Stickstoffmonoxid wird physiologischerweise in den Endothelzellen der Gefäße synthetisiert und diffundiert von dort aus zur benachbarten glatten Muskelzelle. Dort aktiviert NO die Guanylatcyclase, steigert die Synthese von cGMP und bewirkt eine Relaxierung der glatten Muskelzelle mit dem Ergebnis einer Vasodilation. Indikationen zur Therapie mit NO sind bei reifen und beinahe reifen (Gestationsalter >34 Wochen) Neugeborenen alle Erkrankungen, die zu einer pulmonalen Hypertension mit Rechts-links-Shunts auf Duktusebene bzw. über das Foramen ovale führen. Die Wirksamkeit ist in mehreren randomisierten Studien belegt, so dass bei gegebener Verfügbarkeit von NO die Therapie mit Prostacyclin und Tolazolin als nichtselektiven Vasodilatatoren in den Hintergrund rückt (E1a) [17, 45, 61, 69]. Eine Ausnahme stellt die Gruppe der Neugeborenen mit Zwerchfellhernie dar [60], bei denen NO unwirksam ist. Die übliche initiale NO-Dosierung ist 20 ppm, bei der Entwöhnung ist wegen Inaktivierung der NO-Synthase meist eine längere Phase mit 4 ppm erforderlich. Während NO-Inhalation muss Met-Hb gemessen werden. Bei Frühgeborenen hat NO keinen positiven Effekt auf Mortalität und Entwicklung einer chronischen Lungenerkrankung (E1a) [8, 51, 30, 78]. Möglicherweise erhöht es das Risiko einer Hirnblutung (E1b) [86], so dass NO bei Kindern <34 Wochen nicht routinemäßig eingesetzt werden sollte.

7.4 Handbeatmung – Maskenbeatmung

Die Notfallbeatmung mit Beutel und Maske muss in jedem Kreißsaal und an jedem Intensivpflegeplatz jederzeit möglich sein. Vor ihrem Beginn müssen die Atemwege freigemacht werden (s. Reanimation, s. S. 30). Wir verwenden ausschließlich den Laerdal-Baby-Resu-Beutel mit Sicherheitsventil (◻ Abb. 2.4, s. S. 34), PEEP-Ventil, Reservoirbeutel (ermöglicht hohe Sauerstoffkonzentration) und Manometer, welches über ein T-Stück am Konnektor angeschlossen wird. Die weiche Silikonmaske dichtet gut ab und hat einen niedrigen Totraum. Das Sicherheitsventil des Laerdal-Beutels verhindert unbeabsichtigte hohe Spitzendrücke. Beutel, die durch Materialermüdung und Sterilisieren ihre Elastizität verlieren, müssen rechtzeitig ausgewechselt werden. Bei entfalteter Lunge soll der Beutel mit den Fingern (Faustregel: 1 Finger pro kg Körpergewicht) komprimiert werden, nicht mit der Faust! Thoraxexkursionen beachten! Stethoskopkontrolle!

Indikation. Kreißsaalerstversorgung, kurzfristig erforderliche Reanimation, Verschlechterung am Respirator, insbesondere bei Verdacht auf Gerätefehlfunktion, nach Absaugen, bei Surfactantsubstitution und zum Auffinden der optimalen Beatmungsform bei schwieriger Respiratorsteuerung.

Kontraindikation zur Maskenbeatmung. Mekoniumaspiration, Bauchwanddefekte (Omphalozele, Gastroschisis), Verdacht auf Zwerchfellhernie (eingesunkenes Abdomen, Herztöne rechts), Ösophagusatresie, interstitielles Lungenemphysem, Pneumothorax.

7.5   Endotracheale Intubation

Die Intubation sollten alle Ärzte einer Neugeborenenintensivstation sicher beherrschen. Dies ist auf Stationen mit großer Personalfluktuation schwer zu realisieren. Endotrachealtuben sollten nicht unnötig gewechselt werden: Der Zustand des Kindes kann sich durch den Eingriff dramatisch verschlechtern, das Risiko einer subglottischen Stenose steigt mit jeder erneuten Intubation. Intubationen sollten sorgfältig vorbereitet und in Ruhe durchgeführt werden. Bei großen oder unruhigen Neugeborenen kann die Intubation durch Prämedikation mit einem kurzwirkenden Barbiturat [59] oder mit Fentanyl [7] möglicherweise erleichtert werden, wobei dieser Vorteil bislang nicht erwiesen ist [53]. Die Prämedikation sollte einer baldigen Extubation nicht im Wege stehen. Auf eine akute Thoraxrigidität muss man als Narkosewirkung gefasst sein. Keinesfalls darf bei einem ateminsuffizienten Frühgeborenen <1500 g ein Anfänger unter Zeitdruck »üben«. Fehlversuche rechtzeitig abbrechen und das Neugeborene durch erneute Maskenbeatmung oxygenieren! Intubation unter Monitorüberwachung (transkutane Gasanalyse) ermöglicht eine bessere klinische Überwachung (bei Bradykardie sofort abbrechen).

Instrumentarium für endotracheale Intubation

- Laryngoskop Wis-Foregger mit 18-mm-Griff
- Ersatzbatterien
- Gerade Spatel Größe 0 und 1 (Lichtkontrolle!)
- Säuglings-Magill-Zange
- Vygon-Tuben 2,0/2,5/3,0/3,5 mm mit Adaptern
- 2 Einmalabsaugkatheter mit Sekretfänger, Charr 8
- Laerdal-Beatmungsbeutel mit Sauerstoffanschluss
- Beatmungsmasken Größe 0 und 1
- Stethoskop
- Pflaster, Sicherheitsnadel zum Fixieren

7.5.1 Vorbereitung

Assistenzperson zur Hilfestellung, Absprache der einzelnen Schritte, Tür schließen, Wärmelampe einschalten, Funktionskontrolle der Absaugung, pharyngeales Absaugen, Entleerung des Magens, kurze Maskenbeatmung. Vollständiges Instrumentarium bereithalten.

7.5.2 Orotracheale Intubation

Schultern durch zusammengefaltete Windel leicht erhöhen. Kopf in Mittelstellung, nicht überstrecken! Laryngoskop mit Daumen, Zeige- und Mittelfinger der linken Hand greifen und mit dem 4. und 5. Finger das Kinn umfassen. Dadurch wird der Kopf fixiert und der Kieferwinkel leicht angehoben. Einführung des Spatels über den rechten Mundwinkel und Abdrängung der Zunge nach links. Zahnleiste nicht verletzen! Spatel vorschieben, bis Epiglottis ins Gesichtsfeld tritt. Die Spatelspitze kann entweder über die Epiglottis oder in die Valleculae epiglotticae geführt werden. Druck mit dem kleinen Finger der linken Hand von außen auf den Larynx, so dass das Aufrichten des Kehlkopfeingangs durch die Spatelspitze unterstützt wird. Die Epiglottis befindet sich im Gesichtsfeld. Nach dorsal ist die Stimmritze sichtbar (◘ Abb. 7.4). Vorschieben des Tubus in den Kehlkopfeingang. Bei Engstellen der Stimmbänder tritt hierbei gelegentlich ein Hindernis auf.

7.5.3 Nasotracheale Intubation

Lagerung wie bei orotrachealer Intubation. Der (angefeuchtete) Tubus wird am Unterrand des Nasengangs vorgeschoben (oben sind die Nasenmuscheln!). Bei sehr engem Nasengang (insbesondere bei Kindern <1000 g) lässt er sich einfacher über einen vorher eingeführten 6-Charr-Absaugkatheter vorschieben. Behinderungen im Verlauf des Nasengangs lassen sich meist durch leichte Drehbewegungen überwinden. Das weitere Vorgehen entspricht der orotrachealen In-

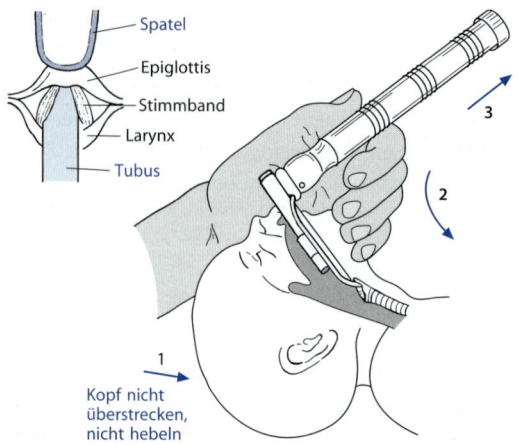

7

○ **Abb. 7.4.** Lagerung, Laryngoskopführung und Einblicksfeld bei Intubation

tubation. Ist der Tubus im Pharynx sichtbar, wird seine Spitze unter laryngoskopischer Sicht mit einer Säuglings-Magill-Zange gefasst und in den Tracheaeingang geführt (Uvula nicht verletzen!). Bezüglich des Risikos akzidenteller Extubation, Tubusverstopfung, Sepsis und lokalem Trauma besteht zwischen oro- und nasotrachealer Intubation kein Unterschied (E1b) [75].

7.5.4 Lokalisationskontrolle

Inspektion: Thoraxbewegungen symmetrisch? Auskultation: Gleichmäßige Belüftung beider Lungen? Spiegelprobe: Exspiratorischer Beschlag am Tubusende bei Spontanatmung? Palpation: Die Position ist korrekt, wenn die Tubusspitze (bei der Intubation) mit dem kleinen Finger in der Fossa jugularis suprasternal tastbar ist. Röntgenkontrolle (obligat nach jeder Intubation): Korrekte Position zwischen den Medialenden der Claviculae (in der Mitte zwischen Stimmbändern und Carina). Die mittlere Entfernung Larynx-Carina beträgt beim reifen Neugeborenen 5,7 cm. *Wichtig*: Kopf und Schultern während der Röntgenaufnahme in mittlerer Position halten. Die Tubusspitze wandert bis zu 2,8 cm nach oben, wenn der Kopf von der vollständig gebeugten zur vollständig dorsal flektierten Position bewegt wird, und bis zu 1,2 cm nach oben bei Drehung des Kopfs nach der Seite. Tubusposition am Naseneingang zum Zeitpunkt der Röntgenaufnahme auf dem Röntgenbild notieren.

Auf dem Beatmungsprotokoll sollte vermerkt werden: wievielter Tubus, Tubusgröße, Tubusposition.

7.5.5 Tubusfixierung

Sicherung des Tubus gegen unbeabsichtigtes Tieferrutschen durch eine seitlich (am Rande des Lumens, sonst Probleme beim Absaugen) durch den Tubus gesteckte, horizontal fixierte Sicherheitsnadel 5 mm vor dem Naseneingang (Position ◘ Tab. 7.3). Fixierung durch

◘ **Tab. 7.3.** Größe und Position des Nasotrachealtubus (Sicherheitsnadel 0,5 cm vor Naseneingang)

Gewicht [g]	Körperlänge [cm]	Tubuslänge bis zur Nadel [cm]	Tubusgröße [mm]
500	33	7,0	2,0
750	35	7,5	(2,0)–2,5
1000	37	8,0	2,5
1250	39	8,5	2,5
1500	41	9,0	2,5
1750	43	9,5	3,0
2000	45	10,0	3,0
2500	48	10,5	3,0
3000	50	11,0	3,0–(3,5)
3500	52	11,0	3,5
4000	54	11,5	3,5
>4000	>54	12,0	3,5

eingeschnittenes Heftpflaster: Ganzen Streifen vom Nasenrücken
bis Glabella, halben Heftpflasterstreifen (max. 5 mm breit) nach
einmaliger Umrundung des Tubus auf die (entfettete) Wangenhaut
kleben.

7.6   Steuerung der Beatmung

7.6.1   Initiale Respiratoreinstellung

◻ **Tab. 7.4.** Schematisierte *initiale* Respiratoreinstellung für typische neonatale
Beatmungssituationen. Muss nach Begleitumständen (z. B. Emphysem), Auskultationsbefund (sofort) und Blutgasanalyse (nach 15 min) modifiziert werden.
Faustregel: P_{insp} so hoch, dass sich der Thorax hebt und mit dem Stethoskop ein
respiratorisches Atemgeräusch zu hören ist. Frequenz etwas über der Spontanatemfrequenz. Flow so hoch, dass P_{insp} nach 1/3–1/2 Inspirationszeit erreicht
wird (ist vom Gerätetyp abhängig). Nach Surfactantsubstitution sind deutlich
niedrigere Beatmungsdrücke zu wählen

Krankheitsbild und angenommenes Gewicht	F_iO_2	Flow [l/min]	P_{insp} [cm H_2O]	PEEP [cm H_2O]	MAP [cm H_2O]	Frequenz [min⁻¹]	Insp. Zeit [s]
Zentrale Apnoen 1000 g	0,21	5	12	2	4	30	0,2
Atemnotsyndrom vor Surfactant 1500 g	0,90	6	25	4	12	50	0,3
Pneumothorax 2000 g	0,50	6	14	0	4	80	0,2
Herzinsuffizienz 3000 g	0,40	10	14	0	4	40	0,3
Mekoniumaspiration/ PPHN 3500 g	1,0	15	30	2	14	60	0,3

7.6.2 Akute Verschlechterung am Respirator

— Beatmungsgerät dekonnektieren und Beatmung mit Beutel und Sauerstoff; dabei
— Auskultation: kommt Luft an? Exspiration aus Tubus? Seitengleiche Belüftung? Rasselgeräusche? Sekret?
— Vor deutlicher Erhöhung der Beatmungsparameter oder Sedierung folgende Ursachen ausschließen:
   1. Fehlfunktion des Respirators → anderes Gerät einsetzen (s. S. 165)
   2. Lunge voller Sekret → absaugen, evtl. spülen (s. S. 158)
   3. Tubus verstopft → absaugen, evtl. umintubieren (s. S. 152)
   4. Tubusfehllage → zurückziehen oder korrekte Reintubation (s. S. 153)
   5. Pneumothorax → je nach Zustand sofortige entlastende Probepunktion oder Drainage, Kontrolle mit Kaltlichtlampe, Röntgenthorax (s. S. 190)
   6. Hypotension → Plasmainfusion, Katecholamine

7.6.3 Änderung von Beatmungsparametern und deren Auswirkung

Prinzip. Jede Veränderung muss dokumentiert und durch Blutgasanalyse innerhalb von 30 min kontrolliert werden. Stets nur einen Parameter ändern.

Zeitgesteuerte Respiratoren. Inspirationsdruck (P_{insp}) jeweils um 2 cm H_2O heben oder senken, PEEP anfangs gewöhnlich 3 cm H_2O, Änderungen um 1–2 cm H_2O, Frequenz in Stufen zu 5/min senken oder steigern.

Volumengesteuerte Respiratoren. Sie werden bei Neugeborenen kaum noch verwendet. Bei der Berechnung des Atemzugvolumens muss das Tubusleck berücksichtigt werden.

Inspirationsdruck (P_{insp} oder PIP; »peak inspiratory pressure«)
Wirkung. Erhöhung bewirkt Anheben des MAP (mittlerer Atemwegsdruck), damit Verbesserung der Oxygenierung (◘ Abb. 7.5). Erhöhung

der alveolären Ventilation über eine Erhöhung des Atemzugvolumens, damit Erniedrigung des PCO_2.

Gefahr. Barotrauma/Volutrauma! Deshalb P_{insp} stets so hoch wie nötig und so niedrig wie möglich halten, sonst Gefahr der pulmonalen Schädigung (s. S. 191).

PEEP (»positive end-expiratory pressure«)

Wirkung. Erhöhung bewirkt Anstieg des MAP, dadurch verbesserte Oxygenierung. Die Erhöhung des PEEP ist die effektivste Art, den MAP zu erhöhen: adäquater PEEP verhindert den Alveolarkollaps, verbessert das Ventilations-Perfusions-Verhältnis und fördert die Ausschüttung von Surfactant.

Gefahr. Bei erhöhtem PEEP steigt die Gefahr der Lungenüberblähung, des interstitiellen Emphysems und des Pneumothorax. Behinderung des venösen Rückstroms.

❗ Erhöhung des PEEP ohne Erhöhung des Inspirationsdrucks vermindert die inspiratorisch-exspiratorische Druckdifferenz, die der entscheidende Parameter für das Atemminutenvolumen und damit für die alveoläre Ventilation ist: Dies kann zum PCO_2-Anstieg führen.

MAP (»mean airway pressure«; mittlerer Atemwegsdruck)

Bedeutung. Korreliert direkt mit der Sauerstoffaufnahme: Höherer MAP bedeutet verbesserte Oxygenierung.

Ausnahme. Bei interstitiellem Lungenemphysem kann eine bessere Oxygenierung durch Erniedrigung des MAP erreicht werden.

Gefahr. Hoher MAP bewirkt hohen intrathorakalen Druck, Herzbelastung, Erhöhung des zentralen Venendrucks und damit des Hirnvenendrucks: erhöhte Hirnblutungsgefahr (s. S. 416).

F_iO_2 (»fraction of inspired oxygen«; O_2-Konzentration im Atemgas)

Wirkung. Erhöhung bewirkt Anstieg des PaO_2.

Gefahr. Hohe O_2-Konzentrationen in der Lunge (F_iO_2 über 0,6) führen zunächst zu reversiblen, spätestens nach ca. 3 Tagen zu chronischen Lungenschäden: Gefahr der BPD steigt. Jede unkontrollierte O_2-Zufuhr birgt das Risiko der Retinopathie in sich (s. S. 113)!

Inspirationszeit (T_{insp})

Wirkung. Verlängerung bewirkt MAP-Anstieg, daher verbesserte Oxygenierung.

Verkürzung. MAP sinkt; soll MAP gleich gehalten werden, so sind höherer Druck und höherer Flow erforderlich.

Gefahr. Je länger T_{insp}, desto eher Überblähung.

Prolongierte Inspirationsdauer erhöht den Atemmitteldruck und ermöglicht verbesserte Oxygenierung auch mit niedrigerem Spitzendruck. Sie ist eine wirksame Behandlungsform für schwere Oxygenierungsstörungen, soll jedoch wegen ihrer Pneumothoraxgefahr nur bei niedriger Respiratorfrequenz, geringem PEEP und ruhigem Kind versucht werden. Im Surfactant-Zeitalter sollte sie nur noch in Ausnahmefällen eingesetzt werden (E1a) [49].

❶ Je länger die Inspirationszeit, umso niedriger kann der Flow gehalten werden; je kürzer die Inspirationszeit, umso höherer Flow ist notwendig.

Beatmungsfrequenz (f)

Wirkung. Erhöhung bewirkt Anstieg des Atemminutenvolumens. Dies bedeutet eine vermehrte alveoläre Ventilation; als Folge sinkt der PCO_2. Umgekehrt steigt bei verminderter Frequenz der PCO_2 an, bis die durch den erhöhten PCO_2 stimulierte Eigenatmung des Kindes einen weiteren Anstieg bremst.

Gefahr. Hohe Frequenz kann zu niedrigem PCO_2 führen; PCO_2 unter 35–30 mmHg drosselt die Hirndurchblutung. Höhere Beatmungsfrequenzen (>60/min) können auch bei Reduktion des I: E-Verhältnisses zur Alveolenüberblähung führen (»unbeabsichtigter PEEP«).

Aufgrund der notwendigerweise kürzeren Inspirationszeit bei höherer Frequenz muss ein höherer Flow eingesetzt werden: Dies führt zu einer Zunahme der intrapulmonalen Scherkräfte.

> ❶ Bei einer Atemfrequenz über 60/min muss die Exspirationszeit relativ länger werden als die Inspirationszeit, da sonst die Gefahr der Lungenüberblähung zunimmt.

Flow (Gasfluss/min)

Wirkung. Der Flow bestimmt die Geschwindigkeit des Druckanstiegs während der Inspiration. Erhöhter Flow führt über Erhöhung des MAP zu besserer Oxygenierung.

Gefahr. Erhöhung des Flows: Vermehrung der Scherkräfte innerhalb der Atemwege. Daher erhöhtes Risiko von interstitiellem Lungenemphysem, Pneumothorax und BPD. Bei sehr hohem Flow kommt es zu Verwirbelungen im Konnektor und daher zur Verminderung des Atemzugvolumens.

7.6.4 Verbesserung der Oxygenierung

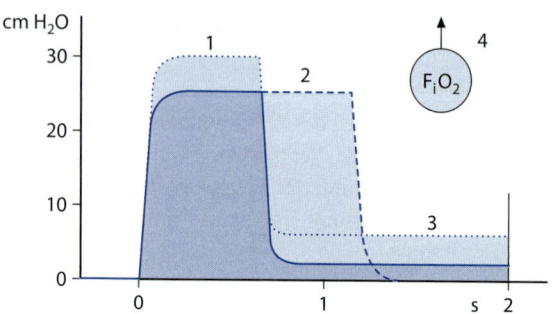

◻ **Abb. 7.5.** Möglichkeiten zur Verbesserung der Oxygenierung. 1 Erhöhung des Inspirationsdrucks, 2 Prolongierung der Inspirationsdauer, 3 Erhöhung des PEEP, 1–3 erhöhen den MAP, 4 Erhöhung der Sauerstoffkonzentration

7.6.5 Steuerung der Beatmung

◼ **Tab. 7.5.** Steuerung der Beatmung. Zur Vereinfachung ohne Berücksichtigung von Störungen im Säure-Basen-Haushalt, die in der Praxis meist parallel zu den respiratorischen Veränderungen stattfinden

Blutgasveränderung	Möglichkeit der Korrektur
1. Hyperkapnie: PCO_2 zu hoch	Gasfluss↑ Frequenz↑ Inspirationsdruck↑ Atemzugvolumen oder AMV↑ Ggf. Totraum↓
2. Hypokapnie: PCO_2 zu niedrig	Gasfluss↓ Frequenz↓ Inspirationsdruck↓ Atemzugvolumen oder AMV↓
3. Hyperoxämie: P_aO_2 zu hoch	F_iO_2↓ PEEP↓ Inspirationsdruck↓
4. Hypoxämie: P_aO_2 zu niedrig	F_iO_2↑ PEEP↑ Inspirationsdruck↑ Inspirationszeit↑
5. Respiratorische Globalinsuffizienz: PCO_2 zu hoch und P_aO_2 zu niedrig	Inspirationsdruck↑ Frequenz↑ Inspirationszeit↑ Atemzugvolumen oder AMV↑
6. CPAP-Toxizität PCO_2 zu hoch und P_aO_2 normal oder hoch	PEEP↓

◼ **Tab. 7.6.** Steuerung der Hochfrequenz-Oszillationsbeatmung (HFOV)

Problem	Parameteränderung
Hypoxie	MAP↑ F_iO_2↑ I-Zeit↑ Flow↑
Hyperkapnie	Amplitude↑ Frequenz↓

7.6.6 Sedierung, Analgesie, Relaxierung

Künstliche Beatmung ist nicht gleichbedeutend mit Schmerz. Die der Ateminsuffizienz zugrunde liegende Erkrankung kann jedoch so schmerzhaft sein, dass eine analgetische Behandlung indiziert ist [1, 2]. Bei kurzfristigem Schmerz (Punktion, Verbandswechsel) hat perlinguale Sukrose eine gute analgetische Wirkung (E1a) [47, 77]. Bei unangenehmen Prozeduren kann eine Sedierung nötig werden, wobei stets sorgfältiges Abwägen des Risikos nötig ist (▶ Kap. 22). Zentral wirksame Substanzen sind bei Neugeborenen nur nach strenger Indikation und unter größter Zurückhaltung einzusetzen [3]. Sie können Histaminausschüttung auslösen und Atemstörungen bewirken oder weiter verstärken. Ihre Wirkung auf pulmonalen Gefäßwiderstand, Thermoregulation und Darmmotilität (Ileusgefahr!) ist kaum vorauszusehen. Eine Prämedikation zur Intubation – falls nötig – sollte die baldige Extubation (INSUREX-Technik, s. S. 184) nicht verhindern. In Abhängigkeit von der funktionellen Reife des Kindes kommt es zudem leicht zu toxischer Akkumulation.

Relaxierung ist ebenso wie die Sedierung während der Beatmung von Neugeborenen meist entbehrlich, sofern Schmerz- und Krankheitszustände kausal bekämpft werden, das Prinzip des Minimal handling (s. S. 16) beachtet, nach der optimalen Beatmungsfrequenz (synchronisierte Beatmung, s. S. 132) gesucht und das Kind nach Überwinden seiner Ateminsuffizienz frühzeitig extubiert wird. Nur wenn es nicht anders gelingt, ein Ankämpfen des Kindes gegen den Respirator zu verhindern, besteht wegen der Pneumothorax- und Hirnblutungsgefahr eine Indikation zur medikamentösen Ruhigstellung (E1a) [16].

— Pancuronium ED 40 µg/kg, Wiederholung nach Bedarf
— Vecuronium, Sättigungsdosis 0,1 mg/kg, Erhalt 0,05 mg/kg/h

Indikation. Gefahr des Air leaks, z. B. interstitielles Emphysem/ drohender Pneumothorax, Notwendigkeit prolongierter Inspiration bei großen und sehr unruhigen Kindern.

— Sorgfältige Kreislaufüberwachung (Gefahr von Hypotension und persistierender pulmonaler Hypertension)
— Blase in regelmäßigen Abständen exprimieren

7.7   Beatmung nach Surfactantsubstitution

Die optimale Beatmungsstrategie nach Surfactantbehandlung ist unbekannt, kontrollierte Studien gibt es bislang nicht. Beim Frühgeborenen mit Atemnotsyndrom sind innerhalb von Minuten nach Substitution von natürlichem Surfactant folgende Veränderungen zu erwarten:

— Reduktion des Rechts-links-Shunts
— Anstieg des PaO_2
— Anstieg von Atemzugvolumen und funktioneller Residualkapazität
— Absinken des PCO_2
— Anstieg der Compliance
— Abfall der Resistance
— Verlängerung der Zeitkonstante
— Große Variabilität der Reaktion

Bei den meisten Kindern muss deshalb die Einstellung des Beatmungsgerätes entsprechend den Blutgasen innerhalb von 15 min adjustiert werden. Während der ersten 30 min nach Surfactantsubstitution ist lückenlose Anwesenheit beim Kind erforderlich. Eine akzidentelle Hypokapnie sollte wegen der Gefahr zerebraler Ischämie und Blutung unbedingt vermieden werden. Kontinuierliche Beobachtung des Kindes (Hautfarbe, Thoraxexkursionen, Atemgeräusch) und kontinuierliche transkutane Registrierung von PO_2 und PCO_2 sind unabdingbar. Wir passen den Respirator nach den in ◻ Tab. 7.7 aufgeführten Prinzipien

◻ **Tab. 7.7.** Steuerung der Beatmung nach Surfactantsubstitution: Arzt bleibt am Inkubator bis die Beatmungseinstellungen korrigiert und die transkutanen Blutgaswerte stabil sind

	Veränderte Größe		Orientierung an
Sofort:	F_iO_2	↓	$tcPO_2/P_aO_2$
	Exsp.-Zeit	↑	} Thoraxbewegungen
	Insp.-Zeit	↓	
Danach:	Insp. Druck	↓	PCO_2, Röntgenbild
	Frequenz	↓	Wenn >60/min
	PEEP	↓	Wenn >4 cm H_2O

an. Wegen der Gefahr von Überblähung (»unbeabsichtigter PEEP«) vermeiden wir nach Surfactant lange Inspirationszeiten und hohe Beatmungsfrequenzen.

> ❗ Die meisten Frühgeborenen können nach Surfactantsubstitution innerhalb von 1 h extubiert werden (E1b) [87, 83].

7.8   Entwöhnung

Die Entwöhnung vom Beatmungsgerät sollte zum frühestmöglichen Zeitpunkt erwogen werden, z. B. wenn das Neugeborene

- mit einer F_iO_2 <0,5 auskommt,
- bei guter Blutgasanalyse gegen den Respirator atmet,
- das Absaugen ohne Beeinträchtigung seines Allgemeinzustands verträgt.

Entwöhnung stufenweise durchführen, immer nur einen Beatmungsparameter verändern, kontinuierlicher transkutaner PO_2 und PCO_2 oder Blutgasanalyse innerhalb von 15 min nach jeder Veränderung. Frequenz senken und Übergang auf CPAP (E1a, NNT 6) [21]. Bei IMV-Atmung und CPAP nach jedem Absaugen wegen Gefahr von Atelektasen und Erschöpfung kurz mit dem Beutel beatmen (s. S. 158). Das Akzeptieren von PCO_2-Werten 45–55 mmHg (»permissive Hyperkapnie«) verkürzt im Vergleich zu 35–45 mmHg die benötigte Beatmungsdauer (E1b),[55]. Darüber hinaus ist das Risiko von Phasen versehentlicher Hypokapnie geringer (s. S. 151). Die Entwöhnung über nasalen CPAP ist häufiger (E1b) [13, 21], die über trachealen CPAP seltener (E1b) [80] erfolgreich als die direkte Extubation zur Spontanatmung. In Bauchlage ist die Oxygenierung besser als in Rückenlage (E1a) [56, 4].

Bei Kindern <1000 g kann eine stufenweise Entwöhnung durch den Totraum unmöglich sein, so dass wir bei O_2-Bedarf <40% einen Extubationsversuch nach Koffeinsättigung unternehmen. Bei größeren Kindern haben sich bei uns die im Folgenden beschriebenen *Entwöhnungsformen* bewährt.

Atemnotsyndrom nach Surfactantsubstitution, F_iO_2 <0,4 (s. S. 183)

- Extubation kurz nach der Surfactantsubstitution, spätestens nach 1 h: INSUREX-Technik (»intubate – surfactant – extubate«) (E1b) [87, 83] sonst:
  - Zunächst P_{insp} ↓, minimal 12 cm H_2O (Atelektasengefahr)
  - Danach F_iO_2 ↓ bis ca. 0,4
  - Danach Inspirationszeit ↓
  - Danach Frequenz ↓
  - Über IMV → nasalen CPAP

Frühgeborenes >27 Wochen mit assistierter Beatmung

- Keine Frequenzänderung
- P_{insp} ↓ in Stufen zu 2 cm H_2O, minimal 12 cm H_2O
- Inspirationszeit ↓, minimal 0,2 s
- Nach Extubation Nasen-CPAP

Persistierende pulmonale Hypertension

- P_{insp} ↓, wenn F_iO_2 <0,6
- PCO_2 möglichst nicht über 50 mmHg steigen lassen
- NO-Inhalation erwägen (s. S. 134)

Bronchopulmonale Dysplasie, F_iO_2 <0,6

- P_{insp} ↓, minimal 20 cm H_2O
- Danach Frequenz ↓
- PCO_2 von 70 mmHg akzeptieren, sofern pH kompensiert
- Kein trachealer CPAP
- Sauerstoff über pränasale Sonde bis F_iO_2 0,6

7.9   Extubation

— Zum frühestmöglichen Zeitpunkt: Reduktion von Beatmungskomplikationen und BPD-Inzidenz.
— Günstigen Zeitpunkt für die Extubation wählen; möglichst nicht kurz vor Schichtwechsel, Absprache mit Pflegekräften.
— Koffeinsättigung erleichtert die Chance erfolgreicher Extubation bei Frühgeborenen (E1a, NNT 3,7) [37]. Die langfristigen Effekte der Methylxanthin-Behandlung sind jedoch ungeklärt [71].
— Unmittelbar vor Extubation: Magen mit Sonde entleeren, orales und tracheales Absaugen.

Vorsichtige Ventilation mit Beatmungsbeutel, die während des Zurückziehens des Tubus fortgesetzt wird. Am besten wird eine Atelektase vermieden, wenn der gelockerte Tubus durch einen Beatmungsstoß mit dem Beatmungsbeutel »herausgeblasen« wird.
— Unmittelbar nach Extubation: Bauchlagerung, Lungenauskultation.
— Nach 15 min: Blutgasanalyse.
— Bei Stridor: Decortin 2 mg/kg i.v. alle 6 h für die nächsten 24 h (E1a) [20]. Eine Wirkung von razemischem Epinephrin ist nicht gesichert [18].
— Nahrungspause nicht obligat, je nach klinischer Situation.

7.10   Beatmungskomplikationen

Künstliche Beatmung, insbesondere die über eine kurze Reanimation hinaus durchgeführte Langzeitbeatmung, ist von einer Fülle von akut oder chronisch verlaufenden Komplikationen begleitet, die zu Tod oder lebenslanger Behinderung führen können. In Deutschland darf deshalb künstliche Beatmung bei Neugeborenen nur auf einer Intensivbehandlungsstation durchgeführt werden, auf der rund um die Uhr erfahrene Ärzte und Schwestern anwesend sind [31].

7.10.1 Hypoxie

Ursachen. Da beim beatmeten Neugeborenen die Atemfunktion meist hochgradig gestört ist, kann ein Sauerstoffmangel sehr schnell eintreten, z. B. bei Hypoventilation, zu geringem Atemwegsdruck, Pneumothorax, ungenügender Überwachung während des Absaugens, Tubusobstruktion, Dekonnektion, technischem Defekt des Respirators, fehlkalibrierter Transoxode, Blutdruckabfall, schwerer Anämie usw.

Folgen. Hypoxisch-ischämische Läsion von Gehirn, Niere, Darm etc. (s. Postasphyxiesequenz, ▶ Abschn. 2.4, s. S. 27).

7.10.2 Hyperoxie

Ursachen. Unkritisches Zugrundelegen von Erwachsenen-Normalwerten, unüberwachte Erhöhung der F_iO_2 beim Absaugen, bei Beutelbeatmung etc. Zu seltene arterielle Blutgasanalyse, unterlassene transkutane PO_2-Überwachung, kritikloses Vertrauen in Pulsoximeter.

Folgen. Bronchopulmonale Dysplasie (O_2-Toxizität und Barotrauma potenzieren sich, s. S. 195), Netzhautschädigung (s. Retinopathie S. 113).

7.10.3 Hypokapnie

Ursachen. Hyperventilation, Atemwegsdruck oder Frequenz zu hoch, Fehleinschätzung einer zentralen als pulmonale Atemstörung (häufig während des postnatalen Transportes), protrahierte Handbeatmung, fehlkalibrierte Transkapnode, zu seltene Blutgasanalyse, zu späte Blutgasanalyse nach Surfactant-Substitution. Niemals darf gegenüber einem erniedrigten PCO_2 weniger sensibel oder langsamer reagiert werden als gegenüber einem erhöhten.

Folgen. Tetanie, Krampfanfälle (neuromuskuläre Erregbarkeit s. S. 383), zerebrale Minderperfusion mit ihren Folgen (s. periventrikuläre Leukomalazie S. 426), periventrikuläre Hirnblutung. PCO_2-Werte unter 35 mmHg erhöhen das Risiko einer Zerebralparese (E2a) [15].

> ❗ Im Zeitalter von Lungenreifeinduktion und Surfactantsubstitution ist die Gefahr einer Hypokapnie unter künstlicher Beatmung größer als die einer Hyperkapnie [84].

7.10.4 Hyperkapnie

Ursachen. Hypoventilation, Atemwegsdruck oder Frequenz zu niedrig. Absichtliche »permissive« Hyperkapnie zur Verkürzung der Beatmungsdauer und zur Minderung des Risikos einer Hypokapnie. Eine Wirkung der permissiven Hyperkapnie auf Sterblichkeit, BPD oder Hirnblutung ist jedoch nicht gesichert (E1b) [91].

Folgen. Aufgrund fehlender Autoregulation ist die zerebrale Durchblutung linear abhängig vom PCO_2. Bei starker Hyperkapnie erhöht sich das Risiko von intraventrikulärer Blutung (s. S. 416), insbesondere bei sehr unreifen Frühgeborenen in den ersten Lebenstagen.

7.10.5 Tubusobstruktion

Kann durch Abknicken oder Verstopfung eintreten.

Symptome. Akuter Verfall, Zyanose, Gegenatmung. Thoraxexkursionen nicht synchron mit dem Respirator. Starke jugulare und thorakale Einziehungen. Auskultatorisch kein Atemgeräusch (auch nicht vor dem Tubus).

- Negative Spiegelprobe: Ein vor den geöffneten Tubus gehaltener Spiegel beschlägt exspiratorisch nicht.
- Beim sofort durchzuführenden Versuch des Absaugens kann kein Sekret gewonnen werden.
- Absaugkatheter passiert den Tubus nicht.

Therapie. Tubus entfernen, Kind mit Maskenbeatmung sich erholen lassen, falls nötig Reintubation.

Prophylaxe. Bei Beatmung mit richtig angewärmtem und angefeuchtetem Atemgas sowie regelmäßiger Trachealtoilette (s. S. 158) kommt es praktisch nicht zu Tubusverstopfungen!

7.10.6 Tubusdislokation

Dekonnektion und Dislokation des Endotrachealtubus sind wahrscheinlich die häufigsten Beatmungskomplikationen. Sie sollten durch den Leckalarm des Respiratormonitors sofort erkannt werden. Ansonsten kommt es zu folgenden Symptomen:

- Akute Verschlechterung
- Thoraxexkursionen nicht respiratorsynchron
- Atemgeräusch ist abgeschwächt (dieses Symptom ist bei sehr kleinen Frühgeborenen nicht verlässlich)

Dislokation in den Hypopharynx. Atemgas bläst inspiratorisch aus dem Mund. Auskultation: quietschend-grobblasiges Atemgeräusch, besonders über dem Hals auskultierbar.

Dislokation in den Ösophagus. Geblähtes Abdomen, Atemgeräusch über dem Magen auskultierbar, negative Spiegelprobe.

Dislokation in einen Hauptbronchus. Atemgeräusch einseitig abgeschwächt (nicht verlässlich). Diese Komplikation führt besonders leicht zum Pneumothorax. Sie kann durch die auf s. S. 139 beschriebene Fixierung mit einer Sicherheitsnadel praktisch vollständig vermieden werden.

Behandlung. Bei Verdacht direkte Laryngoskopie; ggf. sofortige Reintubation.

Prophylaxe. Gute Fixierung des Nasotrachealtubus (mit Sicherheitsnadel). Tubus muss vor der Intubation abgemessen sein. Röntgenkontrolle nach jeder Intubation.

❗ Plötzliche Verschlechterung am Respirator: Tubusdislokation? Tubusobstruktion? Pneumothorax?

7.10.7 Druckschädigung

Durch den Tubus oder dessen Fixierung kommt es zu Nekrosen und Deformierungen: erweitertes Nasenloch, Septumdeviation, Vestibulumstenose, gespaltene Nase. Am Larynx: Stimmbandschädigung, heisere Sprache, subglottische Stenose. Am Gaumen: Gaumengrube oder Gaumenspalte. Die Schwere der Läsionen ist der Dauer der Intubation direkt proportional. Die Deformierungen haben im Allgemeinen eine erstaunlich gute Rückbildungstendenz.

Prophylaxe
- Aufhängung des Schlauchsystems, so dass an der Nase keine Hebelwirkung durch dessen Gewicht entstehen kann
- Drehbarer Tubuskonnektor bzw. -adapter
- Bei jeder Reintubation: Wechsel ins andere Nasenloch

Subglottische Granulome und Stenosen können nach langer Beatmungsdauer, häufigem Tubuswechsel oder Verwendung eines zu großen Tubus entstehen. Ein Dilemma ist, dass durch einen 2,0'er Tubus wegen seines hohen Widerstandes oft nicht effektiv beatmet werden kann, der 2,5'er Tubus aber für Kinder unter 750 g eigentlich zu groß ist. Auch unsanfte Flexion und Extension des Halses (Röntgenaufnahme!) kann durch Bewegung des Tubusendes in der Trachea eine Mukosaschädigung verursachen. Wir wechseln Endotrachealtuben nicht routinemäßig. Auch bei Langzeitbeatmung über viele Wochen führen wir keine Tracheotomie durch: Die Prognose eines tracheotomierten Säuglings ist ernst. In manchen Fällen von subglottischen Granulomen ermöglicht endoskopische Laserung eine Extubation.

7.10.8 Nosokomiale Infektionen

Auch wenn die hygienischen Voraussetzungen beachtet sind, wird unter Dauerbeatmung der Endotrachealtubus oft von Keimen besiedelt. Bei Infektionsverdacht mikrobiologische Untersuchung des Trachealaspirates. Nosokomiale Infektionen sind auf s. S. 534 dargestellt.

7.10.9 Extraalveoläre Gasansammlungen

Sie kommen spontan bei etwa 1% aller Neugeborenen und als Beatmungskomplikation grundsätzlich bei jeder Form von mechanischer Atemhilfe gehäuft vor.

Pathogenese ► Abschn. 8.5. Oft löst ein Pneumothorax eine intraventrikuläre Blutung aus (s. S. 416). Folgende Beatmungssituationen führen besonders leicht zu extraalveolären Gasansammlungen:
- Prolongierte Inspiration
- Hyperventilation mit hohem Inspirationsdruck
- Hoher PEEP oder CPAP
- Hohe Frequenz mit kurzer Exspirationszeit
- Reanimation in akuter Situation mit forcierter Beutelbeatmung
- Ungenügende Synchronisierung, das Neugeborene atmet gegen den Respirator
- Invasive Absaugtechnik (s. S. 158)
- Mekoniumaspiration (s. S. 186)
- Hypoplastische Lunge (z. B. Potter-Sequenz, Zwerchfellhernie)

7.10.10 Nekrotisierende Tracheobronchitis

Schwere Schädigung des Trachealgewebes, v. a. nach Hochfrequenzjetbeatmung, bei ungenügender Atemgasanfeuchtung, möglicherweise auch nach Tracheaverletzung durch Endoskopie oder andere Manipulation. Tiefe Nekrosen, zirkuläre narbige Strikturen, diffuse Stenosierung von Trachea und Bronchien. *Symptome:* schwerer in- und exspiratorischer Stridor, meist erst einige Wochen nach der Geburt durch Trachealstriktur. Überblähung (»trapped air«). Diagnose durch Tracheographie oder Endoskopie.

7.10.11   Bronchopulmonale Dysplasie (BPD)

Neben der Sauerstofftoxizität spielen Scherkräfte, Volu- und Barotrauma und Infektionen eine wichtige Rolle bei der Entstehung der BPD (▶ Abschn. 8.6). Das Krankheitsbild ist auf s. S. 195 dargestellt.

7.11   Pflege des beatmeten Neugeborenen

Der Beginn einer künstlichen Beatmung stellt fast nie die Lösung eines klinischen Problems dar, bedeutet aber immer den Anfang einer ganzen Reihe neuer Probleme. Jedes künstlich beatmete Neugeborene muss kontinuierlich überwacht werden und benötigt permanent

- Eine Pflegekraft, die nach Möglichkeit kein anderes Kind gleichzeitig zu betreuen hat
- Einen Vitalfunktionsmonitor zumindest für die Herz- und Atemtätigkeit sowie für transkutane Gasanalyse
- Einen Verordnungsbogen, auf dem alle ärztlichen Verordnungen vermerkt und nach Durchführung von der Schwester gegengezeichnet werden
- Eine 24-h-Kurve, auf der alle diagnostischen und therapeutischen Daten sowie Änderungen des klinischen Zustands dokumentiert werden
- Ein Beatmungsprotokoll, das alle Blutgasanalysen, Respiratoreinstellungen und ihre Veränderung, die Werte der transkutanen PO_2- und PCO_2-Messung sowie ggf. die Lungenfunktionsmessungen enthält

Darüber hinaus überwachen moderne Beatmungsgeräte oft eine Vielzahl technischer Funktionen. Am wichtigsten sind Leckalarm, mittlerer Atemwegsdruck, Frequenz und Atemzeitverhältnis. Anemometer messen das exspiratorische Gasvolumen und können Hinweise auf die Extubierbarkeit geben.

7.11.1 Überwachung

Bei Bedarf, meist 2-stündlich, durch die Schwester:
- Hautfarbe
- Periphere Durchblutung
- Körpertemperatur
- Herzfrequenz (Bradykardie beim Absaugen?)
- Atemfrequenz, Retraktionen
- Beobachtung der Thoraxexkursionen (synchron mit Respirator?)
- Lungenauskultation (Atemgeräusch, Tubuslage, Flowrate, PEEP-Effektivität, Pneumothorax)
- Blutdruck
- Spontanmotorik
- Einstellung des Beatmungsgeräts (s. S. 140)

Mindestens 12-stündlich allgemeine Untersuchung durch den Arzt:
- Lungenauskultation
- Herzauskultation (ggf. Beatmungsgerät oder CPAP kurz dekonnektieren)
- Abdomenauskultation
- Lebergröße (Tiefertreten bei Pneumothorax)
- Abdomenpalpation
- Femoralispulse
- Fontanelle
- Hautturgor (Schleimhäute!)
- Mikrozirkulation (Rekapillarisierungszeit!)
- Einstellung des Beatmungsgerätes

Nach klinischer Indikation:
- Thoraxröntgenaufnahme
- Schädelsonographie (s. S. 394)
- Echokardiographie (s. S. 212)
- Einstellung des Beatmungsgerätes

7.11.2   Absaugen des Trachealtubus

Häufigkeit

Nach klinischem Bedarf (Sekretmenge, Auskultationsbefund). Beim Atemnotsyndrom ist in den ersten 24 h meist nur sehr wenig Sekret vorhanden (Surfactantmangel), bei Langzeitbeatmeten wird durch häufiges Absaugen die Sekretmenge vermehrt und gelegentlich ein Bronchospasmus ausgelöst. Das Absaugen beeinträchtigt die zerebrale Oxygenierung, das zerebrale Blutvolumen steigt in Abhängigkeit vom PCO_2 und unabhängig vom PO_2 an [73].

Routinemäßiges 2-stündliches Absaugen ist verlassen, die Frequenz der Trachealtoilette wird bei den Visiten individuell festgelegt, die Luftwege werden von der Schwester 1- bis 2-stündlich mit dem Stethoskop kontrolliert.

Voraussetzungen und Überwachung

Schonendes Absaugen erfolgt durch 2 Schwestern und wird kontrolliert durch laufende Transoxodenüberwachung. Aufgabenverteilung: Eine Schwester saugt ab, die andere beatmet mit dem Beutel und beobachtet das Kind sorgfältig.

Praktische Durchführung

1. Steriles Vorgehen
2. Vor Absaugvorgang beidseitige Lungenauskultation
3. Absaugpumpe einstellen (Sog auf 200 cm H_2O begrenzen)
4. Absaugkatheter (◘ Tab. 7.8) mit Fingerschloss an Pumpe anschließen
5. Ventilation: 5–10 Atemzüge mit Laerdal-Beutel (Manometerdruckkontrolle) mit unveränderter Sauerstoffkonzentration. Der Nutzen einer Präoxygenierung ist nicht erwiesen (E1b) [67]
6. Kopf auf eine Seite lagern (gegenseitiger Hauptbronchus wird gestreckt)
7. Instillation von 0,5–1,0 ml vorgewärmter 0,9%iger NaCl-Lösung in den Trachealtubus
8. Handventilation für 10–15 s mit unveränderter Sauerstoffkonzentration (oder an das Beatmungsgerät anschließen)

9. Abgemessenen sterilen Katheter bis zur vorher angezeichneten Markierung (entsprechend Tubusspitze) ohne Sog in den Tubus einführen, dann Katheter mit eingeschaltetem Unterdruck unter drehender Bewegung zurückziehen (Tubus auswischen). Die optimale Tiefe für den Absaugkatheter ist unbekannt (E3) [76]. Der Absaugvorgang sollte nicht länger als 10 s dauern und ist beim Auftreten einer Bradykardie oder eines Transoxodenabfalls sofort abzubrechen. Transkutane PO_2-Registrierung beachten; bei schonendem und raschem Absaugen darf es nicht zu einer Hypoxämie kommen
10. Erneute Handventilation für 1 min
11. Kopf nach der Gegenseite lagern, Instillation von NaCl wiederholen
12. Gegenseite absaugen wie unter 8–10 beschrieben
13. Respirator wieder anschließen und Einstellung überprüfen. Es folgt vorsichtiges Absaugen von Nase und Rachen (Vorsicht beim Absaugen von Magen und Pharynx, insbesondere bei postasphyktischem Zustand: Vagusreiz, Gefahr von Herzstillstand)
14. Erneute Lungenauskultation (Tubusposition unverändert? Atelektase?)

In den letzten Jahren haben Systeme weite Verbreitung gefunden, die ein Absaugen des Endotrachealtubus ohne Dekonnektion erlauben (Trach-Care). Sie machen weniger hypoxische Episoden, vergrößern aber den Totraum. Ihre Überlegenheit gegenüber dem offenen Absaugen ist nicht erwiesen (E1b) [90].

◨ **Tab. 7.8.** Größe des Absaugkatheters. Der Absaugkatheter darf das Lumen des Trachealtubus nicht verschließen: Atelektasengefahr

Trachealtubus Ø [mm] (Portex blue line oder Vygon nasal)	Absaugkatheter [Charrière] (Argyle mit abgerundeter Spitze und seitlichem Auge)
2,5	5
3	6
3,5	8
Orales Absaugen	8

7.11.3 Anwärmen, Anfeuchtung und Vernebelung des Atemgases

Eine routinemäßige Vernebelung im Atemgas ist nicht erforderlich; sie steigert eher die Gefahr der pulmonalen Infektion (ein Ultraschallvernebler versprüht nach wenigen Stunden Gebrauch massenhaft Pseudomonaskeime). Die durch den Tubus ausgefallene Anfeuchtungsfunktion der Nase muss jedoch ersetzt werden, da sonst eine Lähmung der Ziliarepithelien im Bronchialbaum erfolgt. Das Atemgas wird am besten durch einen beheizten Verdunster angefeuchtet, die Luftfeuchtigkeit im Atemgas sollte mindestens 90% betragen (physiologisch bei Nasenatmung: 95%). Zu starke Befeuchtung oder Erwärmung führt insbesondere bei langem Schlauchsystem zu Wasserkondensation im Respiratorschlauch: Regelmäßige Kontrollen sind erforderlich wegen der Gefahr von Überwässerung, Aspiration oder Drucktrennung im Schlauchsystem.

Atemgas sollte stets angewärmt sein, dadurch erhöht sich die Wasserdampfsättigung, und der Lähmung des Ziliarepithels der Bronchien wird vorgebeugt. Neugeborene und Säuglinge haben unter Langzeitbeatmung einen erheblichen Wasser- und Kalorienverlust. Die auftretenden Verluste werden voll kompensiert, wenn ein Inspirationsgas mit der Temperatur 32–33 °C und der relativen Feuchtigkeit von 85% appliziert wird. Gastemperaturen müssen kontinuierlich überprüft werden, bei einem Defekt besteht die Gefahr der Überhitzung.

Bei nicht erwärmtem Verdunster ist die Wasserdampfsättigung gering; es besteht eine erhebliche Gefahr der Tubusobstruktion.

7.11.4 Physiotherapie

Physiotherapie ist eine eingreifende Maßnahme, die jedoch, von geübter Hand durchgeführt, Bronchialsekret wirksam entfernen kann. Bei spontanatmenden Säuglingen mit Bronchiolitis verbessert sie Oxygenierung und Symptomatik nicht (E1a) [65]. Der Wert beim künstlich beatmeten Neugeborenen ist umstritten, Verbesserung und Verschlechterung der Oxygenierung und das Auslösen von Ischämie

[36] und Blutung im Gehirn sind möglich [68]. Nach Abschluss der Beatmung kann eine routinemäßige Physiotherapie und Lagerungsbehandlung das Entstehung von Atelektasen nicht verhindern (E1a) [29]. Wir führen sie deshalb nur jenseits der ersten Lebenstage durch bei:

- Bronchopulmonaler Dysplasie
- Aspirationspneumonie
- Dystelektase und Atelektase
- Extubation nach Langzeitbeatmung

Bei Atemnotsyndrom und persistierender pulmonaler Hypertension widerspricht die Physiotherapie dem Prinzip des Minimal handling (s. S. 16) und ist deshalb kontraindiziert.

Medikation. Bronchusdilatatoren werden im frühen Säuglingsalter selten verwendet, da die Funktion der β-Rezeptoren noch nicht ausgereift ist. Eine Sekretolyse kann versucht werden mit Ambroxol, welches die mukoziliäre Clearance erhöht.

Perkussion. Klopfmassage mit Fingern, kleinem Becher oder Sauger, wodurch Sekret in der Peripherie gelockert wird. Muss insbesondere bei der bronchopulmonalen Dysplasie mit Vorsicht durchgeführt werden, da eine Osteopenie und damit die Gefahr von Rippenfrakturen bestehen kann.

Vibration. Am besten mit gepolsterter elektrischer Zahnbürste. Thorax beidseits vibrieren, rotierende Bewegungen von der Lungenperipherie hiluswärts unter Ausübung eines leichten Drucks während der Exspiration. Eine besondere Lokalisation der Physiotherapie (Atelektase etc.) muss mit Schwester und Physiotherapeutin anhand des Röntgenbildes besprochen werden.

Nach Perkussion oder Vibration sollte schonendes Absaugen des Trachealtubus erfolgen (s. S. 158). Beim extubierten Kind oropharyngeales Absaugen nach Hustenreiz.

❗ Physiotherapie ist eine eingreifende Maßnahme, die durch ärztliche Verordnung an- bzw. abgesetzt werden muss.

7.11.5 Lagerungsbehandlung

Generell sollten ateminsuffiziente Neugeborene mit leicht erhöhtem Oberkörper gepflegt werden, damit die Schwerkraft die Lungenentfaltung unterstützt. Gegenüber der Rückenlage sind in der Bauchlage Compliance und Oxygenierung verbessert (E1a) [4, 54]. Hochlagerung des Gesäßes (»Nest«) vermindert das Atemzugvolumen und erhöht die Atemarbeit. Während Langzeitbeatmung sollte routinemäßiger Lagewechsel alle 2 h erfolgen:

- Rückenlage mit kleiner Schulterrolle
- Seitlagerung rechts
- Bauchlage flach
- Seitlagerung links

Bei Atelektasen Lagerung je nach Lokalisation (◼ Tab. 7.9). *Prinzip:* atelektatische Lungenabschnitte hoch-, emphysematöse Abschnitte tief- lagern.

◼ **Tab. 7.9.** Lagerungsbehandlung bei Atelektasen

Atelektasenlokalisation	Lagerung
Oberlappen	
Apikale Segmente	Steile Hochlagerung, fast Sitzen
Anteriore Segmente	Flache Rückenlage
Posteriore Segmente rechts	Bauchlage, rechte Schulter hoch
Posteriore Segmente links	Sitzen, linke Schulter hoch
Mittellappen rechts	Kopf tief, linke Seite
Lingula links	Kopf tief, rechte Seite
Unterlappen	
Anteriore Segmente	Rückenlage, Kopf tief
Laterale Segmente rechts	Linke Seite, Kopf tief
Laterale Segmente links	Rechte Seite, Kopf tief
Posteriore Segmente	Bauchlage, Kopf tief
Superiore Segmente	Flache Bauchlage

7.12 Hygienische Voraussetzungen

Das Risiko einer nosokomialen Infektion ist während der künstlichen Beatmung besonders hoch. Fast ausschließlicher Übertragungsweg sind die Hände des Personals. Geeignete Maßnahmen zur Infektionsverhütung sind:

- Regelmäßige Hand- und Unterarmdesinfektion
- Peinlich steriles Absaugen! Tubuskonnektor, Absaugkatheter etc. nur mit sterilem Handschuh berühren
- Sorgfältige Hautdesinfektion vor Blutennahmen und Gefäßkanülierung (s. S. 536)
- Regelmäßiger Wechsel und Desinfektion von Geräten und Schlauchsystemen
- Bakteriologisches Screening des Kindes bei Aufnahme sowie Überwachung der Bakterienflora durch Abstriche aus Trachealtubus und Inkubatorwasser. Das Wachstum von Trachealtubuskeimen (häufig Pseudomonas) allein ist keine Indikation zur antibiotischen Behandlung, ermöglicht aber im Falle einer klinisch manifesten Infektion eine gezielte Therapie.
- Motivation und Schulung des Personals der Intensivstation und Auffinden von Schwachstellen durch speziell ausgebildete Hygienefachschwester. Mindestens einmal jährlich gründliches, unangemeldetes Untersuchen der gesamten Station durch das Hygieneinstitut.
- Kontinuierliche prospektive Teilnahme aller Kinder <1500 g Geburtsgewicht an einem spezifischen Programm zur Infektions-Surveillance (z. B. Neo-KISS) mit Berechnung der Tubus- und N-CPAP-assoziierten Infektionen.

🛇 Das Tragen von Ringen, Uhren oder Armbändern sowie die Benutzung von Nagellack sind verboten.

7.13   Technische Voraussetzungen

7.13.1   Beatmungsschlauchmontage

Schlauchsysteme und Befeuchter sind der »schwache Punkt« in der Neugeborenenbeatmung. Häufig ist die Befeuchterleistung zu niedrig (Sekretstau, verminderte Zilienaktivität, Infektionsgefahr) oder zu hoch (Kondenswasser, Überhydrierung des Kindes, Aspirationsgefahr). Von jedem auf der Intensivstation verwendeten Schlauchsystem müssen jederzeit mindestens 2 Exemplare funktionsbereit und desinfiziert bereitliegen:

- Respiratorschlauchsystem mit beheizbarem Befeuchter, Thermofühler und Messleitung für proximalen Druck
- CPAP-System mit beheizbarem Befeuchter, Wasserschloss und Messleitung für proximalen Druck (◘ Abb. 7.2)
- Es empfiehlt sich, auch bei unterschiedlichen Respiratoren mit dem gleichen Befeuchterschlauchsystem zu arbeiten, um Reservelager, Montage- und Bedienungsfehler gering zu halten

❶ Der Thermofühler des Schlauchsystems muss außerhalb des Inkubators angebracht sein, sonst wird möglicherweise kalt beatmet! Niemals ohne Gasfluss »vorwärmen«: Überhitzungsgefahr!

7.13.2   Respiratorprobelauf

Mindestens 1-mal wöchentlich über einen Zeitraum von 5 min durchzuführen, sonst vor jeder Inbetriebnahme. Am besten mit Modellunge, Volumen 10–20 ml. Zu überprüfen:

- Wandanschlüsse
- Schlauchsystem vollständig?
- Wann desinfiziert?
- Zusatzventile korrekt?
- PEEP- oder IMV-System richtig montiert?
- Kontroll- und Alarmfunktion: Respiratormonitor? Gasmischer arbeitet präzise? Kontrollmanometer geeicht?

Grundeinstellung eines einsatzbereiten Neugeborenenrespirators
- Modus: Kontrolliert/IPPV
- Frequenz 50/min
- Druck 18/3 cm H_2O
- Inspirationszeit 0,3 s
- I: E-Verhältnis 1:3
- F_iO_2 0,6

7.13.3 Erkennen technischer Fehler

Prinzip
Bei technischen Problemen niemals versuchen, einen defekten oder ungenügend arbeitenden Respirator zu reparieren, während ein Kind damit beatmet wird! Neues Gerät einsetzen, Kind stabilisieren, dann defektes Gerät überprüfen.

Bei Zeitsteuerung
- Nichterreichen des angewählten Inspirationsdrucks trotz genügendem Flow: Leck. Dieses befindet sich häufig im Bereich des Anfeuchters, der Dichtungsringe oder der Wasserabscheider.
- Plötzlich auftretender hoher Druck, der exspiratorisch nicht abfällt: Ausatemventil verschmutzt oder verklemmt.

Bei CPAP und PEEP
Der am Manometer abgelesene Exspirationsdruck weicht grob von der Höhe der Wassersäule am Wasserschloss ab: Flow ist zu niedrig oder zu hoch: Der Schlauch ist abgeknickt.

Gerätesicherheit
Für jedes Beatmungsgerät muss ein Gerätebuch geführt werden, in dem Bedienungsanleitung sowie Protokolle über Schulungen, Modifikationen und auftretende Defekte gesammelt sind. Für jeden Mitarbeiter muss ein Schulungsnachweis für alle Beatmungsgeräte der Station vorliegen (Medizinproduktegesetz, s. S. 563).

7.13.4 Geräteausfall

Besonders häufig und schwerwiegend ist der Ausfall von
- Laryngoskop (Batterie leer, Glühbirne gelockert)
- Beatmungsbeutel (Material schlaff, PEEP-Ventil defekt)
- Respirator (Netz- oder O_2-Ausfall, Gerätedefekt)
- Schlauchsystem (Dekonnektion, Leck, Heizungsausfall)
- Blutgasanalysengerät (Fehlkalibration, Verstopfung)
- Absaugpumpe (Venturi fehleingestellt, Schlauchleck)
- Inkubatorheizung (fehleingestellt, Alarm ausgeschaltet)

Der Ausfall lebenswichtiger Geräte kann zu hypoxischen Folgezuständen führen (Asphyxiesequenz s. S. 27, hypoxisch-ischämische Hirnschädigung s. S. 420). Regelmäßige Funktionskontrollen gemäß Medizinproduktegesetz durchführen. Außerdem sollte an jedem Intensivpflegeplatz in Reserve bereitgehalten werden:
- Sauerstoffflasche mit Flowmeter und Leitung
- Beatmungsbeutel mit Maske
- Endotrachealtubus mit korrekter Größe für das Kind
- Ersatzlaryngoskop mit Spatel Größe 0 und 1
- Einmalabsauggerät mit Schleimfalle

7.14 Respiratoren und ihre Bedienung

Beatmungsgeräte sind etwas verbesserte Luftpumpen. Sie blasen ihrem Steuerprinzip entsprechend inspiratorisch in den Patienten, die Exspiration erfolgt aufgrund der Retraktionskraft der Lunge. Die meisten Geräte sind heute Konstantflowgeneratoren und arbeiten zeitgesteuert, d. h. die Inspiration endet nach der eingestellten Zeitdauer unabhängig vom dann erreichten Volumen oder Druck (welcher jedoch bei allen Geräten begrenzt werden kann).

Um Beatmungsgeräte zu wertvollen Werkzeugen der Therapie zu machen, müssen Ärzte und Schwestern ihre technischen Eigenschaften kennen und ihre Bedienung perfekt beherrschen. Bedienungsanleitungen müssen für das ganze Team einfach und schnell zugänglich sein. Ein Neugeborenenrespirator sollte eine kleine innere Compliance (unter 1 ml/cm H_2O) haben und es erlauben, bei möglichst einfacher Bedienung folgende Parameter unabhängig voneinander zu regeln:

— Arbeitsmodus: IPPV/IMV/SIMV/CPAP
— Beatmungsfrequenz 1–120/min
— Inspirations-Exspirations-Verhältnis 4:1–1:4
— Gasfluss 3–20 l/min
— Inspirationsdruck 10–50 cm H_2O
— Exspirationsdruck 0–10 cm H_2O
— F_iO_2 0,21–1,0
— Heizleistung des Befeuchters

Es kommt dabei nicht so sehr auf den Typ des Respirators als auf den *Übungsstand des Personals* an. Innerhalb einer Station sollte eine Vereinheitlichung des Geräteparks angestrebt werden, um den Übungsstand hoch und die Gefahr von Bedienungsfehlern gering zu halten.

Literatur

1. American Academy of Pediatrics and Canadian Paediatric Society (2000) Prevention and management of pain and stress in the neonate. Pediatrics 105:454–461
2. Anand KJS, McIntosh N, Lagercrantz H, Pelausa E, Young TE, Vasa R. (1999) Analgesia and sedation in preterm neonates who require ventilatory support – results from the NOPAIN trial. Arch Pediatr Adolesc Med 153:331–338
3. Arnold JH, Truog RD (1992) Sedation in neonatal and pediatric intensive care. J Intensive Care Med 7:244–260
4. Balaguer A, Escribano J, Roqué M (2003) Infant position in neonates receiving mechanical ventilation. Cochrane Database Syst Rev CD003668
5. Bancalari E (1986) Inadvertent positive end expiratory pressure during mechanical ventilation. J Pediatr 108: 567–569
6. Barefield ES, Karle VA, Phillips JB 3rd et al. (1996) Inhaled nitric oxide in term infants with hypoxemic respiratory failure. J Pediatr 129:279–286
7. Barrington KJ, Byrne PJ (1998) Premedication for neonatal intubation. Am J Perinatol 15:213–216
8. Barrington KJ, Finer NN (2006) Inhaled nitric oxide for respiratory failure in preterm infants. Cochrane Database Syst Rev CD000509
9. Bellu R, De Waal KA, Zanini R (2005) Opioids for neonates receiving mechanical ventilation. Cochrane Database Syst Rev CD004212

10. Bernstein G, Mannino FL, Heldt GP, Callahan JD, Bull DH et al. (1996) Randomized multicenter trial comparing synchronized and conventional intermittent mandatory ventilation in neonates. J Pediatr 128:453–463

11. Bhuta T, Henderson-Smart DJ (1998) Rescue high frequency oscillatory ventilation vs. conventional ventilation for pulmonary dysfunction in preterm infants. Cochrane Database Syst Rev CD000438

12. Bhuta T, Clark RH, Henderson-Smart DJ (2001) Rescue high frequency oscillatory ventilation vs conventional ventilation for infants with severe pulmonary dysfunction born at or near term. Cochrane Database Syst Rev CD002974

13. Chan V, Greenough A (1993) Randomised controlled trial of weaning by patient triggered ventilation or conventional ventilation. Eur J Pediatr 152:51–54

14. Claure N, D'Ugard C, Bancalari E (2003) Elimination of ventilator dead space during synchronized ventilation in premature infants. J Pediatr 143: 315–320

15. Collins MP, Lorenz JM, Jetton JR, Paneth N (2001) Hypocapnia and other ventilation-related risk factors for cerebal palsy in low birth weight infants. Pediatr Res 50: 712–719

16. Cools F, Offringa M (2005) Neuromuscular paralysis for newborn infants receiving mechanical ventilation. Cochrane Database Syst Rev CD002773

17. Davidson D, Barefield ES, Kattwinkel J et al. (1998) Inhaled nitric oxide for the early treatment of persistent pulmonary hypertension of the term newborn: a randomized, double-masked, placebo-controlled, dose-response, multicenter study. The I-NO/PPHN Study Group. Pediatrics 101:325–334

18. Davies MW, Davis PG (2002) Nebulized racemic epinephrine for extubation of newborn infants. Cochrane Database Syst Rev CD000506

19. Davis PG, Henderson Smart DJ (2001) Extubation from low-rate intermittent positive airways pressure vs. extubation after a trial of endotracheal continuous positive airways pressure in intubated preterm infants. Cochrane Database Syst Rev CD001078

20. Davis PG, Henderson Smart DJ (2000b) Intravenous dexamethasone for extubation of newborn infants. Cochrane Database Syst Rev CD000308

21. Davis PG, Henderson Smart DJ (2003) Nasal continuous positive airway pressure immediately after extubation for preventing morbidity in preterm infants. Cochrane Database Syst Rev CD000143

22. Davis PG, Lemyre B, De Paoli AG (2001) Nasal intermittent positive pressure ventilation (NIPPV) versus nasal continuous positive airway pressure (NCPAP) for preterm neonates after extubation. Cochrane Database CD003212

23. Day RW, Lynch JM, White KS et al. (1996) Acute response to inhaled nitric oxide in newborns with respiratory failure and pulmonary hypertension. Pediatrics 98:698–705

24. De Paoli AG, Davis PG, Faber B, Morley CJ (2002) Devices and pressure sources for administration of nasal continuous positive airway pressure (NCPAP) in preterm neonates. Cochrane Database Syst Rev CD002977

25. De Paoli AG, Davis PG, Lemyre B (2003) Nasal continuous positive airway pressure versus nasal intermittent positive pressure ventilation for preterm neonates: A systematic review and meta-analysis. Acta Paediatr 92: 70–75

26. Elbourne D, Field D, Mugford M (2002) Extracorporeal membrane oxygenation for severe respiratory failure in newborn infants. Cochrane Database Syst Rev CD001340

27. Figueras J, Rodriguez-Miguelez JM, Botet F, Thio M et al. (1997) Changes in TcPCO$_2$ regarding pulmonary mechanics due to pneumotachometer dead space in ventilated newborns. J Perinat Med 25: 333–339

28. Finer NN, Barrington KJ (2001) Nitric oxide for repiratory failure in infants born at or near term. Cochrane Database Syst Rev CD000399

29. Flenady VJ, Gray PH (2002) Chest physiotherapy for preventing morbidity in babies being extubated from mechanical ventilation. Cochrane Database Syst Rev CD000283

30. Franco-Belgium Collaborative NO Trial Group (1999) Early compared with delayed inhaled nitric oxide in moderately hypoxaemic neonates with respiratory failure: a randomised controlled trial. Lancet 354:1066–1071

31. Gemeinsamer Bundesausschuss (2005) Vereinbarung über Maßnahmen zur Qualitätssicherung der Versorgung von Früh- und Neugeborenen. Dt Ärzteblatt 102w: B2381–2382

32. Gerstmann DR, Minton SD, Stoddard RA et al. (1996) The Provo multicenter early high-frequency oscillatory ventilation trial: improved pulmonary and clinical outcome in respiratory distress syndrome. Pediatrics 98:1044–1057

33. Gittermann MK, Fusch C, Gittermann AR, Regazzoni BM, Moessinger AC (1997) Early nasal continuous positive airway pressure treatment reduces the need for intubation in very low birth weight infants. Eur J Pediatr 156:384–388

34. Greenough A, Milner AD, Dimitriou G (2004) Synchronized mechanical ventilation for respiratory support in newborn infants. Cochrane Database Syst Rev CD000456

35. Greenough A, Sharma A (2005) Optimal strategies for newborn ventilation – a synthesis of the evidence. Early Human Development 81: 957–964

36. Harding JE, Miles FK, Becroft DM, Allen BC, Knight DB (1998) Chest physiotherapy may be associated with brain damage in extremely premature infants. J Pediatr 132:440–444

37. Henderson-Smart DJ, Bhuta T, Cools F, Offringa M (2003) Elective high frequency oscillatory ventilation vs. conventional ventilation for acute pulmonary dysfunction in preterm infants. Cochrane Database Syst Rev CD000104

38. Henderson-Smart DJ, Subramanian P, Davis PG (2001) Continuous positive airway pressure vs. theophylline for apnea in preterm infants. Cochrane Database Syst Rev CD001072

39. Henderson-Smart DJ, Wilkinson A, Raynes-Greenow CH (2002) Mechanical ventilation for newborn infants with respiratory failure due to pulmonary disease. Cochrane Database Syst Rev CD002770

40. Henderson-Smart DJ, Davis PG (2003) Prophylactic methylxanthines for extubation in preterm infants. Cochane Database Syst Rev CD000139

41. HIFI Study Group (1989) High-frequency oscillatory ventilation compared with conventional mechanical ventilation in the treatment of respiratory failure in preterm infants. N Engl J Med 320:88–93

42. HIFO Study Group (1993) Randomized study of high-frequency oscillatory ventilation in infants with severe respiratory distress syndrome. J Pediatr 122:609–619

43. Ho JJ, Henderson-Smart DJ, Davis PG (2002) Early versus delayed initiation of continuous distending pressure for respiratory distress syndrome in preterm infants. Cochrane Database Syst Rev CD002975

44. Ho JJ, Subramaniam P, Henderson-Smart DJ, Davis PG (2002) Continuous distending pressure for respiratory distress syndrome in preterm infants. Cochrane Database Syst Rev CD002271

45. Hoffman GM, Ross GA, Day SE et al. (1997) Inhaled nitric oxide reduces the utilization of extracorporeal membrane oxygenation in persistent pulmonary hypertension of the newborn. Crit Care Med 25:352–359

46. Johnson AH, Peacock JL, Greenough A, Marlow N, Limb ES et al. (2002) High-frequency oscillatory ventilation for the prevention of chronic lung disease of prematurity. N Engl J Med 347: 633–642

47. Johnston CC, Stremler R, Horton L, Friedman A (1999) Effect of repeated doses of sucrose during heel stick procedure in preterm neonates. Biol Neonate 75:160–166

48. Kaiser JR, Gauss CH, Williams DK (2005) The effects of hypercapnia on cerebral autoregulation in ventilated very low birth weight infants. Pediatr Res 58: 931–935

49. Kamlin COF, Davis PG (2003) Long versus short inspiratory times in neonates receiving mechanical ventilation. Cochrane Database Syst Rev CD004503

50. Kinsella JP, Truog WE, Walsh WF et al. (1997) Randomized, multicenter trial of inhaled nitric oxide and high-frequency oscillatory ventilation in severe, persistent pulmonary hypertension of the newborn. J Pediatr 131:55–62

51. Kinsella JP, Walsh FW, Bose CL et al. (1999) Inhaled nitric oxide in premature neonates with severe hypoxaemic respiratory failure: a randomised controlled trial. Lancet 354:1061–1065

52. Kress JP, Pohlman AS, O'Connor MF, Hall JB (2000) Daily interruption of sedative infusions in critically ill patients undergoing mechanical ventilation. N Engl J Med 342:1471–1477

53. Lodha A, Ohlsson A, Shah V (2003) Premedication for endotracheal intubation in neonates. Cochrane Database Syst Rev CD004499

54. Long T, Soderstrom E (1995) A critical appraisal of positioning infants in the neonatal intensive care unit. Phys Occ Ther Ped 15:17–31

55. Mariani G, Cifuentes J, Carlo WA (1999) Randomized trial of permissive hypercapnia in preterm infants. Pediatrics 104:1082–1088

56. Mizuno K, Aizawa M, (1999) Effects of body position on blood gases and lung mechanics of infants with chronic lung disease during tube feeding. Pediatr Int 41:609–614

57. Morley CJ, Lau R, De Paoli A, Davis PG (2005) Nasal continuous positive airway pressure: Does bubbling improve gas exchange? Arch Dis Child Fetal Neonatal Ed 90: F343-F344

58. Muramatsu K, Yukitaku K, Oda T (1992) Variability of respiratory system compliance in mechanically ventilated infants. Pediatr Pumonol 12:140–145

59. Naulaers G, Deloof E, Vanhole C, Kola E, Devlieger H (1997) Use of methohexital for elective intubation in neonates. Arch Dis Child 77:F61–64

60. Neonatal Inhaled Nitric Oxide Study Group (NINOS) (1997a) Inhaled nitric oxide and hypoxic respiratory failure in infants with congenital diaphragmatic hernia. Pediatrics 99:838–45

61. Neonatal Inhaled Nitric Oxide Study Group (NINOS) (1997b) Inhaled nitric oxide in full-term and nearly full-term infants with hypoxic respiratory failure. N Engl J Med 336:597–604

62. Ng E, Taddio A, Ohlsson A (2003) Intravenous midazolam infusion for sedation of infants in the neonatal intensive care unit. Cochrane Database Syt Rev CD002052

63. Nolte S (1992) Totraum und Beatmung bei Neugeborenen. Klin Pädiatr 204: 368–372

64. OCTAVE Study Group (1991) Multicentre randomized controlled trial of high against low frequency positive pressure ventilation. Arch Dis Child 66:770–775

65. Perrotta C, Ortiz Z, Roque M (2005) Chest physiotherapy for acute bronchiolitis in paediatric patients between 0 and 24 months old. Cochrane Database Syst Rev CD004873

66. Pohlandt F, Saule H, Schröder H et al. (1992) Decreased incidence of extra-alveolar air-leakage or death prior to air-leakage in high vs. low rate positive pressure ventilation: results of a randomised seven-centre trial on preterm infants. Eur J Pediatr 151:904–909

67. Pritchard M, Flenady V, Woodgate P (2001) Preoxygenation for tracheal suctioning in intubated, ventilated newborn infants. Cochrane Database Syst Rev CD000427

68. Raval D, Yeh TF, Mora A, Cuevas D, Pyati S, Pildes RS (1987) Chest physiotherapy in preterm infants with RDS in the first 24 hours of life. J Perinatol 7:301–304

69. Roberts JD Jr, Fineman JR, Morin FC 3rd et al. (1997) Inhaled nitric oxide and persistent pulmonary hypertension of the newborn. The Inhaled Nitric Oxide Study Group. N Engl J Med 336:605–610

70. Roberts JD, Polaner DM, Lang P et al. (1992) Inhaled nitric oxide in persistent pulmonary hypertension of the newborn. Lancet 340:818–819

71. Schmidt B for the CAP 5-year steering committee (2005) Methylxanthine therapy for apnea of prematurity: Evaluation of treatment benefits and risks at age 5 years in the International Caffeine for Apnea of Prematurity (CAP)Trial. Biol Neonate 88: 208–213

72. Simbruner G (1986) Inadvertent positive end-expiratory pressure in mechanically ventilated newborn infants: Detection and effect of lung mechanics and gas exchange. J Pediatr 108: 589–595

73. Skov L, Ryching J, Pryds O, Greisen G (1992) Changes in cerebral oxygention and cerebral blood volume during endotracheal suctioning in ventilated neonates. Acta Paediatr 81:389–393

74. So BH, Tamura M, Mishina J, Watanabe T, Kamoshita S (1995) Application of nasal continuous positive airway pressure to early extubation in very low birthweight infants. Arch Dis Child 72:F191–193

75. Spence K, Barr P (1999) Nasal versus oral intubation for mechanical ventilation of newborn infants. Cochrane Database Syst Rev CD000948

76. Spence K, Gillies D, Waterworth L (2003) Deep versus shallow suction of endotracheal tubes in ventilated neonates and young infants. Cochrane Database Syst Rev CD003309

77. Stevens B, Yamada J, Ohlsson A (2004) Sucrose for analgesia in newborn infants undergoing painful procedures. Cochrane Database Syst Rev CD001069

78. Subhedar NV, Ryan SW, Shaw NJ (1997) Open randomised controlled trial of inhaled nitric oxide and early dexamethasone in high risk preterm infants. Arch Dis Child 77:F185–190

79. Subramaniam P, Henderson-Smart DJ, Davis PG (2005) Prophylactic nasal continuous positive airway pressure for preventing morbidity and mortality in very preterm infants. Cochrane Database Syst Rev CD001243

80. Tapia J, Bancalari A, Gonzalez A, Mercado M (1995) Does continuous positive airway pressure (CPAP) during weaning from intermittent mandatory ventilation in very low birthweight infants have risks or benefits? A controlled trial. Pediatr Pulmonol 19:269–279

81. Tarnow-Mordi WO, Wilkie RA (1994) Static respiratory compliance in the newborn. I. A clinical and prognostic index for mechanically ventilated infants. Arch Dis Child 70:F11–F15

82. Thomas MR, Rafferty GF, Limb ES, Peacock JL et al. (2004) Pulmonary function at follow-up of very preterm infants from the United Kingdom oscillation study. Am J Respir Crit Care Med 169: 868–872

83. Tooley J, Dyke M (2003) Randomized study of nasal continuous positive airway pressure in the preterm infant with respiratory distress syndrome. Acta Paediatr 92: 1170–4

84. Tracy M, Downe L, Holberton J (2004) How safe is intermittent positive pressure ventilation in preterm babies ventilated from delivery to newborn inensive care unit? Arch Ds Child Fetal Neonatal Ed 89: F84-F87

85. Upton CJ, Milner AD, Stokes GM (1990) The effect of changes in inspiratory time on neonatal triggered ventilation. Eur J Pediatr 149:648–650

86. Van Meurs KP, Wright LL, Ehrenkranz RA, Lemons JA et al. (2005) Inhaled nitric oxide for premature infants with severe respiratory failure. N Engl J Med 353: 13–22

87. Verder H, Albertsen P, Ebbesen F, Greisen G, Robertson B et al. (1999) Nasal continuous positive airway pressure and early surfactant therapy for respiratory distress syndrome in newborns of less than 30 weeks' gestation. Pediatrics 103: E24

88. Vickers A, Ohlsson A, Lacy JB, Horsley A (2004) Massage for promoting growth and development of preterm and/or low birth weight infants. Cochrane Database Syst Rev CD000390

89. Wessel DL, Adatia I, Van Marter LJ et al. (1997) Improved oxygenation in a randomized trial of inhaled nitric oxide for persistent pulmonary hypertension of the newborn. Pediatrics 100:E7

90. Woodgate PG, Flenady V (2001) Tracheal suctioning without disconnection in intubated ventilated neonates. Cochrane Database Syst Rev CD003065

91. Woodgate PG, Davies MW (2001) Permissive hypercapnia for the prevention of morbidity and mortality in ventilated newborn infants. Cochrane Database Syst Rev CD002061

Pulmonale Erkrankungen

M. Obladen

8.1 Differentialdiagnose

Die meisten pulmonalen Erkrankungen des Neugeborenen (s. auch S. 107) gehen mit Atemnot einher:

- Tachypnoe über 60/min (Aufrechterhaltung eines normalen Atemzeitvolumens trotz hohen Atemwegwiderstands)
- Sternale Einziehungen (vermehrte Retraktionskraft der Lunge durch erhöhte Oberflächenspannung bei noch weichem Thoraxskelett)
- Exspiratorisches Stöhnen (verbesserter Gasaustausch durch Hinauszögern des alveolären Kollapses)
- Nasenflügeln (Einsatz der auxiliären Atemmuskulatur)
- Abgeschwächtes Atemgeräusch
- Blassgraues Hautkolorit
- Zyanose (eher ein Zeichen für insuffiziente Behandlung!)

Bei der Beurteilung von Atemnot muss das Vigilanzstadium des Kindes berücksichtigt werden: Kräftiges Schreien kann eine Dyspnoe (auch mit Zyanose) vortäuschen. Bei Lungenerkrankungen steigt das Ausmaß der Atemnot mit der Schwere des pulmonalen Prozesses. Jedoch sind Atemstörungen keinesfalls spezifisch für pulmonale Erkrankungen: Zentrale Atemstörungen (s. S. 411) gehen mit Apnoe oder schwachem Atemantrieb einher. Bei kardialen Erkrankungen

(s. S. 238) besteht dagegen meist eine Tachypnoe ohne Dyspnoe, das Kind ist ruhig aber nicht somnolent. Bei metabolischen (s. S. 442) und septischen (s. S. 522) Erkrankungen besteht meist eine Tachypnoe, gelegentlich auch eine Neigung zu Apnoe, jedoch meist keine sternale Retraktion.

Einige mit Atemnot einhergehende Lungenkrankheiten sind in ◨ Abb. 8.1 aufgelistet. Erkrankungen, die mit Zwerchfellhochstand einhergehen, können eine schwere Ateminsuffizienz verursachen [35]. Früher wurden alle diese Krankheiten »Atemnotsyndrom« genannt, eine Bezeichnung, die heute nur noch auf den Surfactantmangel angewendet wird. Eine eindeutige diagnostische Klassifizierung für die wichtigsten akuten Lungenkrankheiten des Neugeborenen liegt seit 1981 vor [46] und hat epidemiologische Studien und internationale Vergleiche ermöglicht (◨ Tab. 8.1).

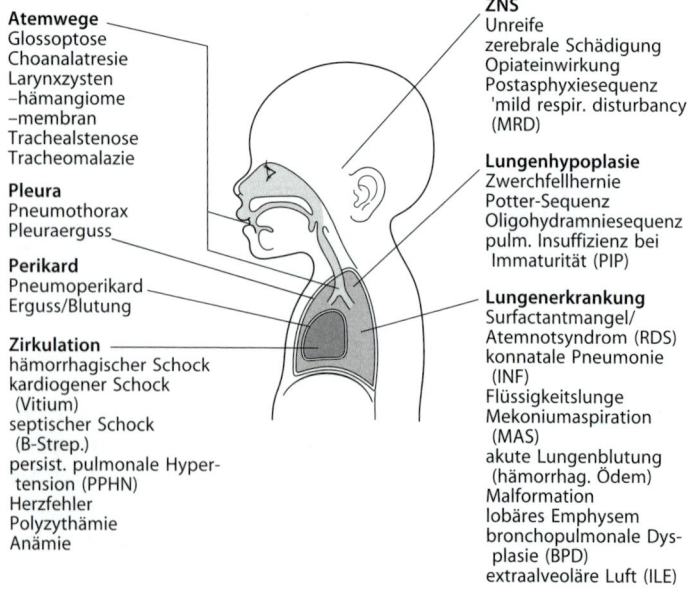

ZNS
Unreife
zerebrale Schädigung
Opiateinwirkung
Postasphyxiesequenz
'mild respir. disturbancy'
(MRD)

Lungenhypoplasie
Zwerchfellhernie
Potter-Sequenz
Oligohydramniesequenz
pulm. Insuffizienz bei
Immaturität (PIP)

Lungenerkrankung
Surfactantmangel/
Atemnotsyndrom (RDS)
konnatale Pneumonie
(INF)
Flüssigkeitslunge
Mekoniumaspiration
(MAS)
akute Lungenblutung
(hämorrhag. Ödem)
Malformation
lobäres Emphysem
bronchopulmonale Dys-
plasie (BPD)
extraalveoläre Luft (ILE)

Atemwege
Glossoptose
Choanalatresie
Larynxzysten
–hämangiome
–membran
Trachealstenose
Tracheomalazie

Pleura
Pneumothorax
Pleuraerguss

Perikard
Pneumoperikard
Erguss/Blutung

Zirkulation
hämorrhagischer Schock
kardiogener Schock
(Vitium)
septischer Schock
(B-Strep.)
persist. pulmonale Hyper-
tension (PPHN)
Herzfehler
Polyzythämie
Anämie

◨ **Abb. 8.1.** Ursachen von Atemnot beim Neugeborenen

Tab. 8.1. Klassifikation akuter neonataler Lungenkrankheiten (Hjalmarson 1981). Gemeinsame Symptomatik: Tachypnoe, exspiratorisches Stöhnen, inspiratorische Einziehungen

Deutsche Bezeichnung	Postasphyxiesequenz	Flüssigkeitslunge	Mekoniumaspirationssyndrom	Persistierende pulmonale Hypertension	Atemnotsyndrom	Immature Lunge	Konnatale Pneumonie
Internat. Kürzel	MRD		MAS	PPHN	RDS	PIP	INF
Englische Bezeichnung	»mild respiratory disturbancy«	»pulmonary maladaptation«	»meconium aspiration syndrome«	»persistent pulmonary hypertension«	»respiratory distress syndrome«	»pulmonary insufficiency of prematurity«	»pulmonary infection«
Gestationsalter	Alle	Alle	≥39 SSW	39–40 SSW	<35 SSW	<28 SSW	Alle
Geburtsanamnese	Leichte Asphyxie	Oft Sectio (Flüssigkeit!)	Intrauterine Asphyxie	Schwere Asphyxie	Oft Sectio, oft Schock	Nicht typisch	Vorzeitiger Blasensprung
Röntgenbefund	Normal	Reduz. Transparenz oder Aerobronchogramm	Massive fleckige bilaterale Infiltrate	Nicht typisch	Retikulogranuläre Zeichn., Aerobronchogramm	Normal oder leichte Verschattung	Nicht typisch, normal bis massiv infiltriert
Klinischer Befund	Nach wenigen Stunden unauffällig	Keine Infektion	Grünes Fruchtwasser, verfärbte Haut	Rechts-links-Shunt	Keine Infektion, Symptome in ersten Lebensstunden	Keine Infektion, kein RDS	Pos. Kultur, Linksverschiebung, IL-6↑
O_2-Bedarf	−	±	++	++	++	+	±
24-h-Trend[a]	>	>	≤	≤	<	<	Variabel
Prognose	Gut	Gut	Ernst	Ernst	Gut	Schlecht	Gut

[a] > Schwere der Krankheit nimmt ab, < nimmt zu.

8.2   Atemnotsyndrom (Surfactantmangel)

8.2.1   Epidemiologie und Pathophysiologie

Häufigkeit und Schwere des Atemnotsyndroms haben mit der antenatalen Lungenreife-Induktion (Betamethason) abgenommen (E1a) [25], jedoch ist die Krankheit bei Frühgeborenen <28 SSW immer noch eine wichtige Todesursache.

Pathogenese und Prädisposition

Der pulmonale Surfactant senkt die Oberflächenspannung an der Luft-Wasser-Grenzschicht und wirkt dadurch dem exspiratorischen Alveolenkollaps entgegen. Sein Fehlen bedeutet verminderte alveoläre Stabilität und ist der entscheidende Faktor in der Pathogenese des Atemnotsyndroms. Außer einer quantitativen Verminderung der Surfactanthauptkomponente Dipalmitoyl-Phosphatidylcholin (Lecithin) ist das Atemnotsyndrom durch ein vollständiges Fehlen der Nebenkomponente Phosphatidylglycerol und durch das Fehlen spezifischer Apoproteine charakterisiert.

Neben der Enzymreifung, die erst ab 35 SSW vollständig ist, gibt es pränatale Faktoren, die das Entstehen der Krankheit begünstigen oder hemmen (◻ Abb. 8.2).

Die Lungenreifung ist retardiert bei Kindern diabetischer Mütter und bei schwerer Erythroblastose.

Pathophysiologie

— Herabgesetzte Lungencompliance
— Eingeschränkte alveoläre Ventilation (Mikroatelektasen)
— Verminderte funktionelle Residualkapazität
— Vermehrter intrapulmonaler Shunt
— Kardialer Rechts-links-Shunt (Foramen ovale, Ductus arteriosus)
— Verminderte pulmonale Kapillarperfusion

Diese Veränderungen führen zu einer Reduktion der Sauerstoffaufnahme und zur Entwicklung eines erhöhten alveolär-arteriellen Gradienten für Sauerstoff ($AaDO_2$) und Kohlendioxid. Azidose und Hypoxie

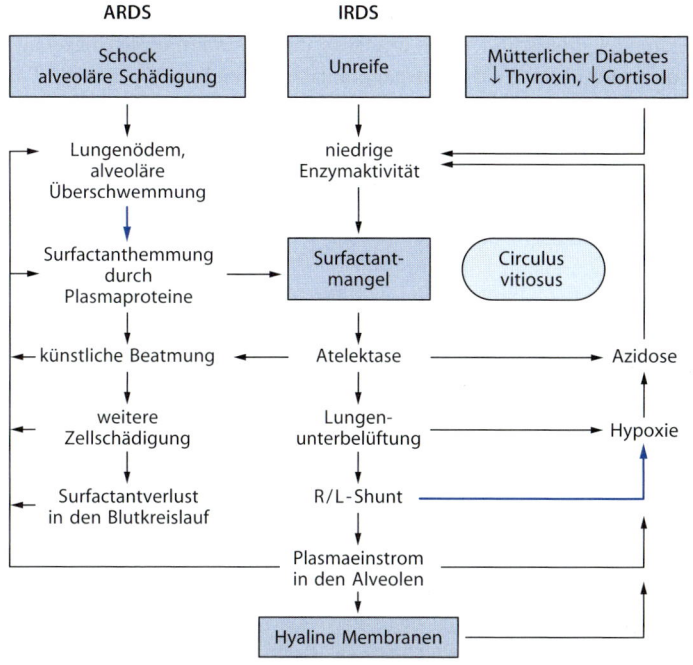

Abb. 8.2. Atemnotsyndrom – Pathogenese und Faktoren, die den Verlauf beeinflussen können. Links adulter, rechts immaturer Pathogeneseweg, die beide beim Neugeborenen vorkommen (R/L-Shunt = Rechts-links-Shunt)

verschlechtern die Bedingungen für die Phospholipidneusynthese und fixieren einen Circulus vitiosus der Pathogenese. Hyaline Membranen entwickeln sich erst im Gefolge von pulmonaler Hypoperfusion und vermehrter Gefäßpermeabilität als Schockäquivalente.

8.2.2 Klinik: Symptomatik und Diagnostik

Die klassische Symptomatik wird im Zeitalter von antenataler Lungenreifeinduktion und Surfactant-Substitution nur noch selten gesehen.

Die Symptome (s. S. 175) treten unmittelbar postnatal oder in den ersten 6 Lebensstunden auf, erreichen ihr Maximum ohne Surfactantsubstitution am 2.–3. Lebenstag, danach allmähliche Besserung. Für Diagnose und Verlaufsbeurteilung ist die Blutgasanalyse unverzichtbar (s. S. 102). Die Diagnose wird durch das Röntgenbild gesichert. Differentialdiagnose s. S. 177.

Röntgenologische Stadieneinteilung des Atemnotsyndroms

I. Feingranuläres Lungenmuster
II. I + über die Herzkonturen hinausreichendes Aerobronchogramm
III. II + Unschärfe oder partielle Auslöschung der Herz- und Zwerchfellkonturen
IV. »Weiße Lunge«

Die röntgenologische Klassifizierung ist in den ersten 6 Lebensstunden wegen noch vorhandener Lungenflüssigkeit und nach Surfactantsubstitution unsicher.

- Die Thoraxröntgenaufnahme ist bei allen atemgestörten Neugeborenen unverzichtbar.
- Bei einem reifen Neugeborenen ist ein Atemnotsyndrom extrem selten und sollte eine Ausschlussdiagnose sein (Ausnahme: Fetopathia diabetica, s. S. 440).
- Eine Sepsis mit Streptokokken der Gruppe B kann bei Früh- und Neugeborenen das Atemnotsyndrom in Klinik- und Röntgenzeichen simulieren!

8.2.3   Symptomatische Therapie

1. »Minimal handling« (s. S. 16): Möglichst geringe Belastung des Kindes mit Atemnot! Jede Anstrengung und jeder Versuch zu schreien kann den Rechts-links-Shunt vergrößern und die Atmung zur Dekompensation bringen. Vor allem müssen die »Aufnahmeroutinen" der Intensivstation (Wiegen, Messen, Untersuchung, Röntgen, Abstriche, Blutentnahmen, Arterienpunktion usw.) vorsichtig

und mit Gefühl für den Zustand des Kindes durchgeführt werden. Als einzige Notfalldiagnostik bestimmen wir sofort auf der Station Blutgase, Hämatokrit und Blutzucker aus einer kapillaren Blutprobe. Meist hat alles weitere Zeit! Da beim Atemnotsyndrom die pulmonale Sekretion eingeschränkt ist, genügt es während der ersten 24 h meist, den Endotrachealtubus in 4- bis 6-stündigen Abständen abzusaugen (s. S. 158). Während der ersten 3 h nach Surfactantsubstitution sollte der Tubus nur bei klinischer Notwendigkeit abgesaugt werden.

2. Sorgfältige *Beobachtung*, regelmäßige Auskultation, Blutdruckkontrolle zunächst stündlich (Normbereich einhalten, ggf. Volumenzufuhr oder Bluttransfusion).

3. Regelmäßige *Temperaturkontrolle* von Kind, Inkubator und Atemgas (dokumentieren!): Thermoneutralbereich einhalten (Sauerstoffersparnis, s. S. 40).

4. *Blutgasanalyse:* Transoxode (besser: Kombisonde) *sofort* anlegen, so dass Auswirkungen der Erstversorgung erkannt werden. Arterienpunktion (s. S. 98) zur Verifizierung der transkutanen Messung. Die regelmäßige Blutgasanalyse ist obligat zur Beurteilung von Respiratoreinstellung, benötigter F_iO_2 (Ziel: PaO_2 40–60 mmHg).

5. *Sauerstoffzufuhr* (► Abschn. 6.6) über Nasen-CPAP oder Respirator. Vorsichtige Reduktion, sobald PaO_2 >60 mmHg: Gefahr von plötzlicher Zyanose durch pulmonale Vasokonstriktion und Rechts-links-Shunt.

6. *Nasen-CPAP* (s. S. 128), sobald Sauerstoffbedarf oder wenn das Kind starke Einziehungen hat. Frühzeitiger CPAP konserviert Surfactant, vermeidet Respiratorbedürftigkeit sowie pulmonale Komplikationen und verbessert die Gesamtprognose.

7. *Künstliche Beatmung* (s. S. 127), sobald F_iO_2-Bedarf >0,6 oder PCO_2 >70 mmHg (je nach Begleitumständen, bei Prädisposition für intraventrikuläre Blutung schon früher). Initiale Respiratoreinstellung s. S. 140, Beatmung nach Surfactantsubstitution s. S. 147, Entwöhnung s. S. 149. Bei Frühgeborenen <1500g mit Atemnotsyndrom senkt inhalatives NO weder Sterblichkeit noch BPD-Rate (E1a) [6, 93].

8. *Antibiotikabehandlung,* wenn eine Infektion (besonders B-Streptokokken) nicht ausgeschlossen werden kann. Wir behandeln derzeit

mit Ampicillin und Gentamycin, brechen diese Behandlung jedoch ab, wenn im initialen Ohrabstrich und in der Blutkultur nichts gewachsen ist.

9. Sorgfältige *Flüssigkeitsbilanz* (s. S. 369) zur Vermeidung von Ductus arteriosus persistens bzw. prärenalem Nierenversagen. Meist ist in den ersten 24 Lebensstunden eine Flüssigkeitszufuhr von 80 ml/kg adäquat. Diuretika sind beim Atemnotsyndrom nicht indiziert (E1a) [16].

10. *Ductus arteriosus Botalli:* Komplikation des Atemnotsyndroms insbesondere bei sehr kleinen Frühgeborenen unter 1500 g. Verdacht bei erneuter Verschlechterung nach initialer Stabilisierung, bei atypischem biphasischem Atemnotsyndromverlauf, bei dem eine Entwöhnung vom Respirator nicht innerhalb von 2 Tagen möglich ist. Symptome und Behandlung s. S. 256.

11. *Laborkontrollen:* Je nach Schwere des Krankheitsbildes regelmäßige Kontrollen von Blutgasen, Blutglukose, venösem Hämatokrit, Elektrolyten, Gesamteiweiß, Blutbild, Thrombozyten und Infektzeichen (z. B. IL-6).

8.2.4 Kausale Therapie: Surfactantsubstitution

Surfactantersatzpräparate werden aus Lungen von Rindern (Survanta, Alveofact) oder Schweinen (Curosurf) hergestellt. Die Wirksamkeit der Substitution von natürlichen Surfactants [81, 83, 84], in geringerem Maße auch von künstlichen [1, 50, 36, 82] zur Therapie des Atemnotsyndroms ist durch zahlreiche kontrollierte Studien belegt (E1a) [82]. In der Regel wird das Präparat innerhalb weniger Sekunden über eine im Trachealtubus liegende Magensonde in die Atemwege instilliert.

Dabei sind folgende *Wirkungen* gesichert:

— Die Sterblichkeit nimmt ab.
— Die Frühgeborenen überleben häufiger ohne BPD.
— Ein Pneumothorax tritt seltener auf.
— Natürliche Surfactants haben höhere Überlebens- und niedrigere Pneumothoraxraten als gegenwärtig verfügbare künstliche Surfactants (E1a) [82].

━━ Bei Frühgeborenen <30 SSW sind nach prophylaktischer Gabe bei Geburt Sterblichkeit, Pneumothorax-, Hirnblutungs- und BPD-Rate niedriger als nach therapeutischer Gabe beim etablierten Atemnotsyndrom (E1a) [83, 84].

Nebenwirkungen der Surfactanttherapie sind:
━━ Obstruktion von Tubus oder Beatmungsschlauch
━━ Transienter Blutdruckabfall
━━ EEG-Depression [44]
━━ Schwankungen der zerebralen Blutflussgeschwindigkeit
━━ Akute Lungenblutungen

Indikation zur Surfactantbehandlung:
━━ Therapeutisch, wenn das Atemnotsyndrom gesichert ist [41].
━━ Prophylaktisch bei intubierten Frühgeborenen <30 Wochen (E1a) [103, 83]. Bei intubierten Frühgeborenen <28 SSW geben wir Surfactant sofort im Kreißsaal, ohne das Röntgenbild abzuwarten.

Nach einmaliger Surfactantsubstitution gibt es 3 unterschiedliche, typische *Reaktionsweisen*:
━━ Rasche und anhaltende Besserung der Oxygenierung
━━ Rückfall nach 6–18 h
━━ Resistenz, d. h. keine wesentliche Besserung

Die Art der Reaktion hängt mehr von der Art der Lungenkrankheit als von der Unreife des Surfactantsystems ab. Viele neonatale Atemstörungen sind nicht durch Surfactantmangel verursacht (◘ Abb. 8.1). Während die Verbesserung der Oxygenierung nach natürlichen Surfactants meist innerhalb weniger Minuten eintritt, ist eine Wirkung der synthetischen Surfactants erst nach 6–24 h zu erwarten (E1b) [55, 87]. Zusätzlich zur Induktion durch pränatale Steroidgabe und zur postnatalen Surfactantsubstitution stimuliert die orale Zufuhr von Inositol als Substrat die endogene Surfactantproduktion und senkt Sterblichkeit, BPD- und Retinopathierate (E1a) [48, 42].

Folgende *Besonderheiten* sind bei der Surfactanttherapie zu beachten:

- Initialdosis bei natürlichem Surfactant meist 100 mg/kg [41].
- Bis zu 3-malige Wiederholung nach jeweils 6–12 h, wenn der O_2-Bedarf wieder deutlich ansteigt (E1b) [81, 86].
- Frühzeitige (präventive) Therapie ist wirksamer als späte, da die Bildung ausgedehnter hyaliner Membranen die Entfaltung der Lunge hemmt (E1a) [11, 83].
- Frühe Surfactantsubstitution mit anschließender Extubation auf N-CPAP (INSUREX-Technik) vermindert die Notwendigkeit künstlicher Beatmung (E1a) [105, 88]. Eine Verminderung der BPD-Rate ist mit dieser Technik zu erwarten, aber noch nicht gesichert.
- Unterschiedliche natürliche Surfactants haben unterschiedliche Wirkungen [13].
- Beatmung nach Surfactantsubstitution s. S. 147.

> **!** Surfactantsubstitution ersetzt das fehlende oberflächenaktive System der Lunge, nicht aber Erfahrung mit der künstlichen Beatmung!

8.2.5 Prävention und Prognose

Die Prophylaxe durch 2-malige Gabe von Dexa- oder Betamethason an die Schwangere 24–72 h vor der Geburt wirkt durch vorzeitige Enzyminduktion [25]. Sie mindert Sterblichkeit, Häufigkeit und Schweregrad des Atemnotsyndroms, der periventrikulären Blutung und der Leukomalazie [53, 7, 31]. Multiple antenatale Steroidzyklen verschlechtern die Langzeitprognose des Kindes [5]. Schonende Geburtsleitung bei Frühgeborenen (u. U. elektive Sectio) mit primärer Erstversorgung durch den Neonatologen verhindert die Geburtsasphyxie und verkleinert das Atemnotsyndromrisiko.

Prognose

Beim Atemnotsyndrom haben heute auch Frühgeborene von 27–30 SSW eine Überlebenschance über 80%, allerdings bestehen bei über 20% der Überlebenden Langzeitprobleme (bronchopulmonale Dysplasie, periventrikuläre Leukomalazie), wobei nicht die Lungenunreife, sondern die mechanische Beatmung und zur Frühgeburt führende inflammatorische Reaktion mit ihren Folgen ursächlich sind.

8.3 Mekoniumaspirationssyndrom (MAS)

Häufigkeit

Bis zu 1% aller Neugeborenen. Betroffen sind überwiegend hypotrophe und postmature Neugeborene (respiratorische Plazentainsuffizienz). Häufige Warnhinweise:

- Fetale Gefährdung (Bradykardie, silentes CTG, vermindertes Östriol)
- Prolongierte, komplizierte Geburt
- Mekoniumhaltiges Fruchtwasser (kommt bei 10–20% aller Geburten vor [10])

Pathophysiologie

Eine fetale Hypoxie führt zu einer mesenterialen Vasokonstriktion und verursacht eine Darmischämie. Ihr folgt eine transitorische Periode mit Hyperperistaltik, welche in Verbindung mit einer Atonie des Analsphinkters die Entleerung von Mekonium zur Folge hat. Mit den ersten Atemzügen werden die Mekoniumpartikel bis in die Bronchiolen inspiriert. Es entstehen subsegmentale Atelektasen und Bezirke mit Obstruktionsemphysem sowie eine chemische Pneumonitis. Diese Veränderungen haben einen vermehrten intrapulmonalen Shunt, eine reduzierte Diffusionskapazität, eine erhöhte Resistance und eine leicht herabgesetzte Lungencompliance zur Folge.

Klinik

Haut bei Geburt mit Mekonium bedeckt, Haut, Fingernägel und Nabelschnur grünlich-gelb verfärbt. Schwere Atemdepression, Schnappatmung, Bradykardie, Hypotonie, Schocksymptome, Asphyxia livida oder pallida.

Bei einsetzender Spontanatmung: grobe Rasselgeräusche, Tachypnoe, Dyspnoe, interkostale Einziehungen, exspiratorisches Stöhnen, Giemen, Zyanose. Die schwere Asphyxie kann zu einer Störung der kardiovaskulären Adaptation mit Rechts-links-Shunt, persistierender pulmonaler Hypertension, Kardiomegalie (Herzinsuffizienz: Hypoxie, Cor pulmonale) und peripherer Hypoperfusion (Zentralisation) führen.

Radiologie

Symmetrisch verteilte, ziemlich dichte, fleckige, z. T. noduläre Lungeninfiltrate. Lungenüberblähung, abgeflachte Zwerchfelle, gelegentlich kleinere Pleuraergussbildung oder Pneumothorax.

Verlauf

Innerhalb von 7–10 Tagen oft Rekonvaleszenz, deutliche Besserung meist nach 24–72 h. In schweren Fällen Übergang in PPHN (s. S. 262) oder Tod in den ersten 24 h. Bei Überleben protrahierter Verlauf.

Prävention

Rasche Beendigung der Geburt bei persistierender fetaler Hypoxie! Der Abgang von mekoniumhaltigem Fruchtwasser muss als Alarmsymptom verstanden werden. Bei dick-grünem, nicht aber bei nur grünlich gefärbtem Fruchtwasser muss alles darangesetzt werden, möglichst viel Mekonium vor dem ersten Atemzug aus den oberen Luftwegen zu entfernen [37]! Dazu müssen die Bemühungen von geburtshilflichem und neonatologischem Team aufeinander abgestimmt werden [97]. Kreißsaalreanimation bei Mekoniumaspiration s. S. 28.

Symptomatische Therapie des Mekoniumaspirationssyndroms

1. Die *Beatmung* kann sehr schwierig sein. Initiale Respiratoreinstellung s. S. 140. Meist sind hohe Inspirationsdrücke und ein niedriger PEEP erforderlich. Es muss die Frequenz gefunden werden, bei der das Kind nicht gegen den Respirator kämpft (synchronisierte Beatmung s. S. 132). Bei schwerer Ateminsuffizienz Hochfrequenzoszillation einsetzen (s. S. 133).
2. Ein *Pneumothorax* muss frühzeitig erkannt und drainiert werden (s. S. 190).
3. Surfactantsubstitution (E1a) [85], möglicherweise in Form einer Surfactant-Lavage mit 15 ml/kg verdünntem Surfactant (E3) [56].

4. Antibiotika wegen der stets resultierenden sekundären bakteriellen Pneumonie.
5. NO-Inhalation ist beim MAS nicht immer wirksam [59], ein Behandlungsversuch ist jedoch gerechtfertigt [27, 47, 54].
6. *Medikamentöse Zusatzbehandlung* ist häufig erforderlich, z. B. Sedierung oder Relaxierung (s. S. 146). Wenn bei persistierender pulmonaler Hypertension infolge Mekoniumaspirationssyndrom eine ausreichende Oxygenierung (s. S. 266) nicht gelingt, versuchen wir Prostacyclin [30]. Kortikosteroide sind bei Mekoniumaspiration erfolglos.
7. Aktive und gründliche *Physiotherapie* (kontraindiziert bei Pneumothorax und PPHN!) und Lagerungsbehandlung (s. S. 162). Häufiges tracheales Absaugen, ggf. nach Instillation von 0,9%iger NaCl-Lösung.

8.4 Flüssigkeitslunge

Definition
Transitorische Tachypnoe (»wet lung«) verursacht durch verzögerte Flüssigkeitsresorption. Häufigkeit 1%, gute Prognose.

Pathogenese und Prädisposition
Die fetale Lunge ist mit 40 ml/kg einer surfactant- und fruchtwasserhaltigen Flüssigkeit gefüllt, welche bei den intrauterinen Atemexkursionen bewegt wird. Eine »Fruchtwasseraspiration« kann es also nicht geben. Diese Flüssigkeit wird jeweils zur Hälfte bei der Geburt ausgepresst bzw. über die pulmonalen Lymphwege abtransportiert. Bei rascher Geburt oder erhöhtem hydrostatischem Druck (Plethora) kann der Resorptionsmechanismus gestört sein oder protrahiert verlaufen, was zu erhöhtem Flüssigkeitsgehalt zunächst des Alveolarraumes, später des Interstitiums führt. Prädisponiert sind Neugeborene nach
- Kaiserschnitt
- Beckenendlage
- Geburtsasphyxie
- Exzessiver Flüssigkeitszufuhr bei der Mutter

Symptome

- Tachypnoe, meist kurz nach Geburt einsetzend
- Nasenflügelatmung
- Sternale Einziehungen
- Stöhnen (selten)
- Zyanose/Sauerstoffbedarf

Die Symptome sind innerhalb von 24 h rückläufig.

Diagnostik

Die Diagnose Flüssigkeitslunge muss oft retrospektiv gestellt werden, da Klinik und Röntgenbefund (◘ Tab. 8.1) anfangs oft schwer von Atemnotsyndrom (s. S. 178) oder B-Streptokokken-Pneumonie (s. S. 521) abzugrenzen sind. Erst Normalisierung von Klinik und Röntgenbild im Alter von 24 h klärt die Diagnose.

Symptomatische Therapie

- Inkubatorpflege, Sauerstoff angewärmt und angefeuchtet, evtl. O_2-Kopfbox
- Früher Einsatz von Nasen- oder Rachen-CPAP (s. S. 128)
- Überwachung durch $tcPO_2$- und $tcPCO_2$-Messung sowie Arterienpunktion
- Antibiotika, wenn eine Pneumonie nicht auszuschließen ist

8.5   Pneumothorax

Häufigkeit

Spontan 1–2%, unter CPAP- oder PEEP-Beatmung bis zu 5–20% [19].

> ❶ Jeder Pneumothorax sollte zum Anlass genommen werden, Beatmungs- und Absaugeregime kritisch zu überprüfen!

Prädisposition

- CPAP
- Kontrollierte Beatmung mit PEEP

- Kardiopulmonale Reanimation
- Schlechte Absaugtechnik
- Zu tiefer Endotrachealtubus
- Zu kurze Exspirationszeit
- Atemnotsyndrom
- Mekoniumaspirationssyndrom
- Streptokokkenpneumonie
- Kongenitale Zwerchfellhernie (kontralateral)
- Lungenhypoplasie
- Interstitielles Lungenemphysem

Pathogenese

Bei exzessivem intraalveolärem Druck kommt es leicht zur Alveolar-
überblähung und -ruptur. Luft entweicht entlang der perivaskulären
Gefäßscheiden in das Interstitium (*interstitielles Emphysem*), wobei
innerhalb des Lungenparenchyms umschriebene Luftdepots (*Pseudo-
zysten*) entstehen können. Bei Fortbestehen des Alveolarlecks breitet
sich die Luft entlang den Peribronchial- und Vaskulärscheiden des
Interstitiums über die Pleura visceralis bis zum Mediastinum aus
(*Pneumomediastinum*). Pleura visceralis und mediastinalis neigen zur
Ruptur, so dass Luft in den Pleuraraum vordringen kann. Unilaterales
oder bilaterales Auftreten ist möglich, die rechte Seite wird bevorzugt.
Entweicht Luft entlang der großen Gefäße in den Retroperitoneal-
raum, so kann sich ein *Pneumoperitoneum* entwickeln (Differentialdiagnose gastrointestinale Perforation). Auch die Entwicklung eines
zervikalen Emphysems ist möglich. Gelangt Luft über die perikardiale
Umschlagfalte in den Herzbeutel, so entsteht ein *Pneumoperikard*.
Selten ist die *Luftembolie* durch Übertritt von Luft in Kapillaren, Lungenvenen oder über Lymphgefäße.

Klinik

- Plötzlich einsetzende Atemnot
- Zyanose
- Entwicklung von Schocksymptomen
- Asymmetrische Thoraxexkursionen
- Gelegentlich Hautemphysem

- Bradykardie, Asystolie (Pneumoperikard)
- Häufig Abnahme der Herz- und Atemfrequenz, Abfall des Blutdrucks und Verminderung der Blutdruckamplitude
- Rasche Entwicklung einer respiratorischen oder gemischten Azidose

Außer zu akuter Verschlechterung von Ventilation und Zirkulation führt der Pneumothorax zu erheblicher zerebraler Gefährdung: Durch den abrupten Anstieg von Venendruck und zerebralem Blutfluss kann es zu intrazerebraler Blutung kommen [45].

Diagnostik

- Im Zweifelsfall Tubusobstruktion durch sofortige Spiegelprobe ausschließen.
- Auskultation: fehlendes oder abgeschwächtes Atemgeräusch. Bei kleinen Frühgeborenen kann ein lebensbedrohlicher Spannungspneumothorax überhört werden! Verlagerung der Herztöne (bei linksseitigem Pneumothorax).
- Thorakale Diaphanoskopie: Aufleuchten über dem betroffenen Hemithorax; Kaltlichtquelle mit Ansatz von 5 mm Durchmesser.
- Probepunktion (gleichzeitig Notfalltherapie durch Druckentlastung, s. S. 192).
- Auf Röntgen nur warten, sofern Situation nicht bedrohlich.

Röntgenbefund

Mantel- oder Spannungspneumothorax: Die Lunge ist auf der involvierten Seite kollabiert und von der lateralen Thoraxwand abgedrängt. Im Regelfall begrenzt der Pneumothorax den lateralen Lungenrand, jedoch können sich auch Luftdepots in Interlobärfissuren und basal finden. Abflachung des Diaphragmas, Erweiterung der Zwischenrippenräume, Vorwölbung der Pleura parietalis. Bei exzessiver Ausprägung besteht eine Mediastinalherniation mit Verdrängung des Gefäßbands und des Herzens auf die kontralaterale Seite.

Differentialdiagnose: Lobäremphysem, große Lungenzyste.

Prävention

- Surfactantsubstitution bei Atemnotsyndrom (s. S. 182)
- Sedieren/Relaxieren bei starkem Gegenatmen (s. S. 146)
- Verzicht auf niedrige Beatmungsfrequenz und prolongierte Inspiration (s. S. 124)
- HFOV bei prädisponierenden Erkrankungen

Therapie

Interstitielles Emphysem/Pneumomediastinum. Keine aktive Intervention. Unter Beatmung nach Möglichkeit Reduktion des PEEP, des inspiratorischen Spitzendrucks oder einer verlängerten Inspirationszeit. Gegenatmen vermeiden, ggf. sedieren. Bei einseitigem Befund Lagerung auf die betroffene Seite. Oszillationsbeatmung (HFOV) kann indiziert sein (s. S. 133).

Kleiner Pneumothorax mit geringfügiger Atemstörung. Sedierung, sorgfältige Beobachtung, engmaschige Blutgaskontrollen. Schreien und jegliche unnötige Manipulation vermeiden. Die Resorption eines Pneumothorax kann erheblich durch erhöhte Gabe von Sauerstoff (F_iO_2 0,3) gesteigert werden. Diese Maßnahme ist jedoch nicht ungefährlich wegen einer möglichen Hyperoxie mit dem Risiko der Retinopathie; Überwachung mit Kombisonde.

Spannungspneumothorax (lebensbedrohlicher Notfall!). Der Behandlungserfolg hängt von einer umgehenden Diagnose und einer koordinierten Teamarbeit ab: *Probepunktion* mit Butterfly 19 G, durchgeführt im 2.–3. Interkostalraum in der Medioklavikularlinie. Ende des Butterflyschlauchs unter Wasser halten (z. B. Spritzen): Luftblase bestätigt die Diagnose. Luft mit Spritze nicht vollständig abziehen, da Rückverlagerung der Lunge möglich. Bei der anschließenden Pleurapunktion mittels Trokarkatheter kann es dann zur Verletzung der Pleura visceralis kommen! Nach der Probepunktion stabilisiert sich der Zustand des Kindes meist rasch, und der Pleurakatheter kann nun in Ruhe und unter sterilen Bedingungen gelegt werden.

Pneumothoraxbesteck

- 1 Einmalskalpell Nr. 15 (Feather Industries)
- 1 schmale anatomische Pinzette, Länge 13 cm
- 1 schmale chirurgische Pinzette, Länge 13 cm
- 1 schmale gebogene Schere (spitz-stumpf), Länge 12 cm
- 2 Schlauchklemmen, Länge 14 cm
- 1 Augennadelhalter (Boynton), Länge 12,5 cm
- Nahtmaterial (Mersilene 3–0)
- 2 Vygon-Trokarkatheter Charr 8, Charr 10
- 1 Dreiwegehahn Luer
- 1 Drainageschlauch mit Luer-Adapter
- 4 eingeschnittene Tupfer 5 × 5 cm
- 1 Tegaderm-Klebefolie
- Lokalanästhetikum (Scandicain 1%)

8

Technik der Pleuradrainage

Kind immobilisieren, ggf. Analgesie. Arme hochgeschlagen fixieren. Desinfektion, Abdeckung mit sterilem Lochtuch. Punktionsstelle: 4.–5. Interkostalraum in der vorderen Axillarlinie, da sich hier in Rückenlage die meiste Luft ansammelt. Bei anteriorem Pneumothorax wird der Zugang im 2.–3. Interkostalraum in der Medioklavikularlinie wegen der größeren Effektivität bevorzugt. Lokalanästhesie mit maximal 0,4 ml/kg Scandicain 1%. Anlegen einer 4 mm langen Inzision am Oberrand der den Interkostalraum nach unten begrenzenden Rippe. Drainagekatheter (Vygon-Trokarkatheter Charr 10) etwa 2 cm vor der Spitze fassen und unter Abstützen der Hand in den Interkostalraum eingehen (**Cave:** Organverletzungen bei ruckartigem Durchstoßen der Interkostalmuskulatur).

Unmittelbar nach Eintritt in den Thoraxraum Trokar entfernen. Katheter flach hinter der Thoraxwand in Richtung auf das Sternoclaviculargelenk vorschieben (◘ Abb. 8.3). Anschluss an Dauerdrainage über Dreiwegehahn. Sicherung des Katheters durch Hautnaht, röntgenologische Positionskontrolle. Über ein Wassermanometer sollte eine

Feinregulierung des Drainagesogs möglich sein. Einstellung zunächst −20 cm H_2O.

Besteht kein großes Leck in der Lunge, so ist eine Bülau-Drainage mit Unterdruck −3 bis −5 cm H_2O zur Entfaltung der Lunge ausreichend und führt zu einem geringeren Eiweißverlust durch Transsudation.

Blutkoagel, eiweißreiches Pleurasekret und pleurale Verklebungen können trotz korrekter Position zu einer Verlegung führen. Erneute Akkumulation des Pneumothorax möglich! Gegebenenfalls ist eine zweite Drainage erforderlich. Bei Spontanatmung kann mit einer Verklebung der Alveolarruptur nach 24 h gerechnet werden, bei kontrollierter Beatmung oft erst nach Tagen. Die Pleuradrainage kann entfernt werden, wenn nach 6-stündigem Abklemmen des Katheters röntgenologisch eine volle Lungenentfaltung gesichert ist.

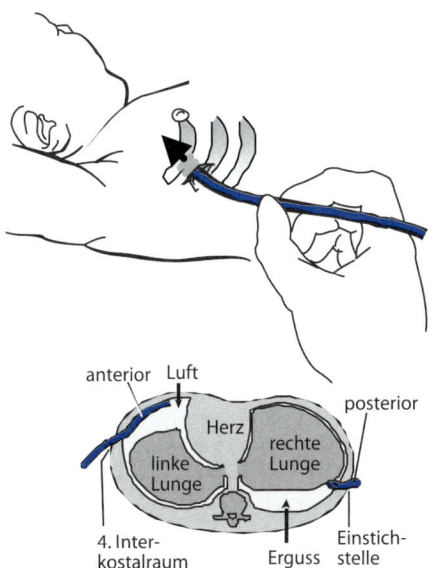

Abb. 8.3. Pleuradrainage. Zugang am Oberrand der Rippe, um Blutung zu vermeiden. *Oben:* Pneumothoraxdrainage in Rückenlage nach ventral legen. *Unten:* Ergussdrainage nach dorsal positionieren

Komplikationen

━ Subkutane Position
━ Posteriore Position (häufig ineffektiv bei anteriorem Pneumothorax)
━ Perforation (Lungen, Diaphragma, Mediastinum, Ösophagus, Leber, Pharynx, Perikard) insbesondere bei Verwendung von Mathys-Kathetern
━ Möglicherweise ist bei Verwendung von Pigtail-Kathetern die Komplikationsrate geringer (E3) [98]

Pneumoperikarddrainage

Subxiphoidaler Zugang, rasche Desinfektion des Epigastriums, Punktion mit Abbocath 26 G.

Im Winkel zwischen Processus xiphoideus und rechtem sternalem Rippenansatz wird unter dem Sternum mit Zielrichtung auf die linke Schulter eingegangen. Nachdem die Mandrin entfernt ist, kann der Katheter um einen weiteren Zentimeter vorgeführt werden. Erfolgreiche Perikardpunktion ist an der sofortigen Besserung von Bradykardie und Schocksymptomatik, Rosigwerden des Kindes und Verschwinden der Niedervoltage auf dem Bildschirm des Monitors erkennbar. Röntgenologische Positionskontrolle. Es empfiehlt sich, die Pneumoperikarddrainage unter Beatmung für die folgenden Tage liegen zu lassen. Ihre Entfernung ist nach vorheriger Abklemmung (Röntgenaufnahme) möglich. Drainagesog −5 cm H_2O.

8.6   Bronchopulmonale Dysplasie (BPD)

Definition

Dieses schwere Krankheitsbild ist der Preis, der für die immer besser gewordene Überlebensrate sehr unreifer Frühgeborener bezahlt wird. Man versteht darunter eine chronische inflammatorische Atemwegserkrankung mit typischen Röntgenzeichen und Abhängigkeit von Sauerstoff und/oder künstlicher Beatmung über den 28. Lebenstag hinaus [78]. Die seit 2001 geltende neue NIH-Definition [52] legt in Abhängigkeit vom Gestationsalter Schweregrade fest (◘ Tab. 8.2). Die

◻ Tab. 8.2. NIH-Definition der bronchopulmonalen Dysplasie [52]: Behandlung mit O_2 >21% über 28 Tage, plus:

Gestations-alter	<32 Wochen	≥32 Wochen
Beurteilungs-zeitpunkt	36 Wochen oder bei Entlassung, je nachdem was zuerst eintritt	>28 Tage, <56 Tage oder bei Entlassung, je nachdem was zuerst eintritt
Leichte BPD	Spontanatmung in 21% O_2 mit 36 Wochen oder bei Entlassung	Spontanatmung in 21% O_2 mit 56 Tagen oder bei Entlassung
Mittel-schwere BPD	Spontanatmung <30% O_2 mit 36 Wochen oder bei Entlassung	Spontanatmung <30% O_2 mit 56 Tagen oder bei Entlassung
Schwere BPD	Spontanatmung ≥30% O_2 und/oder IPPV/CPAP mit 36 Wochen oder bei Entlassung	Spontanatmung >30% O_2 und/oder IPPV/CPAP mit 56 Tagen oder bei Entlassung

Behandlung der schwerkranken Kinder mit BPD wurde durch die evidenzbasierte Medizin bislang nicht erleichtert.

Häufigkeit

15% der Kinder mit Atemnotsyndrom, die länger als 3 Tage künstlich beatmet werden, mit je nach Klinik stark unterschiedlicher Häufigkeit [92]. Bei Frühgeborenen >30 SSW ist die BPD selten.

Pathogenese und Prädisposition

Die »klassische« BPD entsteht durch Zusammenwirken von funktioneller und struktureller Unreife der Lunge, Inflammation, Barotrauma und Sauerstofftoxizität. Möglicherweise erklärt die Verminderung der Antioxidanzienenzymsysteme die erhöhte Sauerstoffempfindlichkeit des Frühgeborenen. Weitere prädisponierende Faktoren sind:

— Gestationsalter <28 Wochen
— Ateminsuffizienz mit künstlicher Beatmung
— Baro- bzw. Volutrauma, insbesondere interstitielles Emphysem und Pneumothorax
— Persistierender Ductus Botalli [4, 72]

- Systemische Infektion [34]
- Besiedelung mit Ureaplasma urealyticum (E1a) [73]
- Genetische Risiken
- Surfactantnonresponder

Gegenüber der künstlichen Langzeitbeatmung steht heute die inflammatorische Reaktion der Lunge im Vordergrund. Die »neue« BPD entsteht durch eine gestörte Ausdifferenzierung der Lunge [51], bei der Infektionen, besonders mit Ureaplasma urealyticum [49, 65], und inflammatorische Zytokine die Hauptrolle spielen [68, 102]. Sie kann auch ohne Beatmung bei Frühgeborenen auftreten, die unmittelbar nach Geburt kaum pulmonale Probleme haben [20].

Pathophysiologie

Im Frühstadium entwickeln sich exsudative Reaktionen mit Lungenödem, gemischt mit den Veränderungen des Atemnotsyndroms. Später reparativ-proliferative Veränderungen der Alveolen, Alveolargänge, Septen und Bronchiolen. Die proliferativen Veränderungen sind umso stärker, je länger die BPD überlebt wird. Die Lungenbelüftung ist zunächst vermindert (erhöhter Atemwegswiderstand), die Atemarbeit gesteigert, die Compliance sinkt. Bronchiale Hyperreagibilität kann bei der BPD bereits in der Neonatalperiode zur Bronchuskonstriktion führen. Immer findet sich ein erhöhter Lungengefäßwiderstand, der durch Hypoxie noch weiter ansteigt und zum Cor pulmonale führen kann.

Symptome und Diagnose

- Protrahierte Beatmungs- und Sauerstoffabhängigkeit
- chronische Hyperkapnie
- Tachy- und Dyspnoe, Einziehungen, mittelblasige Rasselgeräusche
- Vermehrte Schleimproduktion
- Anfälle von Bronchospasmus
- Pulmonale Infekte, Bronchiolitis, Atelektasen
- Cor pulmonale, Rechtsherzinsuffizienz
- Rachitis, Rippenfrakturen
- Gehäuft plötzlicher Kindstod
- Beeinträchtigte Entwicklung

In den ersten 4 Lebenswochen ist die Diagnose schwierig, da die beginnende BPD klinisch und röntgenologisch nicht vom Atemnotsyndrom und seinen Heilungsstadien zu unterscheiden sein kann.

Schweregrade und Röntgenbefund

Diagnose und Schweregade richten sich nach Sauerstoffbedarf mit 28 Tagen und 36 Gestationswochen (◧ Tab. 8.2). Beatmungsbedürftigkeit [80] und Röntgenbild [104] lassen manchmal schon am Ende der 1. Lebenswoche die Entwicklung einer BPD vorausahnen. Klinische, röntgenologische und histologische Schweregrade der bronchopulmonalen Dysplasie stimmen häufig nicht miteinander überein.

Prävention

- Frühzeitiger Einsatz von Nasen-CPAP statt Beatmung (E1b) [70].
- Frühe Surfactantsubstitution bei Atemnotsyndrom (E1a) [103].
- Frühe Extubation nach Surfactantsubstitution (INSUREX, s. S. 149).
- Schonende Beatmung unter Vermeidung hoher Spitzendrücke (>30 cm H_2O), hoher Frequenzen und hoher Gasflüsse (E1b) [18].
- Frühzeitige und konsequente Entwöhnung vom Respirator, ggf. auch unter Akzeptanz einer Hyperkapnie (E1a) [99].
- Restriktive Flüssigkeitszufuhr (E1a) [9].
- Vermeidung bzw. frühzeitiger Verschluss eines hämodynamisch wirksamen Ductus Botalli (s. S. 259) (E1a) [33].
- Vitamin A [69] 5000 IE 3-mal/Woche i.m. für 4 Wochen (E1a, NNT 14) [26, 77, 91]. Wir setzen diese Prophylaxe bei allen sehr untergewichtigen Frühgeborenen ein, die am 3. Lebenstag noch Atemstörungen (Atemhilfe oder O_2) haben.
- Die früher vorgeschlagene Prophylaxe mit Vitamin E ist unwirksam [95] und mit schweren Nebenwirkungen belastet.
- Mit Salbutamol lassen sich Häufigkeit und Schweregrad der BPD nicht vermindern (E1b) [63].
- Inhalative Glukokortikoide [22] haben keine präventive Wirkung (E1b) [74], auch die Zufuhr von Natrium-Chromoglyzinat [62], α-1-Proteinase-Inhibitor [74] und Superoxid-Dismutase [89] kann die BPD nicht verhindern.

Therapie

Die Behandlung der bronchopulmonalen Dysplasie ist mühevoll und langwierig. Sie erfordert von Ärzten und Schwestern Geduld und in besonderem Maß die Fähigkeit, auf die Eltern der chronisch schwerkranken Kinder einzugehen. Dabei ist es hilfreich, Kind und Eltern feste Bezugspersonen aus dem ärztlichen und pflegerischen Team der Intensivstation für Pflege und Gespräche zuzuordnen. Ventilation und Entwöhnung von Kindern mit bronchopulmonaler Dysplasie können enorm schwierig sein. Feste Regeln gibt es nicht, u. U. muss man zahlreiche Beatmungstechniken immer wieder »ausprobieren«. Wir versuchen, hohe Drücke und prolongierte Inspiration zu vermeiden, um die immer bestehende Überblähung nicht zu verschlimmern. Wenn die Entwöhnung vom Beatmungsgerät gelungen und der errechnete Termin überschritten ist, sollte die Möglichkeit häuslicher Pflege abgeklärt werden (auch wenn das Kind noch Sauerstoff benötigt), da Kinder mit BPD zu Hause rascher und besser rehabilitiert werden können als im Krankenhaus. Folgende Maßnahmen werden (in starker Abhängigkeit vom Einzelfall) zur Behandlung der BPD eingesetzt:

1. *Sauerstoff*: Adäquate Oxygenierung ist für Heilung und Wachstum unverzichtbar. Hypoxische Phasen, wie sie insbesondere im Schlaf auftreten können, lösen Bronchospasmus und Anstieg des pulmonalen Gefäßwiderstands aus. Während beim spontan atmenden Kind mit BPD bei normalem pH eine erhebliche Hyperkapnie akzeptiert werden kann, muss der PaO_2 unbedingt über 50 mmHg gehalten werden! SpO_2-Zielbereich jedoch nicht über 94% (E1b) [3, 90]. Die Applikation von O_2 über eine Kopfbox ist bei dem immer aktiver werdenden Kind nicht praktikabel. Bewährt hat sich die Zufuhr von (angewärmtem und angefeuchtetem) Sauerstoff mit niedrigem Fluss über einen direkt vor der Nase liegenden Schlauch, der nicht in die Nasenlöcher hineinreicht. Die Überwachung der Oxygenierung mittels transkutaner PO_2-Messung ist bei der BPD unzuverlässig (s. S. 110), die Pulsoximetrie ist das Verfahren der Wahl.

2. *Ernährung*: Ausreichende Kalorienzufuhr ist für Wachstum und Heilung erforderlich, wegen der erhöhten Atemarbeit meist 130–

140 kcal/kg/Tag. Dies ist nur mit Spezialdiäten oder Nahrungszusätzen zu erreichen, denn ein Kind mit BPD benötigt auch:

3. *Flüssigkeitsrestriktion* auf 120 ml/kg/24 h.

4. *Diuretikatherapie* verbessert die Lungenfunktion (E1a) [17] und senkt die Sterblichkeit, hat aber langfristig erhebliche Nebenwirkungen: Osteopenie, Nephrokalzinose, Ototoxizität. Jenseits der ersten Lebenswochen können Diuretika auch inhalativ verabreicht werden, ein Vorteil ist dafür jedoch nicht gesichert [15, 16]. Spironolacton beugt dem Kaliumverlust vor, soll aber wegen seiner eventuellen neurologischen Nebenwirkungen [24] nur zurückhaltend eingesetzt werden. Wir verwenden meist niedrigdosiertes Hydrochlorothiazid unter sorgfältiger Überwachung der Elektrolyte in Serum und Urin, ggf. muss eine enterale Elektrolytsubstitution erfolgen.

5. *Bronchodilatatoren:* Isoproterenol, Methylxanthine, Salbutamol und Terbutalin werden bei der bronchopulmonalen Dysplasie oft eingesetzt, für ihre Wirksamkeit gibt es jedoch derzeit keine Evidenz. Wir verwenden Theophyllin (maximal 5 mg/kg/Tag) zur Senkung des Atemwiderstandes; Spiegelbestimmung! Bei Obstruktion kann die Inhalationstherapie mit Salbutamol oder Ipratropiumbromid versucht werden.

6. *Physiotherapie* (s. S. 160) ist bei der bronchopulmonalen Dysplasie eine wichtige Behandlungsmaßnahme. Sie muss vorsichtig durchgeführt werden, da wegen der meist vorhandenen Frühgeborenenosteopenie die Gefahr von Rippenfrakturen besteht und da sie hypoxische Hirnschädigung auslösen oder verschlimmern kann [43, 32]. Eine niedrigdosierte systemische Bronchosekretolyse (Ambroxol) kann die Physiotherapie möglicherweise unterstützen. Dagegen hat intratracheales N-Actylcystein keine günstige Wirkung, sondern verschlechtert den Atemwegswiderstand und begünstigt zyanotische Anfälle [12].

7. *Antibiotika:* Sofortige und ausreichende Behandlung pulmonaler Infektionen (regelmäßige Kontrolle von Leukozyten, Differentialblutbild und CRP), jedoch keine Dauerprophylaxe. Beim Nachweis von Ureaplasma urealyticum und schwerer Symptomatik versuchen wir eine 14tägige Behandlung mit Erythromycin, der Effekt ist jedoch unsicher (E3) [94, 58, 73].

8. *Dexamethason* hat sich in mehreren kontrollierten Studien an langzeitbeatmeten Frühgeborenen als wirksam erwiesen (E1a) [2, 23, 29], die erforderliche Beatmungsdauer zu senken. Bei Applikation im Alter von 7–14 Tagen senkt es die BPD-Rate, allerdings mit erheblichen Nebenwirkungen (E1a) [38]. Es wird deshalb nur noch zurückhaltend, mit dokumentierter Elterneinwilligung und in reduzierter Dosis verwendet: 0,15 mg/kg/Tag für 3 Tage, dann 0,1 mg/kg/Tag für 3 Tage, dann 0,05 mg/kg/Tag für 2 Tage, dann 0,02 mg/kg/Tag für 2 Tage [28]. Das Medikament sollte sulfitfrei sein [8]. Extubation meist am 2.–3. Behandlungstag möglich.

Bei unbeatmeten Kindern ist Dexamethason keinesfalls indiziert. Wegen seiner schweren Nebenwirkungen (Blutdruckanstieg, gastrointestinale Blutung [61, 66], Zerebralparese [67, 79, 100], geistige Behinderung [101], diabetische Stoffwechsellage, negative Stickstoffbilanz, Hemmung der hypophysären und adrenalen Hormonproduktion, verminderte Infektabwehr und Myokardhypertrophie [96]) sollte es trotz pulmonaler Wirksamkeit nur bei strengster Indikation und nicht in den ersten 2 Lebenswochen eingesetzt werden (E1a) [39; 40]. Inhalativ applizierte Glukokortikoide haben weniger Nebenwirkungen, aber auch ihre Wirkung auf die BPD ist unsicher (E1a) [76]. Wir verwenden Dexamethason systemisch bei beatmeten Kindern mit schwerer BPD nur als »ultima ratio«.

9. *Hydrokortison* hat bei Frühgeborenen mit BPD in einer Dosis von 5 mg/kg/Tag (in 4 Dosen, 1 Woche lang, danach Ausschleichen über 3 Wochen) bei geringeren Nebenwirkungen am Gehirn möglicherweise eine günstige Wirkung auf die Lunge (E3) [57].

10. *Transfusionen* von Erythrozytenkonzentrat können erforderlich sein wegen der normochromen, hyporegenerativen Anämie, die die BPD oft begleitet (diagnostischer Blutverlust, mangelhafte Erythropoietinproduktion), um die bestehende Hypoxieneigung nicht noch durch einen Mangel an Sauerstoffträgern zu verschlimmern [21]. Hb zwischen 11 und 14 g/dl halten.

11. *Endoskopie* der Luftwege und ggf. Laserung von Granulomen sollte bei Kindern erwogen werden, bei denen innerhalb von 14 Tagen die Entwöhnung vom Beatmungsgerät nicht gelungen ist.

Prognose

Sterblichkeit der BPD 5–10%, wobei die meisten Todesfälle jenseits der Neonatalperiode vorkommen. Häusliches Monitoring (s. S. 92) ist zu erwägen. Die Prognose des Einzelfalls lässt sich schwer abschätzen. Wir haben Kinder gesehen, deren BPD nach mehrmonatiger künstlicher Beatmung mit hohen Sauerstoffkonzentrationen noch ausheilte. Bronchiale Hyperreagibilität und eine Disposition zum Asthma bronchiale bestehen bis ins Erwachsenenalter [64]. Im Vergleich zu Frühgeborenen, die ein Atemnotsyndrom komplikationslos überstanden haben, sind Wachstum und Motorik sowie geistige Entwicklung von Kindern mit BPD oft über das 2. Lebensjahr hinaus verzögert.

Literatur

1. Ainsworth SB, Beresford MW, Milligan DW, Shaw NJ, Matthews JN, Fenton AC, Ward Platt MP (2000) Pumactant and poractant alfa for treatment of respiratory distress syndrome in neonates born at 25–29 weeks' gestation: a randomised trial. Lancet. 355:1387–1392
2. Arias Camison JM, Lau J, Cole CH, Frantz ID 3rd (1999) Meta analysis of dexamethasone therapy started in the first 15 days of life for prevention of chronic lung disease in premature infants. Pediatr Pulmonol 28:167–174
3. Askie LM, Henderson-Smart DJ, Irwig L et al. (2003) Oxygen-saturation targets and outcomes in extremely preterm infants. N Engl J Med 349: 959–967
4. Bancalari E, Claure N,Gonzales A (2005) Patent ductus arteriosus and respiratory outcome in premature infants. Biol Neonate 88:192–201
5. Banks BA, Cnaan A, Morgan MA, Parer JT, Merrill JD, Ballard PL, Ballard RA (1999) Multiple courses of antenatal corticosteroids and outcome of premature neonates. North American Thyrotropin-Releasing Hormone Study Group. Am J Obstet Gynecol 181:709–717
6. Barrington KJ, Finer NN (2006) Inhaled nitric oxide for respiratory failure in preterm infants. Cochrane Database Syst Rev CD000509
7. Baud O, Foix L'Helias L, Kaminski M et al. (1999) Antenatal glucocorticoid treatment and cystic periventricular leukomalacia in very premature infants. N Engl J Med 341:1190–1196
8. Baud O, Laudenbach V, Evrard P, Gressens P (2001) Neurotoxic effects of fluorinated glucocorticoid preparations on the developing mouse brain: Role of preservatives. Pediatr Res 50: 706–711
9. Bell EF, Acarregui MJ (2001) Restricted versus liberal water intake for preventing morbidity and mortality in preterm infants. Cochrane Database Syst Rev CD000503

10. Bent RC, Wiswell TE, Chang A (1992) Removing meconium from infant tracheae. What works best? Am J Dis Child 146:1085–1089
11. Bevilacqua G, Parmigiani S, Robertson B (1996) Prophylaxis of respiratory distress syndrome by treatment with modified porcine surfactant at birth: a multicentre prospective randomized trial. J Perinat Med 24:1–12
12. Bibi H, Seifert B, Oulette M, Belik J (1992) Intratracheal N-acetylcysteine use in infants with chronic lung disease. Acta Paediatr Scand 81:335–339
13. Bloom BT, Kattwinkel J, Hall RT et al. (1997) Comparison of Infasurf (calf lung surfactant extract) to Survanta (Beractant) in the treatment and prevention of respiratory distress syndrome. Pediatrics 100:31–38
14. Brion LP, Primhak RA (2000) Intravenous or enteral loop diuretics for preterm infants with (or developing) chronic lung disease. Cochrane Database Syst Rev CD001453
15. Brion LP, Primhak RA, Yong W (2001) Aerosolized diuretics for preterm infants with (or developing) chronic lung disease. Cochrane Database Syst Rev CD001694
16. Brion LP, Soll RF (2001) Diuretics for respiratory distress syndrome in preterm infants. Cochrane Database Syst Rev CD001454
17. Brion LP, Primhak RA, Ambrosio Perez I (2002) Diuretics acting on the distal renal tubule for preterm infants with (or developing) chronic lung disease. Cochrane Database Syst Rev CD001817
18. Carlo WA, Stark AR, Wright LL et al. (2002) Minimal ventilation to prevent bronchopulmonary dysplasia in extremely low birth weight infants. J Pediatr 141: 370–374
19. Chan V, Greenough A, Gamsu HR (1992) Neonatal complications of extreme prematurity in mechanically ventilated infants. Eur J Pediatr 151:693–696
20. Charafeddine L, D'Angio CT, Phelps DL (1999) Atypical chronic lung disease patterns in neonates. Pediatrics 103:759–765
21. Christensen RD, Hunter DD, Goodell H, Rothstein G (1992) Evaluation of the mechanism causing anemia in infants with bronchopulmonary dysplasia. J Pediatr 120:593–598
22. Cole CH, Colton T, Shah BL, Abbasi S, MacKinnon BL, Demissie S, Frantz ID 3rd (2000) Early inhaled glucocorticoid therapy to prevent bronchopulmonary dysplasia N Engl J Med 340:1005–1010
23. Collaborative Dexamethasone Trial Group (1991) Dexamethasone therapy in neonatal chronic lung disease: an international placebo-controlled trial. Pediatrics 88: 421–427
24. Crochemore C, Lu J, Wu Y, Liposits Z, Sousa N et al. (2005) Direct targeting of hippocampal neurons for apoptosis by glucocorticoids is reversible my mineralocorticoid receptor activation. Molecular Psychiatry 10: 790–798
25. Crowley, P (2000) Prophylactic corticosteroids for preterm birth. Cochrane Database Syst Rev CD000065
26. Darlow BA, Graham PJ (2002) Vitamin A supplementation for preventing morbidity and mortality in very low birthweight infants. Cochrane Database Syst Rev CD000501

27. Day RW, Lynch JM, White KS, Ward RM (1996) Acute response to inhaled nitric oxide in newborns with respiratory failure and pulmonary hypertension. Pediatrics 98:698–705

28. Doyle LW, Davis PG, Morley CJ, McPhee A et al. (2006) Low-dose dexamethasone facilitates extubation among chronically ventilator-dependent infants: a multicenter, international, randomized, controlled trial. Pediatrics 117: 75–83

29. Durand M, Sardesai S, McEvoy C (1995) Effects of early dexamethasone therapy on pulmonary mechanics and chronic lung disease in very low birth weight infants: a randomized, controlled trial. Pediatrics 95: 584–590

30. Eronen M, Pohjavuori M, Andersson S, Pesonen E, Raivio KO (1997) Prostacyclin treatment for persistent pulmonary hypertension of the newborn. Pediatr Cardiol 18:3–7

31. Fanaroff AA, Hack M (1999) Periventricular leukomalacia prospects for prevention. N Engl J Med 14 341:1229–1231

32. Flenady VJ, Gray PH (2000) Chest physiotherapy for preventing morbidity in babies being extubated from mechanical ventilation. Cochrane Database Syst Rev CD000283

33. Fowlie PW, Davis PG (2003) Prophylactic indomethacin for preterm infants: A systematic review and meta-analysis. Arch Dis Child Fetal Neonatal Ed 88: F464-F466

34. Gonzales A, Sosenko IRS, Chandar J et al. (1996) Influence of infection on patent ductus arteriosus and chronic lung disease in premature infants weighing 1000 grams or less. J Pediatr 128: 470–478

35. Grohmann K, Varon R, Stolz P et al. (2003) Infantile spinal muscular atrophy with respiratory distress type 1 (SMARD1) Ann Neurol 54: 719–724

36. Halliday HL (1996) Natural vs. synthetic surfactants in neonatal respiratory distress syndrome. Drugs 51:226–237

37. Halliday HL (2000) Endotracheal intubation at birth for preventing morbidity and mortality in vigorous, meconium-stained infants born at term. Cochrane Database Syst Rev CD000500

38. Halliday HL, Ehrenkranz RA, Doyle LW (2003) Moderately early (7–14 days) postnatal corticosteroids for preventing chronic lung disease in preterm infants. Cochrane Database Syst Rev CD001144

39. Halliday HL, Ehrenkranz RA (2000) Delayed (>3 weeks) postnatal corticosteroids for chronic lung disease in preterm infants. Cochrane Database Syst Rev CD001145

40. Halliday HL, Ehrenkranz RA, Doyle LW (2003) Early postnatal (<96 hours) corticosteroids for preventing chronic lung disease in preterm infants. Cochrane Database Syst Rev CD001146

41. Halliday HL, Tarnow-Mordi WO, Corcoran JD, Patterson CC (1993) Multicentre randomised trial comparing high and low dose surfactant regimes for the treatment of respiratory distress syndrome (the Curosurf 4 trial). Arch Dis Child 69:276–280

42. Hallman M, Bry K, Hoppu K, Lappi M, Pohjavuori M (1992) Inositol supplementation in premature infants with respiratory distress syndrome. N Engl J Med 326:1233–1239

43. Harding JE, Miles FK, Becroft DM, Allen BC, Knight DB (1998) Chest physiotherapy may be associated with brain damage in extremely premature infants. J Pediatr 132:440–444

44. Hellström-Westas L, Bell AH, Skov L, Greisen G, Svenningsen NW (1992) Cerebro-electrical depression following surfactant treatment in preterm neonates. Pediatrics 89:643–647

45. Hill A, Perlman JM, Volpe JJ (1982) Relationship of pneumothorax to occurrence of intraventricular hemorrhage in the premature newborn. Pediatrics 69:144–149

46. Hjalmarson O (1981) Epidemiology and classification of acute neonatal respiratory disorders. A prospective study. Acta Paediatr Scand 70: 773–783

47. Hoffman GM, Ross GA, Day SE, Rice TB, Nelin LD (1997) Inhaled nitric oxide reduces the utilization of extracorporeal membrane oxygenation in persistent pulmonary hypertension of the newborn. Crit Care Med 25:352–359

48. Howlett A, Ohlsson A (2003) Inositol for respiratory distress syndrome in preterm infants. Cochrane Database Syst Rev CD000366

49. Izraeli S, Samra Z, Sirota L, Merlob P, Davidson (1991) Genital mycoplasmas in preterm infants: prevalence and clinical significance. Eur J Pediatr 150:804–807

50. Jobe AH (2000) Which surfactant for treatment of respiratory-distress syndrome. Lancet 355:1380–1381

51. Jobe AH (1999) The new BPD: an arrest of lung development. Pediatr Res 46:641–643

52. Jobe AH, Bancalari E (2001) Bronchopulmonary Dyplasia. Am J Respir Crit Care Med 163: 1723–1729

53. Kattner E, Metze B, Waiß E, Obladen M (1992) Accelerated lung maturation following maternal steroid treatment in infants born before 30 weeks gestation. J Perinat Med 20:449–457

54. Kinsella JP, Truog WE, Walsh WF et al. (1997) Randomized, multicenter trial of inhaled nitric oxide and high-frequency oscillatory ventilation in severe, persistent pulmonary hypertension of the newborn. J Pediatr 131:55–62

55. Kukkonen AK, Virtanen M, Järvenpää AL, Pokela ML, Ikonen S, Fellmann V (2000) Randomized trial comparing natural and synthetic surfactant: increased infection rate after natural surfactant? Acta Padiatr 89:556–561

56. Lam BC, Yeung CY (1999) Surfactant lavage for meconium aspiration syndrome: A pilot study. Pediatrics 103: 1014–1018

57. Lodygensky GA, Rademaker K, Zimine S, Gex-Fabry M et al. (2005) Structural and functional brain development after hydrocortisone treatment for neonatal chronic lung disease. Pediatrics 116: 1–7

58. Mabanta CG, Pryhuber GS, Weinberg GA, Phelps DL (2003) Erythromycin for the prevention of chronic lung disease in inubated preterm infants a risk for, or colonized or infected with Ureaplasma urealyticum. Cochrane Database Syst Rev CD003744

59. Milner AD (1994) Nitric oxide. Eur J Pediatr 153:7–11

60. Murphy BP, Inder TE, Huppi PS, Warfield S, Zientara GP, Kikinis R, Jolesz FA, Volpe JJ (2001) Impaired cerebral cortical grey matter growth after treatment with dexamethasone for neonatal chronic lung disease. Pediatrics 107: 217–221

61. Ng PC, Brownlee KG, Dear PRF (1991) Gastroduodenal perforation in preterm babies treated with dexamethasone for bronchopulmonary dysplasia. Arch Dis Child 66:1164–1166

62. Ng GY, Ohlsson A (2001) Cromolyn sodium for the prevention of chronic lung disease in preterm infants. Cochrane Database Syst Rev CD003059

63. Ng GYT, Silva O da, Ohlsson A (2001) Bronchodilators for the prevention and treatment of chronic lung disease in preterm infants. Cochrane Database Syst Rev CD03214

64. Northway WH, Moss RB, Carlisle et al. (1990) Late pulmonary sequelae of bronchopulmonary dysplasia. N Engl J Med 323:1793–1799

65. Ollikainen J, Hiekkaniemi H, Korppi M, Sarkkinen H, Heinonen K (1993) Ureaplasma urealyticum infection associated with acute respiratory insufficiency and death in premature infants. J Pediatr 122:756–760

66. O'Neil EA, Chwals WJ, O'Shea MD, Turner CS (1991) Dexamethasone treatment during ventilator dependency: possible life threatening gastrointestinal complication. Arch Dis Child 67:10–11

67. Papile LA, Tyson JE, Stoll BJ et al. (1998) Multicenter trial of two dexamethasone regimens in ventilator dependent premature infants. N Engl J Med 338:1112–1118

68. Patterson AM, Taciak V, Lovchik J, Fox RE, Campbell AB, Viscardi RM (1998) Ureaplasma urealyticum respiratory tract colonization is associated with an increase in interleukin 1 beta and tumor necrosis factor alpha relative to interleukin 6 in tracheal aspirates of preterm infants. Pediatr Infect Dis J 17:321–328

69. Pearson E, Bose C, Snidow T, Ransom L, Young T, Bose G, Stiles A (1992) Trial of vitamin A supplementation in very low birthweight infants at risk for bronchopulmonary dysplasia. J Pediatr 121:420–427

70. Poets CF, Sens B (1996) Changes in intubation rates and outcome of very low birth weight infants: A population based study. Pediatrics 98: 24–27

71. Roberts JD Jr, Fineman JR, Morin FC 3rd et al. (1997) Inhaled nitric oxide and persistent pulmonary hypertension of the newborn. The Inhaled Nitric Oxide Study Group. N Engl J Med 336:605–10

72. Rojas MA, Gonzales A, Bancalari E, Claure N et al. (1995) Changing trends in the epidemiology and pathogenesis of neonatal chronic lung disease. J Pediatr 126: 605–610

73. Schelonka RL, Katz B, Waites KB, Benjamin DK Jr (2005) Critical appraisal of the role of Ureaplasma in the development of bronchopulmonary dysplasia with metaanalytic techniques. Pediatr Infect Dis J 24:1033–1039

74. Shah V, Ohlsson A, Halliday HL, Dunn MS (2000) Early administration of inhaled corticosteroids for preventing chronic lung disease in ventilated very low birth weight preterm neonates. Cochrane Database Syst Rev CD001969

75. Shah P, Ohlsson A (2001) Alpha-1 proteinase inhibitor (α1PI) for preventing chronic lung disease in preterm infants. Cochrane Database Syst Rev CD002775

76. Shah SS, Ohlsson A, Halliday H, Shah VS (2003) Inhaled versus systemic corticosteroids for the treatment of chronic lung disease in ventilated very low birth weight preterm infants. Cochrane Database Syst Rev CD002057

77. Shenai JP (1999) Vitamin A supplementation in very low birth weight neonates: rationale and evidence. Pediatrics 104:1369–1374

78. Shennan AT, Dunn MS, Ohlsson A, Lennox K, Hoskins EM (1988) Abnormal pulmonary outcomes in premature infants: Prediction from oxygen requirement in the neonatal period. Pediatrics 82:527–532

79. Shinwell ES, Karplus M, Reich D, Weintraub Z et al. (2000) Early postnatal dexamethasone treatment and increased incidence of cerebral palsy. Arch Dis Child Fetal Neonatal Ed 83: F177–181

80. Sinkin RA, Cox C, Phelps DL (1990) Predicting risk for bronchopulmonary dysplasia: Selection criteria for clinical trials. Pediatrics 86:728–736

81. Soll RF (2000) Multiple vs. single dose natural surfactant extract for severe neonatal respiratory distress syndrome. Cochrane Database Syst Rev CD000141

82. Soll RF, Blanco F (2001) Natural surfactant extract vs. synthetic surfactant for neonatal respiratory distress syndrome. Cochrane Database Syst Rev CD000144

83. Soll RF, Morley CJ (2000) Prophylactic vs. selective use of surfactant for preventing morbidity and mortality in preterm infants. Cochrane Database Syst Rev CD000510

84. Soll RF (2000) Prophylactic natural surfactant extract for preventing morbidity and mortality in preterm infants. Cochrane Database Syst Rev CD000511

85. Soll RF, Dargaville P (2000) Surfactant for meconium aspiration syndrome in full term infants. Cochrane Database Syst Rev CD002054

86. Speer CP, Robertson B, Curstedt T et al. (1992) Randomized European multicenter trial of surfactant replacement therapy for severe neonatal respiratory distress syndrome: Single vs. multiple doses of Curosurf. Pediatrics 89:13–20

87. Speer CH, Robertson B, Halliday HL (2000) Randomized trial comparing natural and synthetic surfactant: increased infection rate after natural surfactant? Acta Paediatr 89:510–512

88. Stevens TP, Blennow M, Soll RF (2004) Early surfactant administration with brief ventilation vs selective surfactant and continued mechanical ventilation for preterm infants wih or at risk for respiratory distress syndrome. Cochrane Database Syst Rev CD003063

89. Suresh GK, Davis JM, Soll RF (2001) Superoxide dismutase for preventing chronic lung disease in mechanically ventilated preterm infants. Cochrane Database Syst Rev CD001968

90. The STOP-ROP Multicenter study group (2000) Supplemental therapeutic oxygen for prethreshold retinopathy of prematurity, a randomized, controlled trial. I: Primary outcomes. Pediatrics 105: 295–310

91. Tyson JE, Wright LL, Oh W et al. (1999) Vitamin A supplementation for extremely-low-birth-weight infants. National Institute of Child Health and Human Development Neonatal Research Network. N Engl J Med 340:1962–1968

92. Van Marter L, Pagano M, Allred EN, Leviton A, Kuban KCK (1992) Rate of bronchopulmonary dysplasia as a function of neonatal intensive care practices. J Pediatr 120:938–946

93. Van Meurs KP, Wright LL, Ehrenkranz RA, Lemons JA et al. (2005) Inhaled nitric oxide for premature infants with severe respiratory failure. N Engl J Med 353: 13–22

94. Waites KB, Crouse DT, Cassell GH (1992) Antibiotic susceptibilities and therapeutic options for ureaplasma urealyticum infections in neonates. Pediatr Infect Dis J 11:23–29

95. Watts JL, Milner R, Zipurski A et al. (1991) Failure of supplementation with Vitamin E to prevent bronchopulmonary dysplasia in infants <1500 g birth weight. Eur Respir J 4:188–190

96. Werner JC, Sicard RE, Hansen TWR, Solomon E, Cowett RM, Oh W (1992) Hypertrophic cardiomyopathy associated with dexamethasone therapy for bronchopulmonary disease. J Pediatr 120:286–291

97. Wiswell TE, Tuggle JM, Turner BS (1990) Meconium aspiration syndrome: Have we made a difference? Pediatrics 85:715–721

98. Wood B, Dubik M (1995) A new device for pleural drainage in newborn infants. Pediatrics 96:955–956

99. Woodgate PG, Davies MW (2001) Permissive hypercapnia for the prevention of morbidity and mortality in mechanically ventilated infants. Cochrane Database Syst Rev CD002061

100. Yeh TF, Lin YJ, Huang CC et al. (1998) Early dexamethasone therapy in preterm infants: a follow-up study. Pediatrics 101:E7

101. Yeh TF, Lin YJ, Lin HC, Huang CC et al. (2004) Outcomes at school age after postnatal dexamethasone therapy for lung disease of prematurity. N Engl J Med 350:13–7

102. Yoon BH, Romero R, Jun JK, Park KH, Park JD, Ghezzi F, Kim BI (1997) Amniotic fluid cytokines (interleukin-6, tumor necrosis factor-alpha, interleukin-1 beta, and interleukin-8) and the risk for the development of bronchopulmonary dysplasia. Am J Obstet Gynecol 177:825–830

103. Yost CC, Soll RF (1999) Early vs. delayed selective surfactant treatment for neonatal respiratory distress syndrome. Cochrane Database Syst Rev CD001456

104. Yüksel B, Greenough A, Karani J (1993) Prediction of chronic lung disease from the chest radiograph appearance at seven days of age. Acta Paediatr 82:944–947

105. Verder H, Albertsen P, Ebbesen F, Greisen G, Robertson B et al. (1999) Nasal continuous positive airway pressure and early surfactant therapy for respiratory distress syndrome in newborns of less than 30 weeks' gestation. Pediatrics 103: E24

Kardiale Erkrankungen

Brigitte Stiller

Angeborene Herzfehler finden sich bei 0,4–0,8% aller Neugeborenen, bei Frühgeborenen doppelt so häufig wie bei reifen Kindern [111]. Ein Drittel der Kinder mit Herzfehlern benötigt in der Neonatalperiode eine medikamentöse, katheterinterventionelle oder operative Behandlung [38, 96]. Postnatal ist der Kreislauf erheblichen Umstellungsvorgängen unterworfen. Dadurch werden einige in utero gut tolerierte angeborene Herzfehler in den ersten Stunden nach der Geburt symptomatisch. Heute wird die Mehrzahl der komplexen Herzfehler pränatal diagnostiziert. Die Häufigkeit und Treffsicherheit der Pränataldiagnostik weist große regionale Unterschiede auf und ist von der Art des Herzfehlers abhängig. So wird z. B. die totale Lungenvenenfehlmündung oft nicht pränatal erkannt, da kaum Blut über die Lungenvenen fließt, andererseits werden Herzfehler wie z. B. das hypoplastische Linksherz in der Regel erkannt. In Anbetracht der sich rasch ändernden und bessernden Therapiemöglichkeiten für Neonaten mit kritischem Herzfehler, sollte bei der pränatalen Diagnosestellung und Elternberatung vom Pränataldiagnostiker ein Kinderkardiologe hinzugezogen werden. Insbesondere bei komplexen oder zyanotischen Herzfehlern muss die Entbindung an einem spezialisierten Perinatalzentrum erfolgen, welches über Neonatologen, Kinderkardiologen und Kinderkardiochirurgen verfügt (s. S. 548). Es sollte pränatal eine Akte mit allen Konsilen, Verdachtsdiagnosen und Gesprächsnotizen angelegt und interdisziplinär erreichbar sein, damit postnatal keine Irrwege begangen werden. Knapp 10% der angeborenen Herzfehler sind sog. kritische, d. h. in der Neonatalperiode vital bedrohliche Vitien. Als kardiale Grunderkrankung lebensbedrohlicher Situationen kommen folgende Ursachen in Frage:

- Angeborene strukturelle Herzfehler
- Herzrhythmusstörungen
- Myokardiale Erkrankungen (Kardiomyopathie, Karditis)

Symptomatik

Herzgeräusche sind bei Neugeborenen als Hinweis auf einen Herzfehler uncharakteristisch und unzuverlässig. Im Vordergrund stehen vielmehr die Zyanose und/oder die Herzinsuffizienz, die bis zum kardiogenen Schock führen kann.

Pulsoximetrie – Screening zur Erfassung der zyanotischen Herzfehler

Trotz pränataler Diagnostik bleibt eine beträchtliche Anzahl überraschend auftretender Herzfehler. In diesen Fällen kann die Pulsoximetrie in der Geburtsklinik wegweisend sein, um die Diagnose bereits vor dem spontanen Duktusverschluss zu stellen, da die Behandlungserfolge mit dem Zeitpunkt der Diagnosestellung korrelieren [6, 63, 95].

Durchführung. SO_2-Messung postduktal (Fuß) am ersten Lebenstag zwischen 6. und 12. Lebensstunde bei allen Kindern >35 SSW. Wenn nicht >95%, sollte auch bei klinisch unauffälligem Kind eine Echokardiographie veranlasst werden (E2b, NNT 148, negativer Prädiktionswert 100%) [6].

9.1   Diagnostik

Anamnese und klinische Untersuchung

Anamnese. Familie: Konsanguinität, Herzfehler in der Familie, familiäre unklare Todesfälle, Pränataldiagnostik? Kind: Trinkverhalten, Erbrechen, Gewichtsverlauf, Atmung, intermittierende Zyanose, Vigilanz?

Inspektion. Zyanose: generalisiert, dissoziiert oder nur Akrozyanose? Die Lippen verfärben sich auch bei peripherer, die Zunge aber nur bei zentraler Zyanose. Dissoziierte Zyanose bedeutet: obere Körperhälfte rosig, untere Körperhälfte zyanotisch (Ductus arteriosus mit Rechts-links-Shunt, z. B. bei unterbrochenem Aortenbogen oder kritischer präduktaler Isthmusstenose). Dys- und Tachypnoe? Blässe? Schwitzen? Ödeme? Stridor? Weitere Fehlbildungen? Präkordiale Pulsation?

Palpation. Pulse immer an beiden Armen und Beinen (Femoralispulse) tasten. Präkordiales Schwirren? Beurteilung von Leber- und Milzgröße. Ödeme? Zentralisation? Rekapillarisierungszeit >2 s? Kühle Körperperipherie bei warmem Stamm?

Auskultation. Außer dem Herzen und der Lunge sollten auch der Hals, das Abdomen und der Schädel abgehört werden (a.v.-Fisteln?, Lungenödem?). Ein Herzgeräusch fehlt häufig oder ist als »Duktusgeräusch« unspezifisch.

Blutdruck- und O_2-Sättigungsmessung. Messung an rechtem Arm und einem Bein. Rechter Arm, weil der Truncus brachiocephalicus sicher präduktal aus der Aorta abgeht (Ausnahme: Arteria lusoria). Bei weit offenem Ductus arteriosus (PDA) muss trotz Vorliegen einer Isthmusstenose keine Blutdruckdifferenz bestehen. Ist die SO_2 präduktal höher als postduktal, so kann ein PDA mit Rechts-links-Shunt angenommen werden.

Elektrokardiogramm. Extremitäten- und Brustwandableitungen. Beurteilt werden Herzrhythmus, Herzfrequenz, Hypertrophiezeichen oder Hinweise auf Myokardschädigung bzw. Elektrolytstörungen (s. S. 379). *Tachykardie (>180/min):* Rhythmusstörungen, DD: Volumenmangel, Perikardtamponade, Schmerzen, Wachwerden bei unzureichender Beatmung, Dyspnoe, Koffeintherapie. *Bradykardie (<80/min):* DD: Sinus-Arrest mit langsamem Ersatzrhythmus, AV-Block, vagale Bradykardie, Digitalis-Überdosierung, Hirndruck, Hypothermie, Hypoxie, Hyperkaliämie.

Röntgenthorax. Zu beurteilen sind: Herzlage, -größe, -form, Lungen-durchblutung, Thymusschatten, Lage der Oberbauchorgane, Wirbel-säulen- oder Rippenveränderungen, Ausschluss von Ergüssen, Pneu-mothorax und Atelektasen.

Echokardiographie. Die Echokardiographie erlaubt, alle für den Neo-naten relevanten Herzfehler rasch, sicher und nicht invasiv zu erken-nen und ist die wichtigste Methode zur kardiologischen Diagnosestel-lung. Die Bildgebung hat sich so stark verbessert, dass diagnostische Herzkatheteruntersuchungen bei Neonaten heute nur noch selten für die Planung der Operationsstrategien nötig sind. Grundlegende Schnitte (lange Achse, kurze Achse, 4-Kammer-Blick) sollten dem auf der Intensivstation tätigen Neonatologen in der Weiterbildung nahe gebracht werden, allerdings sollte die Erstdiagnostik von Herzfehlern stets durch einen Kinderkardiologen erfolgen [102].

Hyperoxietest. (Nicht bei Herzinsuffizienz und nicht bei Verdacht auf duktusabhängiges Vitium) Bei respiratorisch bedingter Zyanose steigt nach 10-minütiger Gabe von 100% Sauerstoff der arterielle PO_2 deutlich an, während er sich bei einer kardialen Mischzyanose nicht oder kaum ändert. Arterielle PO_2-Werte unter 35 mmHg nach Sauer-stoffgabe sprechen für einen zyanotischen Herzfehler. Besteht die Mög-lichkeit zur Echokardiographie, sollte auf den Hyperoxietest verzichtet werden: Er ist nicht ganz zuverlässig; ferner bringt das erhöhte O_2-An-gebot den u. U. lebenswichtigen PDA zur Kontraktion oder es eröffnet die pulmonale Peripherie so stark, dass ein vermehrter Lungenfluss zu einer Herzinsuffizienz führen kann oder eine vorbestehende verstärkt.

Herzkatheteruntersuchung. Die Mehrzahl aller Katheteruntersuchun-gen in der Neonatalperiode hat einen interventionellen Ansatz und dient der Vermeidung oder Verzögerung von Herzoperationen (Bei-spiel: Dilatation von kritischen valvulären Pulmonal- oder Aortenste-nosen, Rashkind-Manöver).

Computertomogramm (CT) und Magnetresonanztomographie (MRT). Beide Untersuchungen sind für den Herz-Gefäß-Bereich bei Neonaten wenig evaluiert und müssen meist in Narkose durchgeführt werden. Lediglich die Darstellung der großen Gefäße gelingt bisher zufrieden stellend. Die zentralen Gefäße sind jedoch meist einfacher und besser mittels Echokardiographie zu beurteilen.

Genauso wichtig wie die Diagnose eines Herzfehlers ist auch dessen Ausschluss, da die klinischen Befunde oft eine breite Differentialdiagnose eröffnen (◻ Tab. 9.1 und 9.2).

◻ **Tab. 9.1.** Differentialdiagnostisches Vorgehen beim Symptom *Hepatospleno-megalie*

Ursache	Wichtigste Untersuchungen
Morbus haemolyticus	Labor (s. S. 488)
Sepsis/Infektion	Labor (s. S. 524)
Stoffwechselkrankheit	Labor (s. S. 444)
Fetopathia diabetica	Anamnese, Echokardiographie (s. S. 440)
Hypothyreose	Stoffwechselscreening, Labor
Arteriovenöse Fisteln	Auskultation (vor allem Abdomen und Schädel)
Herzinsuffizienz	Echokardiographie, Röntgen-Thorax (s. S. 238)

◻ **Tab. 9.2.** Differentialdiagnostisches Vorgehen beim Symptom *Zyanose*

Ursache	Wichtigste Untersuchungen
Kardial	Echokardiographie
Respiratorisch	Röntgen-Thorax, Blutgasanalyse
Periph. Zyanose bei sept. Schock	Labor, Mikrobiologie (s. S. 524)
Methämoglobinämie	Blutgasanalyse (P_aO_2 normal): Met-Hb
Polyglobulie	Blutbild, Hämatokrit
PPHN	Echokardiographie (s. S. 266)
ZNS, Krampfanfälle, Apnoen	Sonographie Schädel, EEG, LP

9.2   Myokarderkrankungen

Myokarditis

Eine infektiös bedingte (z. B. Coxsackievirus der Gruppe B, Adeno, Echo) Entzündung des Myokards, die mit Ödem, Gefügedilatation und sekundärer Myozytolyse einhergeht [13]. Man unterscheidet die akute inflammatorische Form, die bei persistierender Virusinfektion später in eine dilatative Kardiomyopathie übergehen kann, von der fulminanten Form. Letztere hat eine hohe Akutmortalität und macht eine maximale Intensivtherapie (bis hin zum mechanischen Kreislaufersatz) sinnvoll, da nach überstandener fulminanter Myokarditis die Kinder langfristig ein gesundes Herz haben [31, 33, 74, 105]. Der Einfluss immunsuppressiver oder immunmodulierender Medikationen wird zurzeit in Studien untersucht und könnte jeweils in Abhängigkeit vom Myokardbiopsieergebnis in Zukunft eine Behandlungsoption darstellen [33].

Kardiomyopathie

Heterogene Gruppe von Krankheiten mit dem Leitsymptom des myokardialen Versagens. Am häufigsten ist die dilatative Form mit schlecht kontraktilen, erheblich dilatierten Ventrikeln. Häufig sind beide Ventrikel betroffen. Ursächlich können metabolische Erkrankungen (z. B. Glykogenose Typ II, mitochondriale Stoffwechseldefekte), chronische Myokarditiden oder angeborene Herzfehler verantwortlich sein. Auch eine arteriovenöse Malformation, eine angeborene Koronaranomalie mit Fehlabgang der linken Koronararterie aus der Pulmonalarterie, chronisch-rezidivierende (manchmal unbemerkte) Tachykardien oder eine Aortenisthmusstenose können das Bild einer dilatativen Kardiomyopathie verursachen.

Seltenere Formen der Kardiomyopathie sind die obstruktiven, die restriktiven und die Non-Compaction Formen. Familiäre Häufungen sind bekannt, für einige sind Gendefekte gefunden.

Nach Ausschluss möglicher Ursachen (s. oben) bleibt eine Gruppe »idiopathischer« Kardiomyopathien, welche trotz intensiver medikamentöser Therapie zu einem nicht beherrschbaren kardiogenen Schock mit myokardialem Versagen und Tod oder Herztransplantation führen können. Die Elterngespräche erfordern viel Zeit und Einfühlungsvermögen, da ein transplantiertes Kind lebenslang ein »Patient« bleibt, die 10-Jahres-Überlebenswahrscheinlichkeit bei 70–80% liegt und eine gehäufte Malignomrate bei transplantierten Kindern besteht [66, 103, 106].

Endokardfibroelastose

Die Endokardfibroelastose ist eine narbige Verdickung des Endokards mit Bindegewebsausläufern ins Myokard. Bei diesem »inneren Panzerherzen« sind Kontraktion und Dehnung der Ventrikel eingeschränkt. Echokardiographisch echoreiche Innenauskleidung (meist) des linken Ventrikels. Die Endokardfibroelastose kann als Endzustand einer intrauterin abgelaufenen Karditis angesehen werden.

Klinik

Sowohl die Myokarditis als auch die Kardiomyopathie verursachen klinische Zeichen der Herzinsuffizienz. Elektrokardiographisch finden sich Repolarisationsstörungen, PQ-Veränderungen und Rhythmusstörungen, bei der Endokardfibroelastose in der Regel ausgeprägte Linksherzhypertrophiezeichen. Im Thoraxröntgenbild ist das Herz groß, eine pulmonalvenöse Stauung kann sich abzeichnen. Im Echokardiogramm Funktionseinschränkung des Herzens, meist des linken Ventrikels. Die Unterscheidung zwischen einer Myokarditis und einer dilatativen Myokardiopathie ist zunächst oft nicht möglich. Laborparameter können, müssen aber nicht weiterhelfen (Kreatinkinase, deren myokardspezifisches Isoenzym [CKMB], Troponin und Natriuretisches Peptid [BNP]). Die Virusserologie hat keine hohe Aussagekraft für einen myokardialen Virusbefund.

9.3 Gefäßringe und Fisteln

Ein doppelter Aortenbogen, eine aus der rechten Pulmonalarterie abgehende linke Pulmonalarterie oder eine Arteria lusoria können eine bedrohliche Trachealkompression hervorrufen. Diese Anomalien sind mit guter Langzeitprognose zu operieren [73].

Klinik

Das Leitsymptom ist der stets inspiratorische Stridor, der u. U. zur Intubation zwingt. Wenn auch echokardiographisch die Gefäßfehlbildung erkannt werden kann, so ist zur exakten Operationsplanung oft ein Thorax-CT oder MRT notwendig. Eine Angiographie oder Tracheoskopie ist meist unnötig. Bei bedrohlicher Symptomatik frühzeitig operieren, da die Trachealwand zwischen dem pulsierenden Gefäß und dem liegenden Tubus rhythmisch komprimiert und ischämisch geschädigt wird. Nach der Operation besteht die Symptomatik zunächst weiter, da die Trachealknorpel an der betreffenden Stelle unterentwickelt sind. Die Intubation kann noch für mehrere Wochen erforderlich sein. Tracheotomie möglichst vermeiden, s. S. 288.

9.3.1 Periphere arteriovenöse Fisteln

Arteriovenöse Fisteln (z. B. große Hämangiome oder Vena-Galeni-Malformation) führen zur Herzinsuffizienz. Ist für eine Herzinsuffizienz keine direkte kardiale Ursache (Herzfehler, Rhythmusstörungen, Myokarditis) zu finden, so ist an eine periphere arteriovenöse Kurzschlussverbindung zu denken. Auffallend dabei ist ein kräftiger Puls. Eine sorgfältige Auskultation, besonders des Schädels und des Abdomens, ist richtungsweisend [119]. Sonographie und MRT sind indiziert.

9.4 Angeborene Herzfehler

In diesem Kapitel werden nur die für das Neugeborenenalter wichtigen Vitien dargestellt. Sie lassen sich nach hämodynamischen Gesichtspunkten und somit nach klinischem Erscheinungsbild für den Neonatologen in die Gruppen der Herzfehler mit und ohne Zyanose einteilen (◘ Tab. 9.3).

◻ Tab. 9.3. Einteilung der häufigsten angeborenen Herzfehler in der Neonatalperiode

Ohne Zyanose (70–80%)		Mit Zyanose (20–30%)
Mit Obstruktion oder Insuffizienz (▶ Abschn. 9.4.1) Aortenstenose (AS) – Valvulär – Subvalvulär – Supravalvulär Aortenisthmusstenose (ISTA) Unterbrochener Aortenbogen (IAA) Pulmonalstenose (PS) Valvulär	*Mit Links-rechts-Shunt* (▶ Abschn. 9.4.2) Ventrikelseptumdefekt (VSD), groß Vorhofseptumdefekt (ASD) groß Atrioventrikulärer Septumdefekt (AVSD) Persistierender Ductus arteriosus (PDA)	(▶ Abschn. 9.4.3) Transposition der großen Arterien (d-TGA) Fallotsche Tetralogie (TOF) Pulmonalatresie (PA) Trikuspidalatresie (TA) Totale Lungenvenenfehlmündung (TAPVC) Truncus arteriosus communis (TAC) Hypoplastisches Linksherzsyndrom (HLHS)

9.4.1 Angeborene Herzfehler ohne Zyanose mit Linksobstruktion

Diese Herzfehler stellen eine große Gruppe der in der Neonatalperiode kritisch oder letal verlaufenden Vitien dar, die oft unterschätzt werden. Gemeinsames Symptom dieser Herzfehler ist häufig das Bild des Schocks, so dass nicht selten zunächst an eine Sepsis gedacht wird. Immer wieder beobachtet man Kinder, die mehrere Tage vollkommen unauffällig waren, bis sie plötzlich in den kardiogenen Schock geraten.

Aortenisthmusstenose (ISTA)

Präduktale Stenose
Häufig verbunden mit einer Hypoplasie des Aortenbogens, was die Korrektur erschwert. Die Blutversorgung der Aorta descendens erfolgt

über den PDA. Fetal bildet sich kein Kollateralkreislauf aus. Daher führt der Verschluss des PDA zu einer abrupten Minderdurchblutung der gesamten Aorta descendens mit dem klinischen Bild der Herzinsuffizienz, des Nieren- und Leberversagens oder der Darm-Ischämie. Dieses Ereignis tritt in der Regel in der Neugeborenenperiode auf, weshalb die präduktale ISTA früher auch als infantile Form der Coarctatio aortae bezeichnet wurde.

Extremform einer präduktalen Stenose ist der *unterbrochene Aortenbogen*. Die Unterbrechung kann im Bogen zwischen den Kopf-Hals-Gefäßen oder nach deren Abgang liegen. Das linke Herz versorgt über die Aorta ascendens die Kopf-Hals-Gefäße bis zur Unterbrechung. Distale Versorgung erfolgt aus dem rechten Herzen durch den Duktus (dissoziierte Zyanose). Der Blutdruck unterscheidet sich in den ersten Lebensstunden zwischen den Extremitäten meist nicht, da das rechte Herz noch gut trainiert ist und Systemdruck aufbringen kann.

Juxtaduktale Stenose
Bei der Übergangsform liegt die Einengung auf Höhe der Duktusmündung. Klinisch gleicht sie am ehesten der präduktalen Aortenisth-

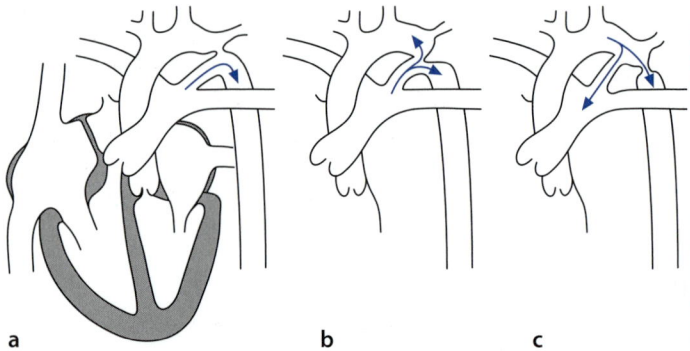

a   **b**   **c**

□ **Abb. 9.1.** Aortenisthmusstenose. Je nach Beziehung der Stenose zur Duktusmündung werden drei Arten unterschieden: **a** präduktal, **b** juxtaduktal, **c** postduktal. Prostaglandin E$_1$ (Miniprog) ist bei der prä- und juxtaduktalen Form indiziert

musstenose, da auch hier bei Spontanverschluss des Ductus arteriosus ein protrahiertes Schockgeschehen einsetzt und sehr schnell in die Linksherzinsuffizienz führt, da der linke Ventrikel zunächst durch Steigerung des Blutdrucks um eine genügende Perfusion der distalen Körperhälfte bemüht ist. Solange der PDA offen ist, versagen die üblichen Hilfsmittel zur Diagnosestellung, wie die Blutdruckmessung an allen 4 Extremitäten oder die Dopplerflussmessung mittels Echokardiographie.

Postduktale Stenose

Ist beim Neonaten asymptomatisch. Es bildeten sich schon intrauterin Kollateralen zur Aorta descendens aus.

Klinisches Bild

Die kritische Aortenisthmusstenose äußert sich mit abrupt auftretender Herzinsuffizienz bis zum Vollbild des kardiogenen Schocks. Weder an der oberen noch an der unteren Extremität sind die Pulse gut zu tasten, der Blutdruck ist kaum oder nicht messbar, da der linke Ventrikel erschöpft ist. Erst nach Rekompensation ist das typische Bild der Aortenisthmusstenose mit Blutdruckdifferenz zu erwarten. Öffnet sich der Ductus arteriosus bei der präduktalen Form wieder, sind die Femoralispulse palpabel. Eine dissoziierte Zyanose (SO_2 am rechten Arm höher als am Bein) kann bestehen. Der Auskultationsbefund ist uncharakteristisch. Im EKG lässt sich eine rechtsventrikuläre Hypertrophie ablesen. Röntgenologisch stellt sich das Herz als sehr groß und die Lungengefäßzeichnung als betont dar. Bei der Echokardiographie ist der linke Ventrikel stark erweitert und schlecht kontraktil. Im Stadium der schweren Herzinsuffizienz kann eine Aorten- und/oder Mitralinsuffizienz bestehen.

Diagnostik

Wiederholte Blutdruck- und Pulsoxymetriemessung an allen 4 Extremitäten. Der Blutdruckgradient oder die distal niedrigere Sättigung geben Hinweis auf eine Isthmusstenose. Sinkt der Gradient, so kann dies durch verschlechterte linksventrikuläre Funktion verursacht sein. Erhöhte Nieren- bzw. Leberwerte zeigen die Organminderperfusion,

die Blutgasanalyse eine metabolische Azidose an. Wegen gastrointes-
tinaler Minderperfusion können auch reife Neonaten eine nekrotisierende Enterokolitis erleiden. Bei jeder ISTA ist mit kardialen (z. B.
VSD, Aortenstenose) und extrakardialen (z. B. X0-Syndrom) Begleitfehlbildungen zu rechnen.

Weiteres Vorgehen

Die massive Herzinsuffizienz macht eine sofortige Rekompensation
(s. unten) erforderlich. Die Infusion von Prostaglandin E_1 (Minprog)
sollte frühzeitig erfolgen (▶ Abschn. 9.7). Die ISTA wird meist operativ
in links-lateraler Thorakotomie entweder direkt oder mittels Patcher-
erweiterung anastomosiert [121]. Im Einzelfall ist zwischen primärer
Katheterintervention und Operation zu entscheiden. Insbesondere in
den Fällen, in denen der Duktus sich nicht zügig wieder öffnet und es
nicht zur Rekompensation kommt, kann zur schnellen und schonenden Entlastung des linken Ventrikels eine Herzkatheteruntersuchung
mit Ballondilatation hilfreich sein [85]. Ob eine palliative oder kurative
Ballondilatation möglich ist, hängt entscheidend von der Anatomie
der Stenose ab. Bei zusätzlich hypoplastischem Aortenbogen kann die
Erweiterungsplastik mit medianer Thorakotomie, Herz-Lungen-Maschine und tiefer Hypothermie notwendig werden [64].

Kritische Aortenstenose (AS)

Sie ist seltener als die kritische ISTA; hinsichtlich des klinischen Bildes
ähneln sich die beiden Erkrankungen. Die Echokardiographie führt
zur Diagnose. Die Enge des Klappenringes und die Struktur der Segel
sind prognostisch entscheidend. Die kritische valvuläre Aortenstenose
ist eine Notfallsituation mit Indikation für eine eilige Ballondilatation
oder operative Kommissurotomie [51]. Bei beiden Methoden bleiben
oft Reststenosen bestehen, nicht selten entwickelt sich eine Klappen-
insuffizienz [75].

Ist der Aortenklappenring sehr eng, die nachfolgende Aorta ascendens jedoch von ausreichender Weite, so kann eine *Ross-Operation*
notwendig werden [82]. Dabei wird die autologe Pulmonalklappe in
Aortenposition eingesetzt und wächst dort mit dem Herzen des Kindes

mit. Ein klappentragendes Konduit (Xenograft) wird in Pulmonalposition (Niederdruckbereich, ventral liegend und ohne abgehende Koronararterien) implantiert und muss mit dem Wachstum des Kindes nach einigen Jahren ausgetauscht werden.

Sind Aortenklappenring, Aorta ascendens und Aortenbogen sehr eng, dann ist in der Regel auch der linke Ventrikel hypoplastisch. Dann beschränken sich die operativen Möglichkeiten in den ersten Lebenswochen und -monaten auf die *Norwood-Operation* (s. unten).

Valvuläre Pulmonalstenose (PS)

Diese wird von den Neonaten in der Regel besser toleriert als die Aortenstenose. Lautes systolisches Herzgeräusch, lange bevor klinische Zeichen der Rechtsherzinsuffizienz sichtbar werden. Als Therapie der Wahl ist bei genügend großem Klappenring die Ballondilatation unumstritten und hat in der Regel eine gute Prognose. Reststenosen oder Insuffizienzen treten selten auf, die Mehrzahl der Kinder benötigt in den folgenden Jahren keinen weiteren Eingriff [42].

9.4.2 Angeborene Herzfehler ohne Zyanose mit Links-rechts-Shunt

Vorhofseptumdefekt (ASD)

ASD spielt in der Neonatalperiode keine wichtige Rolle. Selbst nach dem physiologischen Abfall des Lungenwiderstandes in den ersten Tagen nach Geburt, ist der gut trainierte rechte Ventrikel in der Lage, das Mehrfache seines normalen Volumens zu pumpen. Es entstehen keine relevanten klinischen Symptome. Das Systolikum bei Kindern mit ASD entsteht nicht an der Vorhoflücke, sondern entspricht einem »relativen« Pulmonalstenosegeräusch bei erhöhtem Durchfluss.

Ventrikelseptumdefekt (VSD)

VSD (häufigster aller angeborenen Herzfehler) spielt in den ersten Lebenstagen ebenfalls keine große Rolle, da selbst bei großem Defekt ein wirksamer Shunt erst nach Abfall des Pulmonalgefäßwiderstandes zustande kommen kann (meist nach der ersten Lebenswoche). Er ist jedoch zu 22% mit kardialen Begleitfehlbildungen kombiniert [44]. Defekte im muskulären Septum schließen sich in 70% im Laufe des 1. Lebensjahres spontan. Bei kleinen, hämodynamisch unrelevanten Defekten besteht ein lautes systolisches Shuntgeräusch. Je größer der Defekt ist, umso geringer ist der Druckgradient zwischen den Ventrikeln und umso leiser ist das Systolikum. Bei Druckausgleich zwischen beiden Ventrikeln entsteht das Geräusch über der Pulmonalklappe als Ausdruck einer relativen Pulmonalstenose bei Flussbeschleunigung durch pulmonale Re-Zirkulation. Neonaten mit großem VSD entwickeln eine Herzinsuffizienz, die sich jedoch von der bei Kindern mit Linksherzobstruktion unterscheidet. Sie tritt nicht akut innerhalb weniger Stunden auf und führt nicht schnell zu Schock und Organversagen, sondern verläuft parallel zum physiologischen Absinken des Lungengefäßwiderstandes langsamer. Das muss bedacht werden, wenn Eltern ihr noch asymptomatisches Kind mit großem VSD innerhalb der ersten Lebenstage aus der Klinik mit nach Hause nehmen wollen. Eine ambulante kinderkardiologische Überwachung muss sichergestellt sein.

Atrioventrikulärer Septumdefekt (AVSD oder »AV-Kanal«)

AVSD kommt gehäuft bei Trisomie 21 vor. 30% aller Kinder mit Down-Syndrom haben einen AVSD und zwei Drittel aller Kinder mit AVSD haben eine Trisomie [111]. Durch Pränataldiagnostik und Schwangerschaftsabbruch verschieben sich die Häufigkeiten der mit Herzfehler Lebendgeborenen in den letzten Jahren regional unterschiedlich. Beim AVSD handelt es sich um einen Endokardkissendefekt bestehend aus Vorhofseptumdefekt vom Primumtyp, Inlet-VSD unterschiedlicher Größe und einem variablen AV-Klappendefekt, der von der Anlage beider AV-Klappen bis hin zu einer gemeinsamen AV-Klappe reichen kann. Dementsprechend unterschiedlich ist auch das Ausmaß der Herzinsuffizienz, die durch pulmonale Rezirkulation und AV-Klappeninsuffizienz geprägt ist.

❗ Vorsicht mit Sauerstoff bei VSD oder AVSD! Sauerstoff ist ein potenter pulmonaler Vasodilatator, der zu einer Erhöhung des pulmonalen Blutflusses führt. Damit treibt man ein Kind mit Links-rechts-Shunt über den VSD oder AVSD innerhalb kurzer Zeit in die Dekompensation. Fazit: SO_2–80–85% unter Raumluft ohne O_2-Supplementation tolerieren. Vorsicht bei Eingriffen in Narkose!

9.4.3 Angeborene Herzfehler mit Zyanose

Transposition der großen Gefäße (d-TGA)
Definition und Pathophysiologie

Die Aorta und Pulmonalarterie entspringen aus den ihnen normalerweise nicht zugehörigen Ventrikeln: rechter Ventrikel–Aorta, linker Ventrikel–Pulmonalarterie (ventrikuloarterielle Diskordanz). Die Aorta steht meist rechts vor der Pulmonalarterie (dextro-Transposition; d-TGA), die großen Gefäße überkreuzen sich nicht (■ Abb. 9.2). Die beiden Kreisläufe sind also nicht hintereinander geschaltet, sondern verlaufen parallel. Intrauterin wirkt sich die TGA nicht aus. Während extrakardiale Fehlbildungen selten mit einer TGA kombiniert sind, sind weitere kardiale Anomalien häufig, z. B. in 40% ein Ventrikelseptumdefekt [120].

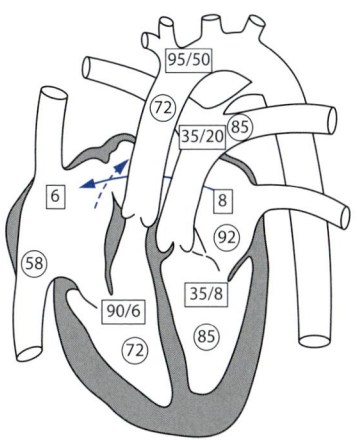

■ **Abb. 9.2.** Transposition der großen Arterien. Sauerstoffsättigungswerte (%, Kreise) und Blutdrücke (mmHg, Kästchen). Der Blutaustausch zwischen den beiden Kreisläufen findet unzureichend durch das Foramen ovale und den PDA statt

Klinik

Bei den Kindern tritt meist am 1.–3. Lebenstag eine rasche Verschlechterung mit zunehmender Zyanose, Dyspnoe, Herzinsuffizienz und metabolischer Azidose auf, wenn sich der Ductus arteriosus und das Foramen ovale verschließen. Ein Herzgeräusch fehlt oder ist uncharakteristisch. Das EKG ist altersgemäß, das Röntgenbild kann ein eiförmiges Herz und ein schmales Gefäßband zeigen. Je weniger ein reifes zyanotisches Neugeborenes klinisch, elektrokardiographisch und röntgenologisch auffällt, umso wahrscheinlicher liegt eine d-TGA vor. Diagnostisch entscheidend ist die Echokardiographie.

Weiteres Vorgehen

Bei Verdacht, spätestens aber bei gesicherter Diagnose ist sofort eine Prostaglandin-E_1-Therapie (Minprog, s. 255) zu beginnen. Als operative Therapie der Wahl wird die anatomische Korrektur (arterielle Switch-Operation) in der 1. oder 2. Lebenswoche angestrebt, solange die linksventrikuläre Muskelmasse zur Übernahme der Funktion als Systemventrikel noch genügend groß ist. Die Mortalität liegt in großen Zentren inzwischen unter 5% [14]. Die Schwierigkeit dieser Operation liegt in der notwendigen Umpflanzung der Koronararterien. Eine diagnostische Herzkatheteruntersuchung ist vor der Operation nicht notwendig, wenn die Abgänge der Koronararterien echokardiographisch gut darstellbar sind. Von der O_2-Sättigung (Ziel: 75–85%) ist abhängig, ob nach Diagnosestellung auf der Intensivstation unter echokardiographischer Kontrolle eine Ballonatrioseptostomie (*Rashkind-Manöver*) durchgeführt werden muss, da es über den offengehaltenen Ductus arteriosus oftmals nicht zu einer ausreichenden Mischung des Blutes der Parallelkreisläufe kommt.

Rashkind-Manöver. (Vom Kinderkardiologen steril durchzuführen, zweite Person zur Echokardiographie notwendig.) Unter leichter Analgosedierung wird bei Spontanatmung ein Ballonkatheter über die Nabelvene oder eine Vena femoralis in den rechten Vorhof eingeführt. Unter Echokardiographiekontrolle wird das Foramen ovale passiert. Im linken Vorhof wird bei strengster Lagekontrolle (**Cave:** Mitralklappe und Lungenvenen) der Ballon des Rashkind-Katheters mit NaCl-Lösung gefüllt und durch Zurückziehen des Katheters die Fossa ovalis des Vorhofseptums zerrissen. Der dadurch verursachte 3–5 mm große ASD erlaubt einen Shunt auf Vorhofebene. Sekunden nach dem Eingriff verbessern sich die Sauerstoffsättigung und die Herzfunktion.

Fallotsche Tetralogie (TOF)
Definition und Pathophysiologie
Zyanotisches Vitium mit Rechtsobstruktion. Typisch sind der subaortale VSD, die über dem Septumfirst »überreitende« Aorta, die das Blut aus beiden Ventrikeln bezieht, und die infundibuläre, valvuläre und oftmals auch supravalvuläre Pulmonalstenose. Die Rechtsherzhypertrophie entwickelt sich umso stärker, je ausgeprägter die Rechtsobstruktion ist. Fließende Übergänge zu funktioneller oder anatomischer Pulmonalatresie mit Abhängigkeit vom Ductus arteriosus sind möglich. Die Mehrzahl der Neonaten mit Fallot-Tetralogie zeigt in den ersten Lebenstagen kein bedrohliches Krankheitsbild. Entscheidend ist die Lungenminderperfusion, die v. a. bei Duktusverschluss kritisch werden kann (Abb. 9.3).

Klinisches Bild
Neonaten mit TOF sind (zunächst) nicht oder nur wenig zyanotisch. Der infundibuläre Anteil der Pulmonalstenose nimmt innerhalb der

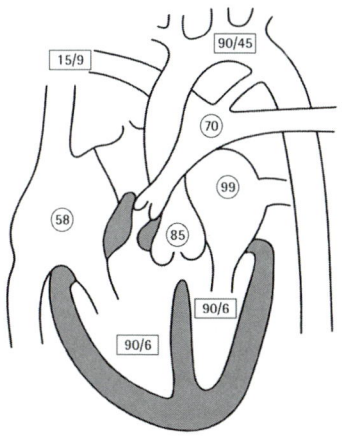

 Abb. 9.3. Fallotsche Tetralogie. Sauerstoffsättigungswerte (%, Kreise) und Blutdrücke (mmHg, Kästchen). Die systemische Sauerstoffsättigung ist abhängig vom Ausmaß der Pulmonalstenose

ersten Wochen zu. Auskultatorisch besteht ein Systolikum (Pulmonalstenose). Röntgenologisch ist die Lunge strahlentransparent. Bei der extremen Fallot-Tetralogie bzw. bei der Pulmonalatresie mit Ventrikelseptumdefekt ist das Herz nicht vergrößert, bei der Pulmonalatresie ohne Ventrikelseptumdefekt oder dem Syndrom der fehlenden Pulmonalklappe allerdings oft sehr groß (rechter Vorhof stark prominent). Entscheidend für die Differentialdiagnose ist die Echokardiographie.

Weiteres Vorgehen

Der klinisch unauffällige, gut gedeihende »Pink Fallot« ohne Zyanoseanfälle sollte eine Korrekturoperation zwischen dem 4. und 6. Lebensmonat erhalten. Bei dem »Blue Fallot« sollte bei niedrigen O_2-Sättigungen (<75%) die Lungenperfusion zunächst akut durch Prostaglandin-E-Infusion verbessert werden. Oft kann allein mittels Echokardiographie die Indikation zu einer Frühkorrektur oder einer palliativen Shuntoperation gestellt werden.

Zyanotische Krisen bei zyanotischen Herzfehlern mit Ventrikelseptumdefekt und dynamischer Rechtsobstruktion

Die zyanotischen Krisen treten durch eine abrupte Zunahme der infundibulären Pulmonalstenose auf. Abfall des Systemwiderstandes (z. B. bei Narkoseeinleitung) oder Hypovolämie oder Tachykardie können eine zyanotische Krise auslösen. Diese äußert sich in schwerer Dyspnoe, Unruhe und einer Zunahme der tiefen Zyanose bis hin zu SO_2 von unter 40%. Das durch die Pulmonalstenose hervorgerufene Herzgeräusch wird dabei leiser; es kann vollkommen verschwinden, wenn kein Blut mehr in die Lunge fließt.

Akutmaßnahmen bei zyanotischer Krise [80]

- Beruhigen und Sedieren (Morphin 0,1 mg/kg i.v. oder wenn kein i.v.-Zugang vorhanden Morphin i.m. oder Chloralhydrat rektal).
- Volumensubstitution (z. B. 10 ml/kgKG kristalline Infusionslösung, ggf. nach einigen Minuten wiederholen).

- Erhöhung des Sauerstoffangebots bis auf 100%.
- Manuelle Bauchpresse (Knie des Kindes gegen seine Brust drücken.) Damit wird gleichzeitig der ZVD (Vorlast) erhöht und der Systemwiderstand (Nachlast) erhöht.
- Keine Katecholamine! Strenge Kontraindikation! (Die positive Inotropie verstärkt die funktionelle Enge im rechtsventrikulären Ausflusstrakt).
- Vorsicht mit der Gabe von i.v. β-Blockern! Ggf. Propranolol 0,01–0,05 mg/kgKG langsam i.v., um den Circulus vitiosus aus Zyanose und Tachykardie zu durchbrechen. Blutdruck-, Puls- und EKG-Kontrollen sind dabei unbedingt erforderlich. (Vorsicht: Propranolol i.v. wird 10-mal niedriger dosiert als oral!) Das Wiederauftreten bzw. das Lauterwerden des Pulmonalstenosegeräusches zeigt das Ende der Attacke an.

Pulmonalatresie (PA)

Die Pulmonalatresie (■ Abb. 9.4) hat eine große Variationsbreite. Sie kann mit intaktem Ventrikelseptum auftreten, ist dann jedoch meist

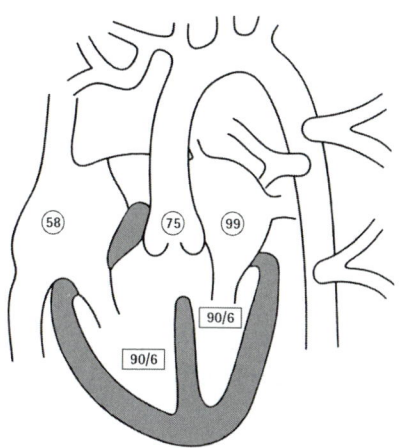

■ **Abb. 9.4.** Pulmonalatresie mit aortopulmonalen Kollateralen. Sauerstoffsättigungswerte (%, Kreise) und Blutdrücke (mmHg, Kästchen). Die systemische Sauerstoffsättigung entspricht der Größe und Anzahl der aortopulmonalen Kollateralen (wenn >85%, besteht pulmonale Hypertension)

von einer problematischen Trikuspidalinsuffizienz und Sinusoiden begleitet. Besser ist die Prognose der Pulmonalatresie mit VSD. Sie reicht von membranöser Atresie und normal angelegtem Pulmonal-arteriensystem mit guter Korrekturmöglichkeit bis zu Atresie des Pulmonalarterienstammes, der Bifurkation und der Pulmonalarterien-hauptäste. Die pulmonale Blutversorgung erfolgt durch mehrere große aortopulmonale Kollateralen (MAPCA). Eine Herzkatheterdiagnostik ist zur individuellen Operationsplanung oft nötig.

Totale Lungenvenenfehlmündung (TAPVC)
Definition und Pathophysiologie
Man unterscheidet 4 Formen (◘ Abb. 9.5) [116]:

1. *Suprakardiale Mündung* (55%), Einmündung eines Lungenvenen-konfluens via V.verticalis in die Vena anonyma und Vena cava superior
2. *Intrakardiale Mündung* (30%), Einmündung der Lungenvenen via Konfluens bzw. direkt in den Coronarvenensinus oder rechten Vorhof
3. *Infrakardiale Mündung* (13%), Einmündung der Lungenvenen in den Ductus venosus oder via Pfortader in die Vena cava inferior
4. *Mischform* (2%).

Die Diagnose der TAPVC verschließt sich dem Pränataldiagnostiker in der Regel. Besonders der infrakardiale Typ stellt ein akutes Problem in der Neonatalperiode dar, wird oft spät diagnostiziert und wegen der massiven Lungenstauung fälschlicherweise als PPHN oder BPD behandelt.

Klinik
Unterschieden werden muss klinisch zwischen der TAPVC mit und ohne Pulmonalvenenobstruktion, da diese die Symptome, den Verlauf und die Prognose wesentlich bestimmt.

▬ *TAPVC ohne Pulmonalvenenobstruktion:* Führendes Symptom einer TAPVC ohne Obstruktion (oft bei suprakardialem Typ) sind die Zy-anose und die Herzinsuffizienz. Die Hämodynamik gleicht der eines sehr großen Vorhofseptumdefektes. Bei allen Kindern mit TAPVC ist eine genügend große Lücke auf Vorhofebene lebensnotwendig. Wenn sich die eigentlich eilige Korrekturoperation verzögert, kann bei restriktivem Foramen ovale eine Ballonatrioseptostomie (Rashkind-Manöver) eine Stabilisierung bis zur Operation erbringen.

— *TAPVC mit Pulmonalvenenobstruktion:* Eine TAPVC mit Pulmonalvenenobstruktion (meist bei infrakardialem Typ) ist ein absoluter Notfall und muss schnellstmöglich operativ korrigiert werden! Die Hämodynamik der TAPVC mit Obstruktion gleicht der einer schwersten Mitralstenose. Der pulmonalvenöse und der pulmonalarterielle Druck sind erhöht, das Blut »staut sich« in der Lunge. Das Röntgenbild zeigt eine retikuläre Zeichnung und eine »weiße Lunge« und kann dadurch eine Pneumonie vortäuschen. Es besteht ein Lungenödem, welches neben der Herzinsuffizienz die Dyspnoe verursacht. Maschinelle Beatmung mit erhöhtem PEEP (4–6 cmH_2O) kann im Einzelfall hilfreich sein.

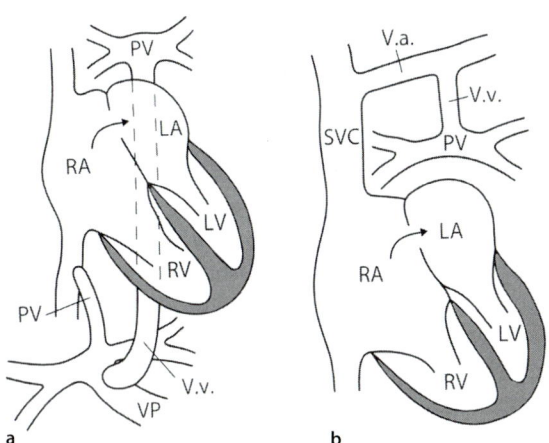

□ **Abb. 9.5.** Totale Lungenvenenfehlmündung. **a** mit Mündung infrakardial mit Obstruktion und Stauung des pulmonalvenösen Blutes; **b** mit Mündung suprakardial. Abfluss des Lungenvenenkonfluens über Vena vertikales und Vena anonyma in die obere Hohlvene. Der Vorhofseptumdefekt ist obligat. *PV:* Pulmonalvenen, *RA:* rechter Vorhof, *LA:* linker Vorhof, *RV:* rechter Ventrikel, *LV:* linker Ventrikel, *V.v.:* Vena vertikales, *V.a.:* Vena anonyma

Die echokardiographische Abklärung ist manchmal schwierig, da die Lungenvenen meist dorsal des linken Vorhofes in einen Konfluens münden, der nur durch die dünne Vorhofwand von diesem getrennt ist. Hinweisgebend ist ein Größenmissverhältnis zwischen dem kleinen linken und großen rechten Ventrikel, ein erheblicher Rechts-links-Shunt auf Vorhofebene und ein atypisches Gefäß, welches das oxygenierte Blut meist aus dem retrokardialen Konfluens entweder über die obere Hohlvene, den Koronarvenensinus oder einen Zufluss auf Höhe der Lebervenen Anschluss an das rechte Herz gewinnen lässt.

Eine Herzkatheteruntersuchung sollte vermieden werden, da die Neugeborenen bei begleitender Pulmonalvenenobstruktion unter der Volumengabe des Kontrastmittels leicht dekompensieren und die Diagnose durch einen erfahrenen Kinderkardiologen echokardiographisch gestellt werden kann.

Operation. Nach medianer Thorakotomie und Anschluss an die Herzlungen-Maschine wird der Lungenvenenkonfluens von dorsal an den linken Vorhof breitbasig anastomosiert.

Postoperative Probleme. Adaptationsprobleme des »kleinen, untrainierten« linken Ventrikels. Pulmonale Widerstandskrisen durch das präoperativ gestaute Lungengefäßbett. Obstruktionen im Bereich der Neoinsertion oder der distalen Lungenvenen zum Teil mit Progredienz.

Truncus arteriosus communis (TAC)
Definition und Pathophysiologie

Seltener (<1%) angeborener Herzfehler, bei dem ein VSD vorliegt und darüber aus dem Herzen nur ein Gefäßstamm mit einer Semilunarklappe (Trunkusklappe) entspringt (◘ Abb. 9.6). Das Gefäß teilt sich in Pulmonalarterie, Aorta und Koronararterien auf. Je nach Abgang der Pulmonalarterien werden verschiedene Typen unterschieden, die gemeinsam mit dem Ausmaß der häufig begleitenden Trunkusklappenfehlbildung für die Prognose wegweisend sind. Wie bei anderen zyanotischen Herzfehlern verhält sich die systemarterielle Sauerstoffsättigung direkt proportional zum pulmonalen Blutfluss. SO_2 von

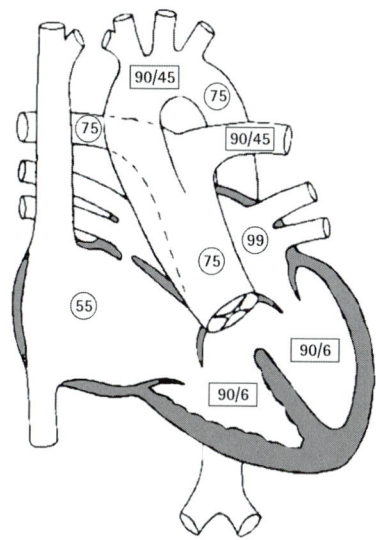

Abb. 9.6. Truncus arteriosus communis. Sauerstoffsättigungswerte (%, Kreise) und Blutdrücke (mmHg, Kästchen)

75–85% sollte angestrebt werden. Bei höheren Sättigungen kann sich durch pulmonale Rezirkulation eine Herzinsuffizienz entwickeln. Bei der seitentrennenden Operation mit Implantation eines klappentragenden Konduits in Pulmonalisposition wird die Trunkusklappe zur Aortenklappe. Bei schwerer Insuffizienz kann auch hier ein zweites klappentragendes Konduit nötig werden. Ohne Operation sterben die Kinder meist in den ersten Lebensmonaten.

22q11 Deletion

Mit dem Trunkus (aber auch mit anderen konotrunkalen Herzfehlern) ist das Velo-Cardio-Facial-Syndrom häufig vergesellschaftet (DiGeorge Sequenz, »CATCH 22«). Der Ausdruck CATCH 22 (**C**ardiac anomaly, **A**bnormal face, **T**hymus hypoplasia, **C**left palate, **H**ypocalcaemia, **22** chromosome) stellt eine mnemotechnische Hilfe für die Kardinalsymptome des »Chromosom 22q11 Deletion«-Syndroms dar, wird aber dem komplexen klinischen Erscheinungsbild nicht gerecht [46].

9.4.4 Hypoplastisches Linksherzsyndrom (HLHS)

Entspricht zwar nur 1–2% aller Herzfehler, weist aber während der Behandlung eine hohe Morbidität und oft auch ein langes Verweilen auf neonatologischen oder kinderkardiologischen Intensivstationen auf und ist häufigste Todesursache bei Herzfehlern in der Neonatalperiode. Die Mehrzahl der HLHS wird pränatal diagnostiziert. Die dreistufige Norwood-Operation mit dem Endziel einer univentrikulären Zirkulation (»totale cavo pulmonale connection«, TCPC) ist heute eine therapeutische Option, die zahlreichen Kindern mittelfristig eine gute Lebensqualität erlaubt [71]. Die Langzeitergebnisse haben sich in den letzten Jahren zwar erheblich verbessert. Trotzdem muss im Einzelfall unter Einbeziehung der anatomischen und sozialen Situation die individuell beste Entscheidung möglichst bereits pränatal mit den Eltern erarbeitet werden. Die Geburt sollte in einem Perinatalzentrum mit assoziierten Kinderkardiologen und Kinderkardiochirurgen stattfinden.

Definition und Pathophysiologie

Das Syndrom des hypoplastischen linken Herzens ist gekennzeichnet durch die Kombination einer Mitralstenose/-atresie und einer Aortenstenose/-atresie bei Hypoplasie der Aorta ascendens und des Aortenbogens bis hin zur Duktusmündung bei meist ausgeprägter Unterentwicklung des linken Ventrikels. Bei zusätzlichem Ventrikelseptumdefekt kann der linke Ventrikel auch annähernd normal groß sein. Da die Blutversorgung des großen Kreislaufs bei atretischer Aortenklappe ausschließlich über den Ductus arteriosus erfolgt, wirkt sich dessen Verschluss unmittelbar tödlich aus. Aber auch bei offenem Ductus arteriosus ist die Prognose ohne operative Maßnahmen infaust. Zum einen, weil die Koronararterien retrograd mit Mischblut unter verringertem Druck (Druckabfall in der stenotischen Aorta ascendens) versorgt werden, zum anderen, weil jenseits der ersten Lebensstunden durch den abfallenden Lungenwiderstand eine pulmonale Rezirkulation zu Herzinsuffizienz führt. Der für beide Kreisläufe alleinig zuständige anatomisch rechte Ventrikel hat nicht viele Möglichkeiten zu Kompensation dieser beiden Lasten.

Klinik

Meist tritt in den ersten Lebensstunden oder -tagen eine rasche Verschlechterung des Allgemeinzustands mit Zyanose und dem klinischen Bild der globalen Herzinsuffizienz ein, auch eine nekrotisierende Enterokolitis kann früh auftreten [52, 76]. Häufig wird der Zustand zunächst als septischer Schock mit metabolischer Azidose fehlgedeutet.

Diagnostik

Die Echokardiographie erlaubt eine exakte anatomische Diagnose mit Größenbeurteilung der linken Kammer und der Aorta sowie eine Beurteilung der Klappenfunktion. Die Pulse fehlen oder sind abgeschwächt palpabel, der Blutdruck erniedrigt oder nicht messbar. Ein Herzgeräusch fehlt oft. Das EKG lässt meist eine rechtsventrikuläre Hypertrophie mit Repolarisationsstörungen erkennen. Röntgenologisch imponiert eine Kardiomegalie, oft mit Lungenstauung.

Weiteres Vorgehen

Nach der Geburt eines Kindes mit HLHS gilt Folgendes:

- Bereits im Kreißsaal sollte die Dauerzufuhr von Prostaglandin-E_1 (Minprog s. unten) begonnen werden. Sauerstoffgabe unbedingt vermeiden. SO_2 soll 70–85% sein. Eine höhere Sättigung stellt ein Problem dar! Pulmonale Re-Zirkulation mit Minderversorgung des Systemkreislaufes, da der rechte Ventrikel nur eine begrenzte Pumpfunktion leisten kann.

- Minimal handling gleich nach der Geburt beginnen! Das Kind sollte keinen Belastungen ausgesetzt werden. Von Anfang an peripher warm halten, um den Systemwiderstand so gering wie möglich zu halten.

- Maschinelle Beatmung und Sedierung solange vermeiden, wie pH und pCO_2 ausgeglichen sind. Eine spontane Hyperventilation kann ein frühzeitiger Hinweis auf eine (noch) kompensierte metabolische Azidose (Herzinsuffizienz!) sein.

- Betreuung durch ein Team, das mit HLHS-Hämodynamik vertraut ist.

— Zugänge: 2 periphere Zugänge, damit die Prostaglandinzufuhr ohne Unterbrechung gewechselt werden kann. Großzügige Indikationsstellung zu NVK oder ZVK. Die zentral-venöse Sättigung (ZVS) ist einer der wichtigsten Parameter zur Beurteilung der hämodynamischen Situation des Kindes.

Monitoring und Zielwerte

— Herzfrequenz, Blutdruck und zentrale Temperatur im Normbereich halten
— Periphere Temperatur (Fußsohle) 32–34 °C
— Kontinuierliche Pulsoximetrie, SO_2 soll 70–85% sein (nicht höher!)
— $PaCO_2$ 40 mmHg, (wenn SO_2 zu hoch, dann $PaCO_2$ auf 50–55 mmHg ansteigen lassen)
— P_aO_2 35–45 mmHg, pH 7,3–7,4
— Zentral-venöse O_2–Sättigung 45–60%

In der präoperativen Phase stellt die Herzinsuffizienz durch pulmonale Rezirkulation ein wesentliches Problem dar. Deshalb ggf. Maßnahmen zur Erhöhung des Pulmonalwiderstandes und gleichzeitig zur Senkung des Systemwiderstandes [45]. Bei schwerem RV-Versagen Herzinsuffizienzbehandlung (s. unten) erwägen. Wegen der Erhöhung des myokardialen O_2-Verbrauchs und der retrograden und oft eingeschränkten Koronarperfusion sollte man mit Katecholaminen zurückhaltend sein.

Operation nach Norwood I. Operation am 3.–8. Lebenstag, (wenn der Lungenwiderstand postnatal abgefallen ist) ◘ Abb. 9.7b: Dabei wird der zunächst abgetrennte Pulmonalarterienstamm zur Neo-Aorta. Das Vorhofseptum wird gänzlich entfernt und eine möglichst kurze und weitlumige Verbindung zwischen der Neoaorta und der Aorta ascendens angelegt, um eine freie Koronarperfusion zu ermöglichen. Außerdem wird der hypoplastische Aortenbogen durch das Einnähen von Patchmaterial bis hin zur Aorta descendens erweitert und der Ductus arteriosus ligiert. Die Lungenperfusion wird durch Anlage eines aortopulmonalen Shuntes sichergestellt. In der postoperativen Phase muss auf einen ausreichenden diastolischen Blutdruck geachtet werden, um die Koronarperfusion zu gewährleisten.

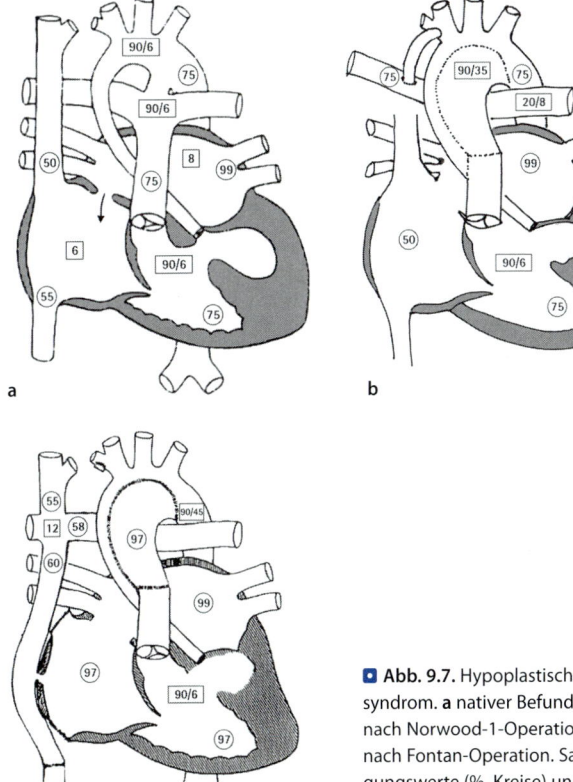

Abb. 9.7. Hypoplastisches Linksherz-syndrom. **a** nativer Befund; **b** Anatomie nach Norwood-1-Operation; **c** Anatomie nach Fontan-Operation. Sauerstoffsätti-gungswerte (%, Kreise) und Blutdrücke (mmHg, Kästchen)

Spätere Operationsschritte

Norwood II. Im Alter von 4–6 Monaten wird der zweite Operations-schritt (modifizierte Glenn-Anastomose, obere Hohlvene an rechte Pulmonalarterie) angestrebt.

Norwood III. Im Alter von 3–5 Jahren wird durch Absetzen der unteren Hohlvene vom rechten Vorhof und Tunnelumleitung mit Anschluss an die rechte Pulmonalarterie nun auch das sytemvenöse Blut aus der unteren Körperhälfte direkt in die Lunge geleitet (Totale cavopulmonale Anastomose, modifizierter Fontan-Kreislauf, eingeschränkte Langzeitprognose) [25]. Bei einem Teil dieser Kinder wird im Erwachsenenalter eine Herztransplantation erforderlich.

9.4.5 Perioperative Intensivversorgung

Die Intensivüberwachung und -behandlung komplexer angeborener Herzfehler in der prä- als auch ganz besonders in der postoperativen Phase unterscheidet sich fundamental von den Prinzipien der Behandlung Frühgeborener. Wenn Frühgeborene die besten Chancen bei »minimal handling« und möglichst wenig invasivem Monitoring haben, so sind bei den kardiologischen Patienten auch in der Neonatalperiode kontinuierliche arterielle Blutdrucküberwachung, zentralvenöses und manchmal auch pulmonalarterielles Druckmonitoring zur Therapiesteuerung notwendig. Ein inadäquates Monitoring stellt für herzoperierte Neonaten ein größeres Risiko dar, als das Legen zentraler Zugänge durch ein gut trainiertes Intensivteam. Das Ausmaß des jeweils optimalen Monitorings muss für jeden Patienten individuell unter Abwägung von Nutzen und Risiken festgelegt werden.

Echokardiographische Beurteilung der Herzfunktion

Auf einer Intensivstation, auf der Neonaten nach Herzoperationen versorgt werden, sollten zu jedem Zeitpunkt ein Echokardiographiegerät und ein Arzt, der damit umgehen kann, zur Verfügung stehen. Bei klinischer Verschlechterung des Kindes sind akut Perikarderguss, Tamponade oder Pleuraerguss auszuschließen. Ferner kann damit der Füllungszustand der Ventrikel und die Kontraktilität des Myokards beurteilt werden, um unter Einbeziehung der Blutdrücke, der Füllungsdrücke und anderer klinischer und labochemischer Parameter das Behandlungsregime zu optimieren. Shunts und Restdefekte können durch Kontrastechokardiographie ausgeschlossen werden. Mittels Doppler (über das aortale und pulmonale Flow-velocity-Integral) lässt sich ein Anhalt über das Herzzeitvolumen (HZV) gewinnen und der Schweregrad von Stenosen und Insuffizienzen bestimmen.

Zentralvenöse Sättigung (ZVS)

Bei normaler arterieller Oxygenierung und konstantem Sauerstoffverbrauch spiegelt die zentral-venöse Sättigung das Herzzeitvolumen (systemischer Blutfluss) wider. Vorausgesetzt wird das Fick'sche Prinzip: HZV = Sauerstoffverbrauch/arteriovenöse Sauerstoffdifferenz ($AVDO_2$). Eine hohe ZVS bedeutet ein hohes HZV, eine niedrige ZVS bedeutet ein niedriges HZV bei entsprechend höhergradiger Ausschöpfung der O_2-Träger während der systemischen Zirkulation. ZVS-Richtwert 55–70% bei nicht-zyanotischen Herzfehlern.

> ❗ Zum invasiven Monitoring gehört die Messung der ZVS als wichtiger Parameter zur Einschätzung des systemischen HZV. Da bei jedem am Herzen operierten Neonaten postoperativ ein zentral-venöser Zugang liegt, sollte die ZVS regelmäßig bestimmt werden.

Ziele der postoperativen kardiovaskulären Therapie

- Ausreichendes HZV, ZVS >55%, warme Peripherie, normales Laktat.
- Fieber vermeiden! Zentrale Temperatur nicht über 37,9 °C (kontinuierliches Temperaturmonitoring). Nach Herzlungenmaschine (Aktivierung von Anaphylatoxinen und anderen Entzündungsmediatoren) reagiert das Kind mit Fieber, welchem wegen der Gefahr von tachykarden Rhythmusstörungen und vermehrtem HZV-Bedarf frühzeitig medikamentös und durch Kühlung entgegengewirkt werden muss.
- Niedriger ZVD (d. h. nur geringes Zurückgreifen auf den Frank-Starling-Mechanismus).
- Möglichst geringe inotrope Stimulation (um den myokardialen Sauerstoffverbrauch niedrig zu halten).
- Senkung der Nachlast (um den kardialen Auswurf zu erleichtern).
- Erhalt des Sinusrhythmus (ohne den »atrial kick« sinkt das HZV um bis zu 30%). Postoperativ häufigste Rhythmusstörungen sind junktional ektope Tachykardie und Vorhofflattern.
- Ausgeglichene oder negative Flüssigkeitsbilanz, um dem Herzen keine zusätzliche Volumenbelastung zuzumuten.

9.5   Herzinsuffizienz

■ **Tab. 9.4.** Klinische Zeichen der Herzinsuffizienz

- Trinkschwäche
- Tachydyspnoe
- Tachykardie
- Vermehrtes Schwitzen
- Hepatosplenomegalie
- Gewichtszunahme durch Wasserretention
- Ödeme (erst später in Gesicht und prätibial sichtbar)
- Haut ist oft fahl-blass bis livide und kühl, Rekapillarisierung >3 s
- Pulmonale Rasselgeräusche (bei Lungenstauung)

■ **Tab. 9.5.** Differentialdiagnosen der Herzinsuffizienz bei Neonaten

- Struktureller Herzfehler (■ Tab. 9.3)
  Manifestation:
  a) Gleich postnatal (z. B. kritische Aortenstenose)
  b) In ersten Lebensstunden/- Tagen wenn sich PDA verschließt
     (z. B. Aortenisthmusstenose)
  c) Nach der 1. Lebenswoche, wenn Lungenwiderstand abgesunken ist
     (z. B. VSD, AVSD)
- Herzrhythmusstörungen
- Polyglobulie
- Anämie
- Kardiomyopathie/Myokarditis
- Metabolische Ursache (Hypokalzämie, Hypoglykämie)
- Sepsis

Die Herzinsuffizienz ist eine klinische Diagnose (■ Tab. 9.4). Mittels Echokardiogramm muss ein struktureller Herzfehler bestätigt oder ausgeschlossen werden. Das Röntgenbild gibt Auskunft über die Herzgröße und eine eventuelle Lungenstauung. Das EKG ist bei der Beurteilung der Herzinsuffizienz nicht hilfreich, wohl aber zur Beurteilung möglicher Differentialdiagnosen (■ Tab. 9.5).

Nicht der Blutdruck, sondern das Herzzeitvolumen (HZV) ist die zu behandelnde Zielgröße bei Herzinsuffizienz von Neugeborenen. Folgende Messmethoden geben mehr oder weniger genaue Hinweise auf das HZV.

- Gemischtvenöse Sättigung (ZVS)
- Differenz aus zentraler und peripherer Temperaturmessung (zeigt Zentralisierung)
- Blutdruckamplitude
- Integral unter der arteriellen Flusskurve
- Füllungsdrucke (ZVD, postoperativ ggf. Pulmonalis- und linker Vorhofdruck)
- Laktat im Serum
- Säure-Basen-Status
- Rekapillarisierungszeit

Bei der Herzinsuffizienz kann das Myokard den gestellten Anforderungen nicht mehr genügen. Daraus ergeben sich für die Therapie der Herzinsuffizienz zwei Ziele:
1. Verbesserung der kardialen Leistung (z. B. durch Medikamente)
2. Verminderung der Leistungsanforderung an das Herz (s. unten)

9.5.1 Unterstützende Therapie der akuten Herzinsuffizienz

Verminderung der Anforderung an das Herz

Allgemeine pflegerische Maßnahmen und Medikamente können die Leistungsanforderung an das Herz senken (◘ Tab. 9.6):

◘ **Tab. 9.6.** Maßnahmen bei Herzinsuffizienz (zusätzlich zu den Medikamenten)

- Lagerung mit erhöhtem Oberkörper
- Häufige kleine Mahlzeiten, um Magenüberfüllung und Zwerchfellhochstand zu verhindern
- Sondieren der Nahrung, um Trinkarbeit abzunehmen
- Inkubator oder Wärmebett, peripher warm halten, zentral Normotemperatur
- Flüssigkeitsreduktion auf ca. 100 ml/kg pro Tag. Aber genügend Kalorien zuführen (Nahrung ggf. kalorisch anreichern)
- Überprüfen der Flüssigkeitsbilanz, am einfachsten durch 1- bis 2-maliges Wiegen pro Tag
- Azidoseausgleich; Azidose kann eine Vasokonstriktion im kleinen Kreislauf hervorrufen. Sie verschlechtert außerdem die Wirkung vieler Medikamente, z. B. die der Katecholamine
- Bei erheblicher Dyspnoe maschinelle Beatmung, um die Atemarbeit abzunehmen

Weitere allgemeine Maßnahmen

- *Bluttransfusion* bei Anämie: Der Sauerstoffbedarf ist bei der Herzinsuffizienz erhöht.
- *Sedierung* bei Unruhe, z. B. mit Phenobarbital oder Morphin [101].
- *Sauerstoffgabe*: Sie kann von Nutzen sein, wenn pulmonale Diffusionsstörungen vorliegen oder der pulmonale Gefäßwiderstand reduziert werden soll (PHT oder Rechtsherzinsuffizienz). Sie kann aber bei Vitien mit Links-rechts-Shunt schädlich sein und die Herzinsuffizienz verstärken.

Therapeutische Sofortmaßnahmen bei Linksherzinsuffizienz mit Lungenödem

- Diuretikum: Furosemid (bei reifen Neugeborenen bis max. 0,5 mg/kg/h, bei älteren Kindern bis 1 mg/kg/h)
- Milrinone (Phosphodiesterase-III-Hemmer), Dosierung s. S. 244
- Sedierung (evtl. Morphin: 0,05–0,1 mg/kg i.v. als ED)
- Schräglagerung
- Sauerstoffangebot erhöhen
- Positiv inotrope Substanzen; diese sind aber bei Abflussbehinderungen ins linke Herz (Pulmonalvenenstenosen, Mitralstenose) in manchen Fällen kontraindiziert
- Beatmung mit PEEP, mindestens 4 cm H_2O

9.5.2 Kardiovaskuläre medikamentöse Therapie der Herzinsuffizienz

Umfassende und geprüfte pädiatrische *Medikamentendosierungen* sind in »Drug Doses« von Frank Shann vorhanden [100]. ◘ Abb. 9.8 zeigt als zu beeinflussende Größen die Vorlast, die Nachlast, die Herzfrequenz und die Kontraktilität.

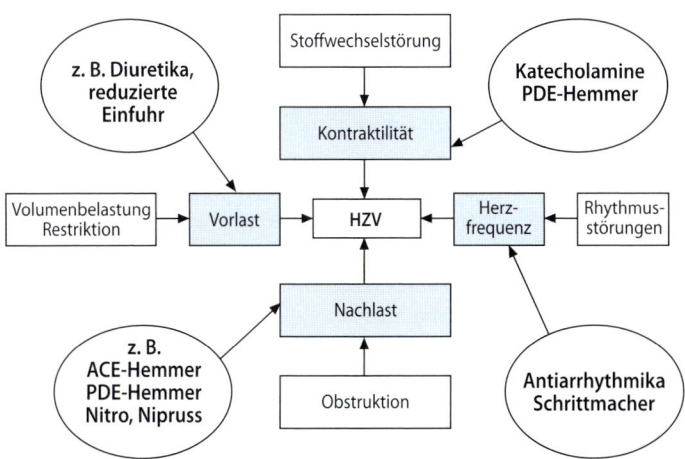

Abb. 9.8. Pathophysiologie der Herzinsuffizienz und beeinflussbare Größen Vorlast, Nachlast, Herzfrequenz und Kontraktilität. Jede dieser vier Größen kann gestört sein. Bei der Herzinsuffizienzbehandlung sollten alle vier Achsen bedacht werden

Vorlast

Im Allgemeinen verhalten sich die atrialen Füllungsdrücke direkt proportional zum intravasalen Blutvolumen und umgekehrt proportional zur ventrikulären Compliance.

Bei *niedriger Vorlast* (zentral-venöser- oder linksatrialer Druck 2–4 mmHg) wird bei unzureichendem Herzzeitvolumen zunächst mit Volumengabe reagiert (10–15 ml/kgKG kristalline Lösung, ggf. repetitiv).

Bei *hoher Vorlast* (zentral-venöser- oder linksatrialer Druck >10 mmHg) und unzureichendem Herzzeitvolumen wird mit Diuretika behandelt.

Diuretika

Sie senken durch Verringerung des zirkulierenden Blutvolumens die Vorlast, reduzieren dadurch eine überhöhte enddiastolische myokardiale Dehnung und können damit den Dehnungsgrad nach dem Frank-Starling-Gesetz optimieren.

Furosemid

0,3–1 mg/kg ED i.v. oder p.o., alle 4–24 h; i.v.-Dauerinfusion 0,5 mg/kg/h

Die HWZ ist bei Neonaten länger als bei älteren Kindern [70, 78].

> ❗ ▬ Furosemid ist bei Herzinsuffizienz und intravasaler Hypervolämie (erhöhter ZVD) indiziert [7], nicht aber zum Ausschwemmen peripherer Ödeme, die bei Kapillarleck oder nach schwerem Schock/Sepsis bei relativer intravasaler Hypovolämie verblieben sind. Hypotensions- und Schockgefahr.
>
> ▬ Furosemid als Schleifendiuretikum kann bei Hyponatriämie kaum wirken. Bei Herzinsuffizienz sind aber die natriuretischen Peptide erhöht und das Natrium ausgeschieden. Deshalb parallel zur Furosemidgabe die Natriumzufuhr erhöhen (Natrium i.S. soll >135 mmol/l).
>
> ▬ Furosemid führt zu Kaliumverlust. Eine Elektrolytüberwachung ist unumgänglich. Bei Langzeitbehandlung ist Hydrochlorothiazid dem Furosemid vorzuziehen.

Spironolacton

2–3 mg/kg/Tag in 1–2 ED p.o. oder i.v.

Spironolacton (= Aldosteronantagonist) hat neben der diuretischen und kaliumsparenden Wirkung auch einen nachgewiesenen positiv inotropen Effekt auf das Myokard größerer Kinder (Renin-Angiotensin-Aldosteron-System) und ist deshalb ein fester Bestandteil der Herzinsuffizienztherapie größerer Kinder und Erwachsener (E1b) [53, 92].

❗ **Cave**

Hyperkaliämie bei Kombination mit ACE-Hemmern [16].

Für die Neonatalperiode liegen keine klinischen Daten vor. Eine in vivo Zellkulturstudie zeigt, dass nicht nur Dexamethason, sondern auch Spironolacton die Apoptose von Neuronen verstärken kann, deshalb Zurückhaltung bei Frühgeborenen [22].

Hydrochlorothiazid

2–4 mg/kg/Tag in 2 ED p.o.

Die sog. *Diuretikaresistenz* kann durch Nephronblockade mit Hydrochlorothiazid in Kombination mit Furosemid überwunden werden [19].

Nachlast

Mit steigender Nachlast nimmt die Pumpfunktion des Herzens ab. Der arterielle Blutdruck bildet (sofern keine Aortenisthmusstenose vorliegt) ein Maß für den systemischen Perfusionsdruck, jedoch kein Maß für die Nachlast oder die Herzfunktion. Auch ein isovolumetrisch kontrahierender Ventrikel erzeugt einen Druck, ohne Volumen auszuwerfen. Das heißt, aus guten arteriellen Drücken kann keinesfalls auf eine normale Pumpfunktion des Herzens geschlossen werden, weil diese durch eine Steigerung des peripheren Widerstands bedingt sein kann.

Phosphodiesterase-III-Hemmer

Milrinone

Milrinone ist das geeignete Medikament zur Steigerung des HZV durch die Kombination aus Nachlastsenkung und positiver Inotropie (E1b) [9, 30, 55]. Rezeptorunabhängiger Wirkungsmechanismus durch Hemmung der Phosphodiesterase. Dadurch Erhöhung des intrazellulären cAMP-Spiegels und konsekutiv Beeinflussung des intrazellulären Kalziumspiegels und Steigerung der Kontraktilität. β-Rezeptorstimulation verstärkt den Effekt. An glatten Gefäßmuskeln führt eine Erhöhung des cAMP zur Steigerung des Kalziumausstroms und dadurch zu einer Vasodilatation.

Indikation. Sehr effektives und nebenwirkungsarmes Medikament postoperativ oder bei schwerer Herzinsuffizienz. Milrinone führt zu einer Steigerung der Kontraktilität und zu einer Vasodilatation. Beides führt zur Steigerung des HZV [9, 30, 55, 65].

Nebenwirkungen. Die periphere Vasodilatation kann einen bestehenden Volumenmangel verstärken und zu einer Abnahme des Koronarperfusionsdrucks (diastolischer Blutdruck) mit schlechterer myokardialer Funktion führen. Wenn nötig mit niedrig dosiertem Dopamin oder Adrenalin kombinieren, auch eine Volumensubstitution kann u. U. notwendig werden. Thrombopenie (dosisabhängig und in wenigen Tagen reversibel).

Dosieranleitung. Bolus: 50 µg/kg als Kurzinfusion 10–30 min zur Aufsättigung. Perfusor: 0,35–0,75 µg/kg/min.

Nachlastsenker

Nitroglycerin
Perfusor: 0,5–5 µg/kg/min. Relaxation von glatter Muskulatur durch Stimulation der Guanylatcyclase, dadurch Verminderung des Kalziumeinstroms und Erhöhung des Kalziumausstroms. Nitroglycerin wirkt gering als exogene NO-Quelle.

Indikation. Schnelles Durchbrechen einer (postoperativen) Zentralisation. Vorlastsenkung bei erhöhten Füllungsdrucken (EBIII) [10].

Natriumnitroprussid
Perfusor: 0,5–5 µg/kg/min. Hochpotenter Vasodilatator. Wirkung auf (Vor- und) Nachlast [112]. Sehr schneller Wirkungseintritt, nach Beendigung der Infusion sofort reversibel.

Indikation. Arterielle Hypertonie. Zentralisation. Nachlastsenkung zur Verbesserung der Ventrikelfunktion und damit Steigerung des HZV. Bei Behandlung der schwersten Herzinsuffizienz mit Dopamin oder Suprarenin-Perfusor kombinieren [17, 50].

Nebenwirkung. *Schwere Hypotension:* Kontinuierliches arterielles Blutdruckmonitoring ist deshalb obligat. »Überlappen« der Perfusorspritzen nötig. *Zyanidintoxikation:* Bei Therapie mit >3µg/kg/min, Gesamtmenge >1 mg/kg oder mehrtägige Behandlung ist mit einer Zyanidintoxikation zu rechnen. Daher bei Überschreiten dieser Grenzen additiver Einsatz von Na-Thiosulfat zur Förderung der Entgiftung. Monitoring durch Met-Hb, Thiozyanatspiegel.

Positive Inotropie
Katecholamine

Bei Kindern mit akuter schwerer Herzinsuffizienz und eingeschränkter Kontraktilität sind kurzfristig rasch wirksame Katecholamine [65] indiziert.

Dopamin

Endogenes Katecholamin, 50% der Wirkung ist direkt durch α-, β- und Dopaminrezeptoren vermittelt, 50% durch Freisetzung von Noradrenalin aus sympathischen Nervenendigungen. Unerwünschte Wirkungen: Intrapulmonale Shunts, Steigerung der ventrikulären Füllungsdrücke.

Dosis

- 2–5 µg/kg/min: Fragliche Steigerung der Nierendurchblutung durch Stimulation der Dopaminrezeptoren. Saluretische Wirkung.
- 5–10 µg/kg/min: Hauptsächlich β-Rezeptorwirkung (z. T. durch myokardiale Noradrenalinfreisetzung).
- >10 µg/kg/min: Überwiegend α-Rezeptorwirkung. Systemisch und pulmonale Vasokonstriktion mit Anstieg der Füllungsdrücke.

Dobutamin

Unter Dobutamin kommt es im Wesentlichen zu einer Steigerung des HZV ohne Anstieg des peripheren oder pulmonalen Widerstands und ohne Zentralisation [47].

Nebenwirkungen. Häufig kommt es zu Gewöhnung oder Tachykardie.

Dosis. 5–20 µg/kg/min.

Adrenalin

Hauptindikation liegt bei schwerstreduzierter Kontraktilität und postoperativ reduzierter Myokardfunktion. Potentes Katecholamin, dosisabhängige Wirkung auf β- und α-Rezeptoren, in höheren Dosen (>0,1µg/kg/min) signifikante α-Stimulation und Zentralisation.

Dosis. 0,01–0,1–1 µg/kg/min. Dabei blutige Arteriendruckmessung notwendig!

Noradrenalin

Neurotransmitter des sympathischen Nervensystems. Hauptsächlich alpha-Rezeptor-Wirkung mit Vasokonstriktion. Die Nachlasterhöhung führt zu einer erhöhten systolischen Wandspannung, schlechterer Pumpfunktion und zu einem erhöhten Sauerstoffverbrauch. Durch Vasokonstriktion entsteht eine Zentralisation und möglicherweise Oligo-Anurie.

Indikation. Bei volumenrefraktärer Hypotension mit guter myokardialer Funktion (z. B. high output failure bei Sepsis, Anaphylaxie).

Kontraindikation und Nebenwirkung. Kontraindiziert bei schlechter Myokardfunktion! **Wichtig:** Umfassendes Monitoring mit ZVS-Kontrollen, invasiver Blutdruckmessung, peripherer und zentraler Temperatur (Zentralisationsgefahr). Myokardiale Funktion wird wegen steigender Nachlast darunter oft schlechter.

Dosis. 0,01–0,1–1 µg/kg/min.

Orciprenalin
Dosis. 0,05–0,5 µg/kg/min.

Indikation. Indikation nur bei bradykarden Rhythmusstörungen (z. B. AV-Block III zur akuten Anhebung der Ersatzfrequenz) (EB4).

Digitalis
Wirkmechanismus. Hemmung der Na/K-ATPase. Vor allem bei Frühgeborenen spricht die Nutzen-Risiko-Analyse gegen die Gabe von Digitalis. Bei Erwachsenen mit Herzinsuffizienz hat Digitalis nicht zu einer Reduzierung der Mortalität geführt (E1b) [1]. Die Digitalisrezeptoren sind beim Neugeborenen noch nicht ausgereift [59], so dass bei ihnen erst recht keine wesentliche positiv inotrope Wirkung zu erwarten ist. Wohl aber ist die breite Palette der Nebenwirkungen möglich.

ACE-Hemmer

ACE-Hemmer sind ein fester Bestandteil der Herzinsuffizienztherapie bei Erwachsenen, nachdem ihr positiver Effekt auf die Mortalität gesichert wurde. Studien bei Kindern mit Kardiomyopathien haben vergleichbare positive Effekte auf Hämodynamik, Ventrikelfunktion und die neurohumorale Aktivität gezeigt (E1b) [10].

Eine arterielle Hypotension und eine Niereninsuffizienz sollten durch eine langsame Dosissteigerung unter Blutdruck- und Kreatininkontrollen vermieden werden. Insbesondere in Kombination mit Aldosteronantagonisten kann es zu lebensbedrohlichen Hyperkaliämien kommen. Für Neugeborene gibt es zurzeit keine prospektiven Studien, die einen positiven klinischen Effekt nachweisen. Der generelle Einsatz kann somit nicht empfohlen werden (E4) [7].

Captopril (Lopirin)
Dosis. 0,1–2(–3) mg/kg/Tag in 3 ED

β-Rezeptor-Antagonisten

β-Blocker reduzieren die zirkulierende Katecholaminkonzentration und wirken deren schädlichen myokardialen Effekten entgegen. Folge: Langfristige Erhöhung des HZV, Reduzierung der kardialen Nekrosen, der Ventrikelhypertrophie und Fibrose. Der positive Effekt auf die Mortalität und wichtige Surrogatparameter ist bei Erwachsenen eindeutig gesichert (E1a) [3]. Erste kleine Studien bei Kindern mit Kardiomyopathien bestätigen den positiven Effekt auf die klinische Symptomatik und Ejektionsfraktion bei der dilatativen Kardiomyopathie (E1b) [11]. Für Neugeborene gibt es zurzeit keine prospektiven Studien, die einen positiven klinischen Effekt nachweisen. Der generelle Einsatz kann somit nicht empfohlen werden (E4) [7].

Metoprolol (Beloc)
Dosis. Start mit 0,1–0,2 mg/kg ED, alle 12 h. Zieldosis 1–5 mg/kg/Tag in 2–3 ED

9.5.3 Hypotension bei Früh- und Neugeborenen ohne Vitium cordis

Es ist unklar, ob und wie ein »niedriger« Blutdruck behandelt werden soll (E2a) [124]. Asymptomatische Frühgeborene mit Diurese und Mitteldruck > Gestationsalter benötigen keine Therapie.

Der Einsatz von Katecholaminen bei Früh- und Neugeborenen ohne strukturellen Herzfehler oder myokardiale Insuffizienz ist nur unzureichend studiert. Um eine zu Organminderperfusion führende arterielle Hypotension nach Adaptationsstörungen, Asphyxie oder Sepsis zu behandeln, sollte in erster Linie eine Volumensubstitution (s. S. 33) erfolgen [83]. Anhaltende Organminderperfusion ist mit IVH [36] und möglicherweise auch NEC, PVL und Nierenversagen assoziiert. ◘ Abb. 9.9 zeigt, wie der systolische Blutdruck mit Gestations- und postnatalem Alter ansteigt [2]. Der gemessene Blutdruck korreliert mit der Organperfusion jedoch nur bedingt [37, 79]. Bei hohem System-

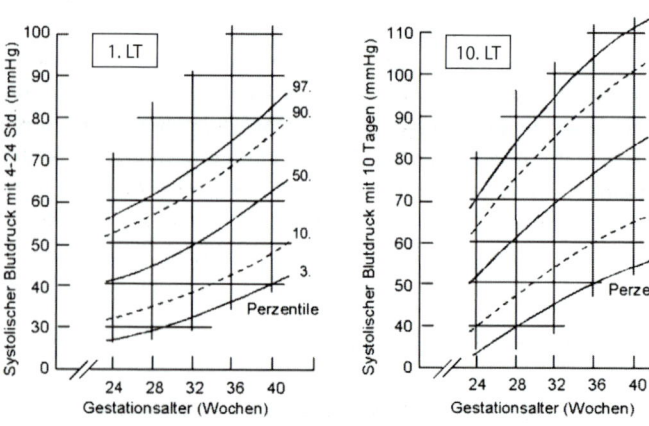

◘ **Abb. 9.9.** Perzentilen des systolischen Blutdrucks beim Neugeborenen (Manschettenmethode, Dopplertechnik) in Abhängigkeit vom Gestationsalter *links:* am 1., *rechts:* am 10. Lebenstag. (Nach Northern 1999, Gevers 1995)

widerstand kann auch ein normaler Blutdruck mit »low-cardiac-output« einhergehen. Klinische Zeichen wie Rekapillarisierungszeit >3 s, Anurie, Laktatazidose oder erniedrigte Dopplerflussmessungen in der oberen Hohlvene und den Organen können wegweisend sein.

Wann Katecholamine verabreichen?

Wenn Volumenmangel ausgeschlossen oder adäquat behandelt ist und die Hypotension persistiert (Normwerte ◘ Abb. 9.9). Wenn gleichzeitig die Nierenfunktion gefördert werden soll (s. S. 352).

Welche Katecholamine verabreichen?

Hier liegen keine ausreichenden randomisierten Studien und Langzeitergebnisse vor [84]: Jedoch bestand bei Kindern unter 1500 g kein Unterschied hinsichtlich der gemessenen zerebralen Oxygenierung (NIRS), der Blutdrucksteigerung und der Nebenwirkungen, egal ob niedrig dosiertes Epinephrin (Adrenalin) oder Dobutamin gegeben wurden [90].

Dopamin hebt bei Frühgeborenen den Blutdruck bei schwerer Hypotonie effektiver an als Dobutamin. Die Metaanalyse zeigt jedoch keinen Unterschied hinsichtlich Mortalität, Tachykardie, PVL oder IVH, Langzeiteffekte sind nicht untersucht (E1a, NNT 4,7) [109, 110].

Neurologische Langzeitergebnisse liegen nicht vor. Die Inzidenz der arteriellen Hypotension steigt durch Sedierung der Kinder rapide an (Reduzierung der endogenen Katecholamine und periphere Vasodilatation). Lokalanästhesie bei kleinen Eingriffen, frühzeitige Extubation oder individuelle Respiratoreinstellungen ermöglichen eine weitgehende Vermeidung von Sedierung mit der Folge der Vermeidung von Katecholamin-»Pflichtigkeit«.

9.6   Herzrhythmusstörungen

Herzrhythmusstörungen fallen häufig schon vor der Geburt (CTG, Sono) auf und sind in der Mehrzahl der Fälle bei Neugeborenen harmlos, v. a. wenn sie nicht Symptome kardialer Grunderkrankungen sind. Zu den harmlosen Rhythmusstörungen zählen Extrasystolen, die bei

Neugeborenen meist supraventrikulären Ursprungs sind [88]. EKG und Langzeit-EKG sind diagnostisch entscheidend.

Im Tiefschlaf kann eine Sinusbradykardie in einen wandernden Schrittmacher oder eine einfache AV-Interferenz übergehen, zwei ebenfalls in der Regel belanglose Arrhythmien. Auch AV-Blockierungen 1. und 2. Grades sind zunächst nicht bedrohlich. Sie bedürfen aber der genauen Überwachung und kinderkardiologischen Abklärung; sie können z. B. auch Hinweis auf eine Myokarditis, eine Elektrolytentgleisung (Hyperkaliämie) oder eine Digitalisüberdosierung sein.

Evidenz: Zu Rhythmusstörungen und deren Therapie in der Neonatal- oder Säuglingszeit existiert keine Evidenz höher als Stufe 3.

9.6.1 Tachykarde Rhythmusstörungen

Ursache. *Supraventrikuläre Tachykardien (SVT)* sind die häufigsten symptomatischen Tachykardien im Neugeborenen- und Säuglingsalter [88]. In diesem Alter verbirgt sich dahinter in den meisten Fällen eine *akzessorische Leitungsbahn* [23]. Alternativ kommen AV-Knoten-Reentry-Tachykardien oder sehr selten ektop atriale Tachykardien oder Vorhofflimmern oder -flattern als Ursache in Frage [98]. Etwa jede vierte SVT ist mit einem angeborenen Herzfehler assoziiert, weshalb in jedem Fall eine Echokardiographie erfolgen sollte [91].

Symptome. Eine SVT kann sich als lebensbedrohliches Ereignis manifestieren, kann aber auch über Stunden oder Tage symptomarm bleiben oder/und zu einer chronischen Herzinsuffizienz führen. In diesem Falle ähnelt die Tachymyopathie echokardiographisch einer dilatativen Kardiomyopathie.

Therapie. Die Therapie der SVT hängt von der Symptomatik des Kindes ab. *In lebensbedrohlicher Situation mit Kreislaufschock und Bewusstlosigkeit* sollte umgehend eine synchronisierte elektrische Kardioversion (1–2 Joule/kg) erfolgen. Eine vorsichtige Vagusstimulation (z. B. Eisbeutel ins Gesicht, einseitiger Carotissinusdruck oder Spateldruck auf Zungengrund) sollte in der Vorbereitungsphase nur dann versucht werden, wenn dadurch keine Zeitverzögerung entsteht. In seltenem Fall kann eine Herzdruckmassage, Intubation und Reanimation zeitgleich mit der Kardioversion nötig werden. *Bei SVT mit geringen Zeichen der Herzinsuffizienz* kann neben der Vagusstimulation ein iv-Zugang gelegt und Adenosin (s. unten) verabreicht werden. Bei Erfolglosigkeit oder baldiger Wiederkehr nach initialer Terminierung sollte (immer in Abhängigkeit der Symptomatik des Kindes bei strenger Nutzen/Risiko-Abwägung) eine medikamentöse Therapie bedächtig und unter optimaler Kreislaufüberwachung auf der Intensivstation begonnen werden. Propafenon und Sotalol (und als spätere Wahl auch Flecainid oder Amiodaron) kommen in Frage. All diese Medikamente haben neben ihrer negativen Inotropie auch ein eigenes Potential zur Proarrhythmie und sollten nach Ausschluss eines Vitium cordis von Kinderkardiologen gesteuert werden. Bei 80% der innerhalb der beiden ersten Lebensmonate erstmals aufgetretenen SVTs kam es bis zum Alter von 8 Monaten zu einem spontanen Sistieren der Tachykardieneigung, weshalb sich zum Ende des 1. Lebensjahres bei den medikamentös behandelten Kindern ein Auslassversuch anbietet [88].

Adenosin

Injektion nur unter Monitorüberwachung und mitschreibendem EKG [89]. Halbwertszeit von nur 2–3 s, deshalb muss Adenosin hochkonzentriert aufgezogen und rasch injiziert werden (sofortige Nachinjektion von Glukose 5%), damit es in ausreichender Boluskonzentration im Herzen ankommt). Bereits nach 20–30 s kann die Injektion mit gesteigerter Dosis wiederholt werden.

Wirkmechanismus. Dieses Purinnukleosid führt innerhalb weniger Sekunden zu einer kurzanhaltenden höhergradigen AV-Blockierung.

Nebenwirkung. Bradykardie, vorzeitige ventrikuläre Extrasystolen, Hautrötung, Übelkeit, selten Atemstörung.

Amiodaron

Amiodaron [34] verlängert die Dauer des Aktionspotentials und der Refraktärperiode. Es hat bei langfristiger Anwendung Nebenwirkungen

◻ Tab. 9.7. Medikamentöse Therapie der supraventrikulären Tachykardie

Medikament	Startdosis	Infusion	Erhaltungs-therapie
Adenosin	Start mit 0,1 mg/kg, ggf. steigern bis 0,3 mg/kg	Nicht sinnvoll	Nicht sinnvoll
Propafenon	0,5–1 (–1,5) mg/kg als KI über 30 min i.v.	10 mg/kg/Tag über Perfusor	10 mg/kg/Tag p.o. in 3–4 ED
Sotalol	0,5–1,5 mg/kg über 10 min als KI	0,5–1 mg/kg/h	2–5 mg/kg/Tag p.o. in 3 ED
Amiodaron	5 mg/kg als KI über 30 min als KI	5–10 mg/kg/Tag über Perfusor	3–5 mg/kg/Tag p.o. in 1 ED

9

auf unterschiedliche Organe (auch Augen und Schilddrüse) und sollte erst als Medikament der 3. Wahl vom Kinderkardiologen eingesetzt werden. Seine Halbwertszeit von mehreren Wochen muss bei der Wahl von nachfolgenden Antiarrhythmika beachtet werden (◻ Tab. 9.7).

9.6.2 Bradykarde Rhythmusstörungen

Der AV-Block 3. Grades wird als idiopathische Rhythmusstörung von reifen Neugeborenen meist gut toleriert; die Ventrikelfrequenz liegt in diesem Alter dann um 60–80/min. Als Ursache der »idiopathischen« Form findet sich oft ein Lupus erythematodes der Mutter. Tritt der AV-Block 3. Grades aber als Begleiterscheinung eines Herzfehlers, einer Myokarditis, einer Digitalismedikation oder Hypoxie auf, so stellt er eine vitale Bedrohung dar. Die Ventrikelfrequenzen können dann weit unter 60/min abfallen. Bei der Asystolie wird entweder kein Reiz mehr im Sinusknoten gebildet, oder die Reizleitung ist total blockiert, ohne dass Ersatzrhythmen einspringen. Beim Kammerflattern (Frequenz 200–300/ min) und v. a. beim Kammerflimmern (Frequenz >350/min) ist keine effektive Ventrikelkontraktion mehr möglich. Funktionell entspricht die Situation einer Asystolie und erfordert eine sofortige elektrische Defibrillation (asynchron 2–10 Joule/kg) und Reanimation mit Herzdruckmassage, Intubation und Beatmung, Azidoseausgleich etc.

Der Weg zur gezielten antiarrhythmischen Therapie führt über die elektrokardiographische Differentialdiagnose. Dabei sind zu unterscheiden:

Bradykarde Formen

- AV-Bock 3. Grades mit inadäquatem Ersatzrhythmus
- Sinusstillstand mit inadäquatem Ersatzrhythmus
- Sinuatrialer Block 3. Grades mit inadäquatem Ersatzrhythmus

Tachykarde Formen

- Kammerflattern
- Kammerflimmern
- Mischformen

Bei den *tachykarden Formen* steht die wiederholte Defibrillation oder im Einzelfall auch i.v. Amiodaron- (5 mg/kg) oder Xylocain-Gabe (1–2 mg/kg) im Vordergrund.

Bei den *bradykarden Formen* muss eine transoesophageale, transvenöse oder durch transthorakale Schrittmacherstimulation erfolgen, wenn Adrenalin i.v. oder intratracheal (0,01–0,03 mg/kg) und Orciprenalin (Dosierung wie Adrenalin), Atropin (0,01 mg/kg) und Ca-Gluconat 10% 1–2 ml/kg i.v. erfolglos bleiben.

Implantierbare Ventrikelschrittmacher sind inzwischen so miniaturisiert (Gewicht 13 g), dass sie bei Frühgeborenen ab 1,5 kgKG implantiert werden [27, 115]. Bei noch kleineren Kindern können externe temporäre Elektroden mittels Mini-Thorakotomie chirurgisch auf das Ventrikelmyokard geheftet werden. Die Stimulation erfolgt dann mittels extern liegendem Schrittmacher [27].

Bei Frühgeborenen wurden vereinzelte Phasen von Asystolie (>3 s) und Bradykardie (HF<20 /min) bei 1,8% der Kinder beobachtet. Diese Phasen waren mit Apnoen und Sättigungsabfällen assoziiert, die Kinder hatten bei späteren Nachuntersuchungen keine kardialen Auffälligkeiten [28].

9.7   Ductus arteriosus

9.7.1   Bei duktusabhängigen Vitien

Bei einigen angeborenen Herzfehlern ist die Persistenz des Ductus arteriosus lebensrettend:

1. Der Ductus arteriosus ist notwendig zur Aufrechterhaltung des *Systemkreislaufs:*
   - Bei Aortenatresie oder kritischer Aortenstenose
   - Bei präduktaler Aortenisthmusstenose
   - Beim unterbrochenen Aortenbogen
   - Beim hypoplastischen Linksherz
2. Der Ductus arteriosus ist notwendig zur Aufrechterhaltung der *Lungendurchblutung:*
   - Bei Pulmonalatresie mit oder ohne Ventrikelseptumdefekt
   - Bei kritischer Pulmonalstenose
   - Bei schwerer Ebstein-Anomalie
3. Bei der d-Transposition der großen Arterien sollte der Ductus arteriosus bis zur Korrekturoperation offengehalten werden.

Zum **Offenhalten** oder Wiedereröffnen des Ductus arteriosus steht für Neugeborene *Prostaglandin-E₁ (Alprostadil) als Minprog Päd.* zur Verfügung. Eine Therapie über mehrere Wochen ist wegen vielfältiger Nebenwirkungen zu vermeiden [67]. Wenn eine Korrekturoperation nicht möglich ist, sollte ein aortopulmonaler Shunt angelegt werden. Ein katheterinterventionelles »Ductusstenting« (Offenhalten mit einem Drahtgeflecht) stellt bei längerer Duktusabhängigkeit für Einzelfälle eine therapeutische Alternative dar [5]. Die Komplikationsrate ist jedoch nicht niedriger als die der Shunt-Operationen.

Akute Nebenwirkungen der Prostaglandin-E-(PGE-)Therapie

1. Bei *Beginn* der Behandlung:
   - Blutdruckabfall durch Vasodilatation (deshalb bei PGE-Beginn Volumengabe z. B. 10–15 ml/kgKG kristalline Lösung geben)
2. Im *Verlauf* der Behandlung:
   - Vasodilatation in der Haut mit Ödembildung
   - Herzrhythmusstörungen

– Zentralnervöse Erscheinungen (16%) Krampfbereitschaft, Lethargie, Fieber
– Respiratorische Insuffizienz (12%) mit Hypoventilation bis zur Apnoe (dosisabhängig)
– Verzögerte Wundheilung
– Durchfall
– Blutungsneigung
– NEC-Risiko

Bei pränatal bekanntem duktusabhängigem Vitium sollte bereits im Kreißsaal der periphere Zugang gelegt und die PGE-Dauerzufuhr begonnen werden. Dann kann mit einer moderaten Erhaltdosis statt mit Bolusgabe begonnen werden und Apnoen, RR-Abfall etc. sind unwahrscheinlich.

Wegen der zahlreichen Nebenwirkungen sollten *vor* und *während* PGE-Therapie überprüft werden:
▬ Herzfrequenz
▬ Atmung
▬ Blutdruck an Armen und Beinen
▬ Blutgase
▬ Rektaltemperatur

Während der Medikation sind zu überprüfen:
▬ Blutbild einschließlich Thrombozyten
▬ Elektrolyte
▬ Blutzucker
▬ Kreatinin
▬ Transaminasen

Dosieranleitung-Minprog*

▬ In 50 ml G 5% werden 50 µg Minprog aufgezogen:
2 ml = 2 µg (= 2000 ng) Minprog; 1 ml/h = 17 ng/min
▬ Bei einem reifen Kind mit 3,3 kgKG entspricht dieses:
2 ml/h = 10 ng/kg/min (Erhaltdosierung 5–15 ng/kg/min)
*Eine Ampulle Minprog enthält 500 µg und kann in der klinikeigenen Apotheke in 10 Anteile à 50 µg fraktioniert werden.

Wenn das duktusabhängige Vitium erst mit Duktusverschluss bei symptomatischem Kind erkannt wird, sollte zur *Wiedereröffnung mit einer gesteigerten Dosis (z. B. 50 ng/kg/min) für 1–3 h begonnen* und bei Therapieerfolg in kleinen Schritten reduziert werden.

> ⓘ Bei hochdosierter PGE-Medikation sollte wegen NEC-Gefahr eine Nahrungspause erfolgen.
> Für die PGE-Medikation muss ein zweiter sicher liegender peripherer Zugang vorhanden sein, damit keine intermittierenden Bolusgaben aus dem Schlauch erfolgen. Wegen der Gefahr der Apnoe muss Intubationsbereitschaft bestehen. *Kontrollen unter der Therapie:* Atemfrequenz, Herzfrequenz, EKG, Blutdruck, transkutaner Sauerstoffpartialdruck bzw. Sauerstoffsättigung, Rektaltemperatur.

Klinische Zeichen des PGE-Effekts:
1. Bei duktusabhängiger Lungendurchblutung:
   Anstieg der O_2-Sättigung; Wirkungsmaximum evtl. erst nach 30 min.
2. Bei duktusabhängiger Systemdurchblutung:
   Bessere Pulsqualität, Anstieg des Blutdrucks, Besserung der Nierenfunktion, Abfall des Laktats. Der Effekt wird erst später sichtbar als bei der duktusabhängigen Lungendurchblutung.

9.7.2 Persistierender Ductus arteriosus (PDA) des Frühgeborenen

Der PDA hat mit der gestiegenen Überlebensrate sehr kleiner Frühgeborener immer größere klinische Bedeutung gewonnen. Die Inzidenz eines PDA korreliert invers mit dem Gestationsalter. Etwa 20 – 30% der Frühgeborenen unter 1500 g entwickeln einen symptomatischen PDA [35]. Je unreifer ein Neugeborenes ist, umso unreifer ist auch die Muskulatur des Ductus arteriosus. Sie reagiert schwächer auf die postnatalen Kontraktionsreize. Über den PDA erfolgt ein Rückfluss von Blut aus der Aorta in die Pulmonalarterien, welches einer pulmonalen Re-Zirkulation zugeführt wird (Lungenüberflutung, Lungenödem, »weiße Lunge«). Dieses Blut wird dem Körperkreislauf entzogen, so dass die Durchblutung des Gehirns, des Gastrointestinaltraktes und der Nieren reduziert ist (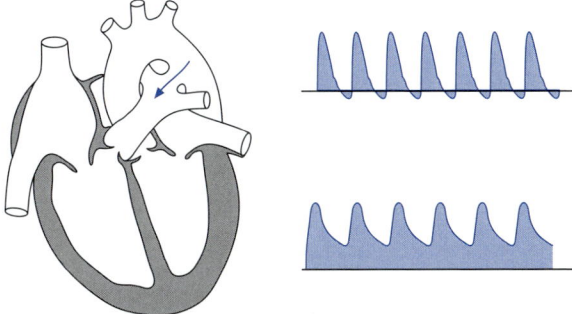 Abb. 9.9). Diese Symptomatik fällt auf, wenn der Lungengefäßwiderstand in den ersten Lebenstagen absinkt und sich der Links-rechts-Shunt über den PDA vermehrt, denn solange der System- und der Lungenwiderstand nicht unterschiedlich sind, kann kein großes Volumen fließen.

Diagnosekriterien
Klinische Zeichen

- Systolisches Herzgeräusch (aber ein fehlendes Geräusch schließt einen PDA nicht aus)
- Hyperaktives Präkordium
- Kräftige periphere Pulse (celer et altus)
- Große Blutdruckamplitude bei niedriger Diastole (ggf. Hypotension)
- Herzinsuffizienz (z. B. Hepatomegalie, Tachykardie, Wasserretention)
- Verschlechterung oder fehlende Besserung der respiratorischen Situation (z. B. Beatmungsbedarf auch nach Surfactant, Re- oder Neu-Intubation, Erhöhung der Beatmungsparameter)
- Auffälliges Abdomen oder NEC-Verdacht (bei dopplersonographisch erfasstem diastolischem Flussverlust im Mesenterialstromgebiet) (Abb. 9.10).

Abb. 9.10. Persistierender Ductus arteriosus (PDA). Dopplersonographischer Blutfluss in der A. cerebri anterior vor (*oben*) und nach (*unten*) Duktusverschluss mit Indometacin

Radiologische Zeichen

- Verstärkte Lungengefäßzeichnung
- Anzeichen eines Lungenödems
- Kardiomegalie

Echokardiographische Zeichen

- Nachweis des Shuntflusses und der Shuntrichtung
- Durchmesser des PDA (>2 mm an engster Stelle bei FG <1500 g weist auf Bedeutsamkeit des PDA hin (E2b) [61]
- Größenverhältnisse des linken Vorhofes zur Aorta, LA/AO-Ratio >1,5 weist ab dem 2. Lebenstages auf Bedeutsamkeit des PDA hin (E2b) [57]
- Diastolisch retrograder Fluss in der Aorta descendens
- Erhöhtes linksventrikuläres Schlagvolumen und erhöhter Fluss in der oberen Hohlvene

> ❶ Sicherer Ausschluss duktusabhängiger Vitien (▶ Abschn. 9.8) und Ausschluss einer PPHN mit Rechts-links-Shunt über den PDA.

Gefäßdoppler

Pathologischer diastolischer Fluss in den Zerebralarterien bei PDA (Resistance-Index erhöht oder time avarage velocity erniedrigt) (E2b)

Prävention

Flüssigkeitsrestriktion (bei normalem Serumkreatinin) führt zu einer niedrigeren Inzidenz von PDA (E1a, NNT 5) bei gleichzeitiger Senkung der NEC-Häufigkeit (E1a, NNT 12) [12]

> ❶ **Cave**
> Eine Minderperfusion parenchymatöser Organe kann zu PVL, Nieren-insuffizienz und/oder NEC führen.

<1000 g	100 ml/kg/Tag
1001–1500 g	80 ml/kg/Tag
>1500 g	60 ml/kg/Tag

Bei Ödemen kann die Zufuhr noch weiter reduziert werden. Indikation zur Behandlung mit Furosemid (ED 1 mg/kg) nur in Ausnahmefällen, da dieses Diuretikum die Prostaglandinsynthese steigern kann [25]. Verbesserung der Oxygenierung (Hypoxie steigert die Prostaglandinproduktion). Eventuell Bluttransfusionen bei Hämatokritwerten unter 45%.

Wird damit in 1–2 Tagen keine Besserung erzielt, sollte der Ductus arteriosus medikamentös oder operativ verschlossen werden.

Indikation zum Duktusverschluss

Es gibt keinen einzelnen Parameter, der evidenzbasiert den harmlosen von dem symptomatischen zu behandelnden PDA abgrenzt, deshalb werden verschiedene echokardiographische Kriterien gemeinsam mit klinischen Symptomen zur Indikation einer Duktusintervention herangezogen [62]. Es gibt keine einheitliche Definition von »hämodynamischer Relevanz« (E4). In unserer Klinik wird eine PDA-Intervention ab einem Lebensalter von 24 h durchgeführt, wenn folgende Kriterien erfüllt sind:

- PDA mit Links-rechts-Shunt *und*
- Mechanische Beatmung oder F_iO_2 >0,3 unter CPAP *und*
- Duktusdurchmesser an engster Stelle >2 mm *und/oder*
- LA/Ao-Ratio >1,5 *und/oder*
- Diastolischer Null-Fluss in der A. cerebri anterior oder im Truncus coeliacus

❗ Der langfristige Nutzen der Duktusintervention ist fraglich. Je geringfügiger die klinische Symptomatik, desto eher besteht keine Indikation zum Duktusverschluss.

Nicht-medikamentöse Maßnahmen zum Duktusverschluss

Eine vorsichtige, streng überwachte und zeitlich limitierte Steigerung der Oxygenierung begünstigt den Duktusverschluss (**Cave:** Retinopathie, s. S. 113) [122]. Kontrollierte Daten zu dieser Therapie gibt es nicht, wir streben eine O_2-Sättigung von 80–92% an.

Kontraindikation zum medikamentösen Duktusverschluss

- Duktusabhängiges Vitium cordis (Ausschluss durch Kinderkardiologen)
- PPHN
- Thrombopenie <50/nl
- frische Blutung in Gehirn, Darm oder Lunge
- Nekrotisierende Enterokolitis
- Niereninsuffizienz mit Kreatinin >1,5 mg/dl oder Oligurie <1 ml/kg/h
- Hyperbilirubinämie an der Austauschgrenze

Medikamentöse Therapie

Indometacin

Das nicht-steroidale Antiphlogistikum wird seit mehr als 30 Jahren erfolgreich zum medikamentösen PDA-Verschluss eingesetzt. (Wirkmechanismus: Nichtselektive Hemmung der an der Prostaglandinbiosynthese beteiligten Enzyme Cyclooxygenase-1 und -2, HWZ 20 h) [62].

Nebenwirkung. Einschränkung der zerebralen, mesenterialen und renalen Durchblutung mit transienter Niereninsuffizienz und Thrombozytenaggregationshemmung. Eine Metaanalyse zur *prophylaktischen Gabe von Indometacin* (E1a) [41] zeigte keinen Einfluss auf frühe Mortalität, BPD und NEC, wohl aber eine Senkung der Häufigkeit des chirurgischen PDA-Verschlusses (NNT 20), der PVL (NNT 21) und der intraventrikulären Blutungen (NNT 25). Jedoch zeigte sich als Nebenwirkung eine Zunahme der Oliguriehäufigkeit (NNH 16). Die Indometacin-*Behandlung asymptomatischer PDAs* hat zwar die Häufigkeit des symptomatischen PDAs gesenkt und die Dauer der O_2-Gabe verkürzt, hatte aber keinen Einfluss auf Mortalität, Retinopathie-, Hirnblutungs-, NEC-Häufigkeit oder auf die Dauer des stationären Aufenthaltes (E1a) [20].

Dosierung. Initial: 3-mal 0,2 mg/kg als i.v. 30-min-Kurzinfusion (oder i.m.) im Abstand von jeweils 12 h. Erhaltungsdosis: 3-mal 0,1 mg/kg/24 h als i.v. 30-min-Kurzinfusion im Abstand von je 24 h.

Der unmittelbar vor der nächsten Gabe bestimmte Serumtalspiegel sollte dabei 0,7–1 µg/ml betragen. Da der Duktusverschluss zunächst immer funktionell ist, kann er sich wieder öffnen, wenn der Reiz zur Kontraktion nachlässt. Daher Erhaltungstherapie über 2–3 Tage möglich [48]. Sie ist aber nur durchführbar, wenn Serumbestimmungen des Indometacinspiegels möglich sind und die Nierenfunktion nicht eingeschränkt ist. Keine Flüssigkeitsrestriktion während Indometacinbehandlung. Die Erfolgsrate (ca. 70%) ist abhängig vom Gestations- und Lebensalter. Jenseits der 4. Lebenswoche nimmt die Erfolgsquote rapide ab [3].

Ibuprofen

Wird seit 1995 in klinischen Studien zum Duktusverschluss eingesetzt [99] und erhielt 2004 die Zulassung zur Duktusintervention (nicht zur Prophylaxe) bei Frühgeborenen in Europa. Die HWZ ist mehr als doppelt so lang wie bei Indometacin, die Wirksamkeit vergleichbar. Keine Einschränkung der zerebralen, mesenterialen und renalen Durchblutung, wohl aber möglicherweise höhere Inzidenz von chronischer Lungenerkrankung. Im Gegensatz zu Indometacin war bei frühem Einsatz von Ibuprofen kein positiver Einfluss auf die Hirnblutungsrate zu verzeichnen (EIa) [99]. Bisher liegen keine Studien mit neurologischen Langzeitparametern vor. Da Ibuprofen Bilirubin aus der Eiweißbindung verdrängt (E3) [4] und die klinische Bedeutung dieses Befundes unklar ist, setzen wir dieses Medikament derzeit nur im Rahmen kontrollierter Studien ein.

Dosierung. 10–5–5 mg/kgKG im Abstand von jeweils 24 h als 30-min-i.v.-Kurzinfusion.

Chirurgischer PDA-Verschluss

Verschließt sich der PDA unter medikamentöser Therapie nicht, eröffnet er sich wieder oder liegt eine Kontraindikation für eine Indometacin-Behandlung vor, so ist in Abhängigkeit der Symptomatik eine chirurgische Intervention (Duktusligatur) durchzuführen [72, 81, 99]. Diese sollte ohne Transport des Kindes auf der Intensivstation erfolgen. Hierbei wird nach links-lateraler Thorakotomie und Schonung der umgebenden Strukturen ein Clip auf den PDA gesetzt. Auf eine Durchtrennung wird in der Regel verzichtet.

Hämodynamisch nicht-wirksamer PDA

Wenn der Ductus arteriosus zum Zeitpunkt der Entlassung des Kindes noch persistiert, sollte eine echokardiographische Kontrolle im Alter von ca. 6 Monaten erfolgen. Dann kann falls nötig mit den Eltern über den richtigen Zeitpunkt des katheterinterventionellen Verschlusses gesprochen werden [86]. Selten gibt es PDAs, die bei zunächst kaum symptomatischem Kind mit pulmonaler Hypertension einhergehen und in einer Eisenmenger-Reaktion enden können. Diese müssen im 1. Lebensjahr interventionell oder operativ verschlossen werden.

9.8 Persistierende pulmonale Hypertension des Neugeborenen (PPHN)

Pathophysiologie

Normalerweise sinkt der pulmonale Gefäßwiderstand postnatal rasch ab. Die fetalen Kreislaufkurzschlüsse – offener Ductus Botalli, offenes Foramen ovale und Ductus venosus Arantii – schließen sich (das Foramen zunächst nur funktionell). Unterbleibt dieser kardiopulmonale Adaptationsprozess, resultiert das Krankheitsbild der PPHN: Der pulmonalarterielle Druck und Widerstand bleiben hoch, über das Foramen ovale bleibt ein Rechts-links-Shunt bestehen. Über verschiedene Triggermechanismen kann eine Vasokonstriktion im kleinen Kreislauf ausgelöst werden, die ihrerseits in einen Circulus vitiosus einmündet (◘ Abb. 9.11). Das Blut der Aorta ascendens und der Aortenbogengefäße ist dabei mäßig, das der Aorta descendens (wegen des PDA mit Rechts-links-Shunt) deutlich untersättigt (dissoziierte Zyanose). Chronisch fetale Hypoxie führt zu Hypertrophie der pulmonalen Gefäßmuskulatur.

Die PPHN ist ein uneinheitliches Krankheitsbild [69]. Man kann 2 Formen unterscheiden:

1. Primäre oder idiopathische Form
2. Sekundäre oder symptomatische Form

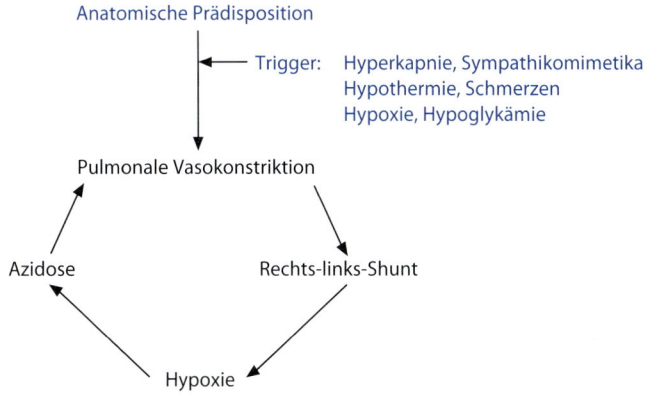

Anatomische Prädisposition

Trigger: Hyperkapnie, Sympathikomimetika
Hypothermie, Schmerzen
Hypoxie, Hypoglykämie

Pulmonale Vasokonstriktion

Azidose

Rechts-links-Shunt

Hypoxie

◘ **Abb. 9.11.** Pathogenese der persistierenden pulmonalen Hypertension (PPHN)

Ein erhöhtes Risiko besteht, wenn Mütter in der zweiten Schwangerschaftshälfte Antidepressiva (selektive Serotonin-Wiederaufnahme-Hemmer [SSRI]) eingenommen haben (E1a) [18]

Bei der *sekundären* Form sind verschiedene Auslöser bekannt [46]:

- Asphyxie/Hypoxie (v. a. perinatal)
- Mekoniumaspiration [68]
- B-Streptokokken-Pneumonie
- Polyzythämie (Akzeptor bei fetofetaler Transfusion)
- Hydrops fetalis
- Lungenhypoplasie
- Surfactant Protein-B-Mangel
- Zwerchfellhernie (s. S. 305)

❶ Ob ein Neugeborenes mit einer der o. g. Situationen eine sekundäre PPHN entwickelt, hängt von seiner genetischen Disposition und von der Qualität der neonatologischen Versorgung ab. Ersten Anzeichen sollte frühestmöglich entgegengewirkt werden, damit kein Circulus vitiosus (◘ Abb. 9.11) entsteht.

Bei der *primären* Form werden angeschuldigt:

- Unterentwicklung der Lungen
- Gesteigerte Bildung von Endothelin oder verminderte Produktion von NO in den Endothelzellen (◻ Abb. 9.12) [117]
- Fehlentwicklung pulmonalarterieller Gefäße (Alveolär Capilläre Dysplasie) [77, 104, 113]

❗ Bei Verdacht auf Alveolär Capilläre Dysplasie (letaler Ausgang) frühzeitig Diagnosesicherung durch Lungenbiopsie, um sinnlose ECMO zu vermeiden [104].

Solange die kardiale Leistung nicht beeinträchtigt ist, spricht man von einfacher PPHN, bei zusätzlichem myokardialem Versagen von einer komplizierten bzw. komplexen Form. Die einfache kann jedoch in die komplexe Form übergehen, wenn durch hohen Lungenwiderstand die Funktion des rechten Herzens zunehmend schlechter wird.

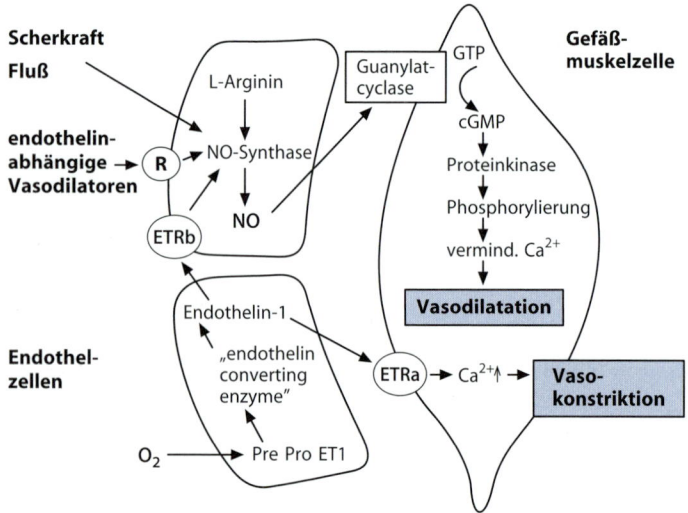

◻ **Abb. 9.12.** Regulation des pulmonalen Gefäßtonus. (Mod. nach Fineman et al. 1995)

Klinik

Es sind v. a. reife Neugeborene betroffen, wohl weil bei ihnen im Gegensatz zu Frühgeborenen die pulmonale Gefäßmuskulatur besser entwickelt ist. Unmittelbar postnatal oder in den ersten Lebensstunden:

- Zyanose und Tachypnoe
- Einziehungen und Stöhnen gering ausgeprägt
- Oft Herzgeräusch vorhanden
- Blutdruck und Pulsqualität normal
- Dissoziierte Zyanose

Mit dieser Symptomatik kann die PPHN einen zyanotischen Herzfehler vortäuschen, z. B. eine Transposition der großen Arterien. Geht das Bild in die Form der komplexen PPHN über, ist die Verwechslungsgefahr mit angeborenen Vitien noch größer. Während die Prognose der einfachen Form in der Regel gut bis befriedigend ist, hat die komplexe Form 15–20% Mortalität [69, 114].

Diagnostisches Vorgehen

Differentialdiagnostisch abzugrenzen sind vor allem [69]:

- Akute pulmonale Erkrankungen (s. S. 176)
- Herzfehler
- Methämoglobinämie
- Sepsis
- ZNS-Erkrankungen
- Pulsoximetrie am rechten Arm und am Bein messen, um eine dissoziierte Zyanose auszuschließen
- Es soll eine arterielle BGA erfolgen, ferner transkutane PO_2-Messung im Verlauf
- Regelmäßige Blutdruckmessungen, um einer Hypotension frühzeitig entgegenwirken zu können
- Ein-/Ausfuhrbilanz

Röntgenbild

Bei der einfachen PPHN ist das Herz normal groß, die Lungengefäßzeichnung ist normal bis vermindert. Bei einer pulmonalen

Grunderkrankung, (z. B. Mekoniumaspiration) oder bei myokardialen Komplikationen finden sich typische röntgenologische Veränderungen.

Echokardiographie

Erstens Ausschluss kardialer Fehlbildungen [15]. Zweitens zeigen sich folgende mittelbare und unmittelbare Hinweise auf das Vorliegen einer PPHN: Der rechte Ventrikel ist groß, die Kontraktilität eingeschränkt, der linke Ventrikel ist klein und leer, da über die Lungenvenen nur wenig Blut in die linke Seite einfließt. Die Pulmonalarterie ist weit, das Vorhofseptum nach links konvex vorgewölbt. Rechts-links-Shunt auf Duktus- und Vorhofebene. Druckmessung des rechten Ventrikels mit Doppler über die Trikuspidalinsuffizienz.

Natriuretisches Peptid

Die BNP-Bestimmung kann bei reifen Neugeborenen zur Diskriminierung zwischen PPHN mit kardialer Beteiligung und einer rein pulmonalen Form hilfreich sein und bei ersterer Gruppe als Verlaufsparameter während der Behandlung dienen (E3) [93].

❶ Herzkatheteruntersuchung und Angiographie sind wegen der hohen Sterblichkeit bei der PPHN kontraindiziert!

Therapie

Die Therapie ist abhängig von der Grundkrankheit und dem Ausmaß der PPHN [118]. Neben der Optimierung der Behandlung der Grundkrankheit (z. B. Surfactantsubstitution bei Mekoniumaspiration) sind folgende Maßnahmen sinnvoll:

- *Optimierung der Oxygenierung*, wenn beatmet und PO_2 <60 mmHg, iNO beginnen (20 ppm) [21, 40, 60, 97, 118] (E1b) [40]. 50% der Kinder verbessern unter iNO ihre Oxygenierung, Notwendigkeit von ECMO konnte drastisch reduziert werden [54], nicht jedoch die Mortalität [40]).
- Wenn nicht ausreichender Erfolg, dann additiv HFO-Beatmung (E1b) [60].

– *Optimierung der Blutgase*: Niedrig normalen PCO_2 (35 mmHg) und pH >7,45 anstreben (ggf. durch Natriumbikarbonat-Alkalisierung, denn Azidose und Hypoxie verstärken pulmonale Vasokonstriktion).

– *Optimierung der Hämodynamik*: Anheben des arteriellen Blutdruckes (>35 SSW MAD >45 mmHg). Solange keine Einschränkung der Rechtsherzfunktion besteht, kann Volumen substituiert werden. Bei dilatiertem rechten Ventrikel, Trikuspidalinsuffizienz oder ZVD >8 cmH_2O eher Milrinone und Katecholamine einsetzen (E3) [11, 29]. Keine Hypotension akzeptieren, möglichst keine Sedierung, da Systemwiderstand abfällt. Auch eine Relaxierung kann eine PPHN dramatisch verschlechtern. Wenn der Lungenwiderstand nicht gesenkt werden kann, dann muss (solange die kardiale Funktion dieses erlaubt) der Systemwiderstand ebenfalls hoch gehalten werden, damit nicht zu viel Rechts-links-Shunt herrscht.

In Einzelfällen, bei denen trotz Maximaltherapie die Letalität mit über 80% eingeschätzt wird (z. B. aus der alveoloarteriellen Sauerstoffdifferenz), ist der Einsatz der extrakorporalen Membranoxygenierung (ECMO, s. S. 268) zu erwägen [8, 54].

Möglicherweise vielversprechend sind spezifische neue Therapieansätze [58, 114] (Endothelin-Rezeptorblocker (Bosentan) [26], Phosphodiesterase-V-Hemmer (Sildenafil) [58, 114] und Prostacyclin (Ilomedin, Iloprost) [94], die zurzeit in PHT-Studien bei Erwachsenen und Jugendlichen überprüft werden. Für Neonaten genügt die Datenlage zur Empfehlung des Einsatzes derzeit nicht [56].

9.9 Mechanische Kreislaufunterstützung

Die mechanische Kreislaufunterstützung dient der Unterstützung von Herz oder/und Lunge. Prinzipiell besteht die Möglichkeit, mit drei unterschiedlichen Systemen eine Herzinsuffizienz zu überbrücken:

1. Extrakorporale Membranoxygenierung (ECMO)
2. Zentrifugalpumpe (z. B. Biomedicus Biopump)
3. Pulsatiles Assist Device (z. B. Berlin Heart, Excor)

Die drei Systeme unterscheiden sich in Indikationsstellung, Aufbau, Implantation und Kanülierung, Art der Antikoagulation und möglicher Dauer der Unterstützung.

Ehrliche und verständliche Elterngespräche sollten vor Beginn der mechanischen Kreislaufunterstützung in ausreichendem Zeitrahmen erfolgen. Es muss den Eltern die Möglichkeit offen eingeräumt werden, diese Verfahren für ihr Kind auszuwählen oder auch abzulehnen.

Extrakorporale Membranoxygenierung (ECMO)

ECMO ist die häufigste Kreislaufunterstützung in der Neonatalperiode. Seit 1989 hat die Extracorporeal Life Support Organisation (ELSO) mehr als 30.000 ECMO-Patienten registriert, überwiegend in Nordamerika, davon sind 66% Neonaten mit akutem Lungenversagen, die eine 77%-ige Überlebensrate aufweisen [24]. Reife Neugeborene mit potentiell reversibler Lungenerkrankung, die konventionell (inclusive HFO oder iNO) nicht mehr ausreichend zu beatmen waren und mit ECMO behandelt wurden, zeigen laut Cochrane Metaanalyse [32] eine niedrigere Frühmortalität als solche, bei denen ECMO bei vergleichbaren Rahmenbedingungen unterlassen wurde (Ausnahme: Kinder mit Zwerchfellhernie) (E1a). In Europa ist die ECMO-Notwendigkeit gering und seit 14 Jahren rückläufig.

Nicht alle Ein- und Ausschlusskriterien sind obligat, sondern variieren zwischen den ECMO-Zentren [8]. Vor Entscheidung zur ECMO muss eine Echokardiographie erfolgen: Ausschluss zyanotischer Herzfehler, insbesondere Ausschluss einer totalen Lungenvenenfehlmündung. Ein angeborener Herzfehler ist an sich keine Kontraindikation zur ECMO, solange diese als Stabilisierung bis zur Korrekturoperation oder bis zur Myokarderholung nach der Operation geplant ist.

Hinweis: In verschiedenen Herzzentren wird ECMO aus »kardialer Indikation« überwiegend bei herzoperierten Kindern durchgeführt. Als einziges Zentrum in Deutschland hat die Kinderklinik in Mannheim größere Erfahrung mit neonataler ECMO aus »pulmonaler Indikation«.

◻ **Tab. 9.8.** Einschlusskriterien zur ECMO-Behandlung. (Mod. nach Bahrami und van Meurs 2005)

Generelle Kriterien	Gestationsalter $>/= 34$ SSW
	Geburtsgewicht $>/= 2000$ g
	Keine Gerinnungsstörung
	Keine Hirnblutung $>1°$
	Keine irreversible Lungenerkrankung
	Beatmungsdauer <10–14 Tage
	Keine letalen Co-Morbiditäten
Respiratorische Kriterien	Oxygenationsindex (OI[a]) >35–60 für 1–6 h
	$P_aO_2 <35$–60 mmHg für 2–12 h
	$AaDO_2 >600$–620 mmHg für 4–12 h
	Azidose und Schock therapieresistent, pH $<7,25$
	Akute Verschlechterung mit $P_aO_2 <30$–40 mmHg

[a] $OI = (MAP \times F_iO_2 \times 100)/P_aO_2$.

Unterstützungsdauer. Stunden bis 1–2 Wochen. Oft treten jenseits der ersten Behandlungswoche ernste Probleme (Blutung, Hämolyse, Nierenversagen, Kapillarlecksyndrom) auf, welche eine Erholung nach Tag 14 unwahrscheinlich machen.

Komplikationen. In erster Linie Hirnblutungen, welche in ihrer Häufigkeit streng mit dem Gestationsalter korrelieren [49]. Aber auch andere hämorrhagische Komplikationen, Nierenversagen und Infektionen sind beschrieben.

Prognose. Die Chance, aus der Klinik entlassen zu werden, ist für Neonaten mit pulmonaler ECMO-Indikation mit 77% am besten (Mekoniumaspiration 94% und Zwerchfellhernien 53%) [8, 24]. Im Alter von 5 Jahren wiesen 17% der mit ECMO in der Neonatalperiode behandelten Kinder eine schwere Behinderung und 11% eine mentale Retardierung auf. Bei 5% lag eine Zerebralparese vor [43].

Zentrifugalpumpe

Wenn nach Herzchirurgie eine Entlastung des linken oder rechten Ventrikels für 1–2 Wochen notwendig wird, dann kann dieses auch durch eine extrakorporale Blutbeschleunigung mittels Zentrifugalpumpe erfolgen. Die eigene Lungenfunktion muss erhalten sein.

Patienten. Geeignet postoperativ für alle Altersgruppen. Kinder bleiben während der Unterstützung beatmet und sediert. Enteraler Nahrungsaufbau soll versucht werden.

Bemerkung: Nicht geeignet bei eingeschränkter Lungenfunktion. System der Wahl bei postoperativem Ventrikelversagen, wenn die Aussicht besteht, dass sich das Myokard innerhalb einiger Tage erholt. Wenn keine Erholung jenseits der 1. Woche eintritt, kann das System gewechselt und z. B. ein Berlin Heart, Excor implantiert werden.

Pulsatiles Assist Device

Das Pulsatile Device dient der Langzeitunterstützung des Herzens. Auch hier muss die eigene Lungenfunktion intakt sein. Für Neonaten (ab 3 kgKG) ist die kleinste Pumpe mit einem Schlagvolumen von 10 ml einsetzbar [108].

Indikation. Herzersatztherapie bei schwerem Schock und Herzversagen mit »low cardiac output« trotz maximaler Therapie mit Katecholaminen, Nachlastsenkern etc.

Methode. Pneumatisch betriebene »Ventrikel«, die mit kurzer Schlauchverbindung bei Kindern außerhalb des Körpers liegen. Diese künstlichen Ventrikel werden durch eine Membran in eine Blut- und eine Luftkammer geteilt.

Vorteile (im Vergleich zu ECMO). Zeitgewinn zur Ausheilung der akuten Myokarditis oder bis zum Transplantationsangebot. Wachwerden, Spontanatmen, enterale Ernährung, Ausheilen eines Multiorganversagens möglich [108]. Bessere neurologische Beurteilung vor Transplantation möglich. Weniger Blutungskomplikationen, da weniger Heparin nötig [107]. Weniger Kapillarleck bei weniger Fremdflächenkontakt.

Nachteile. Kanülierung ist komplizierter und muss im Operationssaal unter Herz-Lungen-Maschine erfolgen. Lungenfunktion muss erhalten sein.

> ❶ In der Neonatalperiode muss dieses Verfahren sehr kritisch gesehen werden, da wenig Erfahrung mit Pulsatilem Assist Device in dieser Altersgruppe vorliegt.

Literatur

1. (1997) The effect of digoxin on mortality and morbidity in patients with heart failure. The Digitalis Investigation Group. N Engl J Med 336:525–533
2. (1999) Systolic blood pressure in babies of less than 32 weeks gestation in the first year of life. Northern Neonatal Nursing Initiative. Arch Dis Child Fetal Neonatal Ed 80:F38–42
3. Achanti B, Yeh TF, Pildes RS (1986) Indomethacin therapy in infants with advanced postnatal age and patent ductus arteriosus. Clin Invest Med 9:250–253
4. Ahlfors CE (2004) Effect of ibuprofen on bilirubin-albumin binding. J Pediatr 144:386–388
5. Alwi M, Choo KK, Latiff HA, Kandavello G, Samion H, Mulyadi MD (2004) Initial results and medium-term follow-up of stent implantation of patent ductus arteriosus in duct-dependent pulmonary circulation. J Am Coll Cardiol 44:438–445
6. Arlettaz R, Bauschatz AS, Monkhoff M, Essers B, Bauersfeld U (2006) The contribution of pulse oximetry to the early detection of congenital heart disease in newborns. Eur J Pediatr 165:94–98
7. AWMF-Leitlinien (2005) Leitlinien zur Diagnostik und Therapie von Erkrankungen des Herzens und des Kreislaufs bei Kindern und Jugendlichen. http://leitlinien.net
8. Bahrami KR, Van Meurs KP (2005) ECMO for neonatal respiratory failure. Semin Perinatol 29:15–23
9. Bailey JM, Hoffman TM, Wessel DL, Nelson DP, Atz AM, Chang AC, Kulik TJ, Spray TL, Akbary A, Miller RP, Wernovsky G (2004) A population pharmacokinetic analysis of milrinone in pediatric patients after cardiac surgery. J Pharmacokinet Pharmacodyn. 31:43–59
10. Balaguru D, Auslender M (2000) Vasodilators in the treatment of pediatric heart failure. Prog Pediatr Cardiol 12:81–90

11. Bassler D, Choong K, McNamara P, Kirpalani H (2006) Neonatal persistent pulmonary hypertension treated with milrinone: four case reports. Biol Neonate 89:1–5

12. Bell E, Acarregui M (2001) Restricted versus liberal water intake for preventing morbidity and mortality in preterm infants. Cochrane Database Syst Rev: CD000503

13. Bowles NE, Ni J, Kearney DL, Pauschinger M, Schultheiss HP, McCarthy R, Hare J, Bricker JT, Bowles KR, Towbin JA (2003) Detection of viruses in myocardial tissues by polymerase chain reaction. evidence of adenovirus as a common cause of myocarditis in children and adults. J Am Coll Cardiol 42:466–472

14. Brown JW, Park HJ, Turrentine MW (2001) Arterial switch operation: factors impacting survival in the current era. Ann Thorac Surg 71:1978–1984

15. Brown KL, Miles F, Sullivan ID, Hoskote A, Verhulst L, Ridout DA, Goldman AP (2005) Outcome in neonates with congenital heart disease referred for respiratory extracorporeal membrane oxygenation. Acta Paediatr 94:1280–1284

16. Buck ML (2005) Clinical experience with spironolactone in pediatrics. Ann Pharmacother 39:823–828

17. Capomolla S, Febo O, Opasich C, Guazzotti G, Caporotondi A, La Rovere MT, Gnemmi M, Mortara A, Vona M, Pinna GD, Maestri R, Cobelli F (2001) Chronic infusion of dobutamine and nitroprusside in patients with end-stage heart failure awaiting heart transplantation: safety and clinical outcome. Eur J Heart Fail 3:601–610

18. Chambers CD, Hernandez-Diaz S, Van Marter LJ, Werler MM, Louik C, Jones KL, Mitchell AA (2006) Selective serotonin-reuptake inhibitors and risk of persistent pulmonary hypertension of the newborn. N Engl J Med 354:579–587

19. Channer K, McLean K et al. (1994) Combination diuretic treatment in severe heart failure: a randomised controlled trial. Br Heart J 71:146–150

20. Cooke L, Steer P, Woodgate P (2003) Indomethacin for asymptomatic patent ductus arteriosus in preterm infants. Cochrane Database Syst Rev:CD003745

21. Cornfield DN, Maynard RC, de Regnier RA, Guiang SF, 3rd, Barbato JE, Milla CE (1999) Randomized, controlled trial of low-dose inhaled nitric oxide in the treatment of term and near-term infants with respiratory failure and pulmonary hypertension. Pediatrics 104:1089–1094

22. Crochemore C, Lu J, Wu Y, Liposits Z, Sousa N, Holsboer F, Almeida OF (2005) Direct targeting of hippocampal neurons for apoptosis by glucocorticoids is reversible by mineralocorticoid receptor activation. Mol Psychiatry 10:790–798

23. Crosson JE, Etheridge SP, Milstein S, Hesslein PS, Dunnigan A (1994) Therapeutic and diagnostic utility of adenosine during tachycardia evaluation in children. Am J Cardiol 74:155–160

24. Dalton HJ, Rycus PT, Conrad SA (2005) Update on extracorporeal life support 2004. Semin Perinatol 29:24–33

25. Day RW, Etheridge SP, Veasy LG, Jenson CB, Hillman ND, Di Russo GB, Thorne JK, Doty DB, McGough EC, Hawkins JA (2006) Single ventricle palliation: greater risk

of complications with the Fontan procedure than with the bidirectional Glenn procedure alone. Int J Cardiol 106:201–210

26. de Lagausie P, de Buys-Roessingh A, Ferkdadji L, Saada J, Aisenfisz S, Martinez-Vinson C, Fund X, Cayuela JM, Peuchmaur M, Mercier JC, Berrebi D (2005) Endothelin receptor expression in human lungs of newborns with congenital diaphragmatic hernia. J Pathol 205:112–118

27. Deloof E, Devlieger H, Van Hoestenberghe R, Van den Berghe K, Daenen W, Gewillig M (1997) Management with a staged approach of the premature hydropic fetus due to complete congenital heart block. Eur J Pediatr 156:521–523

28. Dorostkar PC, Arko MK, Baird TM, Rodriguez S, Martin RJ (2005) Asystole and severe bradycardia in preterm infants. Biol Neonate 88:299–305

29. Drummond WH (1984) Use of cardiotonic therapy in the management of infants with PPHN. Clin Perinatol 11:715–728

30. Duggal B, Pratap U, Slavik Z, Kaplanova J, Macrae D (2005) Milrinone and low cardiac output following cardiac surgery in infants: is there a direct myocardial effect? Pediatr Cardiol. 26:642–645

31. Duncan BW, Bohn DJ, Atz AM, French JW, Laussen PC, Wessel DL (2001) Mechanical circulatory support for the treatment of children with acute fulminant myocarditis. J Thorac Cardiovasc Surg 122:440–448

32. Elbourne D, Field D, Mugford M (2002) Extracorporeal membrane oxygenation for severe respiratory failure in newborn infants. Cochrane Database Syst Rev.Art. No.: CD001340

33. English RF, Janosky JE, Ettedgui JA, Webber SA (2004) Outcomes for children with acute myocarditis. Cardiol Young 14:488–493

34. Etheridge SP, Craig JE, Compton SJ (2001) Amiodarone is safe and highly effective therapy for supraventricular tachycardia in infants. Am Heart J 141:105–110

35. Evans N, Iyer P (1993) Change in blood pressure after treatment of patent ductus arteriosus with indomethacin. Arch Dis Child 68:584–587

36. Evans N, Kluckow M, Simmons M, Osborn D (2002) Which to measure, systemic or organ blood flow? Middle cerebral artery and superior vena cava flow in very preterm infants. Arch Dis Child Fetal Neonatal Ed 87:F181–184

37. Evans N, Osborn D, Kluckow M (2005) Preterm circulatory support is more complex than just blood pressure. Pediatrics 115:1114–1115; author reply 1115–1116

38. Ferencz C, Rubin JD, McCarter RJ, Brenner JI, Neill CA, Perry LW, Hepner SI, Downing JW (1985) Congenital heart disease: prevalence at livebirth. The Baltimore-Washington Infant Study. Am J Epidemiol 121:31–36

39. Fineman JR, Soifer SJ, Heymann MA (1995) Regulation of pulmonary vascular tone in the perinatal period. Annu Rev Physiol 57:115–134

40. Finer NN, Barrington KJ (2001) Nitric oxide for respiratory failure in infants born at or near term. Cochrane Database Syst Rev:CD000399

41. Fowlie P, Davis P (2002) Prophylactic intravenous indomethacin for preventing mortality and morbidity in preterm infants. Cochrane Database Syst Rev: CD000174

42. Garty Y, Veldtman G, Lee K, Benson L (2005) Late outcomes after pulmonary valve balloon dilatation in neonates, infants and children. J Invasive Cardiol 17:318–322

43. Glass P, Wagner AE, Papero PH, Rajasingham SR, Civitello LA, Kjaer MS, Coffman CE, Getson PR, Short BL (1995) Neurodevelopmental status at age five years of neonates treated with extracorporeal membrane oxygenation. J Pediatr 127:447–457

44. Glen S, Burns J, Bloomfield P (2004) Prevalence and development of additional cardiac abnormalities in 1448 patients with congenital ventricular septal defects. Heart 90:1321–1325

45. Goldberg CS, Gomez CA (2003) Hypoplastic left heart syndrome: new developments and current controversies. Semin Neonatol 8:461–468

46. Goldmuntz E (2005) DiGeorge syndrome: new insights. Clin Perinatol 32:963–978, ix-x

47. Habib DM, Padbury JF, Anas NG, Perkin RM, Minegar C (1992) Dobutamine pharmacokinetics and pharmacodynamics in pediatric intensive care patients. Crit Care Med 20:601–608

48. Hammerman C, Aramburo MJ (1990) Prolonged indomethacin therapy for the prevention of recurrences of patent ductus arteriosus. J Pediatr 117:771–776

49. Hardart GE, Hardart MK, Arnold JH (2004) Intracranial hemorrhage in premature neonates treated with extracorporeal membrane oxygenation correlates with conceptional age. J Pediatr 145:184–189

50. Hausdorf G (2000) Intensivtherapie angeborener Herzfehler. Steinkopff, Darmstadt

51. Hawkins JA, Minich LL, Tani LY, Day RW, Judd VE, Shaddy RE, McGough EC (1998) Late results and reintervention after aortic valvotomy for critical aortic stenosis in neonates and infants. Ann Thorac Surg 65:1758–1762; discussion 1763

52. Hebra A, Brown MF, Hirschl RB, McGeehin K, O'Neill JA, Jr., Norwood WI, Ross AJ, 3rd (1993) Mesenteric ischemia in hypoplastic left heart syndrome. J Pediatr Surg 28:606–611

53. Hobbins S, Fowler R (1981) Spironolactone therapy in infants with congestive heart failure secondary to congenital heart disease. Arch Dis Child 56:934–938

54. Hoffman GM, Ross GA, Day SE, Rice TB, Nelin LD (1997) Inhaled nitric oxide reduces the utilization of extracorporeal membrane oxygenation in persistent pulmonary hypertension of the newborn. Crit Care Med 25:352–359

55. Hoffman TM, Wernovsky G, Atz AM, Kulik TJ, Nelson DP, Chang AC, Bailey JM, Akbary A, Kocsis JF, Kaczmarek R, Spray TL, Wessel DL (2003) Efficacy and safety of milrinone in preventing low cardiac output syndrome in infants and children after corrective surgery for congenital heart disease. Circulation. 107:996–1002

56. Howard LS, Morrell NW (2005) New therapeutic agents for pulmonary vascular disease. Paediatr Respir Rev 6:285–291

57. Iyer P, Evans N (1994) Re-evaluation of the left atrial to aortic root ratio as a marker of patent ductus arteriosus. Arch Dis Child Fetal Neonatal Ed 70:F112–117

58. Juliana AE, Abbad FC (2005) Severe persistent pulmonary hypertension of the newborn in a setting where limited resources exclude the use of inhaled nitric oxide: successful treatment with sildenafil. Eur J Pediatr 164:626–629

59. Kelley J (1986) Digoxinreceptors in the neonate. In: EF D, MA E, WM G, WJ R (eds) Pediatric cardiology. Springer, Berlin Heidelberg New York Tokyo, p 1233 ff

60. Kinsella JP, Truog WE, Walsh WF, Goldberg RN, Bancalari E, Mayock DE, Redding GJ, deLemos RA, Sardesai S, McCurnin DC, Moreland SG, Cutter GR, Abman SH (1997) Randomized, multicenter trial of inhaled nitric oxide and high-frequency oscillatory ventilation in severe, persistent pulmonary hypertension of the newborn. J Pediatr 131:55–62

61. Kluckow M, Evans N (1995) Early echocardiographic prediction of symptomatic patent ductus arteriosus in preterm infants undergoing mechanical ventilation. J Pediatr 127:774–779

62. Koehne P, Rüdiger M (2005) Persistierender Ductus arteriosus des Frühgeborenen. In: Bassler D, Forster J, Antes G (eds) Evidenz- basierte Pädiatrie, Ergänzungswerk 1. Thieme, p 1–28

63. Koppel RI, Druschel CM, Carter T, Goldberg BE, Mehta PN, Talwar R, Bierman FZ (2003) Effectiveness of pulse oximetry screening for congenital heart disease in asymptomatic newborns. Pediatrics 111:451–455

64. Kostelka M, Walther T, Geerdts I, Rastan A, Jacobs S, Dahnert I, Kiefer H, Bellinghausen W, Mohr FW (2004) Primary repair for aortic arch obstruction associated with ventricular septal defect. Ann Thorac Surg 78:1989–1993; discussion 1993

65. Latifi S, Lidsky K, Blumer JL (2000) Pharmacology of inotropic agents in infants and children. Prog Pediatr Cardiol 12:57–79

66. Levi D, Marelli D, Plunkett M, Eisenring C, Sadeghi A, Galindo A, Fazio D, Guplta A, Burch C, George B, Laks H (2002) Use of assist devices and ECMO to bridge pediatric patients with cardiomyophaty to transplantation

67. Lewis A, Freed M, Heymann M, Roehl S, Kinsey R (1981) Side effects of therapy with prostaglandin E_1 in infants with critical congenital heart disease. Circulation 64:893–898

68. Lin HC, Su BH, Lin TW, Tsai CH, Yeh TF (2005) System-based strategy for the management of meconium aspiration syndrome: 198 consecutive cases observations. Acta Paediatr Taiwan 46:67–71

69. Long W (1990) Fetal and neonatal cardiology. Saunders, Philadelphia

70. Luciani GB, Nichani S, Chang AC, Wells WJ, Newth CJ, Starnes VA (1997) Continuous versus intermittent furosemide infusion in critically ill infants after open heart operations. Ann Thorac Surg 64:1133–1139

71. Mahle WT, Spray TL, Wernovsky G, Gaynor JW, Clark BJ, 3rd (2000) Survival after reconstructive surgery for hypoplastic left heart syndrome: A 15-year experience from a single institution. Circulation 102:136–141

72. Malviya M, Ohlsson A, Shah S (2003) Surgical versus medical treatment with cyclooxygenase inhibitors for symptomatic patent ductus arteriosus in preterm infants. Cochrane Database Syst Rev:CD003951

73. Marmon LM, Bye MR, Haas JM, Balsara RK, Dunn JM (1984) Vascular rings and slings: long-term follow-up of pulmonary function. J Pediatr Surg 19:683–692

74. McCarthy RE, 3rd, Boehmer JP, Hruban RH, Hutchins GM, Kasper EK, Hare JM, Baughman KL (2000) Long-term outcome of fulminant myocarditis as compared with acute (nonfulminant) myocarditis. N Engl J Med 342:690–695

75. McCrindle BW (2005) Is balloon aortic valvuloplasty a feasible treatment for neonates and young infants with aortic valve stenosis? Nat Clin Pract Cardiovasc Med 2:340–341

76. McElhinney DB, Hedrick HL, Bush DM, Pereira GR, Stafford PW, Gaynor JW, Spray TL, Wernovsky G (2000) Necrotizing enterocolitis in neonates with congenital heart disease: risk factors and outcomes. Pediatrics 106:1080–1087

77. Michalsky MP, Arca MJ, Groenman F, Hammond S, Tibboel D, Caniano DA (2005) Alveolar capillary dysplasia: a logical approach to a fatal disease. J Pediatr Surg 40:1100–1105

78. Mirochnick MH, Miceli JJ, Kramer PA, Chapron DJ, Raye JR (1988) Furosemide pharmacokinetics in very low birth weight infants. J Pediatr 112:653–657

79. Munro MJ, Walker AM, Barfield CP (2004) Hypotensive extremely low birth weight infants have reduced cerebral blood flow. Pediatrics 114:1591–1596

80. Neches W, Park S, Ettedgui J (1997) Tetralogy of Fallot and Tetralogy of Fallot with Pulmonary Atresia. In: Garson A, Bricker JT, Fisher D, Neish S (eds) The science and practice of pediatric cardiology. Williams and Wilkins, p 1400

81. Obladen M, Koehne P (2005) Interventions for Persisting Ductus Arteriosus in the Preterm Infant. Springer Heidelberg

82. Ohye RG, Gomez CA, Ohye BJ, Goldberg CS, Bove EL (2001) The Ross/Konno procedure in neonates and infants: intermediate-term survival and autograft function. Ann Thorac Surg 72:823–830

83. Osborn DA, Evans N (2004) Early volume expansion for prevention of morbidity and mortality in very preterm infants. Cochrane Database Syst Rev:CD002055

84. Paradisis M, Osborn DA (2004) Adrenaline for prevention of morbidity and mortality in preterm infants with cardiovascular compromise. Cochrane Database Syst Rev:CD003958

85. Park Y, Lucas VW, Sklansky MS, Kashani IA, Rothman A (1997) Balloon angioplasty of native aortic coarctation in infants 3 months of age and younger. Am Heart J 134:917–923

86. Pass RH, Hijazi Z, Hsu DT, Lewis V, Hellenbrand WE (2004) Multicenter USA Amplatzer patent ductus arteriosus occlusion device trial: initial and one-year results. J Am Coll Cardiol 44:513–519

88. Paul T, Bertram H, Kriebel T, Windhagen-Mahnert B, Tebbenjohanns J, Hausdorf G (2000) Supraventrikuläre Tachykardien bei Säuglingen, Kindern und Jugendlichen: Diagnostik-Medikamentöse und interventionelle Therapie. Z Kardiol 89:546–558

89. Paul T, Pfammatter JP (1997) Adenosine: an effective and safe antiarrhythmic drug in pediatrics. Pediatr Cardiol 18:118–126

90. Pellicer A, Valverde E, Elorza MD, Madero R, Gaya F, Quero J, Cabanas F (2005) Cardiovascular support for low birth weight infants and cerebral hemodynamics: a randomized, blinded, clinical trial. Pediatrics 115:1501–1512

91. Pfammatter JP, Stocker FP (1998) Results of a restrictive use of antiarrhythmic drugs in the chronic treatment of atrioventricular reentrant tachycardias in infancy and childhood. Am J Cardiol 82:72–75

92. Pitt B, Zannad F, Remme WJ, Cody R, Castaigne A, Perez A, Palensky J, Wittes J (1999) The effect of spironolactone on morbidity and mortality in patients with severe heart failure. Randomized Aldactone Evaluation Study Investigators. N Engl J Med 341:709–717

93. Reynolds EW, Ellington JG, Vranicar M, Bada HS (2004) Brain-type natriuretic peptide in the diagnosis and management of persistent pulmonary hypertension of the newborn. Pediatrics 114:1297–1304

94. Rimensberger PC, Spahr-Schopfer I, Berner M, Jaeggi E, Kalangos A, Friedli B, Beghetti M (2001) Inhaled nitric oxide versus aerosolized iloprost in secondary pulmonary hypertension in children with congenital heart disease: vasodilator capacity and cellular mechanisms. Circulation 103:544–548

95. Rosati E, Chitano G, Dipaola L, De Felice C, Latini G (2005) Indications and limitations for a neonatal pulse oximetry screening of critical congenital heart disease. J Perinat Med 33:455–457

96. Roy DL, McIntyre L, Human DG, Nanton MA, Sherman GJ, Allen LM, Finley JP (1994) Trends in the prevalence of congenital heart disease: comprehensive observations over a 24-year period in a defined region of Canada. Can J Cardiol 10:821–826

97. Sadiq HF, Mantych G, Benawra RS, Devaskar UP, Hocker JR (2003) Inhaled nitric oxide in the treatment of moderate persistent pulmonary hypertension of the newborn: a randomized controlled, multicenter trial. J Perinatol 23:98–103

98. Saul JP, Walsh EP, Triedman JK (1995) Mechanisms and therapy of complex arrhythmias in pediatric patients. J Cardiovasc Electrophysiol 6:1129–1148

99. Shah S, Ohlsson A (2006) Ibuprofen for the prevention of patent ductus arteriosus in preterm and/or low birth weight infants. Cochrane Database Syst Rev: CD004213

100. Shann F (2003) Drug doses. Collective Ltd, Parkville Australia

101. Simons SH, van Dijk M, van Lingen RA, Roofthooft D, Boomsma F, van den Anker JN, Tibboel D (2005) Randomised controlled trial evaluating effects of morphine on plasma adrenaline/noradrenaline concentrations in newborns. Arch Dis Child Fetal Neonatal Ed 90:F36–40

102. Skinner J, Alverson D, Hunter S (2000) Echocardiography for the neonatologist. Churchill Livingstone Elsevier

103. Smith RR, Wray J, Khaghani A, Yacoub M (2005) Ten year survival after paediatric heart transplantation: a single centre experience. Eur J Cardiothorac Surg 27:790–794

104. Steinhorn RH, Cox PN, Fineman JR, Finer NN, Rosenberg EM, Silver MM, Tyebkhan J, Zwass MS, Morin FC, 3rd (1997) Inhaled nitric oxide enhances oxygenation but not survival in infants with alveolar capillary dysplasia. J Pediatr 130:417–422

105. Stiller B, Dähnert I, Weng Y, Hennig E, Hetzer R, Lange P (1999) Children may survive severe myocarditis with prolonged use of biventricular assist devices. Heart 82:237–240

106. Stiller B, Hetzer R, Weng Y, Hummel M, Hennig E, Nagdyman N, Ewert P, Lehmkuhl H, Lange P (2003) Heart transplantation in children after mechanical circulatory support with pulsatile pneumatic assist device. J Heart Lung Transplant 22:1201–1208

107. Stiller B, Lemmer J, Merkle F, Alexi-Meskishvili V, Weng Y, Hübler M, Koster A, Drews T, Lange P, Hetzer R (2004) Consumption of blood products during mechanical circulatory support in children: comparison between ECMO and a pulsatile ventricular assist device. Intensive Care Medicine 30:1814–1820

108. Stiller B, Weng Y, Hubler M, Lemmer J, Nagdyman N, Redlin M, Lange P, Hetzer R (2005) Pneumatic pulsatile ventricular assist devices in children under 1 year of age. Eur J Cardiothorac Surg.

109. Subhedar N, Shaw N (2006) Dopamine versus dobutamine for hypotensive preterm infants. Cochrane Database Syst Rev.

110. Subhedar NV, Shaw NJ (2003) Dopamine versus dobutamine for hypotensive preterm infants. Cochrane Database Syst Rev:CD001242

111. Tanner K, Sabrine N, Wren C (2005) Cardiovascular malformations among preterm infants. Pediatrics 116:e833–838

112. Thompson RB, van den Bos EJ, Esposito DJ, Owen CH, Glower DD (2003) The effects of acute afterload change on systolic ventricular function in conscious dogs with normal vs. failing hearts. Eur J Heart Fail 5:741–749

113. Tibballs J, Chow CW (2002) Incidence of alveolar capillary dysplasia in severe idiopathic persistent pulmonary hypertension of the newborn. J Paediatr Child Health 38:397–400

114. Travadi JN, Patole SK (2003) Phosphodiesterase inhibitors for persistent pulmonary hypertension of the newborn: a review. Pediatr Pulmonol 36:529–535

115. von Schnakenburg C, Fink C, Peuster M, Wessel A, Vazquez-Jimenez JF (2002) Permanent pacemaker implantation in a 1,445 g preterm neonate on the first day of life. Thorac Cardiovasc Surg 50:363–365

116. Ward K, Mullins C (1997) Anomalous pulmonary venous connections, vein stenosis, and atresia of the common vein. In: Garson A, Bricker JT, Fisher D, Neish S. The science and practice of pediatric cardiology. p 1431–1445

117. Wedgwood S, Black SM (2005) Endothelin-1 decreases endothelial NOS expression and activity through ETA receptor-mediated generation of hydrogen peroxide. Am J Physiol Lung Cell Mol Physiol 288:L480–487

118. Weinberger B, Weiss K, Heck DE, Laskin DL, Laskin JD (2001) Pharmacologic therapy of persistent pulmonary hypertension of the newborn. Pharmacol Ther 89:67–79

119. Weon YC, Yoshida Y, Sachet M, Mahadevan J, Alvarez H, Rodesch G, Lasjaunias P (2005) Supratentorial cerebral arteriovenous fistulas (AVFs) in children: review of 41 cases with 63 non choroidal single-hole AVFs. Acta Neurochir (Wien) 147:17–31; discussion 31

120. Wetter J, Belli E, Sinzobahamvya N, Blaschzok HC, Brecher AM, Urban AE (2001) Transposition of the great arteries associated with ventricular septal defect: surgical results and long-term outcome. Eur J Cardiothorac Surg 20:816–823

121. Wood AE, Javadpour H, Duff D, Oslizlok P, Walsh K (2004) Is extended arch aortoplasty the operation of choice for infant aortic coarctation? Results of 15 years' experience in 181 patients. Ann Thorac Surg 77:1353–1357; discussion 1357–1358

122. Hammerman C (1995) Patent ducus arteriosus. Clinical relevance of prostaglandins and prostaglandin inhibitors in PDA pathophysiology and treatment. Clin Perinatol 22: 457–479

123. Gevers, M, van Genderingen HR, Lafeber HN, Hack WW (1995) Radial artery blood pressure measurement in neonates: an accurate and convenient technique in clinical practice. J Perinat Med 23: 467–475

124. Evans N (2006) Which inotrope for which baby? Arch Dis Child Fetal Neonatal Ed 91:F213–F220

Chirurgie im Neugeborenenalter

W. Barthlen

Bei chirurgischen Eingriffen an Früh- und Neugeborenen muss der Unreife vieler Organsysteme Rechnung getragen werden: Das Enzymsystem der Leber ist durch das vermehrt anfallende Bilirubin zunächst überfordert. Die Produktion von Proteinen und Gerinnungsfaktoren ist vermindert, was zu einer reduzierten Infektabwehr und Blutungsgefahr führt. Besonders gefürchtet ist die intrakranielle Blutung (s. S. 416). Die unreife Innervation des Gastrointestinaltraktes beim Frühgeborenen kann sich in verzögerter Passage bemerkbar machen. Durch die im Verhältnis zum Körpergewicht große Körperoberfläche ist die Empfindlichkeit gegenüber einer Auskühlung erhöht.

Der Flüssigkeitsumsatz im Verhältnis zum Körpergewicht ist deutlich höher als beim Erwachsenen, was die Gefahr von Exsikkose bzw. Lungenödem bei auch nur geringfügiger Unter- bzw. Überinfusion bedingt. Das Blutvolumen beträgt beim Neugeborenen etwa 90 ml/kg (s. S. 462), so dass vor allem bei Frühgeborenen auch geringe intraoperative Blutverluste rasch zu Volumenmangel und Kreislaufinsuffizienz führen können. Demgegenüber ist das Thromboembolierisiko deutlich vermindert.

10.1   Behandlungsprinzipien

10.1.1   Elterngespräch und -einwilligung

Neugeborene können nicht aufgeklärt werden. Umso wichtiger ist es, sich genügend Zeit für ein informatives Gespräch mit den Eltern zu nehmen. Für fast alle Eltern wird die Nachricht, dass ihr Neugeborenes operiert werden muss, ein großer Schock sein. Vater wie Mutter befinden sich kurz nach der Geburt eines Kindes in einem psychischen und emotionalen Ausnahmezustand. Das erste Gespräch sollte gemeinsam vom Neonatologen und vom Kinderchirurgen mit beiden Eltern in einer ruhigen und ungestörten Atmosphäre geführt werden. Die Ärzte sollten Souveränität und Kompetenz ausstrahlen und auf emotionale Reaktionen der Eltern mit Ruhe und Empathie reagieren. Überheblichkeit und Schuldzuweisungen sind genauso fehl am Platze wie Bagatellisierung und Abwehrreaktionen auf die Ängste der Eltern. Die Aufklärung muss behutsam und stufenweise vorgenommen werden. Es hat wenig Sinn, medizinisch nicht vorgebildete Eltern auf einmal mit Anatomie, Embryologie und der ganzen Komplexität angeborener Fehlbildungen und ihrer Folgeerscheinungen zu konfrontieren. In einfachen Worten sollen die Grundzüge der Notwendigkeit der Operation, die wesentlichsten Operationsschritte, der voraussichtliche Zustand des Kindes danach und mögliche Auswirkungen auf sein späteres Leben dargestellt werden. Der Prozess des Verstehens bei den Eltern dauert länger als ein Aufklärungsgespräch. Deshalb ist es völlig normal, wenn Eltern die gleichen Fragen immer wieder neu stellen. Hier sind Verständnis und Geduld angezeigt.

10.1.2   Operationsvorbereitung

Präoperativ können Blutgasanalyse, Blutbild, Elektrolyte, Nieren- und Leberwerte, Gerinnung, Bestimmung der Blutgruppe, Echokardiographie und Röntgenthorax sinnvoll sein. Man sollte sich jedoch immer überlegen, ob die erhobenen Messwerte und Erkenntnisse eine unmittelbare Relevanz für die anstehende Operation und den frühen postoperativen Verlauf haben werden. Wichtig ist auf jeden Fall die Bereitstellung von bestrahlten Blutkonserven.

10.1.3 Narkose und intraoperative Überwachung

Vor elektiven Eingriffen reicht beim Neugeborenen eine Nüchternphase von 2 h aus. Verdauungssäfte wie Speichel, Magensaft, Galle und Pankreassaft werden rund um die Uhr sezerniert. Klassische Inhalationsnarkotika sind heute durch moderne Injektionsnarkotika fast völlig verdrängt, die eine große therapeutische Breite haben und gut steuerbar sind, jedoch den Blutdruck senken und Azidosen auslösen können. Nach der Einleitung werden Neugeborene mit einem weichen, nicht blockbaren Tubus endotracheal intubiert und mit möglichst geringem Druck und adäquater inspiratorischer Sauerstoffkonzentration beatmet. Alternativ kann eine Larynxmaske eingesetzt werden. Intraoperativ werden Puls- und Atemfrequenz, Blutdruck sowie die Sauerstoffsättigung am Monitor überwacht. Bei Frühgeborenen müssen Hyperoxie und Hypokapnie vermieden werden, bei längerer OP sind Blutgase und Elektrolyte zu überwachen (s. S. 234). Eine Magensonde ist bei Eingriffen am Ösophagus und im Abdomen zur Entlastung nötig (s. S. 286). Ein Blasenkatheter ist nur nach Ablation von Harnröhrenklappen zur Schienung der Urethra indiziert. Ansonsten wird die Urinausscheidung durch Windelwiegen und Sonographie der Blase kontrolliert.

10.1.4 Postoperative Schmerztherapie

Das Neugeborene hat eine ausgeprägte Schmerzempfindung (s. S. 629). Zur postoperativen Analgosedierung infundieren wir kontinuierlich Morphin oder Fentanyl als Basistherapie, die bei schmerzhaften Eingriffen (Katheterlegen, Verbandswechsel) durch eine Bolusgabe verstärkt wird. Beachtet werden müssen die Nebenwirkungen wie Atem- und Kreislaufdepression und die Paralyse des Gastrointestinaltraktes. Phenobarbital und Diazepam sind reine Sedativa, so dass vor schmerzhaften Interventionen immer noch ein Analgetikum zusätzlich gegeben werden muss.

10.1.5   Minimal handling

▶ Kap. 1.6

10.1.6   Minimal invasive Therapie

Viele chirurgische Erkrankungen im Neugeborenenalter können heute in spezialisierten Zentren minimal invasiv behandelt werden. Nach einer Mini-Laparotomie am Nabel wird ein CO_2-Pneumoperitoneum mit 7 mmHg Druck angelegt und mit einer 5-mm-Optik lässt sich eine ausgezeichnete Übersicht erreichen. Vor allem bei diagnostischer Laparoskopie aufgrund eines unklaren Abdomens ist dies von großem Vorteil. Die Trokareinstichstellen für die 2- oder 3 mm-Instrumente hinterlassen später fast nicht sichtbare Narben. Die allgemeinen Vorteile – weniger Schmerzen, raschere Erholung, frühere Mobilisation – lassen sich im Neugeborenenalter nur schwer objektivieren. Wichtig jedoch ist die geringere Rate an Verwachsungen im Abdomen, die geringere Gewebezerstörung mit der damit verbundenen inflammatorischen Reaktion, und die kleinere Narbenbildung.

Anwendungsmöglichkeiten einer *Laparoskopie* beim Neugeborenen sind:

- Duodenalatresie [104]
- Volvulus mit Malrotation
- Tumore im Abdomen
- Ovarial- und Choledochuszysten
- Gallengangsatresie

Indikationen für eine *Thorakoskopie* sind:

- Ösophagusatresie [58, 6]
- Ösophagotracheale H-Fistel
- Zwerchfellhernie
- Angeborene Fehlbildungen der Lunge (E2b) [64, 45]

Die Technik ist anspruchsvoll, da aufgrund der kleinen anatomischen Verhältnisse nur ein begrenzter Raum zur Verfügung steht, der im

Abdomen durch distendierte Darmschlingen oder im Thorax durch die sich blähende Lunge unter Beatmung (Unmöglichkeit der seitengetrennten Beatmung im Neugeborenenalter) noch minimiert wird. Durch das Aufblasen des Abdomens oder der Pleurahöhle kann es zum Abfall der Sauerstoffsättigung und des arteriellen Blutdrucks, Hypovolämie, temporäre Einstellung der Nierenfunktion, Mediastinalshift, Hyperkapnie und Auskühlung kommen. Ob diese Risikofaktoren zusammen mit den längeren Operationszeiten durch die Vorteile der minimal invasiven Chirurgie wirklich aufgewogen werden, muss die Zukunft zeigen.

10.1.7 Postoperative Pflege

Die Intensivmedizin eines operierten Neugeborenen erfordert besondere Sorgfalt und Umsicht. Puls, Blutdruck, Atemfrequenz, transkutane Gase und Sauerstoffsättigung werden kontinuierlich am Monitor überwacht. Urin- und Stuhlausscheidung sowie die Sekretion aus Drainagen werden quantitativ und qualitativ erfasst. Drainagen sollten

- gut fixiert sein,
- keine Schmerzen durch Zug verursachen,
- nicht abknicken
- nicht verstopft sein.

Bei Thoraxsaugdrainagen muss die korrekte Einstellung des Sogs sowie die Möglichkeit eines Luftlecks regelmäßig überprüft werden.

Die Durchblutung der Extremitäten sowie etwaiger Stomata wird überprüft. Der Zustand des Abdomens, ob auf Thoraxniveau oder distendiert, weich oder gespannt und druckschmerzhaft, wird regelmäßig evaluiert. Durch Beobachtung der Thoraxexkursionen und Auskultation wird auf die seitengleiche Belüftung der Lungen geachtet. Der neurologische Status wird durch die Pupillenreaktion auf Licht und Beobachtung der Spontanmotorik (Paresen? Krämpfe?) überwacht. Regelmäßiger Lagewechsel soll Druckstellen, Atelektasen oder Asymmetrien des Bewegungsapparates vorbeugen.

Bei Frühgeborenen ist das Konzept des »minimal handling« (s. S. 16) zu beachten. Gerade bei frischoperierten Kindern müssen pflegerische und ärztliche Maßnahmen, Messwerte und erhobene Befunde (auch die Normalbefunde!) detailliert, zeitnah und mit Datum und Uhrzeit versehen in den Krankenakten dokumentiert werden, auch um im Falle einer späteren juristischen Auseinandersetzung die Beweislastumkehr zu vermeiden.

10.1.8 Magensonde

Sie ist indiziert vor allen operativen Eingriffen in Narkose zum Ableiten des Mageninhaltes und zum Schutz vor Erbrechen und Aspiration. Bei abdominalen Eingriffen dient die Magensonde auch der Entlüftung des Magens, um Platz im Abdomen zu schaffen. Peri- und postoperativ sollte eine Magensonde immer offen sein mit einem Beutel daran zur Ableitung. Anders ist es, wenn die Magensonde nur der enteralen Ernährung dient. Hier ist ein Verschluss der Magensonde zwischen den Mahlzeiten angezeigt, um ein Zurücklaufen der Nahrung zu verhindern. Zu bedenken ist, dass eine Magensonde unangenehm ist, die physiologische Verschlussfunktion der Kardia beeinträchtigt und einen gastroösophagealen Reflux begünstigt. Sie sollte daher nur so lange wie unbedingt erforderlich liegen bleiben.

Unter Flexion der Halswirbelsäule (Kinn auf die Brust) wird ein dünner weicher Katheter vorsichtig und sanft durch ein Nasenloch geschoben. Vorsicht bei Asymmetrie der Nasenscheidewand, Choanalatresie oder Nasenhöhlenpolypen – dann sollte man das andere Nasenloch versuchen. Die Kontrolle der richtigen Lage erfolgt durch Insufflation von Luft mit einer Spritze und Auskultation mit dem Stethoskop. Vor Wechseln einer Magensonde sollte man Kontraindikationen bedenken (z. B. Ösophagusatresie früh postoperativ) (E3) [41].

10.1.9 Zentrale Gefäßkatheter

Sie werden bei perioperativen Kreislaufproblemen wie z. B. Kapillarleck benötigt. Wir bevorzugen den dünnen und weichen Einschwemmkatheter aus Silikon (s. S. 634). Eine andere Zugangsmöglichkeit ist die

V. jugularis interna rechts. Die V. subclavia ist wegen der Gefahr des Pneumothorax im Neugeborenenalter nicht üblich. Die Katheterspitze soll in der V. cava superior am Übergang zum, aber nicht im rechten Vorhof liegen. Die Kontrolle erfolgt durch Röntgen-Thorax. Komplikationen sind Thrombose, Infektion, Sepsis, Lumenobstruktion, Migration, Herzrhythmusstörungen oder Perforation der Herzwand (Vorhof oder Kammer) (E2b) [91].

Ein Broviac- (oder Hickman-) Katheter ist ein zentral-venöser Katheter, dessen Eintrittstelle durch die Haut durch einen subkutanen Tunnel mehrere cm von der Eintrittstelle in das Gefäß entfernt ist. Dadurch ist ein optimaler Schutz vor Infektionen gewährleistet, da Hautkeime nicht entlang des Katheters in das Blutgefäß wandern können. Bei guter Pflege kann ein Broviac-Katheter Monate und Jahre liegen bleiben. Die Indikation besteht hauptsächlich zur Langzeit-parenteralen Ernährung oder zur Chemotherapie.

10.1.10 Blasenkatheter

Er dient zur Kontrolle der Urinausscheidung bei instabilen Kreislaufverhältnissen, z. B. bei Blutverlust und Sepsis oder zur Schienung der Urethra, z. B. nach Ablation von Urethralklappen. Bei allen Neugeborenen soll die Indikation sehr zurückhaltend gestellt werden, da die Urethra leicht verletzt werden und die Blase perforiert werden kann. Beim Knaben wird unter sterilen Bedingungen die Spitze des Penis mit einem Desinfektionsmittel gesäubert. Die Vorhaut sollte nicht zurückgestreift werden, da es hier leicht zu Einrissen mit späterer Vernarbung kommen kann. Ein weicher Blasenkatheter Ch 6 wird mit sterilem Gleitmittel benetzt. Der Meatus urethrae wird aufgesucht, das Gleitmittel in die Urethra injiziert, dann wird der Katheter vorsichtig vorgeschoben. Wenn der Widerstand des Sphincter internus erreicht wird, empfiehlt es sich, unter sanftem Druck zu warten, bis der Sphinkter sich öffnet. Beim Mädchen darauf achten, nicht versehentlich in die Scheide zu geraten und das Hymen nicht zu verletzen. Wenn Urin zurückfließt, wird der Ballon des Katheters mit 1 ml Aqua geblockt und der Katheter an einen Urinbeutel angeschlossen. Bei Früh- und sehr kleinen Neugeborenen ist der kleinste Blasenkatheter meistens noch zu groß. Dann empfiehlt sich eine dünne Magensonde. Wichtig sind steriles Arbeiten und vorsichtiges, zartes Vorschieben, um eine via falsa oder ein Verknoten des Katheters zu vermeiden (E3) [76]. Es ist ratsam, sich vor der Katheterung mit dem Ultraschallgerät davon zu überzeugen, ob sich überhaupt Urin in der Blase befindet [26].

10.2 Respirationstrakt

10.2.1 Operative Zugänge thorakal

Wir bevorzugen den Längsschnitt in der vorderen Axillarlinie. Nach Durchtrennen bzw. Auseinanderschieben der lateralen Brustwandmuskulatur können die Zwischenrippenräume gut dargestellt und es kann auf der gewünschten Höhe (meist 5.–6. ICR) thorakotomiert werden. Der Verschluss erfolgt durch pericostale resorbierbare Nähte. Nach Lungeneingriffen wird eine dünne Thoraxsaugdrainage (-5 bis -10 cmH$_2$O Sog) durch eine getrennte Inzision ausgeleitet. Die Entfernung der Drainage erfolgt je nach Röntgenbefund und Sekretionsmenge bzw. Fehlen eines Luftlecks zwischen dem 3. und 5. postoperativen Tag.

10.2.2 Tracheotomie

Eine Tracheotomie im Neugeborenenalter weist eine hohe Rate an kurzfristigen Komplikationen (Blutung, Obstruktion oder Dislokation der Kanüle, Luftleck) und langfristigen Folgeschäden auf (Induktion von Granulationsgewebe, Trachealstenosen und -strikturen) (E3) [95, 111, 37]. Die Trachealwand ist so dünn und das Lumen so klein, dass auch die perkutane Notfalltracheotomie (Tracheo-Quick) mit einem hohen Risiko der Fehlpunktion und Läsion der Tracheahinterwand behaftet ist. Da die Inzidenz von subglottischen Stenosen auch nach endotrachealer Langzeitintubation (30–60 Tage) bei Säuglingen mit 1,1% sehr niedrig ist (E3) [73, 37], kann eine Tracheotomie im Neugeborenenalter fast immer vermieden werden. Indikationen sind nur eine absehbare Langzeitbeatmung bei Neuro-, Myo- oder Mitochondriopathien sowie eine anatomisch fixierte Obstruktion im Bereich des Kehlkopfes, z. B. durch eine Laryngealatresie oder eine Membran (CHAOS = congenital high airway obstruction syndrome) (E3) [73, 68]. Wenn pränatal bekannt, erfolgt die Geburt mit Hilfe des EXIT- (ex-utero intrapartum treatment) Verfahrens: Hierbei wird das Kind per Sectio geboren und dann wird im eröffneten Uterus während bestehender plazentarer Blutversorgung endoskopisch intubiert oder ein Tracheostoma angelegt (E2b) [20], (E3) [63].

Bei Vorliegen eines Tracheostomas muss mehrmals täglich auf Durchgängigkeit (**Cave:** Verlegung durch Sekret) und korrekten Sitz (**Cave:** Dislokation) geachtet werden. Um Decubitalulcera der Trachea vorzubeugen, empfiehlt es sich 2 unterschiedlich lange Kanülen im Wechsel zu verwenden. Am Bett muss immer ein Spreizer und eine neue Kanüle bereitliegen, um im Falle einer Dislokation sofort direkten Zugang zur Trachea zu haben.

10.2.3 Angeborene und erworbene Trachealstenosen

Die Tracheomalazie (s. a. S. 297 Ösophagusatresie) führt durch Kollaps der Trachealwand beim negativen Druckaufbau während der Inspiration zum Stridor. Das Kind ringt um Atem, hat in- und exspiratorischen Stridor, die Lippen sind zyanotisch. Die Therapie ist zunächst konservativ mit Inhalationen, Sekretolytika, Physiotherapie und Atemgymnastik. In ausgeprägten Fällen kann eine operative Therapie durch eine Aortopexie erfolgen. Hierbei wird die Trachealhinterwand an den Aortenbogen angenäht und dadurch stabilisiert (E3) [34].

Auch bei angeborenen oder vor allem im Rahmen von traumatischen Intubationen erworbenen Stenosen in der Trachea durch Granulationsgewebe führt oft ein Infekt zur akuten respiratorischen Insuffizienz. Die Therapie besteht hier in der endoluminalen Abtragung der stenosierenden Granulationen mit dem Laser im Rahmen einer Tracheoskopie. Oft müssen diese Kinder vorübergehend tracheotomiert werden.

10.2.4 Lungensequester

Schmaler, meist links-basal lokalisierter Lappen aus nicht-belüftetem Lungengewebe, welcher inner- oder außerhalb der normalen Lunge liegen kann (intra- oder extrapulmonale Lungensequestration). Ein Anschluss an das Tracheobronchialsystem besteht in der Regel nicht, jedoch meist eine eigene Blutversorgung aus supra- oder infradiaphragmalen Ästen der Aorta. Diagnose meist im Rahmen der pränatalen Sonographie, oft kommt es bereits intrauterin zu einer deutlichen Größenreduktion. Die Indikation zur Resektion ist aufgrund der Verdrängung gesunden Lungengewebes und der Infektionsgefahr gegeben. Durch eine linke untere Thorakotomie wird zuerst der Gefäßstiel dargestellt und ligiert und dann der Sequester herausgeschält. Dieser Eingriff ist heute auch minimal invasiv möglich (E3) [105, 3].

10.2.5 Kongenitale zystisch-adenomatoide Malformation (CCAM)

Auch diese Malformation wird meist in der pränatalen Sonographie diagnostiziert: Es handelt sich um eine hamartomatöse Fehlbildung, welche aus zystischen und soliden Anteilen besteht. Bei ausgedehntem Befund entwickelt sich ein fetaler Hydrops [31], was die Prognose massiv verschlechtert [2]. Da sich jedoch auf der anderen Seite bis zu 40% der fetalen zystisch-adenomatoiden Malformationen auch spontan zurückbilden, wird bei respiratorisch nicht beeinträchtigten Neugeborenen zunächst abgewartet. Bei fehlender Regression ist wegen des Infektionsrisikos die operative Entfernung angezeigt (E2b) [5].

10.2.6 Lobäres Emphysem

Überblähung eines oder mehrerer Lungenlappen durch Ventilstenose eines Bronchus. Dieser kann durch eine Störung im Aufbau der Bronchialwand, Schleimhautfalten, eingedicktes Sekret, Kompression durch abnorme Gefäße, Zysten etc. bedingt sein. Es entwickelt sich eine

Dyspnoe mit erschwertem Exspirium und interkostalen Einziehungen. Der Beginn der Symptomatik bei der angeborenen Form liegt meistens in der 2.–4. Lebenswoche, seltener in den ersten Lebenstagen. Nach prolongierter Beatmung, vor allem mit hohem Druck, kann die erworbene Form des Emphysems auftreten. Die Symptomatik ist dieselbe: Die betroffenen Lungensegmente, am häufigsten der linke Oberlappen (40–50%) und der rechte Mittel- (30–40%) und Oberlappen, blähen sich zunehmend auf und komprimieren sowohl die angrenzenden Lungensegmente als auch die Lunge der Gegenseite. Zwerchfelltiefstand, Mediastinalverlagerung, Erweiterung der Interkostalräume sind die Folge. Sicherung der Diagnose im CT durch Nachweis des stark überblähten Lungenabschnitts. Differentialdiagnostisch sind Fehlbildungen der Lunge wie bronchogene Zysten oder die zystisch-adenomatoide Lungenmalformation abzugrenzen. Die Therapie besteht in der Lobektomie.

10.3   Gastrointestinaltrakt

10.3.1   Operativer Zugang abdominal

Bei Neugeborenen ergibt die quere Laparotomie ober- oder unterhalb des Nabels die beste Übersicht und die besten kosmetischen Ergebnisse. Nach kontaminierten Eingriffen sollte die Wunde täglich auf Zeichen einer Infektion (Rötung, Schwellung, Druckdolenz, eitrige Sekretion) untersucht werden. Bei Anhalt auf einen subkutanen Abszess muss die Wunde gespreizt und gespült werden. Sofern kein resorbierbares Nahtmaterial verwendet wurde, werden die Hautfäden um den 7. postoperativen Tag gezogen.

10.3.2   Drainagen abdominal

Intraoperativ eingelegte abdominale Drainagen dienen dem Sekretabfluss und der Kontrolle von Blutung und Nahtinsuffizienz. Gerade bei sehr kleinen Frühgeborenen kann das postoperativ sezernierte peritoneale Exsudat zu Verdrängungserscheinungen im Bauchraum mit Zwerchfellhochstand und Beeinträchtigung der respiratorischen Funktion führen. Bei Peritonitis und Austritt von Darminhalt in die Bauchhöhle sorgt eine Drainage für Abfluss des infektiösen Sekretes. Eine postoperative Blutung oder Nahtinsuffizienz kann durch Drainagesekrete erkannt werden, jedoch ist dieses Zeichen aufgrund der Möglichkeit der Verstopfung der Drainage nicht sicher. Bei unauffälligem postoperativem Verlauf wird die Drainage nach 2–4 Tagen entfernt.

Es gibt verschiedene Arten von Drainagen. Bei uns haben sich dünne flache Silikondrains (»easy-flow«) bewährt, die das Sekret über Kapillarkräfte ableiten. Sie werden mit zusätzlichen Perforationen versehen und an den tiefsten Punkt der Bauchhöhle (Douglas) oder als Zieldrainage direkt an eine perforationsgefährdete Stelle gelegt. Um zusätzliche Narben zu vermeiden, werden sie durch die Laparotomiewunde im lateralen Wundwinkel möglichst entfernt von etwaigen Stomata ausgeleitet.

10.3.3 Enterostomata

Die Anlage zweier Enterostomata ist die einfachste und sicherste Art der Ableitung von Darminhalt. Hierbei werden zu- und abführender Schenkel getrennt durch je eine nicht zu kleine Inzision durch Faszie und Bauchdecken ausgeleitet und zirkulär in die Haut eingenäht. Aus pflegerischen Gründen sollten sie nicht zu nahe beieinander und nicht nahe der Laparotomiewunde angelegt werden. Doppelläufige Enterostomata verwenden wir nicht, da es zu Übertritt von Stuhl vom zu- in den abführenden Schenkel kommt.

Die Stomata werden zunächst mit vaselinegetränkten Kompressen abgedeckt. Täglich erfolgt die Kontrolle auf Durchblutung. Vor allem die abführenden Stomata bei NEC, die im entzündlich veränderten Darm angelegt werden, neigen dazu, sich zu retrahieren und sekundär zu verschließen. Sobald die Peristaltik in Gang gekommen ist, wird der austretende Stuhl mit einem Stomabeutel aufgefangen. Zur Schonung der Haut wird zuerst eine Stomaplatte aufgeklebt und dann auf diese der Stomabeutel. Ein Kolostoma ist relativ leicht zu pflegen, da der Stuhl breiig ist. Ein Dünndarmstoma jedoch fördert wässrigen Stuhl und ist umso schwieriger sauber zu halten, je weiter proximal sich die Ausleitung befindet. Alkalischer Darminhalt und aggressives Pankreassekret lösen die Klebeschicht der Stomaplatte auf und führen zum Wundsein der Haut. Jedes Dünndarmstoma muss daher noch vor entzündlichen Reaktionen sorgfältig beobachtet und gepflegt werden. Darüber hinaus leiten hohe Jejunostomata oft große Mengen an dünnflüssigem Dünndarminhalt ab, die eine Bilanzierung und Substitution erfordern. Wenn der abführende Schenkel durchgängig ist (Darstellung im Röntgen mit Kontrastmittel) kann flüssiger Darminhalt aus dem zuführenden Schenkel aufgefangen und in den abführenden Schenkel geleitet werden. Dann ist aber meist der Zeitpunkt für eine Wiederanschluss-Operation gegeben. Die entzündlichen Hautveränderungen gehen danach rasch zurück.

10.3.4 End-zu-End-Anastomosen

Bei ungefähr gleichem Durchmesser des Lumens erfolgt die Wiedervereinigung zweier Darmenden durch eine End-zu-End-Anastomose Stoß auf Stoß. Voraussetzungen für eine störungsfreie Anastomosenheilung sind gute Durchblutung der zu anastomosierenden Darmanteile und Spannungsfreiheit. Eine gewisse Passagebehinderung durch Schwellung der Anastomose ist besonders bei sehr kleinen Frühgeborenen in den ersten Tagen normal und bildet sich fast immer von selbst zurück. Die gefürchtetste Komplikation ist die Nahtinsuffizienz, welche zum Austritt von Darminhalt und zur Peritonitis führt.

10.3.5 Bishop-Koop-Anastomose

Diese Anastomose stellt eine End-zu-Seit-Anastomose des zuführenden an den abführenden Schenkel dar, wobei letzterer mit einem kurzen Stück zur Bauchdecke herausgeleitet wird. Diese Ausleitung stellt eine Art Überdruckventil dar (»Kamin«): Wenn der im zuführenden Darmschenkel anflutende Darminhalt nicht ohne Probleme in den abführenden Darmanteil weiterfließen kann, wird er durch den Kamin nach außen geleitet und kann dort in einem Stomabeutel aufgefangen werden. Bei starken Lumeninkongruenzen (»dicker Darm trifft dünnen«) oder beim Mekoniumileus ist oft die Passage weiter abwärts Richtung Rektum zunächst behindert: Postoperativ entleert sich der gesamte Dünndarminhalt über das Bishop-Koop'sche Stoma. Sobald der Weg Richtung Rektum frei wird, wird immer mehr Darminhalt den natürlichen Weg nehmen und immer weniger im Stoma erscheinen. Wenn Stuhl nur noch rektal abgesetzt wird und der Kamin stumm bleibt, kann das Stoma in extraperitonealer Technik ohne Eröffnung der Bauchhöhle gekürzt und verschlossen werden. Die Bishop-Koop-Anastomose ist daher ein guter Kompromiss zwischen den Alles-oder-nichts-Situationen primäre Anastomose (alles muss durch) und komplette Ausleitung durch zwei getrennte Stomata (alles muss raus).

10.3.6 Ösophagusatresie

Häufigkeit 1:3500. Oft löst das Polyhydramnion eine Frühgeburt aus. Als Ursache wird eine fehlende Differenzierung und Trennung des Vorderdarms in Trachea und Ösophagus angenommen. In ungefähr der Hälfte der Fälle ist eine Ösophagusatresie mit anderen Anomalien vergesellschaftet (VACTERL: **v**ertebrae, **a**nus, **c**ardial, **t**racheal, **e**sophageal, **r**enal, **l**imb) (◘ Abb. 10.1).

Symptome und Diagnostik

Die Diagnose wird wegen Polyhydramnion oder fehlender Magenblase meist pränatal vermutet. Spätestens bei der Erstversorgung des Neugeborenen sollte die Ösophagusatresie daran erkannt werden, dass der Magen nicht sondierbar ist (s. S. 35). Speichel und angebotene Milch laufen dem Neugeborenen aus dem Mund heraus. Erbrechen schließt eine Ösophagusatresie aus, da zum Erbrechen eine direkte Verbindung zum Magen erforderlich ist. Die vorgeschobene Magensonde stößt nach ca. 10 cm auf einen federnden Widerstand

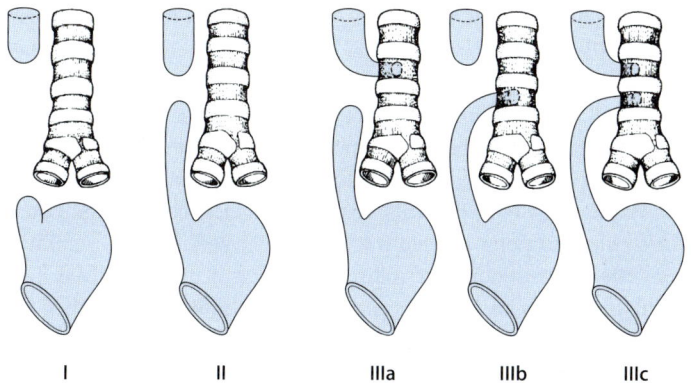

◘ Abb. 10.1. Ösophagusatresie Typen (Vogt). Formen und Häufigkeitsverteilung der Ösophagusatresie: Typ I (<1%), Typ II (9%), Typ IIIa (<1%), Typ IIIb (87%), Typ IIIc (3%)

im oberen Blindsack. Röntgenaufnahme von Thorax und Abdomen (ohne Kontrastmittel): Zeigt sich der Magen-Darm-Trakt luftgefüllt, so liegt in der Regel ein Typ IIIb vor. Fehlen von Luft unterhalb des Zwerchfells weist auf den Typ II (oben und unten blind endender Ösophagus) hin.

Es besteht Aspirationsgefahr durch Überlaufen von Speichel aus dem oberen Blindsack und durch Reflux von Magensaft in die Trachea. Bis zur Operation muss das Kind hochgelagert und der obere Blindsack regelmäßig entleert werden. Dies kann durch Einlage einer Replogle-Schlürfsonde erfolgen. Diese disloziert jedoch in der Praxis häufig, so dass meist das regelmäßige Absaugen effektiver ist. Die operative Versorgung muss nicht notfallmäßig erfolgen, sondern es kann die respiratorische Adaptation abgewartet werden.

Eine besondere Herausforderung ist beim Frühgeborenen die Kombination von Ösophagusatresie und Atemnotsyndrom, da sich wegen der unteren Ösophagotrachealfistel die Lunge nur schwer beatmen lässt und es zur Überdehnung des Magens kommen kann.

Beim Typ IIIb wird am 1. oder 2. Lebenstag von rechts der Thorax eröffnet. Nach Abschieben der Pleura wird die Fistel zur Trachea abgesetzt und verschlossen. Der obere Blindsack wird nach Vorschieben der Sonde identifiziert und eröffnet. Sodann erfolgt die End-zu-End-Anastomose der beiden Ösophagusstümpfe unter endoluminaler Schienung mit der dann in den Magen vorgeschobenen Sonde.

Postoperativ wird die frühe Extubation angestrebt, um den Druck durch die Beatmung auf den trachealen Fistelverschluss zu minimieren. Die Magensonde darf während der ersten postoperativen Tage nicht gewechselt werden, da ein erneutes (blindes) Vorschieben die Anastomose gefährden könnte. Über die Magensonde kann nach Ingangkommen der Darmperistaltik Muttermilch gegeben werden. Dies sollte zunächst jedoch nur in kleinen Mengen erfolgen, da diese Kinder aus operationstechnischen Gründen (Mobilisierung der Kardia) fast alle einen gastroösophagealen Reflux aufweisen. Um den 10. postoperativen Tag erfolgt nach Röntgendarstellung der Anastomose mit wasserlöslichem Kontrastmittel (**Cave:** Aspiration) der schrittweise Nahrungsaufbau.

Komplikationen

Die End-zu-End-Anastomose bei Ösophagusatresie vereinigt in sich alle Risiken chirurgischer Anastomosen [69]:

— Sie steht unter Spannung, da sie meistens eine beträchtliche Distanz über mehrere Wirbelkörper überbrücken muss.

— Der distale Blindsack ist aus anatomischen Gründen minderdurchblutet.

— Aufgrund des Fehlens einer ösophagealen Serosa ist das Nahtlager fragil: In den ersten Tagen kann es zur Nahtinsuffizienz mit Austritt von Luft und Speichel in die Pleurahöhle kommen.

— Gefahr von Pneumothorax, oft sogar Spannungspneumothorax bzw. Pleuraerguss und bei Infektion Pleuraempyem.

Die Röntgenthoraxaufnahme zeigt den (Spannungs-)Pneumothorax, oft mit Mediastinalverschiebung nach links. Die Therapie besteht im Legen einer Pleuradrainage von rechts dorsal mit der Spitze möglichst nahe an die Anastomose unter leichtem Sog (-5 cm H_2O).

Im weiteren Verlauf kommt es häufig zur Ausbildung einer Stenose im Bereich der Anastomose. Das Kind kann plötzlich nicht mehr schlucken oder würgt die getrunkene Milch wieder hoch. Der Röntgen-Breischluck bestätigt die Diagnose und die Therapie besteht in der endoskopischen Bougierung der Stenose. Oft sind mehrere Bougierungen notwendig. Dann ist die Einlage eines Fadens mit Ausleitung durch ein Gastrostoma zu erwägen, über den auch ohne Endoskopie bougiert werden kann.

Eine Ösophagusatresie ist häufig mit Tracheomalazie assoziiert, d. h. einer Erweichung von Trachealwand und -knorpel (s. S. 289). Bei gastroösophagealem Reflux (Regurgitation, Erbrechen und chronischer Aspiration) legen wir eine Fundoplicatio an (E3) [88].

Beim Typ II ohne Fistel zur Trachea ist die Distanz der Ösophagusstümpfe meistens zu groß, um eine primäre Adaptation zu ermöglichen (E3) [109]. Wenn das initiale Röntgenbild von Thorax und Abdomen keine Luft unterhalb des Zwerchfells zeigt, erfolgt keine primäre Thorakotomie. Über eine kleine Laparotomie wird zur Ernährung ein Gastrostoma angelegt und über einen Katheter ausgeleitet. Da der Ösophagus schneller wächst als der kindliche Thorax, verkleinert sich die Distanz der Ösophagusstümpfe mit der Zeit. Durch eine Thorakotomie werden dann beide Blindsäcke nach 3–5 Monaten durch eine End-zu-End-Anastomose vereinigt. Regelmäßige Entleerung des oberen Blindsackes soll chronische Aspirationen vermeiden. Wenn das Kind die Wartezeit zu Hause verbringt und Schlürfsonden durch Dislokation nicht effizient sind, ist es besser, die Eltern zum häufigen Absaugen des oberen Blindsackes (Zugang wie beim Legen einer Magensonde) mit einem weichen Katheter anzuleiten.

Eine Sonderform stellt die ösophagotracheale H-Fistel dar: Hier besteht eine schmale Verbindung zwischen Ösophagus und Trachea bei sonst intakter Speiseröhre. Die Kinder fallen auf durch Hustenattacken bei und nach dem Trinken. Die Diagnose wird durch Kontrastmitteldarstellung des Ösophagus und Tracheo-Broncho-Ösophagoskopie oft erst spät gestellt, da eher an eine Dyskoordination des Schluckaktes mit Aspiration als an die Möglichkeit einer ösophagotrachealen H-Fistel gedacht wird. Die Therapie besteht in der endoskopischen Darstellung, Bürstung und Fibrinklebung der Fistel oder in der Ligatur.

10.3.7   Duodenalatresie

Häufigkeit 1:6000. Begleitfehlbildungen wie z. B. ein Down-Syndrom sind häufig. Verschluss des Duodenallumens durch Membran, komplette Unterbrechung oder zirkuläre Kompression von außen durch ein Pankreas anulare. Die Diagnose wird meist pränatal gestellt: Das sog. »double bubble« zeigt zwei flüssigkeitsgefüllte Hohlräume im Oberbauch, die dem dilatierten Magen und Bulbus duodeni entsprechen. Postnatal Bestätigung durch Röntgen-Abdomenleeraufnahme, nur dass hier jetzt das »double bubble« jeweils eine Luftblase in Magen und Duodenum nachweist.

Symptomatik. Das Kind trinkt unauffällig. Kurz danach folgt ein schwallartiges Erbrechen, welches gallig bei Verschluss unterhalb und klar bei Verschluss oberhalb der Papilla vateri ist. Offene Magensonde, keine Indikation zu Notfalloperation, es kann zunächst erst der Elektrolyt- und Säure-Basen-Haushalt ausgeglichen werden. Evtl. metabolische Alkalose bei Verlust von Magensaft. Am 1. oder 2. Lebenstag definitive chirurgische Therapie durch Anlage eines Bypass zwischen Bulbus duodeni und Pars inferior duodeni oder erster Jejunumschlinge. Der eigentliche Verschluss selbst wird nicht tangiert, sondern mit einem Kurzschluss umgangen. Oft wird eine Magensonde über die Anastomose in das Jejunum vorgeschoben, was eine frühe enterale Ernährung ermöglicht. Auch später ist keine besondere Diät erforderlich.

10.3.8   Dünndarmatresie

Häufigkeit 1:5000. Als Ursache wird ein fetaler Volvulus vermutet. Durch Verdrehen der Darmschlingen umeinander kann es zu Durchblutungsstörungen und Nekrose einzelner Dünndarmabschnitte kommen, was zum Verschluss des Darmlumens bis zur vollständigen, manchmal auch multipel auftretenden Unterbrechung der Darmkontinuität führen kann. Pränatal songraphische Darstellung der präatretischen Dilatation(en) mit Pendelperistaltik [125]. Postnatal imponieren die Neugeborenen mit einem akuten Abdomen aufgrund des Ileus, je tiefer, umso ausgeprägter: Aufgetriebenes, gespanntes, druckschmerzhaftes Abdomen und galliges Erbrechen. Die Röntgenaufnahme des Abdomens zeigt stehende Schlingen, Spiegelbildung, und das Fehlen von Luft im Kolon. Die operative Therapie erfolgt notfallmäßig durch Wiederherstellung der Darmkontinuität. Als chirurgisches Problem zeigt sich die Inkongruenz der Darmlumina: der präatretisch gestaute, oft massiv dilatierte Darm muss mit dem postatretischen, »Hungerdarm« anastomosiert werden. Dies gelingt durch Anlage einer schrägen End-zu-Seit-Anastomose oder durch Schaffen eines Sicherheitsventils im Sinne einer Bishop-Koop'schen Ausleitung (s. oben).

10.3.9 Kolonatresie

Sie ist sehr selten. Es besteht ein Verschluss des Kolons mit präatretischer Dilatation und dünnlumigem Mikrokolon distal der Atresie. Die Symptomatik und diagnostischen Befunde entsprechen dem einer tiefen Dünndarmatresie. Oft wird die Lokalisation der Atresie erst intraoperativ klar. Die Therapie besteht in der Wiederherstellung der Darmpassage.

10.3.10 Analatresie

Häufigkeit 1:4000. Unter einer Analatresie verstehen wir das Fehlen des Darmausganges mit oder ohne Fistelbildung des Rektums. Oft besteht eine Analatresie in Zusammenhang mit anderen Fehlbildungen im Rahmen des VACTERL-Symptomenkomplexes (s. S. 294).

Die wichtigsten Typen zeigt ◘ Abb. 10.2 [94]. Beim Knaben kann das Rektum mit einer dünnen Fistel im Perineum (◘ Abb. 10.2.1) oder in der Urethra enden (◘ Abb. 10.2.2) oder es läuft als Blindsack ohne Fistel aus (◘ Abb. 10.2.3). Beim Mädchen wird die Fistel zum Perineum (◘ Abb. 10.2.4), zum Vestibulum vaginae (◘ Abb. 10.2.5) oder die Kloakenfehlbildung (◘ Abb. 10.2.6) beobachtet, bei der alle drei Ausführungsgänge in einen gemeinsamen Sinus urogenitalis münden.

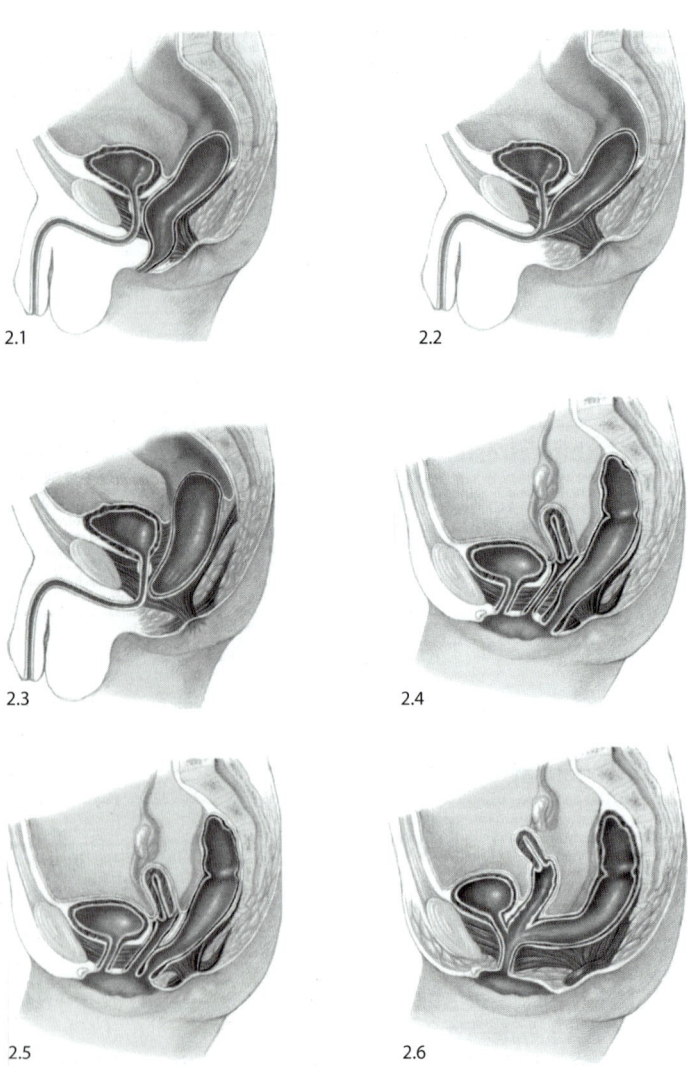

10

□ **Abb. 10.2.** Analatresietypen: 2.1 männlich perineale Fistel; 2.2 männlich rektoureth-
rale Fistel; 2.3 männlich ohne Fistel; 2.4 weiblich perineale Fistel; 2.5 weiblich vestibuläre Fistel; 2.6 Kloakenfehlbildung. (Mod. nach Pruri und Höllwarth 2005)

Bei der tiefen Form endet das Rektum unterhalb der Levatorschlinge. Hierzu gehören alle Typen mit perinealer oder vestibulärer Fistel. Manchmal liegt auch nur eine den Anus verschließende Membran vor, hinter der das Mekonium dunkel durchschimmert. Die Prognose bezüglich einer späteren Stuhlkontinenz ist bei der tiefen Form ausgezeichnet, da die Sphinktermuskulatur regelhaft gut ausgebildet ist.

Bei der hohen Form endet das Rektum oberhalb der Levatorschlinge entweder blind oder es besteht eine dünne Fistel zur Urethra, zur Blase oder auch zur Vagina. Hier ist die Prognose bezüglich der Kontinenz ungünstig, da die Sphinktermuskulatur in der Regel nur rudimentär angelegt ist. Oft liegen auch Fehlbildungen der sakralen Wirbelkörper vor, manchmal mit neurologischen Ausfällen der Harnblase und unteren Extremitäten (kaudale Regression, bes. bei Embryopathia diabetica).

Von allen Atresien im Magendarmkanal wird die Analatresie am seltensten pränatal diagnostiziert. Eine zystische Raumforderung neben oder hinter der Harnblase beim weiblichen Feten kann auf einen Hydrokolpos bei Kloakenfehlbildung hinweisen.

Postnatal kann die Distanz zwischen Analgrübchen und Rektumblindsack sonographisch bestimmt werden. Die Röntgenaufnahme nach Wangensteen ist verlassen, da sie eine hohe Strahlenbelastung der Gonaden aufweist.

Trüber Urin mit kleinen Mekoniumflöckchen macht eine Fistel zum Urogenitalsystem wahrscheinlich, die dann durch eine Röntgenkontrastdarstellung (Miktionszysturethrographie MCU) verifiziert wird. Bei der Kloakenfehlbildung müssen alle drei Ausführungsgänge (Urethra, Vagina, Rektum) gespiegelt und ggf. drainiert werden. 50% aller weiblichen Säuglinge mit Kloakenfehlbildungen weisen eine massive zystische Erweiterung der Vagina (Hydrokolpos) durch Sekretstau auf. Durch Druck auf das Trigonum vesicae Abflussbehinderung und Stauung der Ureteren und Nierenbecken. Dies muss bei der differentialdiagnostischen Abklärung einer Hydroureteronephrose bedacht werden.

Die Therapie richtet sich nach der Höhe der Malformation (E2b) [74]. Dünne membranöse Atresien sowie perineale und vestibuläre Rektumfisteln werden in Narkose mit Hegar-Stiften bis Größe 12 aufbougiert. Bei problemloser Stuhlausscheidung operative Korrektur ohne Kolostoma in den ersten Monaten: Mit einem Stimulationsgerät wird das Zentrum der Sphinktermuskulatur bestimmt und der Darmausgang genau dorthin gelegt.

Bei den hohen Formen sowie der Kloakenfehlbildung wird am 1. oder 2. Lebenstag ein doppelläufiges Kolostoma auf Höhe des Colon descendens oder sigmoideum angelegt. Im Alter von 3–6 Monaten posteriore-sagittale Anorektoplastik bzw. bei der Kloake die totale urogenitale Mobilisation (E2a) [94].

10.3.11 Malrotation – Volvulus

In den ersten fetalen Wochen entwickelt sich das Intestinum außerhalb der Bauchhöhle im Nabelstrang. Unter einer Drehung von 270° zieht sich der Darm dann in das Abdomen zurück und die Bauchdecke verschließt sich. Manchmal bleibt die Drehung ganz aus (Nonrotation: Der Dünndarm liegt im rechten Unterbauch und der Dickdarm im linken Oberbauch) oder sie vollzieht sich nur zum Teil (Malrotation). Die Häufigkeit beträgt ca. 0,5–1% der Bevölkerung. Meistens bleibt die Drehungsanomalie asymptomatisch. Krankheitswert bekommt sie durch

Kompression des Duodenums. Ladd'sche Bänder ziehen von Colon ascendens oder Coecum zum rechten Oberbauch. Die Symptomatik entspricht einer Magenausgangsstenose bzw. einem sehr hohen Ileus (s. oben). Die operative Therapie besteht in der Durchtrennung der Ladd'schen Bänder und Umwandlung der Mal- in eine Nonrotation (E3) [97]. Entscheidend für eine gute intestinale Passage ist nicht die Lage des Darms, sondern gute Durchblutung und Freiheit von Obstruktionen wie Bändern oder Briden.

Volvulus (s. S. 309 Strangulationsileus). Das Mesenterium dreht sich um die eigene Achse, bis die Durchblutung des Darms sistiert. Oft aus voller Gesundheit heraus akutes Abdomen mit Schmerzen, Auftreibung, Abwehrspannung, galligem Erbrechen oder Reflux in der Magensonde sowie Apnoe-Anfällen. Ohne unverzügliche Therapie stellen sich Azidose, Sepsis und Organversagen bald ein. Die Diagnostik ist meist unspezifisch: Die Sonographie kann das »Whirlpool-sign« zeigen, das die Verdrehung der Vena und Arteria mesenterica superior umeinander beschreibt [93], die Röntgenaufnahme ein luftleeres Abdomen. Die Trias: Plötzlich schwerkrankes Neugeborenes, unklares Röntgenbild und galliger Reflux muss an einen Volvulus denken lassen! Es ist dies einer der wenigen wirklichen kinderchirurgischen Notfälle, da nach wenigen Stunden der Darm avital und irreversibel geschädigt sein kann. Die Therapie besteht in der unverzüglichen Laparotomie, Detorquierung des Darms und Prüfung auf Durchblutung. Auch bei zweifelhafter Vitalität größerer Darmabschnitte sollte primär keine Resektion erfolgen, da sich auch ischämisch geschädigter Darm erstaunlich weit erholen kann. Nach 48–72 h programmierte Relaparotomie (»second-look«), bei der Resektionsausmaß und Kurzdarmsyndromrisiko (s. S. 321) geringer sind.

Appendizitis. Bei Nonrotation liegt die Appendix im linken Oberbauch. Da bei dieser Lokalisation im späteren Leben eine Appendizitis nur sehr schwer zu erkennen sein wird, ist bei Antreffen einer Non- oder Malrotation die Appendektomie ratsam.

10.3.12 Omphalozele

Häufigkeit 1:4000. Hemmungsfehlbildung der Bauchdecke durch unvollständige Rückbildung des in den ersten Fetalwochen physiologischen Nabelschnurbruchs (s. oben). Der Darm liegt in Nonrotation innerhalb der Wharton'schen Sulze und ist dadurch vor Fruchtwasser geschützt. Auch Magen, Milz und Leber können sich im Bruchsack befinden. Omphalozelen sind häufig mit Fehlbildungen anderer Organe (cardial, renal, cerebral) (M. Down, Beckwith-Wiedemann-Syndrom) assoziiert, die die Prognose bestimmen [50]. Diese werden in der pränatalen Diagnostik entdeckt und die Schwangerschaft wird dann häufig beendet. Die Geburt eines Kindes mit Omphalozele ist daher selten geworden.

Unmittelbar nach der Geburt durch Sectio wird die Omphalozele steril abgedeckt und das Neugeborene in den kinderchirurgischen OP verbracht. Auskühlung und Exsikkose müssen vermieden werden. Die Operation besteht in der Eröffnung des Omphalozelensackes und Reposition des vorgefallenen Intestinums in das Abdomen. Dabei muss eine Kompression der V. cava vermieden werden: Wenn der Druck im Bauchraum zu groß wird und die Bauchdecke nicht primär verschlossen werden kann, wird eine Schusterplastik angelegt (s. S. 305). Der Darm liegt in Nonrotation und wird so belassen. Die Appendix wird entfernt.

Bei kleinen Zelen kann die Therapie auch auf der neonatologischen Station erfolgen: Durch langsames Verdrillen des Omphalozelensackes ohne seine Eröffnung werden die Eingeweide in die Bauchhöhle gedrängt. Dieses Verfahren eignet sich auch für sehr unreife Frühgeborene.

10.3.13 Gastroschisis

Häufigkeit 1:8.000. Aus ungeklärter Ursache nimmt die Inzidenz in den letzten Jahren zu.

Auslösend für die Entstehung einer Gastroschisis ist wahrscheinlich eine Unterbrechung der arteriellen omphalo-mesenterischen Blutversorgung in der frühen Fetalperiode [67].

Wie bei der Omphalozele liegt bei der Gastroschisis ein Prolaps von Darm und/oder parenchymatösen Organen durch einen Bauchwanddefekt vor, jedoch besteht kein schützender Überzug von Nabelschnurhäuten. Der Darm tritt durch eine manchmal sehr kleine Öffnung rechts vom normal angelegten Nabel aus. Er ist durch monatelangen Kontakt mit dem Fruchtwasser chronisch-entzündlich verändert, die Darmwand verdickt und verhärtet: Abakterielle Peritonitis. Diagnose im pränatalen Ultraschall. Die Durchblutung des Darms muss dabei engmaschig kontrolliert werden, da der Bauchwanddefekt kleiner werden und die Darmdurchblutung am Mesenterialstiel kompromittieren kann. Die Geburt erfolgt via Sectio etwa mit 34 SSW.

Die Gastroschisis ist eine der wenigen Fehlbildungen, die sofort nach der Geburt versorgt werden müssen, da durch die Luftfüllung des Darms der Platzbedarf im Abdomen und die Gefahr der Strangulation zunehmen und die Gefahr der Auskühlung und Exsikkose groß ist. Die Kinderchirurgen sollten bereits vorher über den Geburtstermin informiert werden. Nach der Sectio wird das ganze Kind vom Hals abwärts in einen sterilen Plastikbeutel gepackt. Eine offene Sonde drainiert den Magen. Im kinderchirurgischen Operationssaal wird der oft massiv flüssigkeitsgefüllte Darm durch Ausstreichen oder eine kleine Enterotomie entleert.

Nach Ausschluss einer Atresie wird das Darmkonvolut in die Bauchhöhle reponiert und versucht, die Bauchdecke primär zu verschließen. Jedoch kann ein zu hoher Druck im Abdomen zur Beeinträchtigung der Atmung durch den Zwerchfellhochstand und durch Druck auf die V. cava zur Behinderung des venösen Rückflusses zum Herzen, zu mangelnder Urinausscheidung und zur venösen Stauung der Beine führen (abdominales Kompressionssyndrom). Dann muss zur Faszienerweiterung ein Patch aus Silikon oder Goretex eingesetzt werden oder es wird eine Folie als Tasche um den noch extrakorporal verbleibenden Darm in die Bauchwand eingenäht (Schuster-Plastik). Auf der Intensivstation werden durch ventralen Zug an der Folientasche nach oben die Bauchdecken langsam gedehnt. Sekundärer Bauchdeckenverschluss nach wenigen Tagen. Darmtätigkeit und enterale Ernährbarkeit erst nach mehreren Tagen bis Wochen. Die peritonitischen Veränderungen und Verdickungen der Darmwand bilden sich langsam, aber vollständig zurück.

In unkomplizierten Fällen – guter Allgemeinzustand, kein Organversagen und Azidose, keine Gefährdung der Darmdurchblutung, kein Missverhältnis des ausgetretenen Darmvolumens zur Größe der Bauchhöhle – kann auch bei der Gastroschisis die Reposition des vorgefallenen Intestinums auf der neonatologischen Station vorgenommen werden. Vorteile dieses Verfahrens sind das Fehlen von Narkose und Beatmung und eine kürzere Behandlungsdauer (E2a) [14].

Der Geburtsmodus (vaginal oder Sectio) hat keinen signifikanten Einfluss auf das Gelingen eines primären Bauchdeckenverschlusses, auf die Inzidenz einer Sepsis oder auf die Letalität (E1b) [18, 77].

10.3.14 Zwerchfellhernie

Häufigkeit 1:2500. Die Ursache ist unbekannt, häufiger links als rechts. Es kommt intrauterin zu einem Prolaps von Darm, teilw. auch Magen, Milz, Leber in die Pleurahöhle durch einen echten Defekt (Zwerchfell*ücke*) (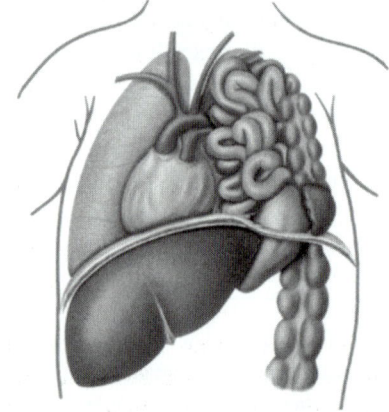 Abb. 10.3) oder eine herrnienartige sehr dünne Aussackung des Zwerchfells (Zwerchfell*hernie* im eigentlichen Sinn). Diagnose im pränatalen Ultraschall meist problemlos zu stellen. Der Vorfall des linken Leberlappens und eine »lung-to head ratio« unter 1.4 deuten auf eine schlechte Prognose hin (E2a) [72].

Auch heute noch ist die Therapie einer Zwerchfellhernie eine der größten Herausforderungen von Neonatologie und Kinderchirurgie mit einer Letalität von 35–50% [72, 56, 117]. Das Problem liegt in der assoziierten Lungenhypoplasie: bei linksseitiger Hernie ist die Pleurahöhle während der Fetalzeit von Intestinum und parenchymatösen Organen so ausgefüllt, dass sich die linke (bei Mediastinalverschiebung auch die rechte) Lunge nicht ausreichend entwickeln kann. Für die Prognose ausschlaggebend ist die Wandhypertrophie der Pulmonalarterien, was zur persistierenden pulmonalen Hypertension führt (s. S. 263). Das klinische Bild besteht in einer ausgeprägten Atemnot bereits unmittelbar nach der Geburt: Das vom rechten Ventrikel ausgeworfene Blut shuntet durch die fetalen Kurzschlüsse (Foramen ovale, Ductus arteriosus) an der Lunge vorbei, was zur mangelnden Sauerstoffsättigung und Zyanose führt. Keine Maskenbeatmung, Intubation sofort nach der Geburt. Es ist oft ein hoher Beatmungsdruck erforderlich, um einen akzeptablen Gasaustausch zu erreichen: Gefahr von Barotrauma

Abb. 10.3. Angeborene Zwerchfellhernie. Vorfall von Darmschlingen, Magen, Milz und manchmal auch linkem Leberlappen in die Brusthöhle. Die linke Lunge ist hypoplastisch. Das Mediastinum ist zur Gegenseite verdrängt. (Mod. nach Siewert 2001)

und Spannungspneumothorax. Die Operation erfolgt verzögert nach Stabilisierung des Kindes in der sog. »Honeymoon-Phase« (E2a) [85]. Um Risiken beim Transport zu vermeiden, kann das Kind auch auf der neonatologischen Intensivstation operiert werden (E2a) [70].

Durch eine mediane Laparotomie werden die prolabierten Organe in das Abdomen verbracht. Die Zwerchfellücke wird durch primäre Naht verschlossen. Wenn der Defekt groß ist, wird ein Patch (z. B. Goretex) eingenäht. Bei einer Zwerchfellhernie wird der Defekt durch Raffung des Herniensackes verschlossen.

Der Darm liegt fast immer in Nonrotation. Wenn das Abdomen zur Aufnahme der prolabierten Organe zu klein ist, muss zur Vermeidung eines abdominalen Kompressionssyndroms die Bauchwandfaszie durch Einlage eines Patches erweitert werden. Das postoperative Röntgenbild zeigt immer einen Pneumothorax auf der operierten Seite. Dieser persistiert über Tage, da sich die dysplastische Lunge nur langsam ausdehnt. Nicht drainieren! Manchmal muss ein seröser Pleuraerguss punktiert werden. Mit dem oralen Kostaufbau wird erst nach Ingangkommen der Darmtätigkeit begonnen.

Die extrakorporale Membranoxygenierung (s. S. 268) kann die Oxygenierung bessern in einer Situation, in der aufgrund der pulmonalen Hypoplasie und Hypertension eine konventionelle Respiratortherapie nicht mehr für einen suffizienten Gasaustausch ausreicht. Logistische und technische Probleme sind groß und ein positiver Effekt der ECMO auf die Überlebensrate ist bei der Zwerchfellhernie nicht belegt (E1a) [40]. Für präoperatives ECMO gibt es derzeit keine Indikation. Hochfrequenz-Oszillationsbeatmung sowie die Inhalation von Stickoxid (NO) sind höchstens in Einzelfällen von therapeutischem Nutzen (E4) [112]. Der Versuch, die Lungenhypoplasie durch intrauterine temporäre Okklusion der Trachea zu verhindern [36], verbesserte die Lungenfunktion geringfügig (E1b) [65], führte nicht zu einer höheren Überlebensrate, wohl aber zu einer erhöhten Frühgeborenenrate (E1b) [52]. Daher ist diese Therapieform heute höchstens im Rahmen kontrollierter Studien gerechtfertigt.

Die antenatale Konzentration von Kindern mit Zwerchfellhernie auf spezialisierte neonatologische und kinderchirurgische Zentren mit hoher Fallzahl, der Aufschub der Operation über Tage bis zum

Erreichen hämodynamischer und respiratorischer Stabilität sowie ein sanftes Beatmungsregime mit permissiver Hyperkapnie wirken sich vorteilhaft auf das Überleben aus (E1a) [85].

10.3.15 Ileus

Mechanischer Ileus

Wir unterscheiden zwei Formen des mechanischen Ileus – den *Strangulationsileus* (◘ Abb. 10.4) und den *Okklusionsileus* (◘ Abb. 10.5) – vom paralytischen Ileus. Beim Strangulationsileus hat sich der Darm um den eigenen Mesenterialstiel gedreht (Volvulus s. S. 302) oder er hat sich in einer inneren (Mesenterium) oder äußeren Hernie (Leisten-, Skrotalhernie) verfangen. Da der Darm nicht mehr ausreichend durchblutet ist, besteht beim Strangulationsileus eine dringliche Operationsindikation. Präoperative Maßnahmen wie Kreislaufstabilisierung, Volumengabe, Elektrolytausgleich, Bestellung von Blutkonserven etc. müssen parallel zur Narkoseeinleitung erfolgen.

Beim *Okklusionsileus* ist die Darmpassage durch Atresie, Ladd'sche Bänder, eingedicktes Mekonium oder postentzündliche oder postoperative Verwachsungen ganz oder teilweise behindert. Auch hier besteht eine dringliche Indikation zur operativen Therapie. Jedoch können hier die o. g. Vorbereitungen noch auf Station erfolgen und das Kind wird erst in stabilisiertem Zustand in den kinderchirurgischen OP gebracht.

Beim *mechanischen Ileus* liegt ein akutes Abdomen vor mit Auftreibung und Vorwölbung des Bauches, Abwehrspannung, Druckschmerz, Stuhlverhalt, galligem Erbrechen oder Reflux in der Magensonde. Die Peristaltik ist zunächst lebhaft im Sinne einer Widerstandsperistaltik mit hochgestellten, klingenden Tönen. Bald jedoch stellt der Darm seine Funktion ein und es überwiegt jetzt die Stille im Abdomen: Ohne adäquate Therapie geht der obstruktive in den paralytischen Ileus (s. S. 311) über.

Die Sonographie zeigt dilatierte Darmschlingen entweder ganz ohne Peristaltik oder es besteht eine Pendelperistaltik, bei der der Darminhalt ohne Propulsion hin- und herschwappt. Das Röntgenbild

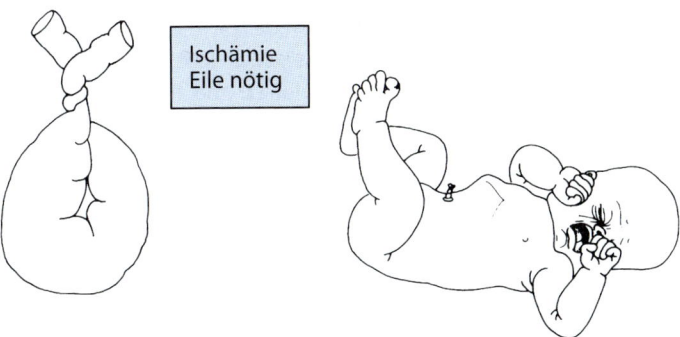

◘ **Abb. 10.4.** Strangulationsileus. Ursachen und Symptome des Strangulationsileus. *Ursachen:* Volvulus, inkarzerierte Leistenhernie, Torsion um Ductus omphaloentericus, Invagination, Mesenteriallücke (innerer Bruch); *Symptome:* akute heftigste Schmerzen, Erbrechen, Schock, akutes Abdomen, blutig-schleimiger Stuhl.

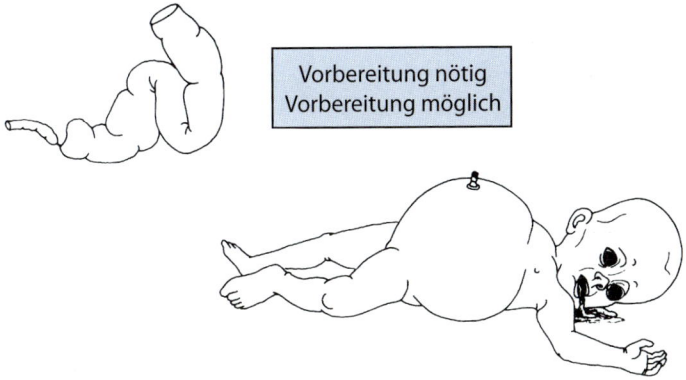

◘ **Abb. 10.5.** Okklusionsileus. Ursachen und Symptome des Okklusionsileus. *Ursachen:* Atresie (Duodenum, Dünn- und Dickdarm, Rektum), Pankreas anulare, Ladd'sche Bänder bei Malrotation, Mekoniumpfropfsyndrom, Mekoniumileus, M. Hirschsprung, Kompression durch Zyste, Tumor, Duplikatur; *Symptome:* abdominale Distension, Erbrechen, Stuhlverhalt, Exsikkose, Zwerchfellhochstand.

des Abdomens im Hängen gibt Hinweise auf die Lokalisation der Passagestörung: Flüssigkeitsspiegel, stehende Schlingen, Fehlen von intraluminaler Luft distal der Obstruktion (■ Abb. 10.6.1–5). Kontrastmittelgabe von oral im Sinne einer Röntgen-Magendarmpassage kann

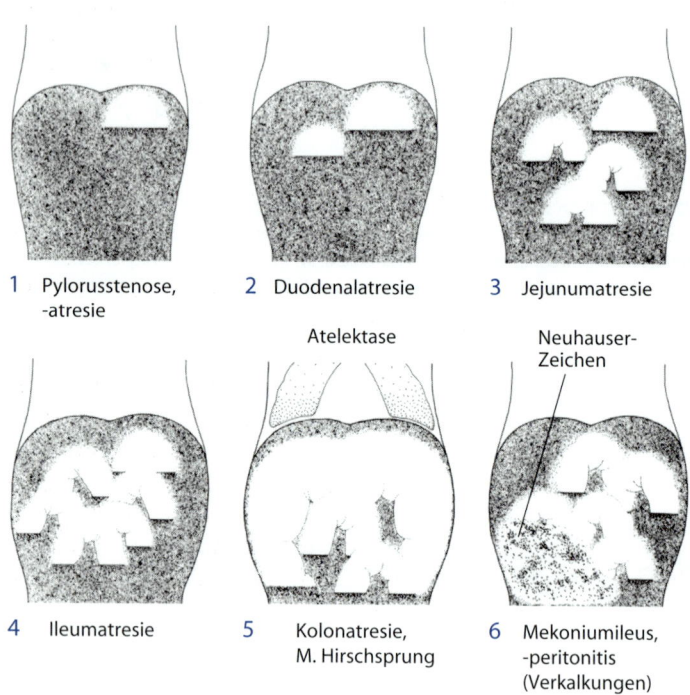

1   Pylorusstenose, -atresie

2   Duodenalatresie

3   Jejunumatresie

Atelektase

Neuhauser-Zeichen

4   Ileumatresie

5   Kolonatresie, M. Hirschsprung

6   Mekoniumileus, -peritonitis (Verkalkungen)

■ **Abb. 10.6.** Röntgenbefunde gastrointestinale Passagestörung (Schema). 6.1 *Pylorusstenose, -atresie:* Die eine Blase im linken Oberbauch entspricht dem Magen; 6.2 *Duodenalatresie, Pankreas anulare »double bubble«:* Die Blasen entsprechen dem Magen und dem dilatierten Bulbus duodeni; 6.3 *Jejunumatresie:* Mehrere luftgefüllte stehende Schlingen über Flüssigkeitsspiegeln; 6.4 *Ileumatresie:* Je tiefer die Atresie, umso mehr dilatierte Dünndarmschlingen stellen sich dar; 6.5 *Kolonatresie, M. Hirschsprung:* Das dilatierte Megakolon kann ein groteskes Ausmaß erreichen; 6.6 *Mekoniumileus,-peritonitis (Verkalkungen):* Stehende Dünndarmschlingen wie bei der Ileumatresie. Die Verkalkungen rühren von bereits intrauterin ausgetretenem Mekonium her mit entzündlicher Reaktion des Peritoneums.

die Höhe einer Obstruktion aufzeigen. Meist jedoch verdämmert das wasserlösliche Kontrastmittel in den ersten Dünndarmschlingen ohne diagnostische Aussage.

Die vitale Bedrohung eines Neugeborenen durch einen mechanischen Ileus liegt primär im Mangel an zirkulierendem Volumen: Nachdem der Darm vergeblich gegen eine Obstruktion angekämpft hat, erlahmt seine Funktion und das Lumen dilatiert. Anstatt Flüssigkeit zu resorbieren, sezerniert die Darmmukosa nun in das Lumen. Dieser Flüssigkeitverlust kann zu intravasaler Hypovolämie mit Eindickung des Blutes und Perfusionsstörungen lebenswichtiger Organe wie Niere und Gehirn führen. Die Darmwand wird permeabel für Darmbakterien, die eine Sepsis auslösen können. Die dadurch bedingte Vasodilatation verstärkt Hypovolämie und Perfusionsstörungen im Sinne eines Circulus vitiosus. Je tiefer die Obstruktion, desto mehr Darmschlingen sind von der Dekompensation betroffen und desto dringlicher ist die Indikation zur chirurgischen Therapie, bevor es zu Kreislaufzusammenbruch und Multiorganversagen kommt.

Durch eine quere Laparotomie wird die Ursache des Ileus aufgesucht und beseitigt. Durch Enterotomie wird der Darminhalt abgesaugt und der Darm von angestauter Flüssigkeit oder eingedicktem Mekonium entlastet.

Wenn es die Situation erlaubt, wird die Enterotomie übernäht und die Darmpassage durch eine End-zu-End-Anastomose oder Bishop-Koop'sche Anastomose wiederhergestellt. Ansonsten erfolgt die Ausleitung durch Anlage zweier Enterostomata.

Paralytischer Ileus

Infolge der allgemeinen Unreife ist bei Frühgeborenen die Peristaltik des Gastrointestinaltraktes vermindert. Eine verminderte Füllung und Perfusion, Überwiegen des Sympathikotonus, Elektrolytimbalancen mit Erniedrigung der Serumspiegel von Kalium, Kalzium und Magnesium, aber auch exogene Faktoren wie Analgetika (Morphin), Prostaglandine und Theophyllin dämpfen die Erregungsbildung. Die Therapie besteht zunächst in Ausgleich des Elektrolythaushalts, Weglassen der exogenen Faktoren und Zuwarten.

Auch nach jedem abdominalchirurgischem Eingriff stellt der Darmtrakt physiologischerweise seine Tätigkeit für 12–24 h ein. Danach sollte sie jedoch wieder in Gang kommen, sonst besteht Verdacht auf eine chirurgische Komplikation wie Peritonitis, Darmperforation oder Nahtinsuffizienz. Zu achten ist aber auch auf die medikamentöse Therapie, da potente Analgetika wie Morphin und Opioide die Darmtätigkeit hemmen. Weitere mögliche Ursachen eines paralytischen Ileus im Neugeborenenalter sind entzündliche Prozesse im Bauchraum wie die nekrotisierende Enterokolitis (s. S. 314).

Bei Ausschluss von mechanischem Ileus, intraabdominaler Komplikation und Entzündung setzen wir zur Stimulation der Darmtätigkeit Parasympathomimetika wie Prostigmin ein.

10.3.16 Mekoniumpfropfsyndrom – Mekoniumileus – Mekoniumperitonitis

Wenn das Mekonium eindickt, z. B. bei zystischer Fibrose oder durch ungenügende Flüssigkeitszufuhr, kann es hart wie Fensterkitt werden. Es ist dann durch die Peristaltik nicht mehr mobilisierbar und kann zum Darmverschluss führen. Meist ist das terminale Ileum kurz vor der Bauhin'schen Klappe betroffen. Es kann der Versuch unternommen werden, durch Gabe von Acetylcystein via Klistier oder Magensonde das Mekonium aufzulösen. Bei Misslingen muss laparotomiert, der Darm eröffnet und das eingedickte Mekonium offen herausgespült werden (E3) [46]. Bei zystischer Fibrose ist ein Rezidiv sehr wahrscheinlich, so dass hier nach Entleerung des Darms die Anlage einer Bishop-Koop'schen Anastomose indiziert ist (E3) [43].

Unter Mekoniumperitonitis versteht man die pränatale Perforation des mit Mekoniummassen verstopften Dünndarms (meist terminales Ileum) mit Austritt von Darminhalt in die Bauchhöhle. Aufgrund der sterilen Situation im Uterus kommt es nicht zu einer bakteriellen, sondern zu einer sterilen Peritonitis. Die ausgetretenen Mekoniummassen verkalken, was im Ultraschall oder Röntgenbild sichtbar ist (◘ Abb. 10.6.6). Die Therapie besteht in der schonenden

Ausräumung des verkalkten Materials, Aufsuchen der Darmenden und Herstellen der Passage durch eine Bishop-Koop-Anastomose.

10.3.17 Nekrotisierende Enterokolitis (NEC)

Definition, Epidemiologie, Risikogruppen

Akute fulminante Entzündungsreaktion mit durchgreifender Nekrose der Darmwand, die häufig zur Perforation führt. Meistens sind einzelne Segmente im Dünn- oder Dickdarm befallen, während andere Darmabschnitte frei bleiben. Es gibt aber auch die NEC des gesamten Intestinums vom Magen bis zum Rektum. Eine endemische Häufung wurde in manchen Abteilungen beschrieben. Betroffen sind fast immer (zu 90%) Frühgeborene und hier vor allem die unter 28 SSW [120]. Wenn Kinder mit fortgeschrittenerem Gestationsalter oder gar reife Neugeborene eine NEC entwickeln, so liegen fast immer Risikofaktoren für eine intestinale Ischämie vor: komplikationsreiche Geburt, perinatale Hypoxie, Polyglobulie, Reanimation, HIV-Exposition bzw. antiretrovirale Behandlung, angeborene Herzfehler und persistierender Ductus arteriosus. In der Regel beginnt die Krankheit zwischen dem 3. und 10. Lebenstag, jedoch wurde auch schon ein wesentlich späterer Beginn beschrieben [124].

Die Häufigkeit beträgt 1–3 auf 1000 Lebendgeburten bzw. 1–5% aller Aufnahmen auf eine neonatologische Intensivstation. Die Letalität beträgt 25–30% [120].

Pathogenese, Pathophysiologie

◘ Abb. 10.7 fasst die wichtigsten Risikofaktoren zur Entstehung einer NEC zusammen: Enterale Ernährung, hyperosmolare Nährlösungen und Medikamente treffen auf eine Dünndarmmukosa, die durch viele Faktoren vulnerabel erscheint: Plazentainsuffizienz, Hypovolämie, Anämie, niedriger Blutdruck und verminderte Oxygenierung im Splanchnicusgebiet durch persistierenden Ductus arteriosus. Es kommt zu einer Schleimhautschädigung, welche sich superinfiziert. Die strukturelle Unreife des Darms und des Immunsystems, das Fehlen von IgA in der Frühgeborenennahrung sowie die Selektion pathogener Keime

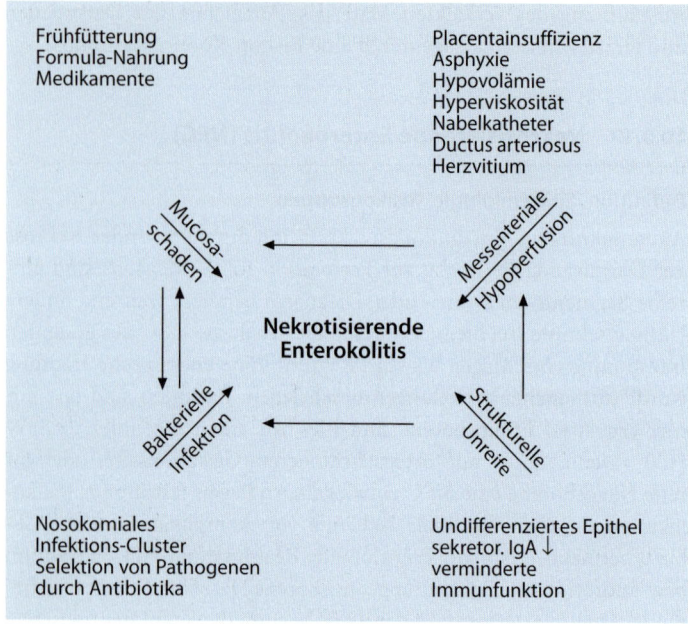

Frühfütterung
Formula-Nahrung
Medikamente

Placentainsuffizienz
Asphyxie
Hypovolämie
Hyperviskosität
Nabelkatheter
Ductus arteriosus
Herzvitium

Mucosa-schaden

Messenteriale Hypoperfusion

**Nekrotisierende
Enterokolitis**

Bakterielle Infektion

Strukturelle Unreife

Nosokomiales
Infektions-Cluster
Selektion von Pathogenen
durch Antibiotika

Undifferenziertes Epithel
sekretor. IgA ↓
verminderte
Immunfunktion

◙ Abb. 10.7. Hypothetische Pathogenesefaktoren der NEC

durch vorangegangene Antibiotikagabe begünstigen das Angehen der Infektion. Aufgrund der epidemieartig auftretenden Häufigkeit in manchen Abteilungen sind Hospitalinfektionen als begünstigender Faktor wahrscheinlich. Spezifische Keime konnten jedoch bis heute nicht identifiziert werden.

Klinik und Symptomatik

Die Symptomatik beginnt schleichend, oft zunächst unspezifische Symptome: Verschlechterung des Allgemeinzustandes, Trinkunlust, Apnoen, Bradykardie. Die Bauchdecken sind druckschmerzhaft und gespannt, die Haut ist marmoriert mit deutlicher Venenzeichnung, später kommen Bauchdeckenödem und -phlegmone dazu. Der Stuhl ist schleimig und mit frischem Blut vermischt. Die Erkrankung verläuft dynamisch, wobei das Zeitfenster zwischen den einzelnen Stadien nur wenige Stunden betragen kann.

Diagnostik, Stadieneinteilung [124]

Stadium I: Verdacht auf NEC

Das Abdomen ist distendiert, druckempfindlich, der Stuhl schleimig. Außer einzelnen Apnoen besteht noch keine klinisch evidente systemische Reaktion. Das Röntgenbild zeigt bis auf eine Verdickung der Darmwand in der Regel keine Auffälligkeiten. Im Serum sind die Entzündungsparameter (CRP, Interleukin-6, -8) erhöht.

Stadium IIA: NEC, milde systemische Reaktion

Distension und Druckschmerzhaftigkeit des Abdomens nehmen zu. Die Haut wird ödematös, glänzend. Der Stuhl ist mit frischem Blut vermischt. Das Kind ist apathisch und somnolent. Hypotension und Oligurie können Vorboten einer beginnenden Kreislaufinsuffizienz sein. Apnoephasen häufen sich und parallel dazu Bradykardien. Das Röntgenbild zeigt eine weitere Verdickung der Darmwand mit Doppelkontur durch Ödembildung. Einzelne Schlingen zeigen kleine Gasbläschen in der Darmwand (Pneumatosis intestinalis). Wahrscheinlich werden sie durch gasbildende Bakterien gebildet, die aus dem Darmlumen durch die permeabel gewordene Mukosa in die Darmwand penetriert sind.

Stadium IIB: NEC, schwere systemische Reaktion

Das Frühgeborene ist hoch septisch. Zur Kreislaufunterstützung und zur Aufrechthaltung der Nierenfunktion sind massive Volumengaben und Katecholamine notwendig. Intubation und Beatmung werden erforderlich. Die metabolische Azidose muss ausgeglichen werden.

Stadium IIIA: schwere NEC und Sepsis, keine Darmperforation

Die wanddurchgreifende Entzündungsreaktion hat zur Gangrän einer oder mehrerer Darmschlingen geführt. Das Abdomen ist massiv gebläht und gespannt, oft liegt eine Phlegmone der Bauchdecke vor. Die Sepsis mit Kreislaufinsuffizienz, Anurie und diffusem Austritt von Flüssigkeit ins Interstitium (Kapillarleck) lässt den Körper aufquellen. Durch Verbreiterung der Diffusionsstrecke kommt es zur respiratori-

Stadium I

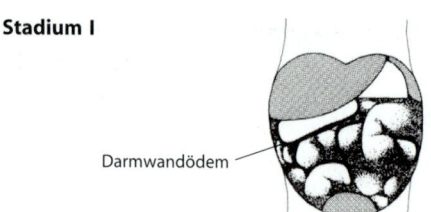

Darmwandödem

Gasdistension

Stadium IIa

Hepatomegalie — — Splenomegalie

— Pneumatosis

Darmwandödem —

schaumiger Stuhl — Separation der Darmschlingen

10

Stadium IIb + IIIa

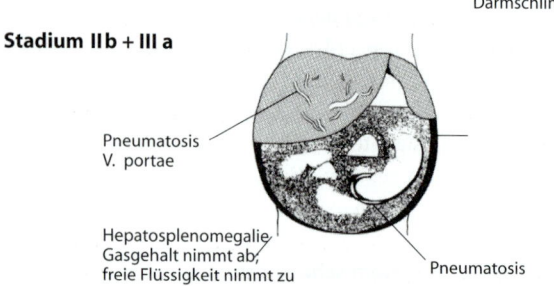

Pneumatosis V. portae

Hepatosplenomegalie, Gasgehalt nimmt ab, freie Flüssigkeit nimmt zu — Pneumatosis

Stadium IIIb

prähepatische Luftsichel

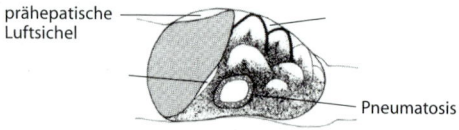

— Pneumatosis

Aufnahme seitlich, Rückenlage

■ **Abb. 10.8.** Typische Röntgenbefunde der NEC. *Stadium I:* Verdickte Darmwand (Ödem), geblähte Darmschlingen; *Stadium IIa+b, IIIa:* Hepato-, Splenomegalie, Darmwandödem, Pneumatosis intestinalis und V. portae, Ascites, schaumiger Stuhl; *Stadium IIIb:* ausgeprägte Pneumatosis intestinalis, direkte Darstellung freie Luft subphrenisch oder prähepatisch, indirekte Darstellung freie Luft (sichtbares Lig. falciforme, zentrale Aufhellung).

schen Insuffizienz. Ein Multiorganversagen stellt sich ein, welches trotz aller intensivmedizinischen Bemühungen irreversibel werden kann. Es kommt zu Thrombozytensturz und disseminierter intravasaler Gerinnung. Im Röntgenbild erstreckt sich die Pneumatosis intestinalis jetzt auf mehrere Schlingen, oft ist sonographisch oder radiologisch Luft in der Pfortader zu sehen.

Stadium IIIB: schwere NEC und Sepsis, Darmperforation und Pneumoperitoneum

Das klinische Bild entspricht Stadium IIIA.

Bei Perforation ist freie Luft unter dem Zwerchfell bzw. in Linksseitenlage zwischen Leber und Bauchwand nachweisbar.

> ❗ Bei gedeckter Perforation kann der Nachweis freier Luft gänzlich fehlen. Nicht selten sind die radiologischen Zeichen für freie Luft diskret.

So kann z. B. die Darstellung des sonst nicht sichtbaren Lig. falciforme ein indirekter Hinweis sein. Spätestens jetzt ist eine chirurgische Therapie erforderlich (s. unten).

◻ Abb. 10.8 fasst typische röntgenologische Befunde bei den einzelnen NEC-Stadien zusammen.

Kohortierung, Surveillance

Beim Auftreten einer NEC bilden wir sofort eine Kohorte aus den Kindern des gleichen Raumes und isolieren diese wie auch die anderen Patienten. Alle Kontaktpatienten (besonders Mehrlingsgeschwister) werden sorgfältig untersucht. So soll eine beginnende »Clusterbildung« oder das Übergreifen der NEC auf andere Stationen verhindert werden. Die in Deutschland zwingend vorgeschriebene prospektive Surveillance nosokomialer Infektionen bei Frühgeborenen <1500 g [57, 47] betrifft auch die NEC und hat insgesamt Infektionen seltener gemacht.

Konservative Behandlung

Die Therapie ist zunächst konservativ mit Nahrungskarenz und einer Dreifachkombination von Antibiotika (z. B. Cephalosporin, Aminoglykosid und Metronidazol). Durch zusätzliche Gabe von Volumen und evtl. Transfusion von Erythrozytenkonzentraten, Ausgleich von Elektrolytimbalancen und Korrektur des Säure-Basen-Haushalts wird versucht, den Kreislauf zu stabilisieren und für eine gute Perfusion gerade auch des Intestinums zu sorgen. Bei Kapillarleck und drohender Flüssigkeitsüberladung sind Katecholamine indiziert (s. S. 245). Aufgrund des Zwerchfellhochstandes und der Vergrößerung der Diffusionsstrecke zum Gasaustausch in der Lunge sollte frühzeitig intubiert und beatmet werden.

Operative Behandlung

Über 25% der Kinder mit NEC müssen operiert werden (E4) [120]. Die operative Therapie ist spätestens im Stadium IIIA indiziert und sollte möglichst noch vor der Perforation des Darms mit Kontamination der Bauchhöhle erfolgen. Die früher gegebene Empfehlung, dass ein Kind mit NEC alle 6 h geröntgt werden sollte, birgt daher in sich die Gefahr einer Verzögerung der operativen Therapie. Die Indikationstellung wird besser nach dem klinischen Zustand gestellt: ein rascher Verfall des Kindes mit Gefährdung der Vitalfunktionen, ein akutes, bretthartes Abdomen, zunehmende phlegmonöse Infiltration oder dunkle Verfärbung der Bauchdecken, Katecholamingabe mit rascher Dosissteigerung und Intensivierung der Beatmungsparameter sollten auch ohne radiologisch nachgewiesene Perforation zur Operation führen. Bezüglich der operativen Strategie gibt es verschiedene Ansätze (E3) [101]: Bei der Laparotomie werden nach Säuberung der Bauchhöhle von ausgetretenem Darminhalt sicher nekrotische Darmanteile entfernt. Die Passage kann dann durch eine primäre Anastomose wiederhergestellt werden (E2b) [51]. Oder es wird proximal zur Ableitung und Entlastung ein Enterostoma, meistens ein Ileostoma, angelegt und der distale Darmschenkel ebenfalls endständig ausgeleitet. Während für die primäre Anastomose beide Darmschenkel frei von entzündlichen Veränderungen sein sollten, können bei proximaler Ausleitung auch von der NEC befallene distale Darmabschnitte im Abdomen verbleiben.

Eine Resektion von Darmanteilen sollte in jedem Fall zurückhaltend erfolgen und sich auf sicher avitale Darmanteile beschränken, da bei ausgedehnten Resektionen ein Kurzdarmsyndrom (s. S. 321) resultiert. Auch massiv von der NEC befallene Darmabschnitte können sich nach Ausschaltung wieder erholen, so dass Darmanteile von zweifelhafter Vitalität belassen und im Rahmen einer second-look-Operation nach Tagen noch einmal beurteilt werden sollten. Der Bauchdeckenverschluss darf nicht erzwungen werden: Bei massiver ödematöser Schwellung des Intestinums und Druckerhöhung im Abdomen bei primärem Verschluss ist es besser, zunächst die Bauchdecken im Sinne eines Laparostomas offen zu lassen und das Abdomen zunächst nur mit einem Patch aus durchsichtiger Folie zu verschließen. So kann die weitere Entwicklung jederzeit beobachtet werden. Nach Abklingen der akuten Phase und Rückgang des Ödems nach Tagen werden in der second-look-Operation jetzt nur die zweifelsfrei nekrotischen und demarkierten Darmanteile entfernt und das Abdomen sekundär verschlossen.

Eine Alternative zur Laparotomie stellt gerade bei sehr untergewichtigen Frühgeborenen <1000 g die alleinige Punktion und Drainage des Abdomens auf Station dar (E4) [96]. Jedoch ist es aufgrund der bisherigen Erkenntnislage bisher unklar, welches Verfahren die besseren Überlebenschancen bietet (E1a) [84]. Dies wird zurzeit in einer weltweiten Multizenterstudie geprüft (E4) [96].

Komplikationen, Prognose, Prävention

Die Letalität von Frühgeborenen <1000 g, die wegen einer NEC operiert werden müssen, beträgt bis zu 50% [18, 116,103]. Von den überlebenden Kindern sind bei ca. 50% Komplikationen einer NEC wie Rezidiv, Striktur und sekundäre Atresie von Darmanteilen, Kurzdarmsyndrom oder intrahepatische Cholestase sowie neurologische Defizite zu erwarten [114,120].

Nach Abklingen der NEC und Ingangkommen der Darmtätigkeit, erkennbar an Stuhlaustritt aus dem proximalen Enterostoma, kann vorsichtig wieder mit dem Nahrungsaufbau begonnen werden. Die Rückverlagerung der Enterostomata erfolgt nach radiologischer Kontrolle der Durchgängigkeit des abführenden Schenkels nach 4–6 Wochen, sekundäre Strikturen sowie passagebehindernde Verwachsungen werden reseziert.

In den letzten Jahren konnte die Inzidenz der NEC durch folgende präventive Maßnahmen deutlich gesenkt werden [10]:

- Antenatale Steroide (E1a) [32]
- Verzögerter Beginn des oralen Kostaufbaus mit langsamer Steigerung des Volumens (E1b) [11]
- Orale Gabe von Probiotika (E1a) [33, 75, 17]
- Anreicherung der Nahrung mit Arginin (E1b) [4]
- Konzentration der Behandlung von extrem untergewichtigen Frühgeborenen in neonatologischen Zentren (E1a) [121, 120]

10.3.18 Fokale intestinale Perforation (FIP)

Auch dieses Ereignis betrifft vor allem sehr untergewichtige Frühgeborene. Plötzlich entwickelt sich ein akutes vorgewölbtes Abdomen mit tympanitischem Klopfschall bei der Perkussion. Die Röntgenaufnahme zeigt freie Luft und bei der Operation findet man eine oft nur stecknadelkopfgroße, wie ausgestanzt wirkende Öffnung der Darmwand, meistens des terminalen Ileums (E3) [99]. Im Unterschied zur NEC ist der Darm mit Ausnahme der Perforationsstelle nicht entzündlich oder nekrotisch verändert. Die Ätiologie ist unklar, eine lokale Ischämie wahrscheinlich. Häufig war ein Nabelarterienkatheter oder die Gabe von Indometacin bei PDA vorangegangen (E3) [99, 24].

Die Therapie besteht in der operativen Eröffnung des Abdomens und einfachen Übernähung der Perforationsstelle. Eine Multizenterstudie prüft derzeit, ob die alleinige Drainage des Abdomens ausreicht [96]. Das Problem besteht darin, bereits präoperativ aufgrund von klinischen und radiologischen Kriterien die wahrscheinliche Ursache eines Pneumoperitoneums – ob NEC oder FIP – auszumachen, da bei der NEC das relative Risiko für Tod gegenüber der FIP um den Faktor 1,4 deutlich erhöht ist [18].

10.3.19 Duplikaturen des Gastrointestinaltraktes

Dies sind zystische Gebilde, die überall entlang des Gastrointestinaltraktes auftreten können. Sie haben eine Wand mit dem normalen

Darm gemeinsam und oft Anschluss an das Darmlumen. Da sie Schmerzen verursachen, die Passage behindern und zu Volvulus und Invagination führen können, ist die chirurgische Resektion unter sorgfältiger Schonung der Blutversorgung des normalen Darmes indiziert. Die Differentialdiagnose zu anderen zystischen Strukturen im Bauchraum (Ovarial-, Mesenterialzysten, Lymphangiome etc.) ist schwierig zu stellen und wird oft erst bei der Operation klar [98].

10.3.20 Kurzdarmsyndrom

Diese Kinder sind von einer Langzeit-parenteralen Ernährung abhängig, da ihnen nicht genügend Resorptionsfläche zur enteralen Ernährung verbleibt. Ein Kurzdarmsyndrom ist zu befürchten, wenn beim Neugeborenen weniger als ca. 20–40 cm Dünndarm und weniger als das halbe Kolon verbleiben. Ursächlich kann z. B. eine Gastroschisis sein mit Ischämie und Nekrose der prolabierten Darmanteile oder ausgedehnte Darmresektionen bei NEC oder Volvulus. Prävention ist oberstes Gebot, da die Prognose des Kurzdarmsyndroms schlecht ist: Oft sterben diese Kinder an Komplikationen der zentral-venösen Zugänge, auf die sie wegen der parenteralen Ernährung angewiesen sind. Auch führt eine langandauernde parenterale Ernährung in 60% der Kinder zur Leberzirrhose (E4) [66]. Andere Therapieoptionen wie eine Verlängerung des Darms durch Duplikatur (E3) [13] oder eine Dünndarmtransplantation (E3) [122] haben geringe Erfolgsraten und schwerwiegende Komplikationen.

10.3.21 Megakolon (M. Hirschsprung)

Häufigkeit 1:5000 mit einem Verhältnis von männlichen zu weiblichen Säuglingen von 4:1. Ursache ist eine fehlende Migration der Zellen der Neuralleiste, jedoch ist unklar, warum diese gestört ist. In 75% fehlen die Ganglienzellen des Enddarmes über eine variable Länge nach proximal. Bei der distalen Form ist das aganglionäre Rektum eng gestellt und wirkt als Passagehindernis, der proximal davon gelegene Kolonrahmen weitet sich auf und dilatiert (Megakolon). Meist fehlender Mekoniumabgang während der ersten Lebenstage. Durch Stase kann es zu Infektion des Darminhaltes, Permeabilitätsstörungen der Darmwand und Übertritt von Bakterien in die Blutbahn kommen, was man als toxisches Megakolon bezeichnet. Ursache ist eine Enterokolitis, die sich klinisch als übelriechende Diarrhoe manifestiert. Ein Kontrasteinlauf zeigt das enge Rektum und die Übergangszone zum proximalen dilatierten Darm. Die Diagnose wird gesichert durch die Biopsie der Rektumwand, die das Fehlen von Ganglienzellen und erhöhte Acetylcholinesterase-Aktivität in der Submukosa zeigt.

Durch regelmäßige Klistiere und Darmrohre kann die Obstipation zunächst konservativ behandelt werden. Die chirurgische Therapie erfolgt noch in der Neugeborenenperiode ohne Anlage eines Enterostomas und ohne Eröffnung des Abdomens über einen transanalen Zugang. Das aganglionäre Rektum wird reseziert, das gesunde Sigma heruntergezogen und anal anastomosiert (E2b) [119, 71]. Bei Vorliegen eines toxischen Megakolons muss mit der Operation bis zum Abklingen der entzündlichen Veränderungen gewartet werden.

Bei der Rektumbiopsie lautet der pathologische Befund häufig auf »Neuronale intestinale Dysplasie«. Ganglienzellen sind vorhanden [79]. Eine spontane Reifung und damit Besserung der Obstipationssymptomatik kann unter konservativer Therapie erwartet werden.

10.3.22 Extrahepatische Gallengangsatresie

Wenn ein neonataler Ikterus länger als 2–3 Wochen anhält, der Stuhl ungefärbt ist und im Serum konjugiertes Bilirubin dominiert, so liegt der Verdacht auf eine extrahepatische Gallengangsatresie nahe (s. S. 510). Bei manchen Neugeborenen ist das Mekonium und der Stuhl der ersten Lebenstage noch gefärbt und wird erst später hell. Die Ätiologie ist unklar. Man nimmt eine inflammatorische und fibrosierende Obliteration der extrahepatischen Gallengänge als fehlgeleitete immunologische Reaktion auf eine prä- oder postnatale (Virus?-)Infektion an [12]. Die Gallenblase ist dysplastisch oder nicht (mehr) vorhanden. Gesichert wird die Diagnose durch eine Leberbiopsie, welche eine intrahepatische Cholestase mit Gallengangsproliferation zeigt. Die chirurgische Therapie besteht im Anfrischen der Leberpforte an der Stelle, an der die beiden Hauptgallengänge münden und Drainage der Galle durch eine hochgezogene Y-Roux-Dünndarmschlinge (Op nach Kasai) (E3) [107]. Damit kann bei maximal 20% der Kinder eine definitive Heilung erreicht werden, bei den restlichen 80% muss früher oder später eine Lebertransplantation durchgeführt werden.

10.3.23 Nässender Nabel – Ductus omphaloentericus – Urachus

Bei Ausbreitung einer Nabelinfektion über die noch nicht obliterierten Nabelgefäße besteht die Gefahr der Pfortaderthrombose und Sepsis. Durch Sauberhalten, systemische Antibiotika und lokale Desinfektion kann rasch eine saubere Sekundärheilung erreicht werden.

❗ Lokale Antibiotika sind hier, wie auch sonst in der Kinderchirurgie, aufgrund der Sensibilisierungsgefahr, nicht angezeigt!

Wenn es durch eine überschießende Bildung von Granulationsgewebe zur Wucherung des Nabelgewebes, zum Nabelgranulom, kommt, so kann dieses durch eine kleine Operation entfernt werden. Ätzen ist obsolet, da es unwirksam ist und zur unschönen Narbenbildung führen kann.

Anders ist die Situation, wenn die Sekretion über Tage und Wochen nicht sistiert. Als Ursache kommen nicht obliterierte Verbindungen in die Bauchhöhle in Frage: Ein persistierender Ductus omphaloentericus zum Ileum oder ein persistierender Urachus zur Blase. Oft entscheidet schon die Inspektion der sezernierten Flüssigkeit (Dünndarminhalt oder Urin), welcher von beiden Kanälen offen ist. Im Zweifelsfall helfen Sonographie oder die Röntgenkontrastdarstellung weiter. Die

Therapie ist der operative Verschluss über eine kleine Inzision um den Nabel (E3) [81].

10.3.24 Nabelhernie

Nabelhernien sind bei neugeborenen Kindern häufig, verschließen sich meist spontan und inkarzerieren selten. Wichtig ist die Beruhigung der Eltern auch bei ausgeprägten Befunden und die Versicherung, dass eine Operation in der Regel nicht angezeigt ist.

10.4 Urogenitaltrakt

◘ Abb. 10.9 zeigt eine Synopsis der häufigsten Fehlbildungen des harnableitenden Systems im Neugeborenenalter.

10.4.1 Ureterabgangsstenose

Engstelle des Ureterabgangs führt zu Aufstau und Dilatation des Nierenbeckens (Hydronephrose), welche im prä- und postnatalen Ultraschall gut zur Darstellung kommt. Postnatal kommt es in einem Großteil der Fälle zur spontanen Besserung des Urinabflusses und bei normaler Nierenfunktion ist ein abwartendes Verhalten unter sonographischer Kontrolle angezeigt (E2a) [27]. Bei zunehmender Dilatation sowie szintigraphischem Nachweis eines Rückgangs der Nierenfunktion ist jedoch eine Druckschädigung des Nierenparenchyms zu befürchten und die Indikation zur operativen Therapie auch im Neugeborenenalter gegeben (E3) [9]. Es wird über einen lumbalen Zugang der stenotische Übergang vom Nierenbecken zum Ureter reseziert und der Ureter nach Anschrägung neu mit dem Nierenbecken anastomosiert (Anderson-Hynes-Plastik). Es wird ein Katheter in das Nierenbecken eingelegt, welcher perkutan ausgeleitet und nach radiologischer Darstellung der Abflussverhältnisse am 10. postoperativen Tag entfernt wird.

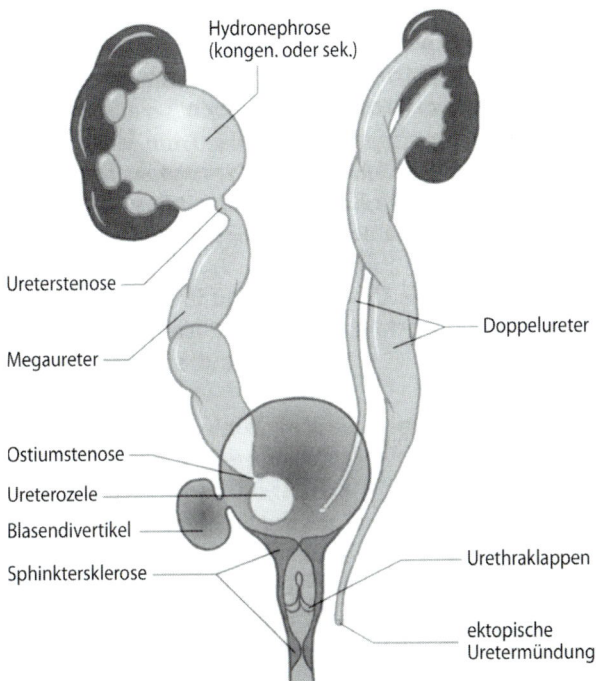

□ Abb. 10.9. Angeborene Fehlbildungen ableitende Harnwege. Hydronephrose (kongenital oder sekundär), Ureterabgangsstenose, Megaureter, Uretermündungsstenose, Ureterozele, Blasendivertikel, Urethralklappen, Doppelureter (Oberpol: obstruktiv, Unterpol: refluxiv), ektope Uretermündung. (Mod. nach Siewert 2001)

10.4.2 Megaureter

Erweiterung eines oder beider Ureteren, die im pränatalen Ultraschall sehr gut darstellbar ist. Wenn Urethralklappen und vesikoureteraler Reflux ausgeschlossen sind, kann bei geringgradiger Erweiterung unter Antibiotikaprophylaxe die spontane Besserung abgewartet werden. Indikation zur temporären kutanen Ausleitung des Ureters (E2b) [82]:

■ Retrovesikaler Durchmesser des Ureters >1cm
■ Relevante Abflussstörung
■ Rückgang der Partialfunktion der ipsilateralen Niere

Nach Rückgang der Dilatation erfolgt die Neueinpflanzung des Ureters in die Blase (Ureterozystoneostomie)

10.4.3 Vesikoureteraler Reflux

Normalerweise mündet der Ureter schräg durch die Harnblasenwand. Dadurch ist eine Art »Rückstoßventil« gegeben, welches den Reflux von Urin aus der Blase in den Harnleiter verhindert. Wenn der Ureter senkrecht in die Harnblasenwand mündet, kann dieser Mechanismus nicht funktionieren und Urin fließt zurück in den Ureter, teilweise bis in das Nierenbecken. Dieser vesikoureterale Reflux prädisponiert zu Harnwegsinfekten, welche die Nierenfunktion langfristig gefährden. Der Reflux wird durch ein Miktions-Zystoureterogramm nachgewiesen. In den frühen Stadien ist die Therapie zunächst konservativ unter Antibiotikaprophylaxe, da sich in vielen Fällen der Reflux spontan zurückbildet (E2b) [110]. In den höhergradigen Stadien und bei Harnwegsinfektionen trotz Antibiotikaprophylaxe sind operative Interventionen angezeigt, meist jenseits der Neonatalperiode.

10.4.4 Urethralklappen

Segelförmige Ausstülpungen der Urethrawand auf Höhe des Colliculus seminalis in der pars prostatica der Urethra. Durch einen Ventilmechanismus kommt es bereits intrauterin zu:
■ Stauung in der Blase
■ Wandhypertrophie mit Pseudodivertikeln (Balkenblase)
■ Beidseitiger Uretermündungsstenose
■ Megaureteren
■ Sekundärem vesikoureteralem Reflux
■ Zerstörung des Nierenparenchyms mit konsekutiver Niereninsuffizienz

Die Segelklappen selbst sind im pränatalen Schall nicht darstellbar, wohl aber die Balkenblase und der Aufstau der ableitenden Harnsysteme. Nach der Geburt wird zur Entlastung der Blase ein transurethraler Katheter eingelegt. Nach Adaptation wird das Kind zystoskopiert und die Urethralklappen werden mit dem Laser oder dem elektrischen Messer zerstört. Postoperativ wird die Urethra für eine Woche mit einem Blasenkatheter geschient. Wenn sich nach Monaten Blasenwandhypertrophie und Ureterdilatation zurückgebildet haben, erfolgt die Neueinpflanzung des Ureters in die Blase und der Verschluss des Ureterstomas.

Um eine bereits pränatal einsetzende Niereninsuffizienz zu verhindern, wurde fetalchirurgisch versucht, das ableitende Harnsystem durch ultraschallgesteuerte pränatale Punktion der Blase und Einlage eines vesico-amniotischen Katheters zu entlasten (E3) [15, 16,127]. Kontrollierte Studien zu diesem Verfahren gibt es nicht, wir führen es nicht durch.

10.4.5 Multizystische/polyzystische Nierendegeneration

Im prä- und postnatalen Schall zeigt sich ein zystisches Konglomerat in der Nierenloge oft ohne eigentliches Nierenparenchym. Die Verwechslung mit einer ausgedehnten Hydronephrose ist möglich. Die Nierenfunktionsszintigraphie zeigt den Funktionsausfall. Ein Hochdruck entwickelt sich in weniger als 1% [87], die multizystische Niere zeigt meist langsame Involution [130, 100], eine Operation ist nicht notwendig (E2b) [38, 130]. Im Unterschied zur *multi*zystischen Nierendegeneration, welche sporadisch auftritt, ist die *poly*zystische Nierenerkrankung eine autosomal-dominant (Defekt des PKD1 oder PKD2 -Gens) oder autosomal-rezessiv (Defekt des PKHD1-Gens auf Chromosom 6) vererbte Nierenerkrankung, welche beidseits auftritt und im späteren Lebensalter unaufhaltsam zur Niereninsuffizienz führt. Die autosomalrezessive Form kann sich bereits pränatal manifestieren mit Oligohydramnion, vergrößerten Nieren beidseits, pulmonaler Hypoplasie und schwerer Niereninsuffzienz. Differentialdiagnostisch hilft die Sonographie: die meistens unilaterale multizystische Nierendegeneration weist eine oder mehrere größere Zysten auf bei schmalem oder fehlendem

Nierenparenchymsaum. Polyzystische Nieren kommen immer beidseits vor. Die Nieren sind vergrößert, multiple kleine Zysten liegen in einem fibrotischen Stroma. Oft sind auch Leber, Pankreas und Lungen ebenfalls kleinzystisch-fibrotisch verändert. Beweisend ist die Chromosomenanalyse (E4) [118]. Auch hier gibt es keine Operationsindikation.

10.4.6 Doppelnieren

Meist sonographischer Zufallsbefund ohne pathologische Bedeutung. Treten jedoch Harnwegsinfekte auf, sollte eine weiterführende Diagnostik (MCU, MRT, Szintigraphie) erfolgen. Mögliche Komplikationen sind ein vesikoureteraler Reflux in den Ureter des unteren Nierenpols und eine Obstruktion des vom Oberpol abgehenden Ureters beim Eintritt in die Blase, oft unter Ausbildung einer Ureterozele bzw. eine ektope Fehlmündung, z. B. in die Urethra.

10.4.7 Blasenexstrophie

Fehlender Verschluss des Blasendaches mit Mündung beider Ureteren in eine offen liegende Blasenwandplatte oberhalb der klaffenden Symphyse, meist in der pränatalen Diagnostik erkannt. Nach der Geburt wird die Blasenplatte mit sterilen Kompressen abgedeckt, welche aufgrund der Durchtränkung mit Urin häufig gewechselt werden müssen. Die Nierenfunktion und Urinausscheidung über die Ureteren auf die freiliegende Blasenplatte ist meist normal. Die operative Therapie erfolgt in mehreren Schritten: In den ersten Lebenstagen wird durch Einschlagen der Blasenplatte eine Neoblase gebildet und die hintere Harnröhre verschlossen. Dazu muss die Symphyse approximiert werden, was meist nur unter Spaltung der Iliosakralgelenke gelingt. Im Alter von 6–12 Monaten erfolgt die Korrektur der Epispadie. Die Rekonstruktion des Blasenhalses mit Etablierung eines Sphinktermechanismus wird erst mit 4–5 Jahren durchgeführt, wenn das Kind aktiv an einem Miktonstraining teilnehmen kann (E4) [80]. In jüngster Zeit wurde auch über erfolgreiche einzeitige Korrekturen berichtet (E2b) [19].

10.4.8 Vesikointestinale Fissur

Spaltbildung der vorderen Bauchwand mit Blasenexstrophie und Gastroschisis, oft auch Atresien des Darmtraktes sowie Fehlbildungen des Beckens und der Wirbelsäule. Die operative Therapie erfolgt gemäß den bei den einzelnen Krankheitsbildern beschriebenen Prinzipien.

10.4.9 Prune belly-Syndrom

Häufigkeit 1:40.000 bei männlichen Neugeborenen. Dysplasie der Urethra, massive Blasendistension mit Blasenentleerungsstörung, Aszitesbildung, beidseitiger vesikoureteraler Reflux mit massiver Dilatation und geschlängeltem Verlauf der Ureteren bis in die Nierenbecken, Degeneration der Bauchwandmuskulatur (»Backpflaumenbauch«) und Hodenhochstand [9]. In der Neugeborenenperiode ist nur eine symptomatische Therapie möglich.

10.4.10 Phimose

Die angeborene Verengung der Vorhaut ist im Neugeborenenalter physiologisch, es gibt keinen Grund zu Manipulationen der Vorhaut oder der Glans, was nur zu Einrissen und Vernarbungen führt und daher kontraindiziert ist. Beim Legen von Blasenkathetern, welches im Neugeborenenalter sowieso mit äußerster Zurückhaltung geschehen sollte, ist entsprechend vorsichtig vorzugehen.

10.4.11 Hypospadie

Häufigkeit 1:450 der männlichen Säuglinge. Dysplasie der distalen Urethra, Harnröhrenmündung an der Unterseite des Penis distal (Hypospadia coronaria), an der Peniswurzel (Hypospadia penilis) oder in der Raphe des Skrotums (Hypospadia scrotalis). Fast immer liegt eine dorsale Vorhautschürze vor, häufig ist der Penis bei der Erektion nach ventral gekrümmt (Chorda). Auf begleitende Fehlbildungen der ableitenden Harnwege sowie des Urogenitalsystems ist zu achten. Bei proximalen Hypospadien Chromosomenanalyse, um ein intersexuelles Genitale (s. S. 333) nicht zu übersehen. Die operative Korrektur erfolgt im Alter von 12–18 Monaten (E2a) [8]; davor keine Zirkumzision, da das Präputium zur Rekonstruktion benötigt wird.

10.4.12   Leistenhernie und Hydrozele

Eine Leistenhernie im Neugeborenenalter ist praktisch immer eine indirekte Hernie: Der Darm prolabiert durch den inneren Leistenring in den Leistenkanal und dann weiter ins Skrotum (◘ Abb. 10.10, hier 10.10.3 bzw. Abb. 10.10.4). Besonders häufig sind Leistenhernien bei Frühgeborenen, hier oft auch beidseits. Die Diagnose einer Leistenhernie ist gleichbedeutend mit der Indikation zur Operation, da die Möglichkeit der Inkarzeration besteht. Jedoch kann unter stationärer Überwachung mit der Operation gewartet werden, bis das Kind ein Gewicht von 2000 g erreicht hat. Dann sind pulmonale Probleme während und nach der Narkose sowie die Gefahr von Rezidiven deutlich geringer (E4) [83]. Mittels Diaphanoskopie wird die Leistenhernie von

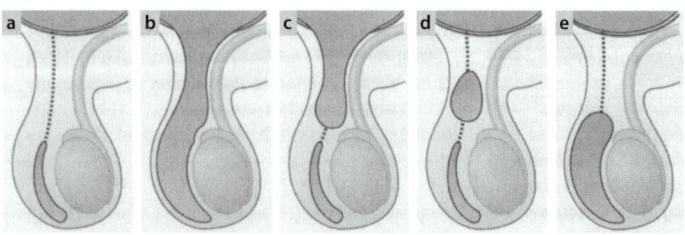

◘ **Abb. 10.10.** Leistenhernie – Hydrozele. Unvollständige Obliteration des Processus vaginalis peritonei: angeborene Hydrozele und Leistenbruch. **a** *Normalzustand;* **b** *Hernia scrotalis* (offener Proc.vag.perit. bis distal); **c** *Hernia inguinalis* (offener Proc. vag.perit bis proximal), **d** *Hydrocele funiculi;* **e** *Hydrocele testis* (spaltförmiger Proc.vag. perit); (Mod. nach Speer und Gahr 2001)

einer Hydrozele unterschieden, einer Wasseransammlung im offenen Processus vaginalis (□ Abb. 10.10.2). Hier besteht keine Operationsindikation, da sich der spaltförmige Processus vaginalis bei der Hydrozele in der Regel spontan verschließt.

10.4.13 Hodentorsion

Symptome einer Torsion des Hodens um seinen Gefäßstiel in der Neugeborenenperiode sind ein geschwollenes, gerötetes und druckschmerzhaftes Skrotum. Die Skrotalhaut ist glänzend, ödematös, die Fältelung aufgehoben. Zur Abgrenzung zu Hydatidentorsion, inkarzerierter Leistenhernie, Epididymitis oder Orchitis hilft die rasche Durchführung einer Dopplersonographie: Bei fehlender oder zweifelhafter Durchblutung des Hodens ist die unverzügliche operative Freilegung des Hodens indiziert (E3) [115]. Der Hoden wird detorquiert und auch bei deutlicher Schädigung belassen, da die Leydig-Zellen resistenter auf Ischämie als die Sertoli-Zellen sind und so wenigstens die Testosteronproduktion des Hodens erhalten werden kann. Die Sicherheits-Orchidopexie des kontralateralen Hodens sollte zeitnah erfolgen (E3) [129].

Bei bereits in utero erfolgter Hodentorsion besteht eine schmerzlose Schwellung des Hodens (E3) [123]. Bei länger zurückliegender Torsion (Verdickung der Tunica albuginea, zentrale echoarme Nekrosezonen, Kalzifikationen) ist eine Operation nicht mehr angezeigt (E3) [123]. Differentialdiagnostisch kommt ein Hodentumor, eine Leistenhernie oder eine Hydrozele in Frage.

10.4.14 Ovarialzyste

Durch maternale oder plazentare hormonelle Stimulation entwickeln sich bei weiblichen Feten häufig Ovarialzysten, die im pränatalen Ultraschall gut sichtbar sind. Diese Zysten sind fast immer funktionell und gutartig, so dass die spontane Rückbildung abgewartet und im Ultraschall kontrolliert werden kann [42]. Ab einem Durchmesser von 5 cm steigt die Gefahr von Komplikationen wie Torsion des Ovars, intrazystische Blutung oder Ruptur [29]. Man spricht dann von einer komplexen Ovarialzyste. Zusätzlich wirken Zysten dieser Größe beim Neugeborenen raumfordernd und können Rektum und Harnblase komprimieren. Es besteht daher die Indikation zur operativen Therapie, die heute auch minimal invasiv durchgeführt wird (E4) [22]: Die Zystenwand wird so weit wie möglich reseziert unter sorgfältiger Schonung von ovariellem Funktionsgewebe. Ist eine Torsion bereits intrauterin eingetreten, so kann es zur Nekrose des betroffenen Ovars kommen, welches dann bei der Operation häufig nicht mehr nachzuweisen ist. Fetalchirurgische Punktion von sehr großen Ovarialzysten wurde in Einzelfällen durchgeführt, jedoch lässt sich daraus keine Therapieempfehlung ableiten (E3) [54].

10.4.15   Hydrokolpos – Hymenalatresie

Eine umschriebene Flüssigkeitsansammlung hinter der Harnblase beim weiblichen Neugeborenen ist in der Regel entweder eine Ovarialzyste (eher lateral) oder eine mit Sekret und/oder Urin gefüllte Vagina, bedingt durch Hymenalatresie oder Labiensynechie. Die Therapie besteht in der Inzision des Hymens bzw. der stumpfen Spaltung der Synechie mit dem Finger. Da es auch bei der kloakalen Fehlbildung (s. S. 300) zum Aufstau von Urin, Stuhl oder Sekret im gemeinsamen Ausführungsgang oder der Vagina kommen kann, ist in jedem Fall eine sorgfältige klinische Untersuchung angezeigt.

10.4.16   Intersexuelles Genitale

Die Ursachen sind vielfältig: genetische Aberrationen, Enzymdefekte und Rezeptorresistenz für Sexualhormone (s. a. adrenogenitales Syndrom). Die Einteilung des Phänotyps des äußeren Genitale erfolgt nach Prader (◘ Abb. 10.11). Wenn Karyotyp und äußeres Genitale differieren, kann der Zustand bereits pränatal vermutet werden. Über das weitere Vorgehen gibt es verschiedene Meinungen. Festlegung des Geschlechts erst nach ausführlicher Beratung der Eltern durch pädi-

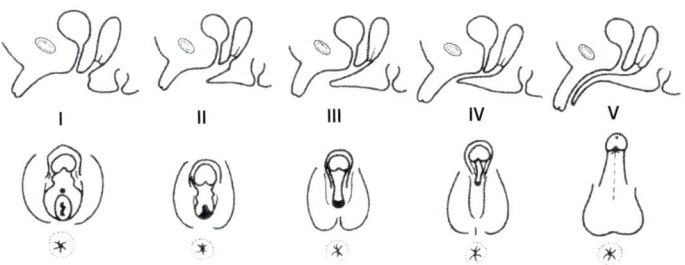

■ **Abb. 10.11.** Intersexuelles Genitale (Einteilung nach Prader). *Typ I:* Klitorisvergrößerung bei sonst normal aussehendem weiblichem Genitale; *Typ II:* Klitorisvergrößerung. Vagina und Urethra münden in einen gemeinsamen Sinus urogenitalis; *Typ III:* Klitorisvergrößerung entspricht kleinem Phallus. Langer und enger Sinus urogenitalis; *Typ IV:* Klitoris imponiert als Phallus. Gemeinsamer Ausführungsgang von Vagina und Urethra mündet als kleinlumiger Canalis urogenitalis an der Basis. Gefahr der Verwechslung mit proximaler Hypospadie!; *Typ V:* Ähnelt einem äußerlich normalen männlichen Genitale. Die Urethra entspricht jedoch dem Canalis urogenitalis. (Sigel 2002)

atrische Endokrinologen und Psychologen sowie eine entsprechende operative Korrektur zu einem möglichst frühen Zeitpunkt (E3) [89].

10.4.17 Nebennierenblutung

Eine Raumforderung im Bereich der Nebennieren wird gelegentlich im Rahmen der pränatalen Diagnostik beobachtet [78]. Wenn die Echogenität wechselt und auch echoarme zystische Areale zur Darstellung kommen, handelt es sich um eine Blutung, wie sie auch nach traumatischer Geburt und perinataler Hypoxie ein- oder beidseitig auftreten kann. Die Ätiologie ist unklar, differentialdiagnostisch kommt vor allem ein Neuroblastom (s. unten) mit Einblutung in Frage [106, 55]. Die Bestimmung der Katecholamine im Urin ist aufgrund der niedrigen Sensitivität und Spezifität wenig hilfreich [106, 1]. Eine OP-Indikation besteht nicht, die Resorption bzw. die spontane Regression von Neuroblastomen kann sonographisch beobachtet werden [106, 78]. Bei beidseitiger Blutung kann eine Nebenniereninsuffizienz resultieren.

10.5   Tumore

10.5.1   Infantile Hämangiome

Diese gutartigen Gefäßfehlbildungen stellen mit einer Häufigkeit von 4–10% den häufigsten Tumor im Säuglings- und Kindesalter dar [44]. Wahrscheinlich entstehen sie aus verschleppten monoklonalen Endothelzellen aus der Plazenta [90, 7] und werden im Gegensatz zu normalen Endothelzellen durch den Angiogenese-Inhibitor Endostatin stimuliert [21].

Infantile Hämangiome sind bei Geburt oft kaum sichtbar oder bestehen nur aus einer kleinen Vorläuferläsion. Typisch ist dann ein rasches Wachstum über Wochen und Monate, das umso schneller vor sich geht, je kleiner der Herd ist. Eine spontane Rückbildung ist häufig, kann aber Monate und Jahre dauern. Geschwindigkeit oder Ausmaß des Wachstums sowie die Wahrscheinlichkeit oder der Zeitpunkt der Rückbildung können nicht vorhergesagt werden. Daher ist eine Entscheidung zwischen Zuwarten und Therapie im Einzelfall oft schwierig. Bis heute ist nicht bekannt, welche Faktoren das Wachstum oder die Involution induzieren [44]. Sehr große Hämangiome können durch intravasale Thrombenbildung mit Verbrauchskoagulopathie einhergehen (Kasabach-Merritt-Syndrom) oder durch Ausbildung vaskulärer Kurzschlussverbindungen eine Herzinsuffizienz verursachen. Bei Auftreten an exponierter Stelle wie z. B. im Gesicht, Augenlider, Naseneingang, Fingerkuppe, Genitale oder zu erwartender Funktionseinschränkung (Larynx, Harnblase etc.) empfehlen wir die oberflächliche oder interstitielle Verödung mit dem Laser. Ansonsten sollte besser die spontane Regression abgewartet werden. Weitere Therapieoptionen, die jedoch mit relevanten Nebenwirkungen einhergehen, sind die lokale oder systemische Glukokortikoidgabe oder Interferon-α (E4) [44].

10.5.2   Zystisches Hygrom

Entsteht durch eine Diskonnektion des jugulären lymphatischen vom venösen System [28]. Durch den Aufstau der Lymphbahnen kommt es zur Ausbildung von multiplen, lymphgefüllten Zysten im Halsbereich, die groteske Ausmaße annehmen können und im pränatalen Ultraschall gut darstellbar sind. Das zystische Hygrom ist häufig mit chromosomalen Auffälligkeiten und Aneuploidie assoziiert und kann zu fetalem Chylothorax und Hydrops fetalis führen [60]. In Einzelfällen wurde fetalchirurgisch das Hygrom punktiert und eine sklerosierende Substanz (OK-432) injiziert (E3) [92]. Postnatal kann eine Kompression der Trachea zur Tracheotomie zwingen. Bei Infiltration ins Mediastinum oder in die Schädelhöhlen ist die Prognose schlecht. Der Erfolg einer operativen Resektion wird durch die Rezidivneigung geschmälert, so dass meist noch andere Therapieverfahren wie die interstitielle Lasertherapie oder die Injektion von OK-432 zur Anwendung kommen.

10.5.3 Steißbeinteratom

Dieser Tumor weist Gewebeteile aus allen drei Keimblättern auf: Haut, Zähne, Haare, Drüsengewebe etc. Teratome am Steißbein sind in der pränatalen Diagnostik unschwer zu erkennen. Schnell wachsende Teratome können den Fetus pränatal durch eine high-output Herzinsuffizienz und einen Hydrops fetalis gefährden [53]. Um Tumorruptur während der Wehen zu vermeiden, werden die Kinder per sectio geboren. Die operative Therapie in den ersten Lebenstagen zielt auf vollständige Entfernung des Tumors, da in ca. 10% der Fälle auch maligne Zellen gefunden werden. Das Rektum und die Glutäalmuskulatur, welche seitlich verdrängt ist, werden geschont. Der Anus ist durch den Tumor nach ventral verlagert, aber fast nie infiltriert. Aufgrund der großen Wundflächen ist die Infektionsgefahr hoch. Nachsorge durch Kinder-Onkologen.

10.5.4 Neuroblastom

Maligner Tumor der sympathischen postsynaptischen Ganglien in Nebenniere und sympathischem Grenzstrang, im Neugeborenenalter meistens Stadium IV S: Der Tumor geht von einer Nebenniere oder einem Ganglion des sympathischen Grenzstrangs aus und metastasiert in Leber, Haut und Knochenmark, aber nicht in andere Organe. Die Diagnose wird sonographisch bzw. im MRT vermutet und in Biopsie oder Knochenmark bestätigt. Ca. 20% aller Tumoren zeigen eine Amplifikation des n-myc Onkogens. Die Tumore sezernieren Katecholamine, deren Abbauprodukt (Vanillinmandelsäure) im Urin nachgewiesen werden kann.

Die Therapie erfolgt im Rahmen multizentrischer Studienprotokolle. Da nicht n-myc amplifizierte Tumore im Stadium IVs eine hohe Tendenz zur spontanen Regression besitzen, ist das Vorgehen in der Neugeborenenperiode meist abwartend. Selten ist aufgrund lokaler Verdrängungserscheinungen eine Chemotherapie indiziert. Bei massiver Vergrößerung der Leber durch metastatische Infiltration kann ein abdominales Kompressionssyndrom eine Eröffnung des Abdomens und Patcheinlage erforderlich machen. N-myc amplifizierende Tumore haben eine schlechte Prognose (E4) [23].

10.5.5 Nierentumore

Kongenitale mesoblastische Nephrome oder Wilms-Tumore manifestieren sich erst jenseits der Neonatalperiode. Pränatal fällt eine solide, meistens inhomogene Raumforderung in der Nierengegend auf. Postnatal kann der Tumor als Resistenz im Abdomen tastbar sein. Die Diagnostik erfolgt durch Sonographie und MRT. In der Regel wird durch neoadjuvante Chemotherapie im Rahmen multizentrischer Protokolle eine präoperative Verkleinerung des Tumors angestrebt.

10.5.6 Konnataler Hyperinsulinismus

Bei dieser früher als Nesidioblastose bezeichneten seltenen Erkrankung wird von den ß-Zellen des Pankreas im Übermaß Insulin sezerniert (s. S. 483). Medikamentös werden neben hochdosierter intravenöser Glukose Diazoxid, Glucagon, Octreotid und Nifedipin eingesetzt. Wichtig ist die Unterscheidung der fokalen von der diffusen Form der Krankheit durch ein PET-CT [102], da die fokale Form durch eine partielle Pankreatektomie geheilt werden kann (E3) [30]. Bei der diffusen Form wird bei Versagen der konservativen Therapie die Bauchspeicheldrüse zu 95–97% entfernt (E4) [61].

10.6 Verletzungen und Skelettfehlbildungen

10.6.1 Perinatale Verletzungen

Frakturen der langen Röhrenknochen werden aufgrund der Anamnese (Schulter-Dystokie, Armlösung), typischer Frakturzeichen (Schmerzen – Fehlstellung – abnorme Beweglichkeit – Krepitation) vermutet und im Röntgen nachgewiesen. Bei der schnellen Heilungstendenz im Neugeborenenalter mit großem Potential der Spontankorrektur von Fehlstellungen verzichten wir auf anatomisch exakte Reposition. Die oberen Extremitäten werden mittels Gil-Christ-Verband an den Thorax geschient, die Beine mittels Gipsverband stabilisiert. Die Frakturen heilen rasch innerhalb von 3 Wochen unter massiver aber reversibler Kallusbildung aus.

Eine Verletzung des den Arm versorgenden Nervenplexus unter der Geburt kommt bei Beckenendlagen vor, insbesondere bei prolongierter Austreibungsphase, Makrosomie, Schulter-Dystokie und Vorfall des Armes. Bei der oberen Plexuslähmung Erb-Duchenne hängt der Arm schlaff und innenrotiert herunter. Typisch ist die Pronationshaltung der Hand, deren Motorik nicht beeinträchtigt ist. Meist spontane Erholung, lediglich bei Wurzelausriss kann es eine neurochirurgische OP-Indikation geben.

10.6.2 Angeborene Hüftgelenkdysplasie

Die Ossifikationsstörung der Hüftpfanne mit fehlender Zentrierung des Hüftkopfes ist mit einer Inzidenz von 2–4% die häufigste angeborene Skelettdeformität. Genetische Disposition, überwiegend Mädchen

(6:1), Häufung bei Beckenendlage und Mehrlingen. Klinische Zeichen wie eine Beinverkürzung, Faltenasymmetrie oder Abduktionshemmung sind unsicher, so dass heute das sonographische Hüftscreening bei der U3 im Alter von 5 Wochen durchgeführt wird (E1b) [39]. In den ersten Lebenstagen hat ein Drittel der Kinder noch eine unreife (IIa) Hüfte, die keiner Behandlung bedarf. Bei Nachweis einer Dysplasie erfolgt zunächst die konservative Therapie durch Abduktion der Beine mittels Spreizhose.

10.6.3 Syndaktylie, Polydaktylie

Das angeborene Zusammenwachsen zweier Finger (Syndaktylie) oder das Vorhandensein überzähliger Finger oder Zehen (Polydaktylie) hat im Neugeborenenalter keine Konsequenz. Die operative Therapie erfolgt im Alter von 6 Monaten.

10.7   Fetale Chirurgie

Indikationen können gegeben sein, wenn der Fetus im pränatalen Ultraschall eine Fehlbildung aufweist, die trotz maximaler postnataler Therapie eine sehr schlechte Prognose hat. Beispiele sind hintere Urethralklappen mit massivem Aufstau der ableitenden Harnwege, zystisch-adenoide Malformation der Lunge mit Mediastinalverlagerung, große sakrokokzygeale Teratome mit Herzinsuffizienz, Trachealobstruktionen oder zystische Hygrome. Durch eine sorgfältige Auswahl geeigneter Patienten sowie ein optimiertes interdisziplinäres prä- und perinatales Management gelang es, in Einzelfällen lebensrettende Eingriffe an Feten durchzuführen (E3) [36, 53]. Jedoch reichen die Erfahrungen noch nicht aus, um diese Eingriffe generell zu empfehlen, so dass sie nur in ausgewiesenen fetalchirurgischen Zentren und nur im Rahmen kontrollierter Studien durchgeführt werden sollten [59, 25].

Literatur

1. Acharya S, Jayabose S, Kogan SJ, Tugal O, Beneck D, Leslie D, Slim M (1997) Prenatally diagnosed neuroblastoma. Cancer 80:304–310
2. Adzick NS, Harrison MR, Crombleholme TM, Flake AW, Howell LJ (1998) Fetal lung lesions: management and outcome. Am J Obstet Gynecol 179:884–889
3. Albanese CT, Sydorak RM, Tsao K, Lee H (2003) Thoracoscopic lobectomy for prenatally diagnosed lung lesions. J Pediatr Surg 38;4:553–555
4. Amin HJ, Zamora SA, McMillan DD, Fick GH, Butzner JD, Parsons HG, Scott RB (2002) Arginine supplementation prevents necrotizing enterocolitis in the premature infant. J Pediatr 140:425–431
5. Ayed AK, Owayed A (2003) Pulmonary resection in infants for congenital pulmonary malformation. Chest 124:98–101
6. Aziz GA, Schier F (2005) Thoracoscopic ligation of a tracheoesophageal H-type fistula in a newborn. J Pediatr Surg 40:35–36
7. Barnes CM, Huang S, Kaipainen A, Sanoudou D, Chen EJ, Eichler GS, Guo Y, Yu Y, Ingber DE, Mulliken JB, Beggs AH, Folkman J, Fishman SJ (2005) Evidence by molecular profiling for a placental origin of infantile hemangioma. PNAS102: 19097–19102
8. Baskin LS, Ebbers MB (2006) Hypospadias: anatomy, etiology and technique. J Pediatr Surg 41:463–472
9. Becker A, Braun M (2006) Obstructive uropathy. Early Human Development 82:15–22
10. Bell EF (2005) Preventing necrotizing enterocolitis: what works and how safe? Pediatrics 115:173–174
11. Berseth CL, Bisquara JA, Paje VU (2003) Prolonging small feeding volumes early in life decreases the incidence of necrotizing enterocolitis in very low birth weight infants. Pediatrics 111:529–534
12. Bezerra JA (2005) Potential etiologies of biliary atresia. Pediatr Transplantation 9:646–651
13. Bianchi A (1999) Experience with longitudinal intestinal lengthening and tailoring. Eur J Pediatr Surg 9;4:256–259
14. Bianchi A, Dickson AP, Alizai NK (2002) Elective delayed midgut reduction – no anesthesia for gastroschisis: selection and conversion criteria. J Pediatr Surg 37;9:1334–1336
15. Biard JM, Johnson MP, Carr MC, Wilson RD, Hedrick HL, Pavlock C, Adzick NS (2005) Long-term outcomes in children treated by prenatal vesicoamniotic shunting for lower urinary tract obstruction. Obstet Gynecol 106:503–508
16. Blaicher W, Häusler M, Gembuch U, Bollmann R, Terinde R, Rempen A, Deutinger J, Bernaschek G (2005) Feto-amniotic shunting- Experience of six centres. Ultraschall in Med 26:134–141
17. Bin-Nun A, Bromiker R, Wilschanski M, Kaplan M, Rudensky B, Caplan M, Hammerman C (2005) Oral probiotics prevent necrotizing enterocolitis in very low birth weight neonates. J Pediatr 147: 192–196

18. Blakely ML, Lally KP, NcDonald S, Brown RL, Barnhart DC, Ricketts RR, Thompson WR, Scherer LR, Klein MD, Letton RW, Chwals WJ, Touloukian RJ, Kurkchubasche AG, Skinner MA, Moss RL, Hilfiker ML (2005) Postoperative outcomes of extremely low-birth-weight infants with necrotizing enterocolitis or isolated intestinal perforation: a prospective cohort study by the NICHD Neonatal Research Network. Ann Surg 241;6:984–990

19. Borer JG, Gargollo PC, Hendren WH, Diamond DA, Peters CA, Atala A, Grant R, Retik AB (2005) Early outcome following complete primary repair of bladder exstrophy in the newborn. J Urol 174:1674–1679

20. Bouchard S, Johnson MP, Flake AW, Howell LJ, Myers LB, Adzick NS (2002) The EXIT procedure: experience and outcome in 31 cases. J Pediatr Surg 37;3:418–426

21. Boye E, Yu Y, Paranya G, Mulliken JB, Olsen BR, Bischoff J (2001) Clonality and altered behavior of endothelial cells from hemangiomas. J Clin Invest 107:745–752

22. Brandt ML, Helmrath MA (2005) Ovarian cysts in infants and children. Semin Pediatr Surg 14;2:78–85

23. Brodeur GM (2003) Neuroblastoma: Biological insights into a clinical enigma. Nature Reviews Cancer 3:203–216

24. Buchheit JQ, Stewart DL (1994) Clinical comparison of localized intestinal perforation and necrotizing enterocolitis in neonates. Pediatrics 93;1:32–36

25. Carr MC (2004) Prenatal management of urogenital disorders. Urol Clin N Am 31:389–397

26. Chen L, Hsiao AL, Moore CL, Dziura JD, Santucci KA (2005) Utility of bedside bladder ultrasound before urethral catheterization in young children. Pediatrics 115;1:108–111

27. Chertin B, Pollack A, Koulikov D, Rabinowitz R, Hain D, Hadas-Halpren I, Farkas A (2006) Conservative treatment of ureteropelvic junction obstruction in children with antenatal diagnosis of hydronephrosis: lessons learned after 16 years of follow-up. European Urology 49:734–739

28. Chervenak FA, Isaacson G, Blakemore KJ, Breg WR, Hobbins JC, Berkowitz RL, Tortora M, Mayden K, Mahoney MJ (1983) Fetal cystic hygroma: Cause and natural history. N Engl J Med 309:822–825

29. Comparetto C, Guidici S, Coccia ME, Scarselli G, Borruto F (2005) Fetal and neonatal ovarian cysts: what's their real meaning? Clin Exp Obstet Gynecol 32;2:123–125

30. Cretolle C, de Lonlay P, Sauvat F, Brunelle F, Rahler J, Saudubray JM, Nihoul-Fekete C (2005) Hyperinsulinisme persistant du nouveau-ne et du nourisson:traitement chirurgical des lesions pancreatiques focales dans 60 cas. Arch Pediatr 12: 258–263

31. Crombleholme TM, Coleman B, Hedrick H, Liechty K et al. (2002) Cystic adenomatoid malformation volume ratio predicts outcome in prenatally diagnosed cystic adenomatoid malformation of the lung. J Pediatr Surg 37:331–338

32. Crowley P (2000) Prophylactic corticosteroids for preterm birth. Cochrane Database Syst Rev: CD000065

33. Dani C, Biadaioli R, Bertini G, Martelli E, Rubaltelli FF (2002) Probiotics feeding in prevention of urinary tract infection, bacterial sepsis and necrotizing enterocolitis in preterm infants. A prospective double-blind study. Biol Neonate 82:103–108

34. Dave S, Currie BG (2006) The role of aortopexy in severe tracheomalacia. J Pediatr Surg 41:533–537

35. Davies MW, Kimble RM, Cartwright DW (2005) Gastroschisis: ward reduction compared with traditional reduction under general anesthesia. J Pediatr Surg 40:523–527

36. Deprest J, Jani J, van Schoubroeck D, Cannie M, Gallot D, Dymarkowski S, Fryns JP, Naulaers G, Gratacos E, Nicolaides K (2006) Current consequences of prenatal diagnosis of congenital diaphragmatic hernia. J Pediatr Surg 41:423–430

37. Donnelly MJ, Lacey PD, Maguire AJ (1996) Twenty-year (1971–1990) review of tracheostomies in a major pediatric hospital. Int J Pediatr Otorhinolaryngol 35:1–9

38. Eckoldt F, Woderich R, Wolke S, Heling KS, Stover B, Tennstedt C (2003) Follow-up of unilateral multicystic kidney dysplasia after prenatal diagnosis. J Matern Fetal Neonatal Med 14 (3): 177–186

39. Elbourne D, Dezateux C, Arthur R, Clarke NMP et al. (2002) Ultrasonography in the diagnosis and management of developmental hip dysplasia (UK hip trial): clinical and economic results of a multicentre randomised controlled trial. Lancet 360:2009–2017

40. Elbourne D, Field D, Mugford M (2002) Extracorporeal membrane oxygenation for severe respiratory failure in newborn infants. Cochrane Database Syst Rev: CD001340

41. Ellett MLC, Croffie JMB, Cohen MD, Perkins SM (2005) Gastric tube placement in young children. Clinical Nursing Research 14:238–252

42. Enriquez G, Duran C, Toran N, Piqueras J, Gratacos E, Aso C, Lloret J, Castellote A, Lucaya J (2005) Conservative versus surgical treatment for complex neonatal ovarian cysts: outcomes study. AJR 185:501–508

43. Escobar MA, Grosfeld JL, Burdick JJ, Powell RL, Jay CL, Wait AD, West KW, Billmire DF, Scherer LR, Engum SA, Rouse TM, Ladd AP, Rescorla FJ (2005) Surgical considerations in cystic fibrosis: a 32 year evaluation of outcomes. Surgery 138:560–572

44. Frieden IJ, Haggstrom AN, Drolet BA, Mancini AJ, Freidlander SF, Boon L, Chamlin SL, Baselga E, Garzon MC, Nopper AJ, Siegel DH, Mathes EW, Goddard DS, Bischoff J, North PE, Esterly NB (2005) Infantile hemangiomas: current knowledge, future directions. Proceedings of a research workshop on infantile hemangiomas. Pediatric Dermatology 22;5:383–406

45. Fujimoto T, Segawa O, Lane GJ, Esaki S, Miyano T (1999) Laparoscopic surgery in newborn infants. Surg Endosc 13:773–777

46. Garza-Cox S, Keeney SE, Angel CA, Thompson LL, Swischuk LE (2004) Meconium obstruction in the very low birth weight premature infant. Pediatrics 114;1:285–290

47. Gemeinsamer Bundesausschuss (2005) Vereinbarung über Maßnahmen zur Qualitätssicherung der Versorgung von Früh- und Neugeborenen. Dt Ärzteblatt 102: B2381–2383

48. Glick RD, Hicks J, Nuchtern JG, Wesson DE et al. (2004) Renal tumors in infants less than 6 months of age. J Pediatr Surg 39:522–525

49. Gosche JR, Islam S, Boulanger SC (2005) Congenital diaphragmatic hernia: searching for answers. Am J Surg 190;324–332

50. Groves R, Sunderjan L, Khan AR, Parikh D, Brain J, Samuel M (2006) Congenital anomalies are commonly associated with exomphalos minor. J Pediatr Surg 41:358–361

51. Hall NJ, Curry J, Drake DP, Spitz L, Kiely EM, Pierro A (2005) Resection and primary anastomosis is a valid surgical option for infants with necrotizing enterocolitis who weigh less than 1000g. Arch Surg 140:1149–1151

52. Harrison MR, Keller RL, Hawgood SB, Kitterman JA, Sandberg PL, Farmer D, Lee H, Filly R, Farrell J, Albanese CT (2003) A randomized trial of fetal endoscopic tracheal occlusion for severe fetal congenital diphragmatic hernia. N Engl J Med 349:1916–1924

53. Hedrick HL, Flake AW, Crombleholme TM, Howell LJ, Johnson MP, Wilson RD, Adzick NS (2004) Sacrococcygeal teratoma: prenatal assessment, fetal intervention and outcome. J Pediatr Surg 39:430–438

54. Heling KS, Chaoui R, Kirchmair F, Stadie S, Bollmann R (2002) Fetal ovarian cysts: prenatal diagnosis, management and postnatal outcome. Ultrasound Obstet Gynecol 20:47–50

55. Heling KS, Chaoui R, Hartung J, Kirchmair F, Bollmann R (1999) Prenatal diagnosis of congenital neuroblastoma: Analysis of 4 cases and review of the literature. Fetal Diagn Ther 14:47–52

56. Heling KS, Wauer RR, Hammer H, Bollmann R, Chaoui R (2005) Reliability of the lung-to-head ratio in predicting outcome and neonatal ventilation parameters in fetuses with congenital diaphragmatic hernia. Ultrasound Obstet Gynecol 25;2:112–118

57. Hentschel J, de-Veer I, Gastmeier P, Ruden H, Obladen M (1999) Neonatal nosocomial infection surveillance: incidences by site and cluster of necrotizing enterocolitis. Infection 27:234–238

58. Holcomb GW III, Rothenberg SS, Bax NMA, Martinez-Ferro M, Albanese CT, Ostlie DJ, van der Zee DC, Yeung CK (2005) Thoracoscopic repair of esophageal atresia and tracheo- oesophageal fistula. Ann Surg 242;3:422–430

59. Hosie S, Wollmann C, Neff W, Holland-Cunz S (2005) Fetale Chirurgie. Chirurg 76:757–764

60. Howarth ES, Draper ES, Budd JLS, Konje JC, Clarke M, Kurinczuk JJ (2005) Population-based study of the outcome following the prenatal diagnosis of cystic hygroma. Prenat Diagn 25:286–291

61. Hussain K (2005) Congenital hyperinsulinism. Seminars in Fetal & Neonatal Medicine 10:369–376

62. Ivascu FA, Hirschl RB (2004) New approaches to managing congenital diaphragmatic hernia. Seminar Perinatol 28:185–198

63. Kanamori Y, Kitano Y, Hashizume K, Sugiyama M, Tomonaga T, Takayasu H, Egami S, Goishi K, Shibuya K, Kawana Y, Marumo G, Kikuchi A, Kozuma S, Taketani Y, Sekiyama Y (2004) A case of laryngeal atresia (congenital high airway obstruction

syndrome) with chromosome 5p deletion syndrome rescued by ex utero intrapartum treatment. J Pediatr Surg 39;1:25–28

64. Kalfa N, Allal H, Raux O, Lopez M, Forgues D, Guibal MP, Picaud JC, Galifer RB (2005) Tolerance of laparoscopy and thoracoscopy in neonates. Pediatrics 116:785–791

65. Keller RL, Hawgood S, Neuhaus JM, Farmer DL, Lee H, Albanese CT, Harrison MR, Kitterman JA (2004) Infant pulmonary function in a randomised trial of fetal tracheal occlusion for severe congenital diaphragma hernia Pediatr Res 56: 818–825

66. Kelly DA (2006) Intestinal failure associated liver disease: what do we know today? Gastroenterology 130:S70-S77

67. Kilby MD (2006) The incidence of gastroschisis. BMJ 332:250–251

68. Kohl T, Hering R, Bauriedel G, Van de Vondel P, Heep A, Keiner S, Muller A, Franz A, Bartmann P, Gembruch U (2006) Fetoscopic and ultrasound-guided decompression of the fetal trachea in a human fetus with fraser syndrome and congenital high airway obstruction syndrome (CHAOS) from laryngeal atresia. Ultrasound Obstet Gynecol 27;1:84–88

69. Kovesi T, Rubin S (2004) Long-term complications of congenital esophageal atresia and/or tracheo-oesophageal fistula. Chest 126:915–925

70. Lago P, Meneghini L, Chiandetti L, Tormena F, Metrangolo S, Gamba PG (2005) Congenital diaphragmatic hernia: intensive care unit or operating room? Am J Perinatol22;4:189–197

71. Langer JC, Durrant AC, Torre de la L, Teitelbaum DH, Minkes RK, Caty MG, Wildhaber BE, Ortega J, Hirose S, Albanese CT (2003) One-stage transanal Soave pullthrough for Hirschsprung disease. Ann Surg 238;4:569–576

72. Laudy JAM, van Gucht M, van Doreen MF, Wladimiroff JW, Tibboel D (2003) Congenital diaphragmatic hernia: an evaluation of the prognostic value of the lung-to-head ratio and other prenatal parameters. Prenat Diagn 23:634–639

73. Lee W, Koltai P, Harrison M, Appachi E, Bourdakos D, Davis S, Weise K, McHugh M, Connor J (2002) Indications for tracheotomy in the pediatric intensive care unit population. Arch Otolaryngol Head Neck Surg 128:1249–1252

74. Levitt MA, Pena A (2005) Outcomes from the correction of anorectal malformations. Curr Opin Pediatr 17:394–401

75. Lin HC, Su BH, Chen AC, Lin TW, Tsai CH, Yeh TF, Oh W (2005) Oral probiotics reduce the incidence and severity of necrotizing enterocolitis in very low birth weight infants. Pediatrics 115:1–4

76. Lodha A, Ly L, Brindle M, Daneman A, McNamara PJ (2005) Intraurethral knot in a very-low-birth-weight infant: radiological recognition, surgical management and prevention. Pediatr Radiol 35:713–716

77. Logghe HL, Mason GC, Thornton GC, Stringer MD (2005) A randomized controlled trial of elective preterm delivery of fetuses with gastroschisis. J Pediatr Surg 40:1726–1731

78. Luca de JL, Rousseau T, Durand C, Sagot P, Sapin E (2002) Diagnostic and therapeutic dilemma with large prenatally detected cystic adrenal masses. Fetal Diagn Ther 17:11–16

79. Martucciello G, Prato AP, Puri P, Holschneider AM, Meier-Ruge W, Jasonni V, Tovar JA, Grosfeld JL (2005) Controversies concerning diagnostic guidelines for anomalies of the enteric nervous system. J Pediatr Surg 40:1527–1531

80. Mathews R, Gearhart JP (2005) Modern staged reconstruction of bladder exstrophy – still the gold standard. Urology 65:2–4

81. McCollum MO, MacNeily AE, Blair GK (2003) Surgical implications of urachal remnants: presentation and management. J Pediatr Surg 38;5:798–803

82. McLellan DL, Retik AB, Bauer SB, Diamond DA, Atala A, Mandell J, Lebowitz RL, Borer JG, Peters CA (2002) Rate and predictors of spontaneous resolution of prenatally diagnosed primary nonrefluxing megaureter. J Urology 168:2177–2180

83. Misra D (2001) Inguinal hernias in premature babies: wait or operate? Acta Paediatr 90:370–371

84. Moss RL, Dimmitt RA, Henry MCW, Geraghty N, Efron B (2001) A meta-analysis of peritoneal drainage versus laparotomy for perforated necrotizing enterocolitis. J Pediatr Surg 36;8:1210–1213

85. Moya FR, Lally KP (2005) Evidence-based management of infants with congenital diaphragmatic hernia. Semin Perinatol 29:112–117

86. Moyer V, Moya F, Tibboel R, Losty P, Nagaya M, Lally KP (2002) Cochrane Database Syst Rev CD001695

87. Narchi, H (2005) Risk of Hypertension with multicystic kidney disease: a systematic review. Arch Dis Child 90 (9):921–924

88. Nasr A, Ein SH, Gerstle JT (2005) Infants with repaired esophageal atresia and distal tracheooesophageal fistula with severe respiratory distress: is it tracheomalacia, reflux, or both? J Pediatr Surg 40:901–903

89. Nihoul-Fékété C (2005) Does surgical genitoplasty affect gender identity in the intersex infant? Horm Res 64(suppl 2):23–26

90. North PE, Waner M, Mizeracki A, Mrak RE, Nicholas R, Kincannon J, Suen JY, Mihm MC (2001) A unique microvascular phenotype shared by juvenile hemangiomas and human placenta. Arch Dermatol 137:559–570

91. Odd DE, Battin MR, Kuschel CA (2004) Variation in identifying neonatal percutaneous central venous line position. J Paediatr Child Health 40,540–543

92. Ogita K, Suita S, Taguchi T, Yamanouchi T et al. (2001) Outcome of fetal cystic hygroma and experience of intrauterine treatment. Fetal Diagn Ther 16:105–110

93. Patino MO, Munden MM (2004) Utility of the sonographic whirlpool sign in diagnosing midgut volvulus in patients with atypical clinical presentations. J Ultrasound Med 23:397–401

94. Pena A, Hong A (2000) Advances in the management of anorectal malformations. Am J Surg 180:370–376

95. Pereira KD, Macgregor AR, Mitchell RB (2004) Complications of neonatal tracheostomy: A 5-year review. Otolaryngol Head Neck Surg 131:810–813

96. Pierro A, Hall N (2003) Surgical treatment of infants with necrotizing enterocolitis. Seminars in Neonatology 8:223–232

97. Prasil P, Flageole H, Shaw KS, Nguyen LT, Youssef S, Laberge JM (2000) Should malrotation in children be treated differently according to age? J Pediatr Surg 35;5:756–758

98. Puligandla PS, Nguyen LT, St-Vil D, Flageole H, Bensoussan AL, Nguyen VH, Laberge JM (2003) Gastrointestinal duplications. J Pediatr Surg 38;5:740–744

99. Pumberger W, Mayr M, Kohlhauser C, Weninger M (2002) Spontaneous localized perforation in very-low-birth-weight infants: a distinct entity different from necrotizing enterocolitis. J Am Coll Surg 195;6:796–803

100. Rabelo EAS, Oliveira EA, Silva GS, Pezzuti IL, Tatsuo ES (2005) Predictive factors of ultrasonographic involution of prenatally detected multicystic dysplastic kidney. BJU International 95:868–871

101. Rees CM, Hall NJ, Eaton S, Pierro A (2005) Surgical strategies for necrotising enterocolitis: a survey of practice in the United Kingdom. Arch Dis Child Fetal Neonatal Ed 90:152–155

102. Ribeiro MJ, De-Lonlay P, Delzescaux T, Boddaert N, Jaubert F, Bourgeois S, Dolle F, Nihoul-Fekete C, Syrota A, Brunelle F (2005) Characterization of hyperinsulinism in infancy assessed with PET and 18F-fluoro-L-DOPA. J Nucl Med 46: 560–566

103. Ricketts RR, Jerles ML (1990) Neonatal necrotizing enterocolitis: experience with 100 consecutive surgical patients. World J Surg 14:600–605

104. Rothenberg SS (2002) Laparoscopic duodenoduodenostomy for duodenal obstruction in infants and children. J Pediatr Surg 37;7:1088–1089

105. Rothenberg SS (2003) Experience with thoracoscopic lobectomy in infants and children. J Pediatr Surg 38:102–104

106. Sauvat F, Sarnacki S, Brisse H, Medioni J, Rubie H, Aigrain Y, Gauthier F, Audry G, Helardot P, Landais P, Michon J, Hartmann O, Nihoul-Fékété C (2002) Outcome of suprarenal localized masses diagnosed during the perinatal period. Cancer 94:2474–2480

107. Schweizer P, Schweizer M, Schellinger K, Kirschner HJ, Schittenhelm C (2000) Prognosis of extrahepatic bile-duct atresia after hepatoportoenterostomy. Pediatr Surg Int 16:351–355

108. Segel SY, Marder SJ, Parry S, Macones GA (2001) Fetal abdominal wall defects and mode of delivery: a systematic review. Obstet Gynecol 98:867–873

109. Séguier-Lipszyc E, Bonnard A, Aizenfisz, Enezian G, Maintenant J, Aigrain Y, de Lagausie P (2005) The management of long gap esophageal atresia. J Pediatr Surg 40:1542–1546

110. Silva JMP, Oliveira EA, Diniz JSS, Bouzada MCF, Vergara RM, Souza BC (2006) Clinical course of prenatally detected primary vesicoureteral reflux. Pediatr Nephrol 21:86–91

111. Silva da PSL, Waisberg J, Paulo CST, Colugnati F, Martins LC (2005) Outcome of patients requiring tracheostomy in a pediatric intensive care unit. Pediatrics international 47;554–559

112. Smith NP, Jesudason EC, Featherstone NC, Corbett HJ, Losty PD (2005) recent advantages in congenital diaphragmatic hernia. Arch Dis Child 90:426–428

113. Snyder CL, Evangelidis A, Hansen G, St-Peter SD, Ostlie DJ, Gatti JM, Gittes GK, Sharp RJ, Murphy JP (2005) Management of complications after hypospadias repair. Urology 65 (4): 782–785

114. Sonntag J, Grimmer I, Scholz T, Metze B, Wit J, Obladen M (2000) Growth and neurodevelopmental outcome of very low birth weight infants with necrotizing enterocolitis. Acta Paediatr 89:528–532

115. Sorensen MD, Galansky SH, Striegl AM, Mevorach R, Koyle MA (2003) Perinatal extravaginal torsion of the testis in the first month of life is a salvageable event. Urology 62:132–134

116. Souza de JCK, Motta da UIC, Ketzer CR (2001) Prognostic factors of mortality in newborns with necrotizing enterocolitis submitted to exploratory laparotomy. J Pediatr Surg 36;3:482–486

117. Stege G, Fenton A, Jaffray B (2003) Nihilism in the 1990s: The true mortality of congenital diaphragmatic hernia. Pediatrics 112;3:532–535

118. Tahvanainen E, Tahvanainen P, Kääriäinen H, Höckerstedt K (2005) Polycystic liver and kidney diseases. Ann Med 37:546–555

119. Torre da la L, Ortega A (2000) Transanal versus open endorectal pull-through for Hirschsprung's disease. J Pediatr Surg 35;11:1630–1632

120. Tudehope DI (2005) The epidemiology and pathogenesis of neonatal necrotizing enterocolitis. J Pediatr Child Health 41;167–168

121. Tyson JE, Kennedy KA (2005) Trophic feedings for parenterally fed infants. Cochrane Database Syst Rev (3): CD000504

122. Tzakis AG, Kato T, Levi DM, DeFaria W, Selvaggi G, Weppler D, Nishida S, Moon J, Madariaga JR, David AI, Gaynor JJ, Thompson J, Hernandez E, Cantwell P, Augenstein JS, Gyamfi A, Pretto EA, Dowdy L, Tryphonopoulos P, Ruiz P (2005) 100 multivisceral transplants at a single center. Ann Surg 242;2:480–493

123. van der Sluijs JW, den Hollander JC, Lequin JC, Nijman RM, Robben SGF (2004) Prenatal testicular torsion: diagnosis and natural course. An ultrasonographic study. Eur Radiol 14:250–255

124. Walsh MC, Kliegman RM. Necrotizing Enterocolitis (1986) Treatment based on staging criteria. Ped Clinics North Am 33:179–201

125. Wax JR, Hamilton T, Cartin A, Dudley J, Pinette MG, Blackstone J (2006) Congenital jejunal and ileal atresia. J Ultrasound Med 25:337–342

126. Whitten SM, Wilcox DT (2001) Duplex systems Prenat Diagn 21:952–957

127. Wilson RD, Johnson MP (2003) Prenatal untrasound guided percutaneous shunts for obstructive uropathy and thoracic disease. Semin Pediatr Surg 12 (3), 182–189

128. Wilson RD, Hedrik HL, Liechty KW, Flake AW et al. (2006) Cystic adenomatoid malformation of the lung: review of genetics, prenatal diagnosis, and in utero treatment. Am J Med Genetics 140A:151–155

129. Yerkes EB, Robertson FM, Gitlin J, Kaefer M, Cain MP, Rink RC (2005) Management of perinatal torsion: today, tomorrow or never? J Urol 174:1579–1583

130. Ylinen E, Ahonen S, Ala-Houhala M, Wikström S (2004) Nephrectomy for multicystic dysplastic kidney: if and when? Urology 63:768–772

Nierenkrankheiten

R. F. Maier

11.1 Neonatale Nierenfunktion

In der Neonatalperiode ist die Nierenfunktion im Vergleich zu älteren Kindern und Erwachsenen eingeschränkt (◙ Tab. 11.1). Bedingt durch einen hohen renalen Gefäßwiderstand sind während der Fetalzeit der renale Blutfluss und damit auch die glomeruläre

◙ **Tab. 11.1.** Besonderheiten der Nierenfunktion bei Neugeborenen. (Nach Turner 1999)

Lokalisation	Funktionsminderung	Mögliche Folgen
Glomerulum	Filtrationsrate reduziert	Retention von Wasser, Elektrolyten, Medikamenten
Proximaler Tubulus	Rückresorption von Wasser, Natrium, Bikarbonat, Glukose, Aminosäuren, Phosphat vermindert	Hyponatriämie, metabolische Azidose, Verlust von Nährstoffen
Distaler Tubulus und Sammelrohr	Sekretion von Kalium und Protonen vermindert, Konzentrationsfähigkeit vermindert	Hyperkaliämie, metabolische Azidose, Dehydratation

Filtrationsrate (GFR) niedrig. Nach der Geburt sinkt der renale Gefäßwiderstand, renaler Blutfluss und GFR steigen in den ersten Lebensmonaten kontinuierlich an. Erwachsenenwerte werden mit etwa 18 Monaten erreicht.

Da Kreatinin im Tubulus weder resorbiert noch sezerniert wird, stellt die Kreatinin-Clearance ein Maß für die GFR dar (□ Tab. 11.2).

Berechnung der Kreatinin-Clearance (C):

$$C_{Kreatinin} \ (ml/min) = \frac{Harnkonzentration_{Kreatinin} \times Harnminutenvolumen}{Plasmakonzentration_{Kreatinin}}$$

Wie für Herz und Gehirn existiert auch für die renale Durchblutung eine Autoregulation, d. h. die Nierendurchblutung bleibt bei Blutdruckschwankungen innerhalb bestimmter Grenzen konstant.

□ **Tab. 11.2.** Altersspezifische Entwicklung der Kreatinin-Clearance (ml/min/1,73m²). (Nach Sonntag 1996, Turner 1999)

	Postnatales Alter	Median	10.–90.Perzentile
Frühgeborene 26–34 SSW	Woche 1	12	7–22
	Woche 2	16	10–28
	Woche 3–4	20	11–34
	Woche 5–6	23	15–36
	Woche 7–9	29	17–36
		Mittelwert	
Reife Neugeborene	1 Woche	30	
Säuglinge	1 Monat	50	
Kinder	1 Jahr	100	
Erwachsene		125	

Erst bei Unterschreiten eines kritischen Blutdruckwertes sinkt die GFR mit weiter sinkendem Blutdruck. Bei Neugeborenen und insbesondere bei Frühgeborenen scheint der Bereich, innerhalb dessen diese Autoregulation funktioniert, aber noch sehr schmal zu sein [20].

Der proximale Tubulus ist bei Neugeborenen und noch ausgeprägter bei Frühgeborenen sehr vulnerabel gegenüber toxischen (Medikamente) und hypoxischen Insulten. Beim Erwachsenen werden im proximalen Tubulus etwa zwei Drittel des Wasser- und Natriumfiltrates rückresorbiert. Diese Resorption ist bei Früh- und Neugeborenen vermindert [41]. Ab etwa 32 SSW kann dies durch eine erhöhte Resorption im distalen Tubulus kompensiert werden. Unreifere Kinder haben eine negative Natriumbilanz und können eine Hyponatriämie entwickeln. Die Sekretion von sauren Valenzen im distalen Tubulus ist in der Neonatalperiode eingeschränkt. Eine hohe Proteinzufuhr erhöht die Säurebelastung und kann bei Frühgeborenen zur späten metabolischen Azidose führen. Letztere unterscheidet sich von der frühen Azidose dieser Kinder, die durch mangelnde Bikarbonat-Rückresorption im proximalen Tubulus entsteht. Die maximale Konzentrationsfähigkeit des Urins liegt bei Kindern und Erwachsenen bei etwa 1200 mosmol/l, bei Neugeborenen bei etwa 600 mosmol/l und bei Frühgeborenen bei etwa 550 mosmol/l.

Urinausscheidung

Innerhalb der ersten 12 Lebensstunden ist jedes Urinvolumen akzeptabel, im Alter von 12–24 h sollten 0,5 ml/kg pro h ausgeschieden werden, später 1–3 ml/kg pro h. Bei sehr unreifen Frühgeborenen kann die Ausscheidung 5–7 ml/kg pro h und mehr erreichen.

11.2 Akute Niereninsuffizienz

Definition

Plötzliche Einschränkung der GFR mit Akkumulation harnpflichtiger Substanzen. Sie geht mit Oligo- oder Anurie und Störungen des Elektrolyt- und Säure-Basen-Haushalts einher.

Diagnostische Parameter [21]

- Diurese <1 ml/kg/h über 24 h nach dem 1. Lebenstag
- Serumkreatinin >1,5 mg/dl (133 µmol/l) nach dem 1. Lebenstag
- Eingeschränkte Kreatinin-Clearance (◘ Tab. 11.2)

Ätiologie

Prärenales Nierenversagen (Hypoperfusion)

- Hypovolämie (Blutungen, fetale Transfusionssyndrome, Kapillarleck, Dehydratation)
- Arterielle Hypotonie (Sepsis, Herzinsuffizienz, Aortenisthmusstenose, Hypothermie)

Renales Nierenversagen (Parenchymschädigung)

- Kongenitale Fehlbildungen (Hypoplasie, polyzystische Degeneration)
- Vaskuläre Ursachen (Nierenvenen- und Nierenarterienthrombosen, disseminierte intravasale Gerinnung)
- Hypoxisch-ischämische Schädigung (Asphyxie, Hypoxie, Schock, Vitium cordis, Atemstörungen)
- Unbehandeltes prärenales Nierenversagen
- Nephrotoxische Schädigung (Indometacin, Aminoglykoside)

Postrenales Nierenversagen (Obstruktion der ableitenden Harnwege)

- Obstruktive Uropathien (Urethralklappen, Ureterstenosen, Tumoren)
- Neurogene Blasenlähmung (Spina bifida)

11.2.1 Prärenales Nierenversagen

Häufigste Form (80%) des Nierenversagens beim Neugeborenen [46], auch wenn es mit der Einführung routinemäßiger Blutdruckmessung seltener geworden ist. Bei frühzeitiger, adäquater Behandlung mit Normalisierung der renalen Perfusion gute Prognose. Hilfreich zur Differenzierung zwischen prärenalem und renalem Nierenversagen sind die in ◘ Tab. 11.3 zusammengestellten Parameter.

◨ Tab. 11.3. Differenzierung zwischen prärenalem und renalem Nierenversagen. Die Werte beziehen sich auf Reifgeborene, für Frühgeborene schwanken sie deutlich stärker. (Guignard und John 1986)

	Prärenal	Renal
Urinosmolarität [mosmol/l]	>400	<400
Spezifisches Uringewicht	>1015	<1010
Urinnatrium [mmol/l]	31 ± 19	63 ± 35
Kreatinin (Urin: Plasma)	29 ± 16	10 ± 4
Osmolarität (Urin: Plasma)	>1,5	<1,0
fE$_{Na}$	<1%	>1%
Urinstatus	Normal	Hämaturie

fE$_{Na}$ = fraktionelle Natriumausscheidung.

Therapie (nach [18])

— Bei akutem Blutverlust Volumenausgleich mit Erythrozytenkonzentrat und Plasma unter Kontrolle des Zentralvenendruckes
— Infusion von 20 ml/kg NaCl 0,9% über 60–120 min
— Bei weiter bestehender Oligurie (nach Ausgleich der Hypovolämie) Therapieversuch mit Furosemid (1 mg/kg i.v.)

Bleibt eine adäquate Diurese aus, muss ein renales Nierenversagen angenommen werden:

— Keine weitere Volumenexpansion!
— Keine wiederholten Furosemidgaben (Ototoxizität)!

11.2.2 Renales Nierenversagen

Hier gibt es keine kausale, sondern nur eine symptomatische Behandlung der (drohenden) metabolischen Entgleisung.

Therapie (nach [3, 21, 18, 46])

- Flüssigkeitsrestriktion: Zufuhr = ausgeschiedene Urinmenge + insensibler Wasserverlust (insensibler Wasserverlust = 20–30 ml/kg/Tag bei Reifgeborenen, 40–60 ml/kg/Tag bei Frühgeborenen; bei Phototherapie 20 ml/kg/Tag mehr)
- Natriumzufuhr: entsprechend der vorangehenden Urinausscheidung als Natriumbikarbonat; bei Anurie kein Natrium
- Keine Kaliumzufuhr
- Furosemid (1–2 mg/kg i.v.), sofern keine Hypovolämie oder Hypotonie bestehen
- Dopamin 1–3 µg/kg/min (E2a) [13, 43, 44]
- Vorsichtige Pufferung bei pH <7,2
- Behandlung von Elektrolytentgleisungen s. S. 376
- Orale Gabe von Kalziumkarbonat bei Hyperphosphatämie. Aluminiumhydroxid ist wegen seiner Neurotoxizität nicht mehr zu empfehlen [48]
- Transfusion von Erythrozytenkonzentrat bei Anämie
- Ernährung hochkalorisch, möglichst frühzeitig oral: Muttermilch, angereichert mit Maltodextrin (2–3 g/100 ml) und Fett (1 ml/100 ml als mittelkettige Triglyzeride). Proteinrestriktion (<1 g/kgKG pro Tag)
- Arterielle Hypertonie: s. S. 362
- Bei Versagen dieser Maßnahmen Nierenersatztherapie in Abhängigkeit von der Grunderkrankung

Überwachung

- Gewichtskontrolle 1- bis 2-mal täglich
- Flüssigkeits- und Elektrolytbilanzierung (4-stündlich, jeweils Anpassung der Zufuhr)
- Spezifisches Gewicht im Urin
- Dosisanpassung der Medikamente entsprechend Spiegelkontrollen, nephrotoxische Medikamente vermeiden!

11.2.3 Postrenales Nierenversagen

Diagnostik durch Ultraschalluntersuchung, Miktionszystourethrographie und Nierensequenzszintigraphie. Ein intravenöses Pyelogramm ist im Allgemeinen kontraindiziert, da das Kontrastmittel eine zusätzliche Belastung bei Niereninsuffizienz darstellt. Primäre operative Korrektur bzw. Entlastung (s. S. 326).

11.3 Peritonealdialyse

Hämodialyse [14] und Peritonealdialyse sind auch bei Neu- und Frühgeborenen möglich [9, 10]. Da die Peritonealdialyse bei diesen Kindern technisch einfacher durchzuführen ist, ist sie bei nicht infauster Grundkrankheit die Methode der Wahl. Ziele sind der Flüssigkeitsentzug und die Korrektur metabolischer Entgleisungen.

Indikation

- Überwässerung mit Lungenödem und Herzinsuffizienz
- Therapierefraktäre Entgleisung des Elektrolyt- und Säure-Basen-Haushalts (Na <120 mmol/l, K >8 mmol/l, Kreatinin >6,0 mg/dl (= 530 μmol/l), pH <7,1 trotz Pufferung)
- Urämiebedingte zentralnervöse Erscheinungen
- Hypertensive Enzephalopathie
- Oligo-/Anurie über mehr als 5–7 Tage

Durchführung

Ein chirurgisch eingelegter Tenckhoff-Katheter scheint zu weniger Komplikationen zu führen als ein am Bett transkutan gelegter Katheter (E3) [8]. Füllvolumen initial 10–20 ml/kg, dann Steigerung bis 30 ml/kg. Limitierend ist der Zwerchfellhochstand mit Beeinträchtigung der Atmung. Ein Zyklus dauert in der Regel 1 h (5–10 min Einlauf, 40–50 min Verweildauer, 5–10 min Auslauf).

Die relativ große Peritonealoberfläche, die erhöhte Permeabilität und der höhere Energiebedarf führen bei Neugeborenen dazu, dass die Glukoseresorption höher ist als beim Erwachsenen und damit der osmotische Gradient rasch abnimmt. Dies kann durch kürzere Verweildauer, größeres Volumen und höhere Glukosekonzentration kompensiert werden.

Während der Dialyse muss eine engmaschige (initial 4-stündlich) Überwachung von Körpergewicht, Blutzucker, Elektrolyten und Säure-Basen-Haushalt erfolgen.

Komplikationen

— Überwässerung
— Hyperglykämie
— Mechanische Beeinträchtigung der Atmung
— Leck an der Drainagestelle
— Verstopfen des Katheters
— Darmperforation
— Peritonitis

11.4   Diuretikatherapie

Zur Diuretikatherapie bei Früh- und Neugeborenen stehen Furosemid, Hydrochlorothiazid und Spironolacton zur Verfügung. Mannit ist wegen seiner hohen Osmolarität insbesondere bei Frühgeborenen kontraindiziert. Sein Nutzen beim Hirnödem des Neugeborenen ist nicht nachgewiesen. Kontrollierte Studien zur Behandlung des posthämorrhagischen Hydrozephalus mit Acetazolamid in Kombination mit Furosemid haben widersprüchliche Ergebnisse gezeigt [26, 32]. Beim Atemnotsyndrom des Frühgeborenen bringen Diuretika keinen Vorteil, erhöhen aber das Risiko für einen persistierenden Ductus arteriosus und von Kreislaufinstabilität (E1a) [6].

Furosemid. Furosemid zählt zu den Schleifendiuretika, die ihren Hauptangriffspunkt in der Henle-Schleife haben und dort die Rückresorption von Natrium, Chlorid und Kalium hemmen. Die diuretische Wirkung setzt schnell ein, klingt aber auch rasch wieder ab. Nach Abklingen der Wirkung kann es durch Gegenregulationsmechanismen zu einer Natriumretention kommen. Furosemid wird insbesondere dann eingesetzt, wenn eine schnelle Entwässerung erfolgen soll, z. B. bei Lungenödem oder Herzinsuffizienz. Möglicherweise wirkt Furosemid dem Verschluss des Ductus arteriosus entgegen [19].

Hydrochlorothiazid. Thiazide greifen am distalen Tubulus an und hemmen dort die Natrium- und Chloridresorption. Im Vergleich zu den Schleifendiuretika ist der akute diuretische Effekt schwächer und setzt langsamer ein, hält dafür aber länger an. Hydrochlorothiazid wird vor allem für den längerdauernden Gebrauch eingesetzt, z. B. bei der bronchopulmonalen Dysplasie. Die Gefahr der Nephrokalzinose ist geringer ausgeprägt als bei Furosemid.

Spironolacton. Als kompetitiv wirkender Aldosteronantagonist hemmt Spironolacton im distalen Tubulus und im Sammelrohr die Natriumresorption und die Kaliumsekretion. Die maximale Wirkung wird erst mit einigen Tagen Verzögerung erreicht. Ob eine im Tierversuch beobachtete Neurotoxizität [12] für menschliche Neugeborene relevant ist, ist unbekannt.

Indikationen

- Herzinsuffizienz (s. S. 242)
- Lungenödem
- Arterielle Hypertonie (s. S. 362)
- Akutes Nierenversagen (s. S. 349)
- Bronchopulmonale Dysplasie (s. S. 199) [7]

Kontraindikationen

- Hypovolämie
- Dehydratation
- Arterielle Hypotonie
- Elektrolytentgleisungen

Periphere Ödeme des Frühgeborenen (insbesondere bei Hypoproteinämie) stellen keine Indikation für Diuretika dar. Bei bestehendem Flüssigkeitsdefizit und eingeschränkter Nierenfunktion verschlechtert während Indometacinbehandlung Furosemid die glomeruläre Filtrationsrate und ist deshalb kontraindiziert (E1a) [7].

Die wichtigsten Nebenwirkungen einer Diuretikatherapie sind in ◘ Tab. 11.4 zusammengefasst. Je unreifer die behandelten Kinder sind, umso stärker können sich die unerwünschten Wirkungen auswirken. Die bei der Behandlung mit Schleifendiuretika regelhaft auftretende Hypokaliämie kann durch gleichzeitige Behandlung mit Spironolacton kompensiert werden.

◘ **Tab. 11.4.** Nebenwirkungen einer Diuretikatherapie

	Furosemid	Hydrochloro-thiazid	Spironolacton
Blutdruckabfall	+	+	+
Dehydratation	+	+	+
Thrombosierung	+	+	+
Nephrokalzinose	+		
Metabolische Alkalose	+	+	
Hypokalziämie	+		+
Hyperkalziämie		+	
Hyponatriämie	+	+	
Hypokaliämie	+	+	
Hyperkaliämie			+
Hyperglykämie		+	
Ototoxizität	+		
Persistierender Ductus arteriosus	+		

11.5   Harnwegsinfektion

Harnwegsinfektionen kommen bei 0,1–1% der Neugeborenen vor. Der Infektionsweg ist in diesem Alter meist hämatogen und nicht aszendierend.

Die Symptomatik ist unspezifisch: reduzierter Allgemeinzustand, Lethargie, Trinkschwäche, Erbrechen, Temperaturinstabilität, Hyperbilirubinämie.

Diagnose

Eine Harnwegsinfektion kann beim Neugeborenen nur durch eine suprapubische Blasenpunktion zweifelsfrei festgestellt oder ausgeschlossen werden. Ein steriler Beutelurin spricht zwar gegen eine Harnwegsinfektion, ein Nachweis von Bakterien im Beutelurin beruht aber häufig auf einer Kontamination. Das Unterlassen einer Blasenpunktion führt zu unnötigen Behandlungen oder verzögert notwendige Behandlungen [2].

Blasenpunktion

Vorbereitung

Desinfektionsmittel, sterile Kompressen, sterile Handschuhe, 2-ml-Spritze mit Kanüle. Ggf. Füllungszustand der Harnblase sonographisch überprüfen. Da es bei der Vorbereitung der Punktion nicht selten zu spontanem Urinabgang kommt, empfiehlt es sich, ein steriles Röhrchen zum Auffangen von Mittelstrahlurin bereitzuhalten.

Durchführung

Kind liegt mit abgespreizten Beinen (Froschhaltung) auf dem Rücken und wird von zweiter Person festgehalten. Gründliche Hautdesinfektion, Einstich in der Mittellinie 0,5–1 cm oberhalb der Symphyse, Stichrichtung senkrecht zur Unterlage, Vorschieben der Kanüle unter leichter Aspiration bis Urin gewonnen wird (maximal 2–3 cm). Blase nicht vollständig entleeren, um Blasenhinterwand nicht zu verletzen. Kanüle entfernen, Punktionsstelle mit steriler Kompresse abdrücken.

Behandlung

Häufigste Erreger sind E. coli, Enterokokken, Proteus, Klebsiellen. Wir behandeln initial mit einer Kombination aus Aminoglykosid und Ampicillin (s. S. 526) und setzen ggf. nach Antibiogramm um. Sulfonamide sind bei Neugeborenen wegen der Verdrängung des Bilirubin aus seiner Eiweißbindung kontraindiziert.

Weiterführende Diagnostik

In jedem Fall müssen durch bildgebende Verfahren Anomalien der Nieren und der ableitenden Harnwege ausgeschlossen werden [17]:
— Ultraschalluntersuchung nach Diagnosestellung
— Miktionszystourethrographie nach Sanierung
— Ggf. Funktionsszintigraphie

11.6   Nierenvenenthrombose

Thrombotischer Verschluss der Nierenvenen mit hämorrhagischer Infarzierung der Niere. Die linke Nierenvene ist häufiger betroffen, es können aber auch beide Seiten betroffen sein [31, 33], in etwa 10% auch Thrombose der V. cava inferior.

Ätiologie

Gesunde Neugeborene erkranken nur selten. Häufig finden sich Risikofaktoren wie Frühgeburtlichkeit, Dehydratation, perinataler Schock, Infektion, zentraler Venenkatheter [31]. Prädisponiert sind Neugeborene mit Polyzythämie, z. B. von Müttern mit Diabetes mellitus und nach chronischer fetaler Hypoxie. In bis zu 50% der Fälle lässt sich eine angeborene Thrombophilie (z. B. APC-Resistenz) finden [23, 28, 30, 31, 33, 37]. Die Thrombose kann bereits pränatal eintreten [11].

Symptomatik

Hämaturie, Proteinurie, Oligurie bzw. Anurie, vergrößerte und druckdolente Niere(n), abdominelle Distension, Blässe, Schock, Azidose, Thrombozytopenie und Gerinnungsstörung im Sinne einer Verbrauchskoagulopathie.

Differentialdiagnose der Hämaturie

- Geburtstrauma
- Nierenvenenthrombose
- Nierenarterienthrombose
- Akutes Nierenversagen
- Kortikale und medulläre Nekrose
- Nephroblastom
- Harnwegsinfektion
- Postasphyxiesequenz
- Medikamente
- Hämorrhagische Diathese (disseminierte intravasale Gerinnung, Thrombozytopenie)

Nicht verwechseln: Vaginale Blutung

Komplikationen

Schwellung und Zyanose der Beine und des Genitale zeigen das Übergreifen der Thrombose auf die V. cava inferior an. Weitere Komplikationen sind Ausbreitung auf die Gegenseite, Nekrose der Niere, bakterielle Superinfektion, retroperitoneale Blutung bei Kapselruptur, Hämoperitoneum, arterielle Hypertonie und Lungenembolie.

Diagnostik

- Sonographie: Große Niere mit inhomogenen Echos, deformiertes Nierenbeckenkelchsystem, unter Umständen mit Blutkoageln gefüllt, Nierenvene thrombosiert, perirenales Ödem, evtl. Aszites [24]
- Farbdopplersonographie: fehlender diastolischer Fluß intrarenal und in der Nierenvene [15, 24]
- Evtl. Angiographie

Therapie

Spontanheilungen sind möglich. Wegen der Seltenheit existieren keine kontrollierten Studien. Behandlungsansätze beinhalten Heparinisierung und Fibrinolyse mit Streptokinase oder r-TPA (E3) [5, 15, 28, 33, 34]. Langzeitige klinische Verlaufskontrollen (Nierenfunktion,

Blutdruck) müssen sich anschließen, da es in den meisten Fällen zu Folgeschäden wie Nierenatrophie, Nierenversagen und arterieller Hypertonie kommt [5, 30, 33].

11.7   Konnatales nephrotisches Syndrom

Seltene, heterogene Gruppe von Krankheiten, die mit folgenden Symptomen einhergehen und schon bei Geburt bestehen können oder sich in den ersten Lebenswochen manifestieren:

— Proteinurie
— Hypalbuminämie
— Generalisierte Ödeme
— Hyperlipidämie

Am häufigsten ist der sog. finnische Typ, der autosomal rezessiv vererbt wird, in Finnland mit einer Inzidenz von 1:8200 Neugeborenen vorkommt, aber auch außerhalb Finnlands auftritt [4, 16, 35].

Parenterale Eiweißsubstitution, frühzeitige Nephrektomie, Dialyse und Transplantation haben die Prognose zwar verbessert [25, 42], die Komplikationsrate nach Transplantation im frühen Kindesalter ist aber hoch [27]. Über medikamentöse Behandlungsansätze mit ACE-Hemmern und Indometacin liegen bisher nur wenige, teilweise widersprüchliche Fallberichte vor (E3) [22].

Andere Formen des konnatalen nephrotischen Syndroms mit fokaler Glomerulosklerose oder minimal-change-Nephritis sind beim Neugeborenen seltener, haben aber eine bessere Prognose. Nephrotische Syndrome kommen gelegentlich auch im Rahmen von konnatalen Infektionen (Lues, Toxoplasmose, Zytomegalie) vor.

11.8   Hereditäre Salzverlust-Tubulopathien

Gruppe von autosomal-rezessiv vererbten Erkrankungen mit hypokaliämischer Alkalose, Hyperreninismus und Hyperaldosteronismus [29]. Für die Neonatologie relevant ist das:

11.8.1 Hyperprostaglandin E-Syndrom (antenatales Bartter-Syndrom)

Symptomatik sowie biochemische und pharmakologische Merkmale gleichen dem Bild einer Langzeitbehandlung mit Furosemid [36]. Zugrunde liegen Gen-Mutationen für den Furosemid-sensiblen Natrium-Kalium-2Chlorid-Cotransporter (NKCC2) oder den Kaliumkanal ROMK, die dazu führen, dass im aufsteigenden Teil der Henle-Schleife Natrium, Kalium und Chlor nicht rückresorbiert werden können. Außerdem wird Kalzium schlechter rückresorbiert.

Symptome

Das Krankheitsbild manifestiert sich bereits antenatal durch ein Polyhydramnion, das zur Frühgeburtlichkeit prädisponiert. Postnatal exzessiver renaler Salzverlust mit Iso- oder Hyposthenurie und massive Polyurie, bei NKCC2-Defekt auch massive Hypokaliämie. Häufig treten systemische Symptome wie Fieber, Erbrechen und sekretorische Diarrhö auf. Charakteristisch ist eine Hyperkalziurie, die schon innerhalb der 1. Lebenswoche zur Nephrokalzinose führt.

Therapie

Salz- und Wassersubstitution

Entscheidend ist die ausreichende Zufuhr von Wasser und Salz. Postnatal müssen große Mengen an Wasser (mehrere Hundert ml pro kg Körpergewicht) und NaCl parenteral substituiert werden. Hierfür sind engmaschige Gewichts- und Elektrolytkontrollen sowie Flüssigkeitsbilanzen erforderlich.

Reduktion der Polyurie, der Hyperkalziurie und der Prostaglandin E_2-Ausscheidung

Die erhöhten renalen Prostaglandin-E_2-Spiegel haben eine hemmende Wirkung auf den transepithelialen Elektrolyttransport in der aufsteigenden Henle-Schleife und sind für eine weitere Steigerung des renalen Salzverlustes verantwortlich [39]. Durch Therapie mit Indometacin (1–2 mg/kg/Tag) lässt sich der renale Verlust von NaCl und Wasser um 50% und von Kalzium um 30% senken [40]. Die Therapie wird durch Monitoring der Prostaglandinausscheidung sowie der Aktivität des Renin-Aldosteron-Systems und der Serum-Elektrolyte einerseits, sowie der glomerulären Filtration andererseits, gesteuert.

Normalisierung des Serumkaliums

Der renale Kaliumverlust wird reduziert durch Verminderung des sekundären Hyperaldosteronismus auf Grund des Salzverlustes. Dies erfolgt durch die orale Substitution von Natriumchlorid (1–4 mmol/kg/Tag) sowie Suppression der Hyperprostaglandinurie mittels Indometacin [39]. Gleichzeitig wird Kaliumchlorid (1–3 mmol/kg/Tag) möglichst gleichmäßig auf den Tag verteilt substituiert. Sollte der sekundäre Hyperaldosteronismus trotz der vorgenannten Therapie persistieren, kann der Einsatz von Aldosteron-Antagonisten (Spironolacton) erwogen werden.

11.9   Arterielle Hypertonie

Definition

Häufig wird in der Literatur die (nicht sehr differenzierte) Definition von Adelman [1] verwendet:

Arterielle Hypertonie	Systolischer Blutdruck	Diastolischer Blutdruck
Reife Neugeborene	>90 mmHg	>60 mmHg
Frühgeborene	>80 mmHg	>50 mmHg

Für gestations- und lebensaltersspezifische Perzentilenkurven für den systolischen Blutdruck s. S. 248.

Je nach Definition wird die Häufigkeit einer arteriellen Hypertonie in der Neonatalperiode mit 1–5% angegeben [1, 38].

Ursachen

Gefäßanomalien
- Aortenisthmusstenose
- Nierenarterienstenose

Renale Ursachen
- Nierenhypoplasie, -dysgenesie
- Obstruktive Uropathie
- Akutes Nierenversagen
- Nierenarterienthrombose
- Nierentumor
- Nephrokalzinose

Endokrine Ursachen
- Adrenogenitales Syndrom
- Morbus Cushing
- Neuroblastom

Andere Ursachen
- Erhöhter intrakranieller Druck
- Flüssigkeitsüberladung
- Medikamente (Steroide, Methylxanthine, Sympathomimetika)

Diagnostik
- Blutdruckmessung in Ruhe an allen vier Extremitäten
- Ultraschalluntersuchung mit Gefäßdoppler von Schädel, Herz und großen Gefäßen, Nieren und ableitenden Harnwegen
- Sammelurin auf Katecholamine
- 17-OH-Progesteron, Cortisol
- Medikamentenanamnese

Therapie
- Flüssigkeitsrestriktion
- Stufenweise orale medikamentöse Therapie entsprechend ◘ Tab. 11.5, in der Regel beginnend mit einem Diuretikum, dann ggf. Zugabe eines β-Blockers und eines Vasodilatators oder ACE-Hemmers
- Intravenöse Therapie bei lebensbedrohlichen Zuständen

▣ **Tab. 11.5.** Medikamentöse Therapie der arteriellen Hypertonie. (Rasoulpour und Marinelli 1992)

Wirkprinzip	Präparat	Einzeldosis [mg/kg]	Häufigkeit (pro Tag)
Milde bis moderate Hypertonie: orale Behandlung			
Diuretika	Hydrochlorothiazid	2–2,5	2
	Furosemid	1–2	2–4
β-Blocker	Propranolol	0,25	3–4
Vasodilatator	Hydralazin	0,2–0,5	2–3
ACE-Hemmer	Captopril	0,02–0,5	2–3
Ca-Antagonist	Nifedipin	0,25–0,5	Wiederholt
Hypertensive Notfälle: intravenöse Behandlung			
Vasodilatator	Hydralazin	0,1–0,5	4
Vasodilatator	Diazoxid	2–5 mg	2
Vasodilatator	Nitroprussid-Natrium	0,05–1 (-5) μg/kg/min	Dauerinfusion

Literatur

1. Adelman RD (1988) The hypertensive neonate. Clin Perinatol 15:567–585
2. Al-Orifi F, McGillivray D, Tange S, Kramer MS (2000) Urine culture from bag specimens in young children: are the risks too high? J Pediatr 137:221–226
3. Andreoli SP (2004) Acute renal failure in the newborn. Semin Perinatol 28:112–123
4. Aya K, Tanaka H, Seino Y (2000) Novel mutation in the nephrin gene of a Japanese patient with congenital nephrotic syndrome of the Finnish type. Kidney Int 57:401–404
5. Bökenkamp A, von Kries R, Nowak-Göttl U, Göbel U, Hoyer PF (2000) Neonatal renal venous thrombosis in Germany between 1992 and 1994: Epidemiology, treatment and outcome. Eur J Pediatr 159: 44–48
6. Brion LP, Soll RF (2001) Diuretics for respiratory distress syndrome in preterm infants. Cochrane Database Syst Rev: CD001454

7. Brion LP, Primhak RA, Ambrosio-Perez I (2000) Diuretics acting on the distal renal tubule for preterm infants with (or developing) chronic lung disease. Cochrane Database Syst Rev CD 001817

8. Chadha V, Warady BA, Blowey DL, Simckes AM, Alon US (2000) Tenckhoff catheters prove superior to cook catheters in pediatric acute peritoneal dialysis. Am J Kidney Dis 35:1111–1116

9. Coulthard MG, Sharp J (1995) Haemodialysis and ultrafiltration in babies weighing under 1000 g. Arch Dis Child 73:F162–165

10. Coulthard MG, Vernon B (1995) Managing acute renal failure in very low birthweight infants. Arch Dis Child 73:F187–192

11. Cozzolino DJ, Cendron M (1997) Bilateral renal vein thrombosis in a newborn: a case of prenatal renal vein thrombosis. Urology 50:128–131

12. Crochemore C, Lu J, Wu Y, Liposist Z, Sousa N, Holsboer F, Almeida OFX (2005) Direct targeting of hippocampal neurons for apoptosis by glucocorticoids is reversible by mineralocorticoid receptor activation. Molecular Psychiatry 10:790–798

13. Emery EF, Greenough A (1993) Efficacy of low-dose dopamine infusion. Acta Paediatr 82:430–432

14. Everdell NL, Coulthard MG, Crosier J, Keir MJ (2005) A machine for haemodialysing very small infants. Pediatr Nephrol 20:636–643

15. Farnoux C, Camard O, Pinquier D, Hurtaud-Roux MF, Sebag G, Schlegel N, Beaufils F (1998) Recombinant tissue-type plasminogen activator therapy of thrombosis in 16 neonates. J Pediatr 133:137–140

16. Fuchshuber A, Niaudet P, Gribouval O, Jean G, Gubler MC, Broyer M, Antignac C (1996) Congenital nephrotic syndrome of the Finnish type: linkage to the locus in a non-Finnish population. Pediatr Nephrol 10:135–138

17. Goldman M, Lahat E, Strauss S, Reisler G, Livne A, Gordin L, Aladjem M (2000) Imaging after urinary tract infection in male neonates. Pediatrics 105:1232–1235

18. Gouyon JB, Guignard JP (2000) Management of acute renal failure in newborns. Pediatr Nephrol 14:1037–1044

19. Green TP, Thompson TR, Johnson DE, Lock JE (1983) Furosemide promotes patent ductus arteriosus in premature infants with the respiratory-distress syndrome. N Engl J Med 308:743–748

20. Guignard JP, John EG (1986) Renal function in the tiny premature infant. Clin Perinatol 13:377–401

21. Haycock GB (2003) Management of acute and chronic renal failure in the newborn. Semin Neonatol 8:325–334

22. Heaton PA, Smales O, Wong W (1999) Congenital nephrotic syndrome responsive to captopril and indometacin. Arch Dis Child 81:174–175

23. Heller C, Schobess R, Kurnik K, Junker R, Gunther G, Kreuz W, Nowak-Gottl U (2000) Abdominal venous thrombosis in neonates and infants: role of prothrombotic risk factors – a multicentre case-control study. For the Childhood Thrombophilia Study Group. Br J Haematol 111:534–539

24. Hibbert J, Howlett DC, Greenwood KL, MacDonald LM, Saunders AJ (1997) The ultrasound appearances of neonatal renal vein thrombosis. Br J Radiol 70:1191–1194

25. Holmberg C, Antikainen M, Ronnholm K, Ala Houhala M, Jalanko H (1995) Management of congenital nephrotic syndrome of the Finnish type. Pediatr Nephrol 9:87–93

26. International PHVD Drug Trial Group (1998) International randomised controlled trial of acetazolamide and furosemide in posthaemorrhagic ventricular dilatation in infancy. Lancet 352:433–440

27. Kim MS, Stablein D, Harmon WE (1998) Renal transplantation in children with congenital nephrotic syndrome: a report of the North American Pediatric Renal Transplant Cooperative Study (NAPRTCS). Pediatr Transplant 2:305–308

28. Klinge J, Scharf J, Rupprecht T, Boswald M, Hofbeck M (1998) Selective thrombolysis in a newborn with bilateral renal venous and cerebral thrombosis and heterozygous APC resistance. Nephrol Dial Transplant 13:3205–3207

29. Köckerling A, Konrad M., Seyberth HW (1998) Hereditäre Tubulopathien mit Diuretika-ähnlichem Salzverlust. Deutsches Ärzteblatt 95: A-1841–1846

30. Kosch A, Kuwertz-Broking E, Heller C, Kurnik K, Schobess R, Nowak-Gottl U (2004) Renal venous thrombosis in neonates: prothrombotic risk factors and long-term follow-up. Blood 104:1356–1360

31. Kuhle S, Massicotte P, Chan A, Mitchell L (2004) A case series of 72 neonates with renal vein thrombosis. Data from the 1–800-NO-CLOTS Registry. Thromb Haemost 92:729–733

32. Libenson MH, Kaye EM, Rosman NP, Gilmore HE (1999) Acetazolamide and furosemide for posthemorrhagic hydrocephalus of the newborn. Pediatr Neurol 20:185–191

33. Marks SD, Massicotte MP, Steele BT, Matsell DG, Filler G, Shah PS, Perlman M, Rosenblum ND, Shah VS (2005) Neonatal renal venous thrombosis: clinical outcomes and prevalence of prothrombotic disorders. J Pediatr 146:811–816

34. Nuss R, Hays T, Manco-Johnson M (1994) Efficacy and safety of heparin anticoagulation for neonatal renal vein thrombosis. Am J Pediatr Hematol Oncol 16:127–131

35. Patrakka J, Kestila M, Wartiovaara J, Ruotsalainen V, Tissari P, Lenkkeri U, Mannikko M, Visapaa I, Holmberg C, Rapola J, Tryggvason K, Jalanko H (2000) Congenital nephrotic syndrome (NPHS1): features resulting from different mutations in Finnish patients. Kidney Int 58:972–980

36. Peters M, Jeck N, Reinalter S, Leonhardt A, Tonshoff B, Klaus G, Konrad M, Seyberth HW (2002) Clinical presentation of genetically defined patients with hypokalemic salt-losing tubulopathies. Am J Med 112: 183–190

37. Pohl M, Zimmerhackl LB, Heinen F, Sutor AH, Schneppenheim R, Brandis M (1998) Bilateral renal vein thrombosis and venous sinus thrombosis in a neonate with factor V mutation (FV Leiden). J Pediatr 132:159–161

38. Rasoulpour M, Marinelli KA (1992) Systemic hypertension. Clin Perinatol 19:121–137

39. Reinalter SC, Jeck N, Brochhausen C, Watzer B, Nüsing RM, Seyberth HW, Kömhoff M (2002) Role of cyclooxygenase-2 in hyperprostaglandin E syndrome/antenatal Bartter syndrome. Kidney Int 62: 253–260

40. Reinalter SC, Grone HJ, Konrad M, Seyberth HW, Klaus G (2001) Evaluation of long-term treatment with indomethacin in hereditary hypokalemic salt-losing tubulopathies. J Pediatr 139:398–406

41. Rodriguez-Soriano J, Vallo A, Oliveros R, Castillo G (1983) Renal handling of sodium in premature and full-term neonates: a study using clearance methods during water diuresis. Pediatr Res 17:1013–1016

42. Savage JM, Jefferson JA, Maxwell AP, Hughes AE, Shanks JH, Gill D (1999) Improved prognosis for congenital nephrotic syndrome of the Finnish type in Irish families. Arch Dis Child 80:466–469

43. Seri I (1995) Cardiovascular, renal, and endocrine actions of dopamine in neonates and children. J Pediatr 126:333–344

44. Seri I, Rudas G, Bors Z, Kanyicska B, Tulassay T (1993) Effects of low-dose dopamine infusion on cardiovascular and renal functions, cerebral blood flow, and plasma catecholamine levels in sick preterm neonates. Pediatr Res 34:742–749

45. Sonntag J, Prankel B, Waltz S (1996) Serum creatinine concentration, urinary creatinine excretion and creatinine clearance during the first 9 weeks in preterm infants with a birth weight below 1500 g. Eur J Pediatr 155: 815–819

46. Toth-Heyn P, Drukker A, Guignard JP (2000) The stressed neonatal kidney: from pathophysiology to clinical management of neonatal vasomotor nephropathy. Pediatr Nephrol 14:227–239

47. Turner A, Haycock GB (1999) Renal function and renal failure in the newborn. In: Hansen TN, McIntosh N. Current topics in neonatology Vol 3. WB Saunders, London, Edinburgh, New York, Philadelphia, Sydney, Toronto: pp. 1–23

48. Warady BA, Belden B, Kohaut E (1999) Neurodevelopmental outcome of children initiating peritoneal dialysis in early infancy. Pediatr Nephrol 13:759–765

Flüssigkeits- und Elektrolytbilanz

R. F. Maier

12.1 Flüssigkeitsbilanz

Gesamtkörperwasser und Extrazellulärflüssigkeit des Feten nehmen im letzten Trimenon der Schwangerschaft ab. Postnatal setzt sich diese Entwicklung bei gleichzeitiger Zunahme der Intrazellulärflüssigkeit fort [25, 46]. Bei eutrophen Frühgeborenen zwischen 25 und 30 SSW beträgt der Wassergehalt nach der Geburt etwa 850 ml/kg, die extrazelluläre Flüssigkeit etwa 500 ml/kg [23]. Durch Reduktion der extrazellulären Flüssigkeit kommt es in der 1. Lebenswoche bei reifen Neugeborenen zu einem Verlust von 5–10%, bei Frühgeborenen bis 15% des Geburtsgewichts [8]. Insbesondere bei sehr unreifen Frühgeborenen sind die ersten Lebenstage gekennzeichnet durch einen hohen insensiblen Wasserverlust über Atmung und Haut und eine eingeschränkte Kapazität der Nieren, Flüssigkeits- und Elektrolytimbalancen auszugleichen.

12.1.1 Insensibler Wasserverlust

Das Ausmaß ist abhängig von Reife und Lebensalter sowie von äußeren Bedingungen [30, 41] (▫ Abb. 12.1). Da über die Haut vorwiegend freies Wasser verloren geht, können sich eine Hypernatriämie und eine hyperchlorämische Azidose entwickeln.

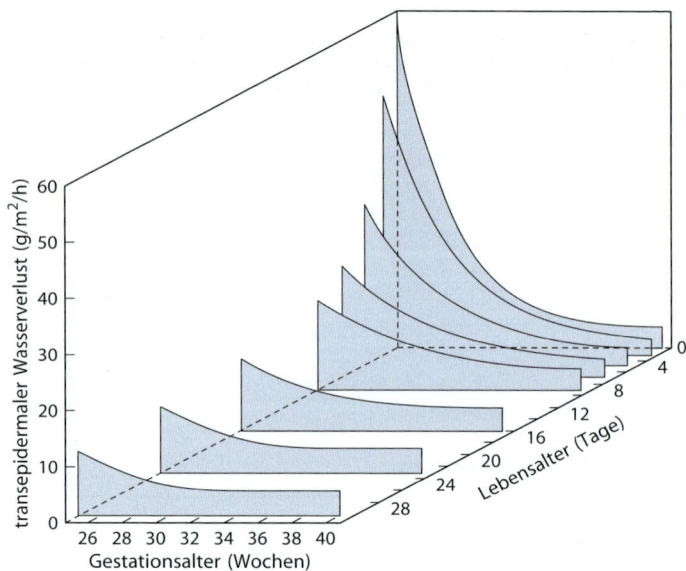

◘ Abb. 12.1. Transepidermaler Wasserverlust bei Frühgeborenen in Abhängigkeit von Gestationsalter und Lebensalter. (Nach Hammarlund 1983)

12

Maßnahmen, um den transepidermalen Wasserverlust sehr kleiner Frühgeborener niedrig zu halten (s. S. 13, 39):
1. Pflege im doppelwandigen Inkubator, warme Räume, Doppelfenster bzw. Vorhänge/Jalousien
2. Anfeuchtung der Umgebungsluft auf 80% [43]
3. Wärmeschutz (Folie, Wärmeschild)
4. Häufiges Fetten der Haut (Vaseline)
5. Beatmung mit angefeuchteter und angewärmter Luft.

12.1.2 Flüssigkeitsbedarf

Der Flüssigkeitsbedarf ist besonders bei sehr kleinen Frühgeborenen im Einzelfall schwer zu ermitteln. ◘ Tab. 12.1 und ◘ Abb. 12.2 können

◻ **Tab. 12.1.** Täglicher Flüssigkeitsbedarf (ml/kg Geburtsgewicht) eutropher Neugeborener in den ersten Lebenstagen (Näherungswerte). Der Bedarf hypotropher Neugeborener liegt 10–20% höher

	Reif-geborene	Frühgeborene		
		1500–2000 g	1000–1499 g	500–999 g
1. Tag	60	70	80	90
2. Tag	80	90	100	100
3. Tag	90	110	120	120
4. Tag	110	130	140	140
5.–7. Tag	130	150	150	150
Ab 2. Woche	130–160	160	160	160

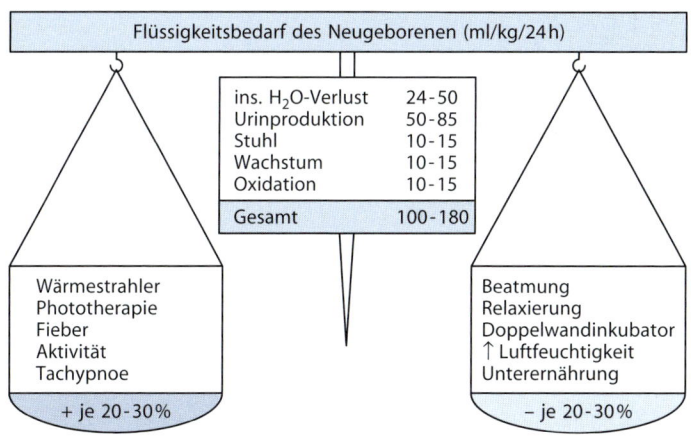

Flüssigkeitsbedarf des Neugeborenen (ml/kg/24h)		
ins. H$_2$O-Verlust		24-50
Urinproduktion		50-85
Stuhl		10-15
Wachstum		10-15
Oxidation		10-15
Gesamt		100-180

Wärmestrahler	Beatmung
Phototherapie	Relaxierung
Fieber	Doppelwandinkubator
Aktivität	↑ Luftfeuchtigkeit
Tachypnoe	Unterernährung
+ je 20-30%	– je 20-30%

◻ **Abb. 12.2.** Flüssigkeitsbilanz bei Neugeborenen

deshalb nur einen Anhaltspunkt vermitteln. Insbesondere in den ersten Lebenstagen sind eine Überwachung von Körpergewicht, Flüssigkeitsbilanz, Serumelektrolyten, Urinmenge, spezifischem Uringewicht und eine individuelle Anpassung der Flüssigkeits- und Elektrolytzufuhr erforderlich, bei Bedarf auch mehrfach am Tag [45, 46].

❶ Die wichtigste Maßnahme zur Steuerung der Flüssigkeitshomöostase ist das regelmäßige Wiegen mindestens 1-mal am Tag. Dies gilt besonders auch für schwerkranke und operierte Neugeborene.

Flüssigkeitszufuhr steigern bei:
- Hypovolämie mit prärenalem Nierenversagen (Urinausscheidung <0,5 ml/kg/h)
- Gewichtsabnahme >5%/Tag in den ersten 2 Lebenstagen
- Gewichtsabnahme >10% bei Reifgeborenen, >15% bei Frühgeborenen
- Spezifischem Uringewicht >1010 in 3 Proben ohne Zeichen der Überwässerung
- Gesteigerter Diurese (Glukosurie, Koffeinbehandlung)
- Sekretverlusten (Drainagen, Ablaufsonden)
- Photable therapie (+ 20 ml/kg)

Flüssigkeitszufuhr reduzieren
Auf 60–100 ml/kg/Tag
- Bei persistierendem Ductus arteriosus (nicht während Indometacin-Behandlung) (s. S. 258)
- Bei Herzinsuffizienz (s. S. 241)

Auf 50–60 ml/kg/Tag
- Nach schwerer perinataler Asphyxie
- Wenn kein Gewichtsverlust in den ersten Tagen auftritt
- Bei spezifischem Uringewicht <1003 in 3 Proben

Auf 20–30 ml/kg/Tag + Urinmenge (Anpassung alle 8 h)
- Bei renalem Nierenversagen (ohne Hypovolämie)
- Bei inadäquat gesteigerter ADH-Sekretion

Die optimale Flüssigkeitszufuhr bei Frühgeborenen wird kontrovers diskutiert. Flüssigkeitsrestriktion bei Frühgeborenen in den ersten Lebenstagen vergrößert den postnatalen Gewichtsverlust, verringert die Urinauscheidung und erhöht die Urinosmolarität, beeinflusst nicht die Häufigkeit von Dehydratation, Hypoglykämie, Hypotension und

Elektrolytentgleisungen (E1b) [27, 28, 48], verringert aber signifikant das Risiko für persistierenden Ductus arteriosus, nekrotisierende Enterokolitis und Tod (E1a) [9].

12.2 Elektrolytbedarf

Übersicht in ◘ Tab. 4.2.

Wie der Flüssigkeitsbedarf muss auch der Elektrolytbedarf individuell ermittelt und die Zufuhr entsprechend angepasst werden (Kontrollen der Serumelektrolyte). Der tägliche Natriumbedarf liegt in der 1. Lebenswoche bei 1–2 mmol/kg, in der 2. Lebenswoche bei 2–3 mmol/kg und danach bei 3–5 mmol/kg. Eine Natriumrestriktion in der 1. Lebenswoche scheint das Risiko einer chronischen Lungenerkrankung zu verringern [13, 21, 22]. Kalium sollte erst jenseits des 1. Lebenstages, nach Einsetzen der Diurese und in Kenntnis der Serumkonzentration gegeben werden. Der Tagesbedarf liegt bei 1–3 mmol/kg [3, 49].

Bei der Flüssigkeits- und Elektrolytbilanz ist bei sehr kleinen Frühgeborenen auch zu berücksichtigen:

▬ Medikamentengabe
▬ Transfusion und Plasmagabe
▬ Durchspülen von Kathetern und Infusionsleitungen

12.3 Dehydratation

Wegen der genannten postnatalen Flüssigkeitsverschiebungen ist eine Dehydratation in der Neonatalperiode schwer zu definieren. Bezogen auf das Geburtsgewicht spricht für eine Dehydratation ein Verlust von:

▬ Mehr als 10% des Geburtsgewichtes bei Reifgeborenen
▬ Mehr als 15% bei sehr kleinen Frühgeborenen

Symptome

Verminderter Hautturgor, trockene Schleimhäute, eingesunkene Fontanelle, Apathie, Oligurie bis Anurie, gestörte Mikrozirkulation, arterielle Hypotonie, Tachykardie, metabolische Azidose. Kinder mit hypertoner

Dehydratation (Natrium >150 mmol/l) haben oft weniger deutliche klinische Dehydratationszeichen als Kinder mit isotoner Dehydratation.

Ursachen

- Mangelnde Flüssigkeitszufuhr (oral oder parenteral; Rechenfehler)
- Vermehrter transepidermaler Wasserverlust (z. B. Phototherapie)
- Gesteigerte Diurese
- Medikamente (Diuretika, Koffein, Theophyllin)
- Endokrine Störung (Diabetes insipidus, AGS)
- Polyurie (nach Nierenversagen)
- Tubulopathie (hereditär)
- Osmotische Diurese (Hyperglykämie)
- Verluste (Erbrechen, Durchfall, Drainagen)

Mäßige Entgleisungen sind bei der Bilanzierung von sehr kleinen Frühgeborenen oft kaum zu vermeiden, da der Flüssigkeitsbedarf überwiegend auf Schätzungen beruht.

Diagnostik

- Gewichtsverlauf
- Elektrolyte
- Harnstoff, Kreatinin
- Osmolarität
- Blutzucker
- Säure-Basen-Status
- Eiweiß
- Urinausscheidung
- Spezifisches Uringewicht
- Einfuhr-/Ausfuhr-Bilanz

Therapie

Eine Indikation zur intravenösen Rehydratation besteht bei reifen Neugeborenen bei einem Verlust von über 10% des Geburtsgewichtes. Der Volumen- und Elektrolytausgleich muss vorsichtig erfolgen. Insbesondere bei der hypertonen Dehydratation besteht ansonsten die Gefahr eines Hirnödems.

- Initial Volumensubstitution mit 20 ml/kg NaCl 0,9% über 2 h
- Rehydratation mit 150–200 ml/kg/Tag
- Glukoselösung (Konzentration je nach Blutzucker)
- Natriumzusatz je nach Serumelektrolyten, ggf. als $NaHCO_3$, niemals Na-freie Infusion
- Kalium erst nach Einsetzen der Diurese

Überwachung
- Urinbilanz mit spezifischem Uringewicht
- Initial 4-stündliche Kontrolle: Serumelektrolyte, Säure-Basen-Status, Blutzucker, Hämatokrit

12.4 Ödeme

Ödeme sind bei Frühgeborenen häufig und müssen differentialdiagnostisch geklärt werden.

Ursachen
- Kardial (Herzinsuffizienz)
- Renal (Nierenversagen, konnatales nephrotisches Syndrom, obstruktive Uropathie)
- Durch Gewebsschädigung (Kapillarleck: Hypoxie, Ischämie, Hypothermie)
- Durch Hypoproteinämie
- Lokalisiert (z. B. Fußrücken bei Turner-Syndrom, im Genitalbereich bei Frühgeborenen)
- Iatrogen (inadäquate Wasser- und Elektrolytzufuhr)

Diagnostik
- Blutdruck
- Gesamteiweiß, Albumin im Serum
- Serumelektrolyte
- Urinstatus
- Kreatinin-Clearance
- Ultraschall der Nieren und ableitenden Harnwege
- Echokardiographie
- ZVD-Messung bei lebensbedrohlichen Ödemen

Therapie

Da Ödeme in der Regel Symptom einer Grundkrankheit sind, richtet sich die Therapie nach deren Ursache. Eine diuretische Therapie (s. S. 354) ist nur symptomatisch. Vor Behandlung mit Diuretika muss eine Hypovolämie ausgeschlossen sein. Die bei Frühgeborenen im Alter von einigen Wochen häufig auftretenden Ödeme bedürfen in der Regel keiner Intervention.

12.5   Natrium

Störungen der Natriumhomöostase treten bei Frühgeborenen besonders in den ersten Lebenstagen auf. Sie geraten in den ersten beiden Lebenswochen häufig in eine negative Natriumbilanz, da sie über die Niere viel Natrium verlieren und über den Magen-Darm-Kanal wenig resorbieren [1, 2]. Trotz hoher Aldosteronsekretion ist die Natriumrückresorption im proximalen und distalen Tubulus ungenügend. Andererseits kommt es bei Frühgeborenen durch erhöhten transepidermalen Flüssigkeitsverlust leicht zu einer Hypernatriämie und einer hyperchlorämischen Azidose, wenn viel Natriumchlorid zugeführt wird, wenn nicht thermoneutral gepflegt wird oder bei Phototherapie.

12.5.1   Hyponatriämie (<130 mmol/l)

Ursachen

Die Differenzierung zwischen inadäquat gesteigerter ADH-Sekretion und negativer Natriumbilanz ist aus therapeutischen Überlegungen wesentlich [36]. Sie erfolgt klinisch anhand der Symptome Gewichtszunahme (Ödeme) versus Gewichtsabnahme (Turgorverlust). Adrenogenitales Syndrom, Aldosteronmangel und Nebenniereninsuffizienz müssen in die differentialdiagnostischen Überlegungen einbezogen werden und bedürfen einer über die Elektrolytstörung hinausgehenden Abklärung.

Symptome

Kinder mit Hyponatriämie fallen häufig durch die in ◘ Tab. 12.2 aufgeführten Symptome und durch muskuläre Hypotonie bis Apathie, Hyperexzitabilität, Tremor, Krampfanfälle und Apnoen auf.

◘ **Tab. 12.2.** Ursachen der Hyponatriämie

Pathogenese	Ätiologie	Klinik/Labor
Gesteigerte ADH-Sekretion	Asphyxie, Hirnblutung, Hydrozephalus, Sepsis, Meningitis	Unphysiologische Gewichtszunahme bei zunächst unauffälligem Hydratationszustand, persistierende Hyponatriämie
Gesteigerte Natriurese	Gestörte Natriumrückresorptionsmechanismen durch Unreife des Angiotensin-Renin-Aldosteron-Systems, durch dissoziierte Reifung der glomerulären und tubulären Funktionen Niereninsuffizienz Diuretika Chronische respiratorische Azidose	Sehr unreife Frühgeborene, Gewichtsverlust, Hyponatriämie, erhöhter Hämatokrit, erhöhte Natriumverluste. Verminderter Hautturgor. Klinisch auch Gewichts-/Turgorverlust mit Normonatriämie möglich
Ungenügende Natriumzufuhr/ erhöhter Natriumbedarf	Verzögerter oraler Nahrungsaufbau Erbrechen, Diarrhö Kalziumtherapie Externe Drainagen Elektrolytarme Infusionslösung	Gewichtsverlust, Dehydratation, Hyponatriämie, erhöhter Hämatokrit
Adrenogenitales Salzverlustsyndrom	21-Hydroxylase-, 20, 22- Desmolasedefekt	Knaben: äußeres Genitale pigmentiert oder unauffällig Mädchen: äußeres Genitale: Klitorishypertrophie. Erbrechen, Gewichtsverlust, Apathie, Exsikkose, Hyponatriämie, Hyperkaliämie

Diagnostik

- Hämatokrit
- Serum: Osmolarität, Natrium, Chlorid, Kalium, Harnstoff, Kreatinin, Eiweiß, pH
- Urin: Osmolarität, spezifisches Gewicht, Natrium, Chlorid, Kalium, Kreatinin

Therapie

Manifeste Hyponatriämie. Natriumsubstitution, Berechnung der Natriumsubstitution (mmol) = Defizit (mmol/l) × kgKG × 0,3. Die Substitution sollte bei schwerer Elektrolytentgleisung parenteral und langsam (24-h-Infusion) erfolgen: 50% innerhalb von 8 h ausgleichen, den Rest in den nächsten 16 h.

Inadäquat gesteigerte ADH-Sekretion. Flüssigkeitsrestriktion (s. S. 388).

12.5.2 Hypernatriämie (>150 mmol/l)

Ursachen

1. Unzureichende Flüssigkeitszufuhr
2. Gesteigerter transepidermaler Wasserverlust
3. Überhöhte Natriumzufuhr durch Infusion
4. Pufferung mit Natriumbikarbonat
5. Fehlerhafte Komposition der Nahrung (zu hohes Pulver-Wasser-Verhältnis)
6. Enteritis (hypertone Dehydratation)

Symptome

Je nach zugrunde liegender Erkrankung unterschiedlich. Unter Umständen fällt eine Hypernatriämie lediglich bei routinemäßigen Elektrolytkontrollen auf. Hypertone Dehydratation: Apathie, Hyperexzitabilität, eingesunkene Fontanelle, Exsikkose; im fortgeschrittenen Stadium Schock, Hypotension, periphere Zyanose, kalte Extremitäten, Koma, Krampfanfälle.

Prophylaxe und Therapie

Zu 1: Ausreichende Flüssigkeitszufuhr während der ersten Lebenstage (s. S. 371).

Zu 2: Verminderung des transepidermalen Flüssigkeitsverlustes (s. S. 370).

Zu 3: Ausrichtung des parenteralen Nahrungsregimes auf den Flüssigkeits- und Elektrolytbedarf von Früh- und Neugeborenen (s. S. 74).

Zu 4: Natriumbikarbonatzufuhr macht Natriumkontrollen im Serum erforderlich! Sprunghafter Anstieg der Plasmaosmolarität kann eine zerebrale Blutung auslösen!

Zu 5: Umstellung des Nahrungsregimes auf eine adaptierte Milchnahrung (niedriger Natriumgehalt).

Zu 6: Protrahierte Senkung der Hypernatriämie und Hyperosmolarität erst nach Rehydrierung mit isotoner NaCl-Lösung: Gefahr des Hirnödems bei Zufuhr hypotoner Infusionslösung!

12.6 Kalium

Der Tagesbedarf des Neugeborenen beträgt jenseits des 1. Lebenstages 1–3 mmol/kg, je zur Hälfte für Wachstum und renale Ausscheidung. Bei sehr unreifen Frühgeborenen, postoperativ und nach Asphyxie ist der Bedarf in den ersten Tagen kleiner, bei Kindern, die älter als 1 Woche sind, Diuretika oder viel Infusionslösung bekommen, kann der Bedarf höher liegen.

12.6.1 Hypokaliämie (<3,6 mmol/l)

Symptome (relativ spät)

- Apathie, muskuläre Hypotonie, verminderte Darmmotilität bis zum paralytischen Ileus, Herzrhythmusstörungen (Extrasystolie, Kammerflimmern)
- EKG-Veränderungen
- Flaches oder negatives T
- ST-Senkung
- Prominente U-Welle
- Verlängerte QT-Zeit

☐ **Tab. 12.3.** Ursachen der Hypokaliämie		
Formen	**Ätiologie**	**Pathogenese**
1. Ungenügende Zufuhr	Mangelhafte Ernährung, Fehlinfusion, Alkalose, Hyperglykämie, Hyperinsulinismus	Tagesbedarf oder Verluste nicht gedeckt oder gesteigerter intrazellulärer Transport durch Insulin
2. Gesteigerter Verlust	Diuretika, Erbrechen, Diarrhö, Darmresektionen, Fisteln, Wunddrainagen	Renale Ausscheidung, gastrointestinaler Verlust oder herabgesetzte Resorptionsfläche
3. Hyperaldosteronismus	Primär – sekundär – pseudo	Gesteigerter Kalium-Natrium-Austausch im distalen Tubulus und Sammelrohr

Prophylaxe und Therapie

- Elektrolytbestimmung während jeder Infusionsbehandlung (in den ersten Lebenstagen mindestens täglich, später 2-mal pro Woche) zur Ermittlung des individuellen Tagesbedarfs.
- Bei einer Hypokaliämie besteht immer auch ein intrazellulärer Kaliummangel, dessen Ausmaß sich nicht am Serumkalium ablesen lässt. Langsame Titration der erforderlichen Zufuhr anhand der Serumspiegel.

❗ Kalium niemals rasch substituieren: Gefahr von Kammerflimmern! Maximale Zufuhr 0,5 mmol/kg/h.

12.6.2   Hyperkaliämie (>6,0 mmol/l)

Bestimmung bei korrekter venöser Blutentnahme ohne Hämolyse. Durch Kontrollwert bestätigen! Eine leichte Hyperkaliämie (6–8 mmol/l) verursacht zwar beim Neugeborenen nicht so oft Herzrhythmusstörungen wie im späteren Leben, erfordert aber entsprechende Überwa-

◼ Tab. 12.4. Ursachen der Hyperkaliämie

Formen	Ätiologie	Pathogenese
1. Hohe Zufuhr	Fehlinfusion Bluttransfusion, insbesondere wenn Blut hämolytisch; Blutaustauschtransfusion	Exogene Zufuhr. *Merke:* keine parenterale Kaliumzufuhr in den ersten 24 Lebensstunden sowie während und kurz nach Operationen. Danach Kalium erst in die Infusion, wenn Ausscheidung ausreichend
2. Verschiebung in den Extrazellularraum	Traumatische Geburt (Beckenendlage) Hämatome bei Frühgeborenen Zyanotische Herzfehler (Azidose) Postasphyxiesyndrom, Sepsis, Schock, Blutung, Operation	Störung der Zellpermeabilität mit Kaliumaustritt. Zellzerstörung, Hämolyse, Gewebskatabolismus
3. Verminderte renale Ausscheidung	Niereninsuffizienz Flüssigkeitsrestriktion Kaliumsparende Diuretika	Meist prärenal, schwerkranke Neugeborene, erste 3 Lebenstage
4. Adrenogenitales Salzverlustsyndrom	21-Hydroxylasedefekt 20, 22-Desmolasedefekt	Steroidsynthesestörung, Aldosteronmangel, Hyponatriämie

chung. Eine Hyperkaliämie wird bei bis zu 50% der Frühgeborenen mit einem Geburtsgewicht <1000 g beschrieben [18, 44]. Bei diesen sehr unreifen Frühgeborenen kann eine nicht oligurisch bedingte Hyperkaliämie durch Verschiebung von Kalium aus dem intrazellulären in den extrazellulären Raum vor allem in den ersten 24 Lebensstunden auftreten. Das Ausmaß ist umgekehrt proportional zum Gestationsalter und zum Lebensalter. Mit Abnahme dieser Kaliumverschiebung und mit zunehmender Diurese sinkt die Kaliumkonzentration im Serum ab und erreicht nach 2–3 Tagen wieder Normalwerte [31, 42] (◼ Tab. 12.4).

Symptome

Meist asymptomatisch, Apathie, Hypotension, Muskelschwäche, Erbrechen, Ileuszustände, Herzrhythmusstörungen.

- EKG-Veränderungen (Monitorüberwachung!)
- Schmale, spitze T-Welle
- ST-Senkung
- QRS-Verbreiterung
- Verlängerte PQ-Zeit
- Schließlich Kammerflimmern

Therapie (nach [35])

- Abbruch jeglicher Kaliumzufuhr (Infusion, Transfusion, Blutaustausch)
- Kausale Therapie je nach Ursache (z. B. Schocktherapie, Antibiotika bei Sepsis, Ausgleich einer Hyponatriämie, Hydrocortison beim adrenogenitalen Syndrom, Therapie der Niereninsuffizienz)
- Erhöhung der Glukosezufuhr (= Stimulation der endogenen Insulinproduktion): Infusion mit Glukose 10%, ggf. Volumen steigern, Blutzucker überwachen!
- Glukose-Insulin: 0,3 g/kg Glukose + 0,1 E Alt-Insulin innerhalb von 30 min i.v. (kurzfristiger Effekt, Insulin transportiert Kalium in den Intrazellulärraum) [32]
- Bei EKG-Veränderungen (insbesondere während Blutaustausch): Kalziumglukonat 10%, sofort 1 ml/kg langsam i.v. (3–5 min), danach Dauerinfusion mit 4 ml/kg/24 h (unter EKG-Kontrolle)
- Alkalisierung mit Natriumbikarbonat: 1 mmol/kg senkt das Serum-Kalium um 1 mmol/l (kurzfristiger Effekt)
- Salbutamol 4 µg/kg in 5 ml Aqua über 20 min (Effekt dauert etwa 120 min) (E3) [17, 29]
- Inhalation von Albuterol (Einzeldosen von 400 µg im Abstand von 2 h) (E1b) [47]
- Peritonealdialyse, wenn Hyperkaliämie nicht anders zu beherrschen ist, insbesondere bei isoliertem Nierenversagen (s. S. 353)

Die Wirksamkeit von Resonium-A (Ionenaustauscher) ist nicht gesichert [33]; bei oraler Applikation sind die Nebenwirkungen beträchtlich [16, 39].

12.7   Kalzium

99% des Kalziums sind als Apatit im Skelett deponiert. Das Serumkalzium liegt zu etwa gleichen Teilen in proteingebundener und in ionisierter Form vor, nur letztere ist für die Symptomatik der Hypokalzämie verantwortlich. Die Regulation des Serumkalziums erfolgt bei Neugeborenen in engen Grenzen durch Parathormon und Kalzitonin im Zusammenwirken mit Vitamin D. Nach der Geburt bricht der aktive Kalziumtransport durch die Plazenta plötzlich ab. Da das Skelettwachstum anhält, zunächst aber wenig Nahrung und damit wenig Kalzium zugeführt wird, macht jedes Neugeborene in der 1. Lebenswoche eine Phase negativer Kalziumbilanz durch [7], in der eine Verminderung der Parathormonbildung starke Auswirkungen hat. Bei Frühgeborenen und Kindern nach Asphyxie findet sich eine Erhöhung des Kalzitonins, die dem Serumkalzium umgekehrt proportional ist [50]. Mit Hypokalzämie muss bei Kindern diabetischer Mütter gerechnet werden [38]. Zu tetanischen Symptomen führt die Hypokalzämie jedoch häufig erst im Zusammenwirken mit anderen Faktoren (z. B. Hyperventilation):

$$\textit{Neuromuskuläre Erregbarkeit} = \frac{K^+ \times HCO_3^- \times HPO_4^{2-}}{Ca^{2+} \times Mg^{2+} \times H^+}$$

12.7.1   Hypokalzämie (Serumkalzium <1,8 mmol/l bzw. ionisiertes Kalzium <0,63 mmol/l)

Symptome

Allgemeine Übererregbarkeit: Tremor, vermehrte Mykloni, Hyperexzitabilität, überschießende Reaktion auf äußere Reize. Die klassischen

Tetaniezeichen (Chvostek, Trousseau) sind nicht zuverlässig. Gelegentlich Erbrechen, Apnoen, gastrointestinale Symptome (Magen-Darm-Blutungen). Selten finden sich Karpopedalspasmen oder laryngealer Stridor. Fokale oder generalisierte Krampfanfälle sind möglich, u. U. Entwicklung einer Herzinsuffizienz (◘ Tab. 12.5).

EKG: verlängerte QT-Zeit.

Diagnostik

— Frühform: tägliche Kalziumkontrollen (nach Möglichkeit Bestimmung der ionisierten Kalziumfraktion) im Serum
— Zusätzlich bei Auftreten klinischer Symptome: Bestimmung von Phosphat, Magnesium, Gesamteiweiß, EKG-Ableitung (QT-Zeit)

Therapie

1 mmol Ca^{++} = 4 ml Kalziumglukonat 10% (Calcium Braun 10%)

◘ Tab. 12.5. Ursachen der Hypokalzämie. (Nach Bagnoli 1985)

Frühtyp	Spättyp
1.–3. Lebenstag, meist asymptomatisch	4.–10. Lebenstag, meist symptomatisch
Hypotrophe Neugeborene Frühgeborene Geburtstrauma Asphyxie Atemnotsyndrom Neugeborene diabetischer Mütter Sepsis	Hypomagnesiämie mit sekundärer Hypokalzämie Malabsorptionssyndrom Hypoparathyreoidismus a) Postoperativ b) Mütterlicher Hyperparathyreodismus c) Vererbt persistierend d) Thymusasplasie, DiGeorge-Syndrom
Iatrogen: a) Tokolyse b) Nariumbikarbonat c) Zitrat (Blutaustausch) d) Fettsäuren (Intralipid)	Iatrogen: a) Hohe Phosphatzufuhr (Kuhmilch, Osteopenieprophylaxe) b) Inadäquate Vitamin-D-Supplementierung

Bei klinischer Symptomatik. Kalziumglukonat 10% 1–2 ml/kgKG über 5 min langsam i.v. unter Monitorkontrolle (Asystoliegefahr. **Cave:** Digitalistherapie). Vorherige diagnostische Blutentnahme. Gefahr von Nekrosen bei paravenöser Injektion.

Bei Hypokalzämie ohne klinische Symptome bzw. nach Soforttherapie [10]. Kalziumglukonat 10% 4 ml/kg/Tag laufender Infusion zusetzen oder gleichmäßig auf orales Fütterungsregime verteilen. Reduktion der Phosphatzufuhr. Bei Neugeborenen mit perinataler Asphyxie kann Kalzium in der angegebenen Dosierung auch prophylaktisch intravenös verabreicht werden. (Wegen Ausfällung nicht mit Natriumbikarbonat mischen!)

Bei Hypomagnesiämie. Magnesiumsubstitution (s. S 387).

12.7.2 Hyperkalzämie (Serumkalzium >2,75 mmol/l bzw. ionisiertes Kalzium >1,4 mmol/l)

Die neonatale Hyperkalzämie ist wesentlich seltener als die Hypokalzämie [26]. Sie kann bereits am 1. Lebenstag, aber auch erst nach Wochen auftreten.

Ursachen

━ Iatrogen
  – Hohe Kalziumzufuhr
  – Geringe Phosphatzufuhr
  – Hohe Vitamin-D-Zufuhr
━ Hyperparathyreoidismus
  – Primär genetisch
  – Sekundär durch mütterliche Hypokalzämie
  – Sekundär durch neonatale renal-tubuläre Azidose
━ Subkutane Fettgewebsnekrose [12]
━ Verschiedene Syndrome (z. B. Williams-Beuren-Syndrom [5])
━ ECMO [15, 19]

Symptome

Neugeborene mit Hyperkalziämie sind häufig asymptomatisch. Symptome sind unspezifisch: Lethargie, Irritabilität, Bradykardie, Trinkschwäche, Gedeihstörung, Polyurie, Dehydratation.

Diagnostik

- Familienanamnese
- Nahrungsanamnese
- Magnesium
- Kreatinin
- Gesamteiweiß
- Alkalische Phosphatase
- Parathormon
- Vitamin-D-Spiegel (1,25-OH-D)
- Säure-Basen-Status
- Urin: Kalzium, Phosphat, Kreatinin, Aminosäuren
- Ultraschall Nieren
- EKG (verkürzte QT-Zeit)

Therapie

- Reduktion von Ca- und Vitamin-D-Zufuhr
- Phosphat-Supplementierung bei niedrigen Phosphatspiegeln
- Forcierte Diurese (NaCl 0,9% und Furosemid unter Kontrolle der Serumelektrolyte) [14]
- Dialyse [40]
- Der Einsatz von Bisphosphonaten ist experimentell (E 3) [11, 51]

12.8   Magnesium

Am errechneten Termin enthält der Körper des Neugeborenen 500 mg Magnesium, davon etwa 65% im Skelett, den Rest überwiegend intrazellulär in den Mitochondrien. Die tägliche Resorption von 3–4 mg/kg aus dem Darm erfolgt unabhängig von Vitamin D und wird beim Frühgeborenen in der 1. Lebenswoche noch nicht erreicht [6]. Niedriger Magnesiumspiegel (normal 0,6–1,1 mmol/l) inhibiert die Sekretion von Parathormon, weswegen eine Hypomagnesiämie gewöhnlich zu persistierender Hypokalzämie führt. Der Tagesbedarf liegt bei 0,1–0,7 mmol/kg.

12.8.1 Hypomagnesiämie (<0,6 mmol/l)

Ursachen
- Pränatal
  - Fetale Wachstumsretardierung
  - Mütterlicher Diabetes mellitus
  - Mütterliche Hypomagnesiämie
- Postnatal
  - Malabsorption
  - Hyperphosphatämie
  - Hypoparathyreoidismus
  - Hepatitis/Cholestase
- Iatrogen
  - Niedrige Magnesiumsubstitution (parenterale Ernährung)
  - Diuretika- oder Diphenylhydantointherapie
  - Austauschtransfusion (ACD-Blut)

Symptome
Die klinischen Symptome entsprechen denen der Hypokalzämie, zusätzlich können Ödeme auftreten. Insbesondere das Nichtansprechen einer Hypokalzämie auf ausreichende Kalziumsubstitution kann für eine Hypomagnesiämie sprechen. Mehr als die Hälfte der Neugeborenen mit klinischen Symptomen der Hypokalzämie (Krampfanfälle) haben eine begleitende Hypomagnesiämie.

EKG: T-Inversion und ST-Senkung im Gegensatz zur QT-Verlängerung bei Hypokalzämie.

Therapie

1 mmol Mg^{++} = 3,3 ml Magnesiumaspartat 10% (Magnesiocard) = 2,5 ml Magnesiumsulfat 10% (Mg 5-Sulfat)

— *Akutbehandlung bei Krampfanfall:*
   0,5 ml/kg Magnesiumsulfat 10% langsam i.v.
— *Bei asymptomatischer Hypomagnesiämie:*
   Ausgleich über 24-h-Infusion.
— *Langzeitbehandlung:*
   Orale Gabe von 1 ml/kg/Tag Magnesiumsulfat 10%.

Kontrolle von Serummagnesium und -kalzium erforderlich, Gefahr der Hypermagnesiämie.

12.8.2 Hypermagnesiämie (>1,04 mmol/l)

Meist iatrogen durch fehlerhafte Infusion [4] oder pränatale Behandlung der Schwangeren mit Magnesium bei vorzeitiger Wehentätigkeit.

Symptome

Unspezifisch: Muskelhypotonie, Atemdepression, Mekoniumileus.

Therapie

Als Antidot kann Kalziumglukonat eingesetzt werden.

12.9 Syndrom der inadäquaten ADH-Sekretion

Unter physiologischen Bedingungen wird antidiuretisches Hormon (ADH) bei Hypovolämie oder Hyperosmolarität vermehrt freigesetzt und bewirkt im Sammelrohr eine Rückresorption von Wasser und damit eine Erhöhung des intravasalen Volumens. Die inadäquate, überschießende ADH-Sekretion ist in der Neonatalperiode selten und tritt meist nach vital bedrohlichen Situationen (Hirnblutungen, Pneumothorax, Meningitis, Asphyxie) auf, ist aber auch bei neonatalem Drogenentzug beschrieben [24, 34, 37].

Symptome [36]

Hyponatriämie

- Verminderte Diurese
- Natriumausscheidung im Urin trotz Hyponatriämie
- Nicht maximal verdünnter Urin bei erniedrigter Serumosmolarität (bei Früh- und Neugeborenen übersteigt die Urinosmolarität häufig nicht die Serumosmolarität, was im späteren Lebensalter für die Diagnose gefordert wird)
- Zunehmende Erniedrigung der Serumelektrolyte und des Hämatokrit

🛈 Bei Hyponatriämie liegt viel häufiger eine (exogene) inadäquate Flüssigkeits- und Elektrolytzufuhr vor als eine (endogene) inadäquate ADH-Sekretion

Diagnostik

Das SIADH ist eine Ausschlussdiagnose: Nach Hypovolämie, kardialen und renalen Erkrankungen muss gesucht werden.

Therapie

Flüssigkeitsrestriktion bis auf den insensiblen Wasserverlust (20–30 ml/kg/Tag) + Diurese.

Literatur

1. Al-Dahhan J, Haycock GB, Chantler C, Stimmler L (1983) Sodium homeostasis in term and preterm neonates. I. Renal aspects. Arch Dis Child 58:335–342
2. Al-Dahhan J, Haycock GB, Chantler C, Stimmler L (1983) Sodium homeostasis in term and preterm neonates. II. Gastrointestinal aspects. Arch Dis Child 58:343–345
3. Al-Dahhan J, Haycock DB, Nichol B, Chantler C, Stimmler L (1984) Sodium homeostasis in term and preterm infants. III: The effects of salt supplementation. Arch Dis Child 59:945–350
4. Ali A, Walentik C, Mantych GJ, Sadiq HF, Keenan WJ, Noguchi A (2003) Iatrogenic acute hypermagnesemia after total parenteral nutrition infusion mimicking septic shock syndrome: two case reports. Pediatrics112:e70–2
5. Amenta S, Sofocleous C, Kolialexi A et al. (2005) Clinical manifestations and molecular investigation of 50 patients with Williams syndrome in the Greek population. Pediatr Res 57:789–795

6. Atkinson SA, Radde IC, Anderson GH (1983) Macromineral balances in premature infants fed their own mother's milk or formula. J Pediatr 102:96–106

7. Bagnoli F, Bruchi S, Sardelli S, Buonocore G, Vispi L, Franchi F, Bracci R (1985) Calcium homeostasis in the first days of life in relation to feeding. Eur J Pediatr 144:41–44

8. Bauer K, Bovermann G, Roithmaier A, Gotz M, Proiss A, Versmold HT (1991) Body composition, nutrition, and fluid balance during the first two weeks of life in preterm neonates weighing less than 1500 grams. J Pediatr 118:615–620

9. Bell EF, Acarregui MJ (2001) Restricted versus liberal water intake for preventing morbidity and mortality in preterm infants. Cochrane Database Syst Rev: CD000503

10. Brown DR, Salsburey DJ (1982) Short-term biochemical effect of parenteral calcium treatment of early-onset neonatal hypocalcemia. J Pediatr 100:777–781

11. Bryowsky JJ, Bugnitz MC, Hak EB (2004) Pamidronate treatment for hypercalcemia in an infant receiving parenteral nutrition. Pharmacotherapy 24:939–944

12. Burden AD, Krafchik BR (1999) Subcutaneous fat necrosis of the newborn: a review of 11 cases. Pediatr Dermatol 16:384–387

13. Costarino AT Jr, Gruskay JA, Corcoran L, Polin RA, Baumgart S (1992) Sodium restriction versus daily maintenance replacement in very low birth weight premature neonates: a randomized, blind therapeutic trial. J Pediatr 120:99–106

14. Dudink J, Walther FJ, Beekman RP (2003) Subcutaneous fat necrosis of the newborn: hypercalcaemia with hepatic and atrial myocardial calcification. Arch Dis Child 88:F343-F345

15. Fridriksson JH, Helmrath MA, Wessel JJ, Warner BW (2001) Hypercalcemia associated with extracorporeal life support in neonates. J Pediatr Surg 36:493–497

16. Grammatikopoulos T, Greenough A, Pallidis C, Davenport M (2003) Benefits and risks of calcium resonium therapy in hyperkalaemic preterm infants. Acta Paediatr 92:118–120

17. Greenough A, Emery EF, Brooker R, Gamsu HR (1992) Salbutamol infusion to treat neonatal hyperkalaemia. J Perinat Med 20:437–441

18. Gruskay J, Costarino AT, Polin RA, Baumgart S (1988) Nonoliguric hyperkalemia in the premature infant weighing less than 1000 grams. J Pediatr 113:381–386

19. Hak EB, Crill CM, Bugnitz MC, Mouser JF, Chesney RW (2005) Increased parathyroid hormone and decreased calcitriol during neonatal extracorporeal membrane oxygenation. Intensive Care Med 31:264–270

20. Hammarlund K, Sedin G, Stromberg B (1983) Transepidermal water loss in newborn infants. VIII. Relation tgestational age and post-natal age in appropriate and small for gestational age infants. Acta Paediatr Scand 72:721–728

21. Hartnoll G, Betremieux P, Modi N (2000) Randomised controlled trial of postnatal sodium supplementation on oxygen dependency and body weight in 25–30 week gestational age infants. Arch Dis Child 82:F19–23

22. Hartnoll G, Betremieux P, Modi N (2000) Randomised controlled trial of postnatal sodium supplementation on body composition in 25 to 30 week gestational age infants. Arch Dis Child 82:F24–28

23. Hartnoll G, Bétrémieux P, Modi N (2000) Body water content of extremely preterm infants at birth. Arch Dis Child 83:F56–59

24. Haycock GB (1995) The syndrome of inappropriate secretion of antidiuretic hormone. Pediatr Nephrol 9:375–381

25. Heimler R, Doumas BT, Jendrzejczak BM, Nemeth PB, Hoffman RG, Nelin LD (1993) Relationship between nutrition, weight change, and fluid compartments in preterm infants during the first week of life. J Pediatr 122:110–114

26. Hsu SC, Levine MA (2004) Perinatal calcium metabolism: physiology and pathophysiology. Semin Neonatol 9:23–36

27. Kavvadia V, Greenough A, Dimitriou G, Forsling ML (2000) Randomized trial of two levels of fluid input in the perinatal period – effect on fluid balance, electrolyte and metabolic disturbances in ventilated VLBW infants. Acta Paediatr 89:237–41

28. Kavvadia V, Greenough A, Dimitriou G, Hooper R (2000) Randomised trial of fluid restriction in ventilated very low birthweight infants. Arch Dis Child83:F91–96

29. Kemper MJ, Harps E, Hellwege HH, Muller-Wiefel DE (1996) Effective treatment of acute hyperkalaemia in childhood by short-term infusion of salbutamol. Eur J Pediatr 155:495–497

30. Kjartansson S, Arsan S, Hammarlund K, Sjors G, Sedin G (1995) Water loss from the skin of term and preterm infants nursed under a radiant heater. Pediatr Res 37:233–238

31. Lorenz JM, Kleinman LI, Markarian K (1997) Potassium metabolism in extremely low birth weight infants in the first week of life. J Pediatr 131:81–86

32. Lui K, Thungappa U, Nair A, John E (1992) Treatment with hypertonic dextrose and insulin in severe hyperkalaemia of immature infants. Acta Paediatr 81:213–216

33. Malone TA (1991) Glukose and insulin versus cation-exchange resin for the treatment of hyperkalemia in very low birth weight infants. J Pediatr 118:121–123

34. McIntosh N, Smith A (1985) Serial measurements of plasma arginine vasopressin in the newborn. Arch Dis Child 60:1031–1035

35. Mildenberger E, Versmold HT (2002) Pathogenesis and therapy of non-oliguric hyperkalaemia of the premature infant. Eur J Pediatr 161:415–422

36. Modi N (1998) Hyponatraemia in the newborn. Arch Dis Child 78:F81-F84

37. Nako Y, Tachibana A, Harigaya A, Tomomasa T, Morikawa A (2000) Syndrome of inappropriate secretion of antidiuretic hormone complicating neonatal diazepam withdrawal. Acta Paediatr 89:488–489

38. Noguchi A, Eren M, Tsang RC (1980) Parathyroid hormone in hypocalcaemic and normocalcaemic infants of diabetic mothers. J Pediatr 97:112–114

39. Ohlsson A, Hasking M (1987) Complications following oral administration of exchange resins in extremely low birth weight infants. Eur J Pediatr 146:571–574

40. Pradhan M, Leonard MB (2003) Calcium-free hemodialysis for hypercalcemia of malignancy in a newborn. Pediatr Nephrol 18:474–476

41. Riesenfeld T, Hammarlund K, Sedin G (1995) Respiratory water loss in relation to gestational age in infants on their first day after birth. Acta Paediatr 84:1056–1059

42. Sato K, Kondo T, Iwao H, Honda S, Ueda K (1995) Internal potassium shift in premature infants: Cause of nonoliguric hyperkalemia. J Pediatr 126:109–113

43. Sedin G (1996) Fluid management in the extremely preterm infant. In: Hansen TN, McIntosh N (eds). Current topics in neonatology Vol 1. WB Saunders, London, Edinburgh, New York, Philadelphia, Sydney, Toronto. pp 50–66

44. Shaffer SG, Kilbride HW, Hayen LK, Meade VM, Warady BA (1992) Hyperkalemia in very low birth weight infants. J Pediatr 121:275–279

45. Shaffer SG, Weismann DN (1992) Fluid requirements in the preterm infant. Clin Perinatol 19:233–250

46. Shaffer SG, Bradt SK, Meade VM, Hall RT (1987) Extracellular fluid volume changes in very low birthweight infants during first 2 postnatal months. J Pediatr 111:124–128

47. Singh BS, Sadiq HF, Noguchi A, Keenan WJ (2002) Efficacy of albuterol inhalation in treatment of hyperkalemia in premature neonates. J Pediatr 141:16–20

48. Tammela OK, Koivist ME (1992) Fluid restriction for preventing bronchopulmonary dysplasia? Reduced fluid intake during the first weeks of life improves the outcome of low-birth-weight infants. Acta Paediatr 81:207–212

49. Tsang RC, Lucas A, Uauy R, Zlotkin S (1993) Nutritional needs of the preterm infant. Scientific basis and practical guidelines. Williams and Wilkins, Baltimore

50. Venkataraman PS, Tsang RC, Chen IW, Sperling MA (1987) Pathogenesis of early neonatal hypocalcemia: Studies of serum calcitonin, gastrin, and plasma glucagon. J Pediatr 110:599–603

51. Waller S, Kurzawinski T, Spitz L, Thakker R, Cranston T, Pearce S, Cheetham T, van't Hoff WG (2004) Neonatal severe hyperparathyroidism: genotype/phenotype correlation and the use of pamidronate as rescue therapy. Eur J Pediatr 163:589–594

Fehlbildungen und Erkrankungen des Nervensystems

M. Obladen

In den letzten Jahren ist das unreife Gehirn in den Mittelpunkt der Forschung in der Neonatologie gerückt. Die Schädigungsmechanismen werden immer besser verstanden, erste Interventionen zur Neuroprotektion entwickelt.

13.1 Neurologische Untersuchungstechniken

13.1.1 Neurologische Untersuchung des Neugeborenen

Wichtig und aussagekräftig zur Einschätzung der Schwere einer Schädigung und für prognostische Aussagen.

 Cave
Gestationsalter beachten!

Folgende Funktionen sollten überprüft und dokumentiert werden:
- Wachheitsgrad (abhängig von Fütterung, Umgebungstemperatur, Stimuli, Gestationsalter)
- Fontanellengröße und -spannung
- Augen (Lichtreize, Fixieren, Pupillenreaktion, Augenbewegungen, Puppenaugenphänomen), Gesichtsbewegungen in Ruhe und bei Erregung

- Gehör (ggf. akustisch evozierte Potentiale, s. S. 398)
- Saugen und Schlucken
- Muskeltonus und spontane Haltung [51]
- Bewegungsmuster [29]
- Muskeleigenreflexe (Bizeps, Patella)
- Moro-, palmarer Greif- und tonischer Nackenreflex
- Obere (Erb'sche, C_5–C_6) Plexusparese (besonders bei Beckenendlagen-Entwicklung nach Bracht oder Veit-Smellie und bei makrosomem Kind)
- untere (Klumpke'sche, C_7–Th_1) Plexusparese (besonders nach Schulterdystokie)
- Fazialisparese (besonders nach Forceps-Entbindung)

◘ Tab. 13.1 zeigt ein praktikables Untersuchungsschema (Thompson-Score).

13.1.2   Ultraschalluntersuchung des Schädels

Bildgebend durch die offene Fontanelle. Routinemäßige Darstellung von koronaren, sagittalen und parasagittalen Schnittebenen, ◘ Abb. 13.1 zeigt die normalen Strukturen [22].

Vorteile: Sicher, nichtinvasiv, wiederholbar, hohe Auflösung, bettseitig durchführbar, Verlaufsdokumentation.

Weitere bildgebende Verfahren: Magnetresonanztomographie, ggf. funktionelles MRT.

13.1.3   Dopplersonographie

Dopplersonographische Bestimmung der zerebralen Blutflussgeschwindigkeiten.

Vorteile: Nichtinvasiv, wiederholbar bettseitig durchführbar. Aussagen über systolisch-diastolisches Flussmuster in verschiedenen Hirnabschnitten und unter verschiedenen klinischen Bedingungen (PDA, Manipulation am Kind, Beatmung usw.) möglich [116].

Sagittalschnitt

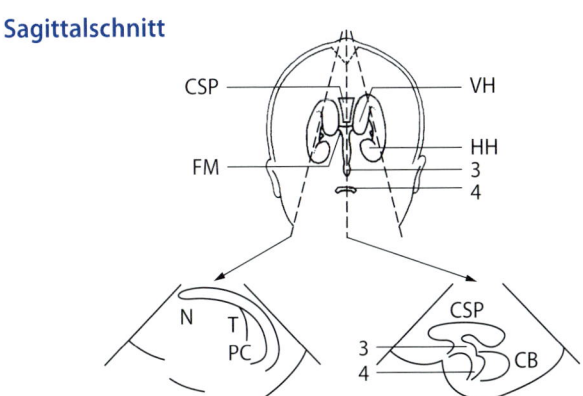

Koronarschnitt

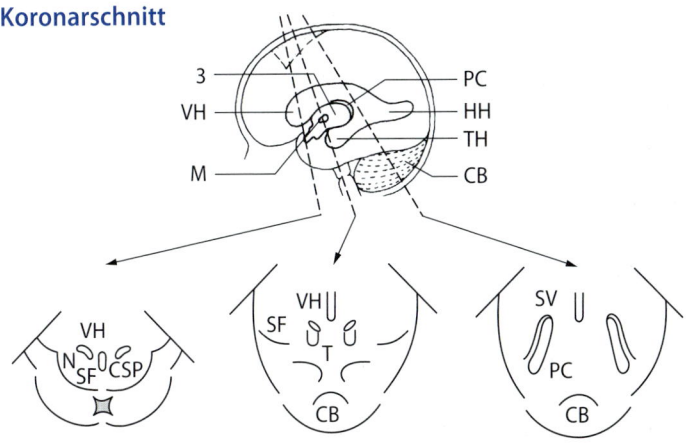

Abb. 13.1. Schädelsonographie: Schnittebenen und normale Anatomie (Papile 1978), *CB* Zerebellum, *CSP* Cavum septi pellucidi, 3, 4 3. und 4. Ventrikel, *VH, HH, TH* Vorder-, Hinter- und Temporalhorn des Seitenventrikels (*SV*), *FM* Foramen Monroi, *PC* Plexus chorioideus, *M* Massa intermedia, *N* Nucleus caudatus, *T* Thalamus, *SF* Sylvius-Furche)

◘ Tab. 13.1. Neurologische Zustandsdiagnostik nach Asphyxie. *Links:* Thompson-Score (Thompson 1997). *Rechts:* Stadien der hypoxisch-ischämischen Enzephalopathie. (Nach Sarnat 1976)

Symptom/ Kriterium	0 Pkt.	1 Pkt.	2 Pkt.	3 Pkt.	Stad. 1	Stad. 2	Stad. 3
Bewusstsein	Normal	Hyperexcita-bilität	Lethargie	Koma	Normal	Lethargie	Koma
Muskeltonus	Normal	Hypertonie	Milde	Starke Hypotonie	Normal	Hypertonie	Hypotonie
Haltung in Rückenlage	Normal	Fäusteln/ monoforme Bewegung	Starke distale Flexion	Dezerebra-tionshaltung	Schwache distale Flexion	×	×
Muskelei-genreflexe	Normal	×	×	×	Gesteigert	Gesteigert	Abgeschwächt/ nicht auslösbar
Myocloni	×	×	×	×	Auslösbar	Auslösbar	Nicht auslösbar
Moro-Reflex	Normal	×	×	×	Gesteigert		Nicht auslösbar
Greifreflex	Normal	Schwach	Negativ	×	×	×	×
Saugreflex	Normal	Schwach	Negativ	×	×	Schwach	Fehlt

13

					weit, LR normal	eng, LR normal	Seitendiff./LR schwach
Pupillen	Normal	x	x	x			
Okulozephal Reflex	x	x	x	x	Normal	Gesteigert	Abgeschwächt/ nicht auslösbar
Ton. Nackenstellreflex	Normal	x	x	x	Schwach	Stark	Nicht auslösbar
Autonomes Nervensystem	Normal	x	x	x	Sympathikotonus	Parasympathikotonus	Beide Systeme beeinträchtigt
Herzfrequenz	Normal	x	x	x	Tachykardie	Bradykardie	Variabel
Darmmotilität	x	x	x	x	Normal/ herabgesetzt	Gesteigert/ Diarrhö	Variabel
Speichelsekretion	Normal	x	x	x	Wenig gesteigert	Stark gesteigert	Variabel
Atmung	Normal	Hyperventilation	Kurze Apnoen	Ateminsuffizienz	x	x	x
Fontanelle	Normal	Vorgewölbt, Ø gespannt	Gespannt	x	x	x	x
Anfälle	Keine	<3-mal/Tag	<3-mal/Tag	x	Keine	Krämpfe	Krampfserien

13.1.4   Amplitudenintegriertes EEG (aEEG)

Die kontinuierliche Ableitung des amplitudenintegrierten EEG (»cerebral function monitor« [37]) während der ersten 24 Lebensstunden erlaubt es, akute hypoxisch-ischämische Hirnläsionen sicher zu erkennen.

Ableitungstechnik: Guter Elektrodenkontakt ist essentiell, Kalibration mit Testsignal 100 μV, 25 kOhm. Das EEG-Signal wird gefiltert, verstärkt und die Amplitude komprimiert.

◘ Abb. 13.7 (s. S. 424) zeigt ein typisches Muster. Gesunde Frühgeborenen <30 Wochen haben einen diskontinuierlichen Wechsel von hohen und niederen Spannungen und häufige Bursts (= kurze Amplitude >100 μV) [68]. Beim reifen Neugeborenen deutet eine anhaltende Niedervoltage <5 μV auf eine schwere Hirnschädigung mit schlechter Prognose hin [1]. Erholt sich die Grundaktivität innerhalb von 6 h nach einer Asphyxie, so ist die Prognose gut [37]. Das a-EEG ist insbesondere wertvoll zur Indikationsstellung für neuroprotektive Interventionen (s. S. 425) [104] und zum Erkennen von Krampfaktivität. Sehr unreife Frühgeborene haben in den ersten Lebenstagen eine diskontinuierliche Niedervoltage [50]. Mit steigendem Gestations- und Lebensalter werden kontinuierliche Amplituden häufiger.

13.1.5   Akustisch evozierte Potentiale [93]

Hörscreening und Funktionseinschätzung von Hirnstamm und Mittelhirnstrukturen bei Neugeborenen nach hypoxisch-ischämischer Hirnschädigung, ausgedehnten Hirnblutungen, extremer Hyperbilirubinämie, bakterieller Meningitis, konnataler Infektion und nach Behandlung mit ototoxischen Medikamenten (z. B. Gentamycin, Furosemid) sowie bei positiver Familienanamnese, Chromosomenanomalien [6] und Fehlbildungen im Bereich von Kopf und Ohr (z. B. Goldenhar-Syndrom).

13.1.6 Lumbalpunktion

Sollte immer am liegenden Kind durchgeführt werden. Immer Nadel mit Mandrin verwenden! Sichere Fixierung, das Kind darf sich nicht drehen (◘ Abb. 13.2). Komplikationsrate gering. Normwerte ◘ Tab. 13.2.

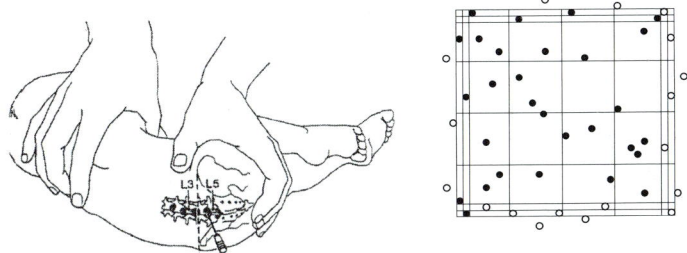

◘ **Abb. 13.2.** Lumbalpunktion. *Links:* Fixierung des Kindes zur Punktion zwischen L3 und L4. *Rechts:* Ein Großquadrat der Fuchs-Rosenthal-Kammer. Ausgezählt werden die Zellen im Inneren sowie an zwei Seiten des Großquadrates. Multiplikation mit 16 (Gesamtzahl der Großquadrate) und Division durch 3,2 (Volumen der Kammer in µl) ergibt die Zahl der Zellen pro µl

◘ **Tab. 13.2.** Normwerte im Liquor während der Neonatalperiode (angegeben sind der Mittelwert sowie die Schwankungsbreite). (Nach Bonadio 1992, Rodriguez 1990)

Parameter	Reifes Neugeborenes	Frühgeborenes
Druck [cm H_2O]	3–6	
Eiweiß [g/l]	0,90 (0,2–1,7)	1,15 (0,65–2,0)
Glukose (Liquor: Blut)	0,81	0,74
Leukozyten/mm³	8 (0–32)	9 (0–29)
Erythrozyten/mm³	9 (0–600)	15 (0–800)

Der Eiweißgehalt sinkt mit zunehmendem Alter ab. Im Alter von 2–3 Wochen beträgt er bei reifen Kindern 0,74–1,17 g/l. Die Werte bei kleinen Frühgeborenen können sehr viel höher sein [81].

13.2   Spina bifida

Hemmungsfehlbildung von Rückenmark und dessen Meningen in der 4. Embryonalwoche, skelettäre Spaltbildung. Inzidenz 0,6–4‰ mit großer geographischer Variation. Ätiologie Folsäure-Mangel, genetische Faktoren sind wahrscheinlich (Wiederholungsrisiko). Vorkommen meist isoliert, aber auch im Rahmen komplexer Fehlbildungsmuster. 80–90% der Fehlbildungen liegen unterhalb Th_{12}, in etwa 80–90% mit Hydrozephalus bei Geburt. Diagnosestellung pränatal möglich (Ultraschall, α-Fetoproteinerhöhung und Erhöhung der Cholinesterase im Fruchtwasser).

Versorgung der Kinder im Kreißsaal
- Lokal abdecken mit Plastiksack oder sterilen Tüchern (trocken)
- Latexfrei arbeiten
- Transport in Kinderklinik in Bauch- oder Seitenlage

Diagnostik
- Ausmaß der Extremitätendeformitäten und der peripheren Lähmungen
- Neurostatus, Segmentdiagnostik der Läsionen, spontane Miktion (Restharn? neurogene Blase?), Analreflex (klaffender Anus?)
- Hydrozephalus (Kopfumfang, Ultraschall, Arnold-Chiari-Malformation?)
- Begleitfehlbildungen (Herz-, Abdomensonographie)

Vorgehen
Ausführliche Elterninformation unter Zuziehung weiterer Spezialisten (Neuropädiater, Neurochirurg) und Entscheidung über das Vorgehen. Entscheidungen sollten zügig, aber ohne Zeitdruck getroffen werden [16].

Aktives Vorgehen

- Operativer Verschluss der Zele, ggf. Verschiebeplastik zur Deckung
- Hydrozephalus: meist bedingt durch Arnold-Chiari-Malformation, Progredienz oft erst nach Zelenverschluss. Verlaufskontrollen per Ultraschall. Versorgung mit Ventil (meist ventrikuloperitoneal) in der 1. Lebenswoche. Hohe Infektionsrate, prognostisch dann ungünstiger. Wir geben deshalb perioperativ prophylaktisch Flucloxacillin
- Detaillierte Diagnostik des Harntrakts und Überwachung (Ultraschall, Urinstatus, Miktionszystourethrographie)
- Orthopädische Versorgung von Fehlstellungen und Deformierungen schon in der Neugeborenenperiode

Abwartendes Verhalten

Entscheidung gegen frühes aktives Vorgehen in Einzelfällen möglich bei Vorliegen schwerer Zusatzprobleme: zerebrale Fehlbildungen oder Blutungen, Hydrozephalus und Hirndrucksymptomatik, thorakale Zele mit ausgedehnten Lähmungen, Vitium cordis. Auch bei schlechter Entwicklungsprognose kann, insbesondere wenn keine vitalen Störungen vorliegen, die operative Versorgung indiziert sein, um die Pflege der Kinder zu erleichtern. Mit einem baldigen Sterben der Kinder kann nicht gerechnet werden.

Prognose

- Abhängig vom Ausmaß der Lähmungen, des Hydrozephalus und späterer Probleme von Seiten des Urogenitaltrakts
- *Prävention:* Bei perikonzeptueller Einnahme von täglich 400 µg Folsäure können zwei Drittel der Neuralrohrdefekte verhindert werden [2], aber auch andere Fehlbildungen [42]

13.3 Konnataler Hydrozephalus

Definition. Erweiterung der intrazerebralen Ventrikelräume mit oder ohne Vergrößerung des Kopfumfangs. Diagnosestellung häufig schon pränatal durch Sonographie.

Ursachen

- Aquäduktstenosen
- Myelomeningozelen (Arnold-Chiari-Fehlbildung)
- Dandy-Walker-Fehlbildung
- Infektionen: Toxoplasmose, Zytomegalie
- Raumfordernde Prozesse (Tumoren, z. B. Plexuspapillom)
- Gefäßanomalien (Vena-Galeni-Malformation, Zysten)
- Pränatale Blutungen
- Intrauterine Hypoxie und Gewebeuntergang (Hydrocephalus e vacuo)

Diagnostik

- Kopfumfang, Schädelnähte, Fontanelle (Hinweise auf erhöhten Druck?) Sonnenuntergangsphänomen
- Ultraschall des Schädels mit Messung der Ventrikelweite
- Augenhintergrund
- Lumbalpunktion
- Serologie auf Toxoplasmose, Zytomegalie
- Zytomegalievirusnachweis im Urin (PCR)
- Engmaschige Verlaufskontrollen von Kopfumfang, wiederholte Ultraschalluntersuchung
- Ausschluss assoziierter Fehlbildungen (Herz, Abdomen)

Therapie

- Behandlung der Grundkrankheit
- Bei Progredienz frühzeitige neurochirurgische Versorgung
- Nur in seltenen Fällen Verzicht auf intensive Maßnahmen

Prognose

Abhängig von der Grundkrankheit, Dauer der Drucksymptomatik und der Hirnmanteldicke vor Shuntimplantation. Im Einzelfall nicht vorhersehbar. Insgesamt günstig, besonders bei kommunizierendem Hydrozephalus und Arnold-Chiari-Fehlbildung, selbst bei ausgedehnten Befunden. Shuntinfektionen oder -verschluss sind nicht selten.

Verlauf

Nach Shuntimplantation Rückgang des Kopfumfangs um 5–10 mm und normales Kopfwachstum (Wachstumskurve über Perzentilen führen!).

13.4 Neonatale Krampfanfälle

13.4.1 Häufigkeit und Ätiologie

Häufigkeit etwa 0,2–0,8% aller Neugeborenen, bei reifen Kindern etwa 1/1000 [59], bei VLBW-Kindern bis zu 10% [78]. Das Gehirn des Frühgeborenen ist aufgrund noch ungenügender präsynaptischer Hemmung zu Krampfanfällen prädisponiert. Häufig in Zusammenhang mit schwerer Krankheit, daher rasche Abklärung und Behandlung für die Prognose entscheidend. Krampfanfälle sind Ausdruck einer zentralnervösen Störung und weisen auf eine zerebrale Schädigung hin, zwischen dem 3. und 8. Lebenstag oft durch metabolische Störungen verursacht. Im Einzelfall kann die ätiologische Klärung schwierig sein. Als Ursachen kommen in Frage:

- Hypoxisch-ischämische Schädigung (mit und ohne sekundäre Hirnblutung)
- Intrakranielle Blutungen (s. S. 414)
- Infektionen (prä- und postnatal): Sepsis, Meningitis, Enzephalitis (s. S. 526)
- Metabolische Störungen (s. S. 443)
- Polyglobulie, Thrombose (s. S. 464)
- Drogenentzug (s. S. 408)
- Intoxikation mit Lokalanästhetika
- (Mutter: parazervikale, Pudendus-, epidurale Infiltration)
- Degenerative zerebrale Erkrankungen
- Malformation des Gehirns

13.4.2 Klinik

Variable Symptomatik mit wechselnder Seitenbetonung, Tonusverminderung oder -vermehrung und Atemdepression, Zyanose. Abgrenzung gegen Zittrigkeit kann schwierig sein, häufig gleiche Ursache (Hypoglykämie, Hypokalziämie, Drogenentzug; ◘ Tab. 13.3). Neugeborenenanfälle können mit und ohne Anfallsaktivität im EEG eintreten. Nicht epileptische Bewegungen lassen sich häufig durch Stimulation verstärken und sistieren durch Festhalten oder Beugung der betroffenen Extremität.

Unterteilung der neonatalen Krämpfe in 5 Gruppen nach abnehmender Häufigkeit:

1. Subtile Krampfanfälle

Häufigster Typ (50%) bei Früh- und Neugeborenen, leicht zu übersehen.

Tonische horizontale oder vertikale Bewegungen der Augen, starrer Blick, Blinzeln, Lidflattern; oral: Schmatzen, Gähnen, Saugen, Speichelfluss; Extremitäten: Ruder-, Schwimm-, Tretbewegungen, kurze Tonusänderung, Zucken eines Zehs oder Fingers;

Apnoen, jedoch selten als Einzelsymptom, langdauernd, erst spät von Bradykardie gefolgt.

2. Tonische Krampfanfälle

Vorwiegend bei Frühgeborenen. Abrupte Streckung einer Extremität, gelegentlich Beugung der oberen Extremitäten, auch Augensymptome oder Apnoen. Hinweis auf intraventrikuläre Blutung.

◘ **Tab. 13.3.** Differentialdiagnose Zittrigkeit – Krampfanfälle

Klinik	Zittrigkeit	Krampfanfall
Abnorme Augenbewegungen, starrer Blick	0	+
Bewegungstyp	Tremor	Klonisches Zucken
Durch Stimulation auslösbar	+	0
Bewegungen sistieren bei passiver Beugung	+	0

3. Multifokale klonische Krampfanfälle

Meist bei reifen Neugeborenen. Klonische, ungeordnete Extremitätenbewegungen, simultan oder in Folge auftretend. Typisch für die prognostisch gutartigen 5-Tage-Krämpfe (3.–7. Lebenstag), spontanes Verschwinden nach 1–15 Tagen.

4. Fokale klonische Krampfanfälle

Reife Neugeborene häufiger als Frühgeborene betroffen. Gut lokalisierte, regelmäßige klonische Zuckungen ohne Bewusstlosigkeit.

5. Myoklonische Krampfanfälle

Seltener Krampftyp bei Früh- und Neugeborenen. Einzelne oder wiederholte synchrone Zuckungen der oberen und/oder unteren Extremitäten ohne Rhythmik. Metabolische Enzephalopathie ausschließen. Prognose schlecht.

 Cave

Nicht verwechseln mit gutartigen myoklonischen Zuckungen im Schlaf!

13.4.3 Diagnostik

1. Sofort durchzuführen

- Serum auf Glukose, Natrium, Kalzium, Magnesium, Phosphat
- Blutbild mit Thrombozyten, IL-6, CRP
- Blutgasanalyse
- EKG (Sichtmonitor, QT-Zeit verlängert?)
- Blutdruckmessung

2. In Abhängigkeit vom klinischen Befund und nach Vorliegen erster Laborbefunde

- Blutkultur, Lumbalpunktion (Meningitis!)
- TORCH in Serum und Liquor
- Gerinnungsparameter (Blutungsneigung)
- Schädelsonographie
- Ggf. weitere Stoffwechseldiagnostik [32]

3. Weitere Untersuchungen, die auch im Allgemeinen zeitversetzt erfolgen können

- Ophthalmoskopische Untersuchung
- Computertomogramm bei unklarem Sonographiebefund bzw. Verdacht auf kalottennahes Geschehen (Hygrom)
- Elektroenzephalogramm, aEEG (möglichst vor Therapiebeginn)
- Magnetresonanztomographie

13.4.4   Therapie

Auf manchen Intensivstationen wird auf die für das Gehirn hochgradig gefährliche Hypokapnie (s. S. 151) unter-, auf Krampfanfälle jedoch überreagiert: Neue Forschungen haben nicht bestätigt, dass Krämpfe das Ausmaß der bleibenden Hirnschädigung vergrößern [107, 110], klinische Studien haben keinen Nutzen einer prophylaktischen antikonvulsiven Therapie belegt (E1a) [12, 24]. Im Tierversuch fördert Phenobarbital die Apoptose [45].

1. Allgemeine Maßnahmen

- Seitlagerung zur Sicherung freier Atemwege
- Inkubatorpflege, Überwachung von Herz- und Atemfrequenz
- Blutdrucküberwachung
- Apnoen: Stimulation, Maskenbeatmung, ggf. Intubation und kontrollierte Beatmung

2. Symptomatische Therapie

- Bei Hypoglykämie (Schnelltest): 2,5 ml/kgKG Glukose 10% i.v. (0,5 g/kg)
- 2 ml/kg Kalziumglukonat 10% (1:1 verdünnt) langsam i.v.
- 50 mg Pyridoxin (Vitamin B_6, Benadon) i.v. [106]
- 15–20 mg/kg Phenobarbital über 5–10 min langsam i.v. (Sättigungsdosis)
- Zufuhr von Elektrolyten, insbesondere Kalzium (s. S. 383), Magnesium (s. S. 386) und Glukose (s. S. 483) entsprechend Laborwerten

3. Weiterbestehende Krampfanfälle
- EEG-Kontrolle
- Nochmals Phenobarbital bis zu 10 mg/kg langsam i.v. (**Cave:** Atemdepression!). Ggf. auch nochmals wiederholen bis zu Serumkonzentrationen von 40 µg/ml bei reifen Kindern
- Versuch mit Clonazepam 0,15 mg/kg i.v.
- Versuch mit Chloralhydrat (50 mg/kg, das entspricht ¼ Rectiole beim reifen Neugeborenen)
- Phenytoin 20 mg/kg über 30 min (Sättigungsdosis), ggf. Dauerinfusion
- Bei therapierefraktären Krämpfen wurde Topiramat erfolgreich versucht (E3) [111], Daten zur Wirksamkeit und Sicherheit bei Neugeborenen liegen jedoch noch nicht vor
- Engmaschige Überwachung von Temperatur, Blutdruck und Herzfrequenz

4. Erhaltungstherapie
- Möglichst nur 1 Medikament, Spiegel bestimmen! Bei Früh- und Neugeborenen z. T. sehr lange Halbwertszeiten! **Cave:** Interaktion mit anderen Medikamenten (Antibiotika)
  - *Phenobarbital*, verteilt auf 1–2 Dosen i.v. oder oral:
    Neugeborene >2500 g: 5 mg/kgKG/Tag
    (Serumspiegel bis 40 µg/ml)
    Frühgeborene <2500 g: 3 mg/kgKG/Tag
    (Serumspiegel bis 25 µg/ml)
  - *Phenytoin,* verteilt auf 2 Dosen i.v.: 5 mg/kgKG/Tag (Serumspiegel 6–14 µg/ml). Orale Resorption schlecht
    Die Therapiedauer (in der Regel nur wenige Tage) ist von Neurostatus, Krampfursache und EEG abhängig

13.4.5 Prognose

Gesamtinzidenz einer nachfolgenden Epilepsie 10–20% [105]. Höhere Raten für mentale Retardierung und Körperbehinderung (30–35%).

▢ Tab. 13.4. Entwicklungsprognose nach neonatalen Krampfanfällen

Ursache	%	Wahrscheinlichkeit für normale Entwicklung	
		Ursachen	%
Hypoxisch-ischämisch	50	Hypoglykämie	50
Subarachnoidalblutung	90	Hypokalzämie	
Intrakranielle Blutung	10–50	▬ Frühform	50
(abhängig vom Ausmaß)		▬ Spätform	100
Bakterielle Meningitis	50	5-Tage-Krämpfe	100
		Fehlbildungen	0

Individuelles Risiko abhängig von:
▬ Neonatalem Neurostatus
▬ Ursache der Krämpfe
▬ Elektroenzephalogramm [115]

Wichtigste Parameter für die Entwicklungsprognose sind der Neurostatus und die Ursache des Anfallsleidens (s. einzelne Krankheitsbilder ▢ Tab. 13.4) mit dem Ausmaß neurologischer Schäden.

13.5 Neonataler Drogenentzug

Definition. Abhängigkeit der Neugeborenen durch mütterlichen Drogenabusus während der Schwangerschaft (z. B. Heroin, Methadon, Buprenorphin, Barbiturate, Alkohol). Unterbrechung der Drogenzufuhr bei der Geburt führt beim Neugeborenen zum Entzugssyndrom. In manchen Regionen sind bis zu 10% aller Neugeborenen drogenexponiert [56].

Symptome (▢ Tab. 13.5)

Etwa 80% der Kinder heroinabhängiger Frauen erleiden einen Entzug. Die Symptome setzen innerhalb der ersten 2 Lebenstage ein, ihre Schwere korreliert mit der Dauer der mütterlichen Abhängigkeit, und

◻ Tab. 13.5. Symptome des Heroinentzugs bei Neugeborenen und ihre relative Häufigkeit

75–100%	25–75%	<25%
Zittrigkeit	Trinkschwierigkeiten	Fieber
Irritabilität	Erbrechen	Krämpfe
Hyperaktivität	Durchfälle	
Muskuläre Hypertonie	Niesen	
Kurze Schlafphasen	Tachypnoe	
Schrilles Schreien	Schwitzen	
Übermäßiges Saugen		

dem Zeitintervall zwischen Einnahme und Geburt. Entsprechendes gilt für den Buprenorphin- oder Methadonentzug, der jedoch auch noch nach dem 2. Lebenstag manifest werden kann. Die Nabelschnurblutkonzentration, nicht aber die Dosis von eingenommenem Methadon korreliert mit der Schwere des neonatalen Entzuges [52]. Hypotrophie und Mikrozephalie sind nicht selten, hängen aber auch von Begleitumständen wie Nikotinabusus und Ernährungsstatus der Mutter ab. Postnatale Atemstörungen werden beobachtet, besonders wenn die Mutter kurz vor der Geburt noch Drogen genommen hat. Gesamtmorbidität der Neugeborenen sowie die Rate von Hepatitis- und HIV-Infektionen ist deutlich erhöht. Die Schwere des Entzugs wird nach dem Finnegan-Score (◻ Tab. 13.6) [26] mindestens 1-mal pro Schicht eingeschätzt. Der Beigebrauch anderer Substanzen ist häufig, insbesondere Alkohol und Nikotin, die eine direkt neurotoxische Wirkung haben [54]. Auch Ecstasy, Kokain und Crack können das Gehirn des Feten bleibend schädigen. Das Spektrum der fetalen Substanzexposition kann durch Untersuchung des Mekoniums geklärt werden [56].

Therapie [97]

– Morphin 0,02–0,05 mg/kg 4- bis 6-mal täglich i.v. oder oral. Gute Beeinflussung der gastrointestinalen Symptome. Opiate sind nicht wesentlich wirksamer als Phenobarbial, verlängern aber die stationäre Behandlung (E1a) [72].

▪ **Tab. 13.6.** Neonataler Drogenentzugsscore. (Mod. nach Finnegan 1985): Einleitung oder Erhöhung der Pharmakotherapie bei >11 Punkten, Dosisreduktion bei <9 Punkten)

Klinisches Kriterium	1	2	3	4	5
Schreien		Häufig, schrill	Ständig, schrill		
Schlafen nach dem Füttern	<3 h	<2 h	<1 h		
Moro-Reflex		Verstärkt	Extrem		
Tremor bei Störung	Leicht	Mäßig			
Tremor in Ruhe			Leicht	Mäßig	
Muskeltonus		Erhöht			
Hautabschürfungen	Ja				
Myokloni			Ja		
Krampfanfälle					Ja
Schwitzen	Ja				
Fieber	37,2–38,2°C	≥38,3°C			
Häufiges Gähnen	Ja				
Marmorierte Haut	Ja				
Verstopfte Nase		Ja			
Niesen	Ja				
Atmung	>60/min	>60/min, Dyspnoe			
Übermäßiges Saugen	Ja				
Trinkschwäche		Ja			
Erbrechen		Regurgitation	Im Schwall		
Stühle		Dünn	Wässrig		

- Phenobarbital 10–20 mg/kgKG als Sättigungsdosis, Erhaltungstherapie nach klinischem Bild (etwa 5 mg/kg/Tag). Hiervon werden die zentralnervösen, weniger die gastrointestinalen Symptome beeinflusst. Der Pflegeaufwand reduziert sich. Insgesamt ist die Wirkung von Phenobarbital schwach (E1a) [71].
- Medikamentenreduktion bei Entzugsscore <9 Punkte [26].
- Frühzeitiges nichtpharmakologisches Management (E1a) [72]: Im Schlaf Fernhalten von Licht, Lärm, Unruhe; Im Wachen Streicheln, Schmusen, auf dem Arm halten. Bei uns haben sich Freiwillige sehr bewährt, die sich oft stundenlang liebevoll um die unruhigen Kinder kümmern.

Prognose

Dauer des akuten Drogenentzugs je nach Opiatexposition und Behandlung des Kindes 8–28 Tage [46, 47], manchmal hartnäckige Rückfälle bei zu rascher Reduktion der Pharmakotherapie. Häufig persistieren Unruhe und kurze Schlafperioden über Monate. Die intellektuelle Entwicklung der Kinder ist unterdurchschnittlich, das Risiko eines plötzlichen Kindstodes erhöht [114], soziale Verhältnisse vor Entlassung klären.

13.6 Rezidivierende Apnoen

Definition und Klassifikation. Periodische Atmung (Cheyne-Stokes-Atmung) ist beim Frühgeborenen physiologisch, auch reife Neugeborene atmen im Schlaf oft periodisch (= fehlende Atmung von 5–10 s Dauer im Wechsel mit normaler Atmung ohne Änderung von Herzfrequenz und Hautfarbe). Als Apnoe wird gewertet: Fehlender Luftfluss bzw. Atemstillstand >20 s.

Es werden verschiedene Formen unterschieden:
- Zentrale Apnoe (kein Fluss, keine Atembewegung)
- Obstruktive Apnoe (kein Fluss, aber Atembewegung vorhanden)
- Gemischte Apnoen
- Krampfanfälle mit Apnoe

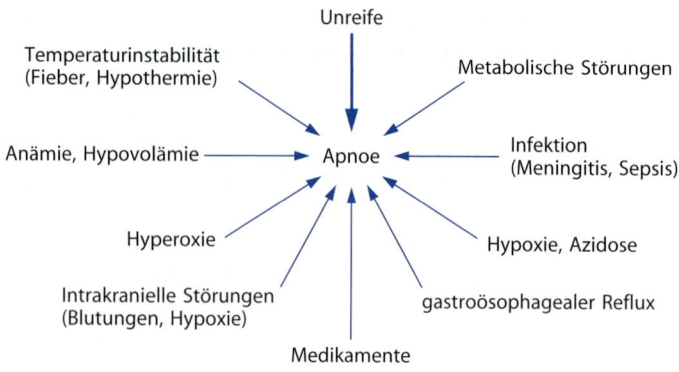

◘ Abb. 13.3. Prädisponierende Faktoren für zentrale Apnoen

Auftreten von Apnoen bei 50% der Frühgeborenen von 32–36 Wochen, bei über 75% der Kinder unter 1000 g Geburtsgewicht zwischen dem 2. und 28. Tag, u. U. über Wochen anhaltend. Apnoen sind ein Zeichen der Unreife. Prädisponierende Faktoren für zentrale Apnoen ◘ Abb. 13.3.

Diagnostik

— Spiegelprobe vor der Nase (obstruktiv)
— Ausschluss von Infektion, Anämie, Azidose
— Ausschluss einer Hirnblutung (Schädelsonographie)
— Ausschluss metabolischer Störungen (Hypoglykämie, Hypokalzämie, Hyponatriämie)

Therapie

1. Behandlung prädisponierender Faktoren.
2. Sensorische Stimuli: sanftes Anstoßen, besonders bei erstem und seltenem Auftreten. Der klinische Nutzen ist nicht erwiesen (E1a) [69], gegenüber Methylxanthinen verkürzt sensorische Stimulation oder Schaukeln die Apnoedauer weniger wirksam (E1b) [70].
3. Applikation von Nasen-CPAP von 2–4 cm H_2O.

4. Medikamentöse Therapie, bei frischer Hirnblutung oder nach Krampfanfällen nur mit Vorsicht einsetzen:
   - *Methylxanthine* wirken zentral und senken die Apnoehäufigkeit während der ersten 7 Behandlungstage (E1a) [41].
   - *Koffein* wird gegenüber Theophyllin wegen der 1-maligen Gabe pro Tag (Halbwertszeit etwa 100 h) und der höheren therapeutischen Breite bevorzugt [94]. Sättigungsdosis 10 mg Koffein/kgKG (20 mg Koffeinzitrat), Erhaltungsdosis 3 mg/kg/Tag oral oder i.v., 1-mal pro Tag (Serumspiegel 8–20 mg/l).
   - *Theophyllin:* Sättigungsdosis 5 mg/kg, Erhaltungsdosis 4 mg/kg/Tag oral oder i.v., verteilt auf 2 Dosen pro Tag (Serumspiegel 7–15 mg/l).
   - Prophylaktischer Einsatz von Methylxanthinen nach Extubation (E1a) [39], die Langzeitwirkung ist jedoch ungewiss [87].
   - Nebenwirkungen der Methylxanthine: Längere Wachphasen, Tachykardie, erhöhte Diurese, Hyperglykämien, Blutdruckerhöhung, Hemmung der Darmmotilität, vermindertes zerebrales Blutvolumen [14], verminderte Erythropoietinbildung [31].
5. Kontrollierte Beatmung bei rezidivierenden, langanhaltenden Apnoen.
6. Doxapram wurde bei Versagen von Methylxanthinen empfohlen [76], hat sich jedoch gegenüber Methylxanthinen nicht als überlegen gezeigt (E1b) [40]. Doxapram beeinträchtigt die zerebrale Oxygenierung (E2b) [82, 20], beeinträchtigt die geistige Entwicklung (E2b) [92, 53] und sollte deshalb zur Apnoebehandlung überhaupt nicht eingesetzt werden.
7. Sauerstoff gehört bei gesunder Lunge wegen der Gefahr der Retinopathie *nicht* zur Therapie der periodischen Atmung. Bei Frühgeborenen mit Sauerstoffbehandlung bringt der SO_2-Zielbereich 70–90% gegenüber dem von 88–98% weniger BPD, weniger Transfusionsbedarf, weniger Retinopathie und besseres Gedeihen [3, 102].
8. Möglicherweise werden obstruktive Apnoen bei Verwendung oraler statt nasaler Ernährungssonden seltener.

Frühgeborene können 5–8 Tage nach der letzten stimulationsbedürftigen Apnoe nach Hause entlassen werden [21].

13.7 Intrakranielle Blutungen

In der Neonatalperiode ein besonders wichtiges Problem, da häufig und von großer prognostischer Bedeutung. Breites Spektrum, Art der Läsion abhängig vom Gestationsalter (◘ Tab. 13.7). Selten auch pränatale Blutung.

Intrakranielle Blutungen sind absolut nicht häufiger geworden, ihre scheinbare Zunahme beruht auf der stark angestiegenen Überlebensrate sehr unreifer, blutungsgefährdeter Frühgeborener. Bei diesen ist die periventrikuläre Blutung eine spezifische Erkrankung die sich durch anatomische (gefäßreiche germinale Matrix) und funktionelle (unzureichende Autoregulation) Besonderheiten erklärt. Anders als früher angenommen, entsteht die Mehrzahl der Blutungen nicht im Ventrikel (intraventrikuläre Blutung, IVH), sondern neben dem Ventrikel im subependymalen Marklager (periventrikuläre Blutung, PVH) und bricht sekundär ins Ventrikelsystem ein. Geburtstraumatische Faktoren spielen eine geringe, die Entzündung (insbesondere auch

13

◘ Tab. 13.7. Intrakranielle Blutungen in der Neonatalperiode

Art der Blutung	Reife des Kindes	Relative Häufigkeit	Schwere des Krankheitsbildes	Häufige Ursache
Subdural	Reif > Frühgeboren	Selten	Schwer, tödlich	Trauma
Subarachnoidal (primär)	Frühgeboren > Reif	Häufig	Gutartig	Trauma, Hypoxie
Intrazerebellar	Frühgeboren > Reif	Selten	Schwer	Trauma, Hypoxie
Periventrikulär/ intraventrikulär	Frühgeboren	Häufig	Schwer	Inflammation, Hyperkapnie
Intrazerebral	Reif > Frühgeboren	Selten	Schwer	Multipel

> = Stärker betroffen.

Hypo- und Hyperkapnie während der ersten Lebenstage) eine große Rolle in der Pathogenese.

13.7.1 Subdurale Blutungen

Traumatisch (Tentoriumverletzung, Falxverletzung, Ruptur oberflächlicher Venen), meist große Kinder und schwere Geburten, Extraktion aus Beckenendlage. Massive Blutung mit schweren neurologischen Ausfällen (Koma, Opisthotonus, Apnoen, Augendeviation), oft tödlich verlaufend.

Bei leichten Blutungen über den Hemisphären meist keine akuten Symptome, fokale Symptome (Krämpfe, Hemiparesen) am 2.–3. Tag. Entwicklung eines chronischen subduralen Hygroms.

Diagnostik

Magnetresonanztomographie bei klinischem Verdacht, Ultraschall nur selten aussagekräftig.

13.7.2 Primär subarachnoidale Blutung

Häufig, auch ohne klinische Symptome. Liquor blutig, z. T. nur einige 100 Erythrozyten/µl. Krämpfe besonders bei reifen, ansonsten gesund wirkenden Kindern, gehäuft am 2. Lebenstag. Neurologische Spätfolgen sind selten. Entwicklung von Hydrozephalus oder Subarachnoidalzysten möglich. Einzelfälle mit tödlichem Verlauf bei massiver Blutung. Diagnostik: LP, CT.

13.7.3 Intraventrikuläre Blutung des reifen Neugeborenen

Ursachen sind Trauma und Hypoxie, besonders perinatale Asphyxie. Trauma spielt eine wesentlich größere Rolle als bei Frühgeborenen, die Bedeutung von Gerinnungsstörungen ist umstritten, 25% der Fälle bleiben ungeklärt. Blutungsquelle ist die subependymale Keimschicht oder der Plexus chorioideus. In Einzelfällen Einbruch aus hämorrhagischen Infarkten oder Gefäßfehlbildung, auch als Folge eines Vitamin-K-Mangels.

Symptome in den ersten Lebenstagen: Irritabilität, Lethargie, Krämpfe (fokal oder multifokal), Zittrigkeit, Apnoen, Erbrechen, pralle Fontanelle. In 30% der Fälle Entwicklung eines Hydrozephalus.

Prognose: Etwa 40% der Überlebenden haben neurologische Auffälligkeiten.

13.7.4 Peri- und intraventrikuläre Hirnblutung des Frühgeborenen

Vorkommen besonders bei Frühgeborenen <30 SSW. Häufigkeit für alle Schweregrade etwa 20% bei Kindern unter 1500 g Geburtsgewicht. 80–90% der Blutungen bei Frühgeborenen beginnen in der subependymalen Keimschicht, oft gleichzeitig auch Blutung im Plexus chorioideus. Einbruch an mehreren Stellen in die Seitenventrikel, Entwicklung einer Arachnoiditis. Intrazerebrale Beteiligung in etwa 20% der Fälle, hierbei handelt es sich um begleitende hämorrhagische Infarkte, nicht um einen Blutungseinbruch. Auftreten Tag 1 (50%) bis Tag 3 (insgesamt 90%). Klassifizierung nach Papile [75] ursprünglich aufgrund von CT, von Volpe [112] modifiziert für Ultraschallbefunde (◘ Abb. 13.4).

Risikofaktoren

— Asphyxie mit Reanimation
— Frühes Abnabeln [77]
— Wechselnder zerebraler Flow (Beatmung, PEEP, Ductus arteriosus)
— Therapie einer Hypotension mit Katecholaminen [95]
— Abrupter Blutdruckanstieg z. B. durch rasche Volumenexpansion, Pneumothorax, Absaugen und andere Manipulationen am Kind
— Erhöhter zerebraler venöser Druck durch schwere Geburt, Asphyxie, Beatmungskomplikationen
— Erniedrigter zerebraler Blutfluss durch arterielle Hypotension [5]
— Hypokapnie mit Erniedrigung der zerebralen Perfusion

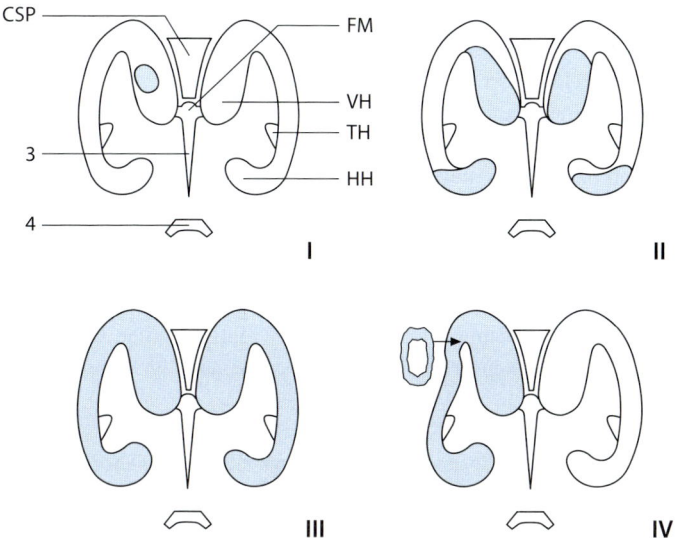

Grad I: Subependymale Blutung
Grad II: <50% Füllung der Seitenventrikel
Grad III: Füllung >50%, Erweiterung beider Seitenventrikel
Grad IV: Parenchymblutung und Ventrikelblutung

▪ **Abb. 13.4.** Schweregrade der Hirnblutung bei Neugeborenen (Papile 1978, Volpe 2001); *CSP* Cavum septi pellucidi, *3, 4* 3. und 4. Ventrikel, *VH, HH, TH* Vorder-, Hinter- und Temporalhorn des Seitenventrikels, *FM* Foramen Monroi

— Hyperkapnie mit Erhöhung des zerebralen Flows
— Hypothermie
— Infektion und Inflammation
— Infusion von hyperosmolaren Lösungen (z. B. Na-Bikarbonat)

Klinik

— Gerinnungsstörungen
— Flächendeckende Studien in Kanada [95] und Australien [43] zeigten, dass die Rate höhergradiger Blutungen bei Frühgeborenen auch klinikspezifisch variiert.

Man unterscheidet 3 Verlaufsformen (◘ Tab. 13.8):

- Akuter Verlauf mit Blutung innerhalb von Minuten oder Stunden, Ausbreitung der Blutung oft letal.
- Subakuter (saltatorischer) Verlauf mit Entwicklung über Stunden und Tage. Wesentlich weniger auffällig als der akute Verlauf, Phasen der Besserung wechseln mit erneuter Verschlechterung.
- Fehlende klinische Symptomatik bei etwa 25–30% aller intraventrikulären Blutungen.

Diagnostik

Kopfumfangsmessung 2-mal pro Woche, routinemäßige Ultraschalldiagnostik bei allen Frühgeborenen einer neonatologischen Intensivstation:

- Innerhalb der ersten 2 Tage und vor Entlassung
- Verlaufskontrolle nach 3–5 Tagen bei allen Frühgeborenen, Zunahme der Blutung in 20–40% der Fälle [13]
- Bei Kindern mit Blutungen weitere Kontrollen alle 5–10 Tage, um frühzeitig die Entwicklung eines posthämorrhagischen Hydrozephalus zu erfassen.

13

◘ **Tab. 13.8.** Symptome bei peri- und intraventrikulärer Blutung

Akuter Verlauf	Subakuter Verlauf
Lethargie, Koma	Bewusstseinslage verändert
Atemstörungen (Apnoen)	Spontanbewegungen reduziert
Generalisierte tonische Krämpfe	Muskelhypotonie
Fehlende Pupillenreaktion	Unvollständige Kniestreckung
Schlaffe Tetraparese	Selten respiratorische Störungen
Vorgewölbte Fontanelle	
Blutdruckabfall	
Temperaturstörungen	
Metabolische Azidose	
Hämatokritabfall	Hämatokritabfall

Prophylaxe

- Antenatale Steroidbehandlung (E1a) [8, 123]
- Prophylaktisch Surfactant im Kreißsaal bei intubierten Frühgeborenen <28 SSW (E1a) [91]
- Zerebrale Durchblutung nicht stören, Blutdruck kontrollieren
- Frühzeitiger Duktusverschluss mit Indomethacin (E1a) [27]
- Vermeidung aller Risikofaktoren für eine Blutung, insbesondere einer Hyper- oder Hypokapnie in den ersten Lebenstagen
- Minimal handling, Respiratorfrequenz an Eigenatmung anpassen
- Phenobarbitalbehandlung senkt Häufigkeit und Schwere von Hirnblutungen nicht (E1a) [119]

Prognose

Abhängig von der Schwere der Blutung, der Entwicklung eines Hydrozephalus und begleitender hypoxischer Schädigung (◘ Tab. 13.9). Im Einzelfall ist die Entwicklung jedoch schwer voraussagbar. Bei Frühgeborenen mit großer Ventrikelblutung zeigt eine unter 130/h reduzierte maximale Burst-Häufigkeit eine verminderte Überlebenschance oder eine schwere Behinderung an [38]. Die Parenchymbeteiligung ist der entscheidende Faktor für eine schlechte Prognose, wobei häufig die motorischen Ausfälle stärker als die intellektuellen sind [84]. Jedoch wurden auch bei Kindern mit geringgradigen Blutungen erhebliche Störungen (42%) und Behinderungen (26%) beobachtet [108].

◘ **Tab. 13.9.** Folgen einer peri- und intraventrikulären Blutung bei Frühgeborenen. Angaben in % der überlebenden Kinder

Schwere der Blutung	Letalität	Progressive Ventrikelerweiterung	Gröbere neurologische Auffälligkeiten
Grad 1	15	5	15
Grad 2	20	25	30
Grad 3	40	55	40
Grad 4	60	80	90

13.7.5 Posthämorrhagischer Hydrozephalus

Er entwickelt sich in knapp der Hälfte aller intraventrikulären Blutungen; hiervon kommt die Hälfte innerhalb von weniger als 4 Wochen zum Stillstand und/oder zur Rückbildung, während die andere Hälfte in 2–8 Wochen progredient ist mit Zunahme des Kopfwachstums, praller Fontanelle, Apnoen und zu neurologischen Auffälligkeiten führt. Bei sehr früher Entwicklung eines Hydrozephalus selten spontane Rückbildung, meist rasche Progredienz [13].

Therapie

Serienlumbalpunktionen sind bezüglich Tod, Shuntbedürftigkeit und Behinderung unwirksam (E1a) [117], ein Behandlungsversuch erscheint allenfalls bei kommunizierendem Hydrozephalus und erheblichem Hirndruck gerechtfertigt. Entfernung von 10–15 ml Liquor/kg. Ultraschallkontrolle! Auch die Behandlung mit intraventrikulärer Streptokinase ist wirkungslos (E1b) [118, 60]. Diuretika können die Hydrocephalus-Progression nicht aufhalten (E1b) [120]. Bei weiterer Progression ventrikuloperitonealer Shunt, sobald das Kind groß genug ist. Alternativ externe Ventrikulostomie oder serielle Liquorpunktion nach Implantation eines Rickham-Reservoirs, wenn Kontraindikationen für ventrikuloperitonealen Shunt bestehen (Kind zu klein, zu krank, hoher Blut- und Eiweißgehalt des Liquors). Bei plötzlichem Ablassen von zuviel Liquor kann ein subdurales Hygrom entstehen. Bei kleinen Kindern sind häufig Shuntrevisionen notwendig. Daher kann es zunächst sinnvoll sein, die Implantation hinauszuzögern.

13.8 Hypoxisch-ischämische Hirnschädigung (HIE)

Definition

- Die Begriffe Hypoxie, Asphyxie und Ischämie sind schlecht definiert (s. S. 26), Apgar-Score und Nabelarterien-pH haben nur geringe prognostische Bedeutung.
- HIE ist eine klinische Diagnose, der neurologische Symptome während der ersten 24 Lebensstunden zugrunde liegen (Sarnat-Schema, ◻ Tab. 13.1).

▬ Da diese Symptome bei unreifen Kindern wenig spezifisch sind, verwenden wir den Begriff HIE derzeit nur bei reifen Neugeborenen.

Pathogenese (◘ Abb. 13.5)

Bei reifen Kindern meist durch pränatale Störungen verursacht, rund 90% der Fälle sind zeitlich prä- oder perinatalen Ereignissen zuzuordnen. Die Vorstellungen zur Pathogenese wandeln sich [10, 55]: Außer dem ATP-Verlust spielen Kalziumeinstrom, Zytokinexpression [62, 86], Reperfusionsschädigung durch freie Radikale [25] und Aktivierung von programmiertem Zelltod (Apoptose, [15, 96]) wesentliche Rollen. Die im Rahmen einer systemischen inflammatorischen Reaktion bei der Chorioamnionitis bestehende Erhöhung von IL-6 und IL-8 korreliert auch bei reifen Neugeborenen mit dem Ausmaß der bleibenden Hirnschädigung [88]. Eine Hyperthermie kann das Ausmaß der Gehirnschädigung vergrößern [34, 121]. Eine Geburtsasphyxie ist

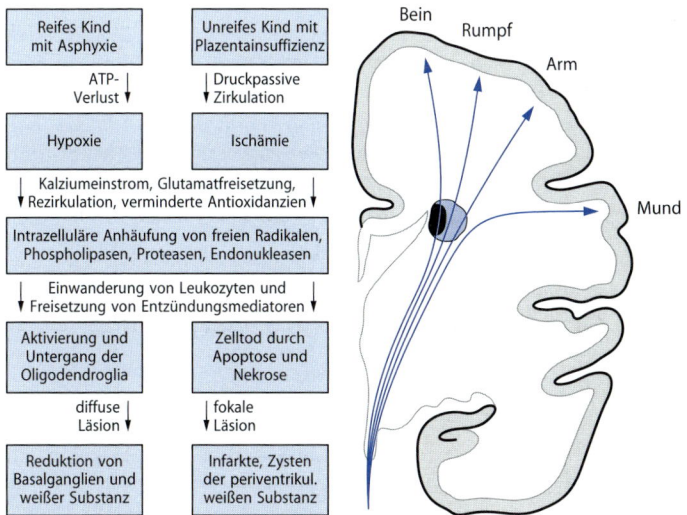

◘ **Abb. 13.5.** Pathogenese der hypoxisch-ischämischen Hirnschädigung und typische Lokalisation der periventrikulären Leukomalazie

meist nicht die Ursache, kann aber Symptom einer vorbestehenden Gehirnschädigung sein [9, 63]. Bei unreifen Kindern stehen perinatale Entzündungsreaktionen und schwere Apnoeanfälle, Herzinsuffizienz, schwere pulmonale Probleme im Vordergrund. Abhängig vom Gestationsalter und der Ursache der Hirnschädigung entstehen unterschiedliche Läsionen mit charakteristischen Spätfolgen (◘ Tab. 13.10).

Auswirkungen betreffen alle Organsysteme. ◘ Abb. 13.6 illustriert die Auswirkungen auf das Gehirn.

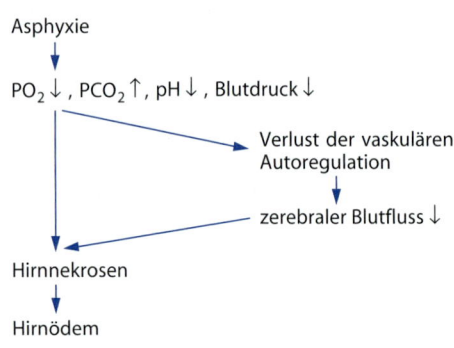

◘ Abb. 13.6. Asphyxie und Hirnschädigung

◘ Tab. 13.10. Schädigungsmuster der hypoxisch-ischämischen Enzephalopathie des Neugeborenen

Lokalisation	Alter	Neurologische Folgen
Selektive neuronale Nekrose	Früh-/Reifgeborene	Spastische Tetraparese, Anfälle, mentale Retardierung, Hyperaktivitätssyndrom
Status marmoratus (Thalamus)	Reifgeborene	Choreoathetose, spastische Tetraparese
Parasagittale Schädigung	Reifgeborene	Spastische Tetraparese, intellektuelle Störungen
Periventrikuläre Leukomalazie	Frühgeborene	Spastische Diplegie, intellektuelle Störungen
Pontosubikuläre Nekrose	Frühgeborene	Hirnstammdysfunktion

Symptome

◘ Tab. 13.1. Bei Frühgeborenen gibt es in den ersten Lebenswochen keine spezifischen Symptome.

Diagnostik

Akut

— Neurostatus (◘ Tab. 13.1)
— Schädelsonographie
— Dopplerflussmessung in der A. cerebri anterior
— Blutdruck, zentraler Venendruck
— Arterielle Blutgase, Laktat
— Laktat im Urin [44]
— Blutzucker, Elektrolyte, Blutbild
— Protein S-100 im Serum [64, 66], Grenzwert 12 µg/L für schlechte Prognose bei Termingeborenen am 1. Lebenstag [101]
— Protein S-100-B im ersten Urin hat beim Frühgeborenen prognostischen Wert [28]

Suche nach Beteiligung weiterer Organsysteme (Gerinnungsstatus, Phosphat, Urinbilanz und -analyse, Leberwerte, EKG, Echokardiogramm).

Baldmöglichst

— Amplitudenintegriertes Elektroenzephalogramm [79, 104], ◘ Abb. 13.7
— MRT, Signaldichte im hinteren Schenkel der Capsula interna [83]
— Akustisch evozierte Potentiale und Fundoskopie

Ein Hirnödem ist selten und kann vermutet werden bei eingeschränkten Pulsationen (Dopplersonographie) und nicht darstellbarem Ventrikelspalt im Ultraschall. Später zystische periventrikuläre Leukomalazie.

Klassifizierung

Die hypoxisch-ischämische Enzephalopathie lässt sich klinisch in drei Schweregrade einteilen (Sarnat-Schema, ◘ Tab. 13.1, S. 396).

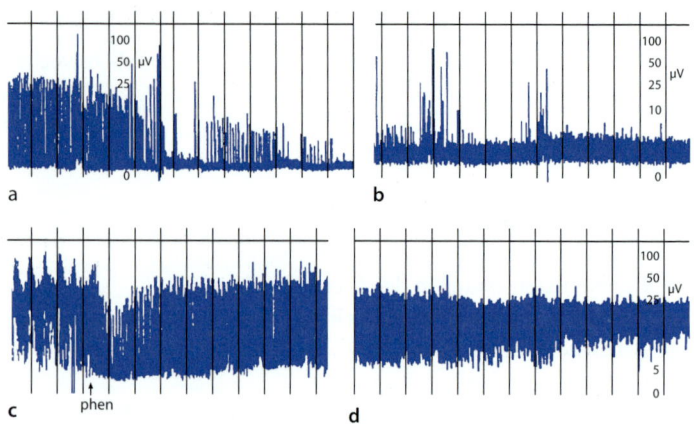

■ **Abb. 13.7a–d.** Amplitudenintegriertes EEG, typische pathologische Muster.
a Burst-Suppression mit Übergang in die Niedervoltage; **b** anhaltende Niedervoltage
unter 5 µV; **c** Krampfaktivität (Sägezahnmuster) mit Übergang in Burst-Suppression
nach Phenobarbital; **d** diskontinuierlich normales mit Übergang in kontinuierlich
normales Muster. (Nach Toet 1999)

Komplikationen

Am 3. Tag besonders bei Frühgeborenen häufig akute Verschlechterung durch nachfolgende Hirnblutung und Tod. Bei Überleben
langsame Besserung, reduzierte Bewusstseinslage; Hypotonie und Füt-
terungsprobleme bleiben oft sehr lange erhalten.

Therapie

Allgemein

— Minimal handling, achsengerechte Kopfhochlagerung
— Ausreichende O_2-Versorgung sicherstellen (Hyperoxie vermeiden!)
— Pflege im Thermoneutralbereich, kontinuierliche Temperaturmes-
  sung, großzügige Antipyrese
— Engmaschige Blutdruckkontrollen und Blutdruckstabilisierung
— Elektrolytüberwachung und -bilanzierung
— Infektionsbehandlung

- Ausreichende Kalorienzufuhr (frühzeitige orale Ernährung)
- Hyperbilirubinämie frühzeitig behandeln
- Polyglobulie (venöser HKT >65%) beheben

Spezifisch

- Flüssigkeitsrestriktion und -bilanzierung (E4) [49]
- Blutglukose zwischen 60 und 150 mg/dl halten
- Medikamentöse Therapieversuche mit Glukokortikoiden, hyperosmolaren Lösungen und Barbituraten haben keinen Effekt gezeigt und können erhebliche Nebenwirkungen haben (E1b) [35, 109]

Therapeutische Hypothermie

Mittels Kühlmatte oder Kühlkappe wird das Kind nach Geburtsasphyxie auf eine Kerntemperatur von 33,5–35 °C für einen Zeitraum von 72 h gekühlt: Bei Beginn innerhalb der ersten 6 Lebensstunden ist diese Behandlung beim reifen Neugeborenen mit Enzephalopathie nach Geburtsasphyxie neuroprotektiv und senkt die Rate von Tod oder bleibender Gehirnschädigung (E1a, NNT6) [23, 30, 89, 100]. Es ist noch unklar, welche Kinder von dieser neuen Therapie am meisten profitieren [4, 18, 90, 99] und es dürfte klug sein, diese invasive Behandlung zunächst nur innerhalb kontrollierter Studien einzusetzen. Bislang bekannte Nebenwirkungen sind Bradykardie, Blutdruckanstieg und Blutzucker-Instabilität. Eine Wirksamkeitssteigerung der neuroprotektiven Hypothermie durch Xenon-Inhalation ist klinisch noch nicht gesichert [61].

Prognose

Anfangs kaum zu stellen, da die Schwere und Dauer der Schädigung (auch pränatal) kaum einzuschätzen ist [17]. Apgar-Score und Nabelarterien-pH allein sind nicht geeignet. Bei Kindern mit perinataler Asphyxie ohne neurologische Symptome scheint die Prognose gut zu sein. Die Schwere und Dauer neurologischer Auffälligkeiten in der Neugeborenenperiode ist direkt mit der Prognose korreliert. Die Beteiligung anderer Organsysteme, insbesondere eine Niereninsuffizienz, korreliert mit einer schlechten Prognose. Verschwinden die Symptome innerhalb von 1–2 Wochen, ist die Prognose günstig. Prognostisch ungünstige Ultraschallbefunde: ausgedehnte periventrikuläre Leukomalazie, Entwicklung von Zysten, Hirnatrophie und intrazerebrale Blutungen.

13.9 Periventrikuläre Leukomalazie des Frühgeborenen

Während beim reifen Neugeborenen Hypoxie und Ischämie das Gehirn bedrohen, spielen beim Frühgeborenen andere Mechanismen wesentliche Rollen [65, 67, 122]: ◘ Abb. 13.4.

- Unreife der antioxidativen Systeme (Superoxiddismutase, Glutathionperoxidase) und Schädigung durch freie O_2-Radikale
- Freiwerden von Zytokinen (IL-6, TNFα) durch entzündliche Prozesse, auch solche, die fern vom Gehirn ablaufen [67]
- Häufigste Ursache ist wahrscheinlich eine Chorioamnionitis, die bereits die Frühgeburt ausgelöst hat [19, 33, 57]
- Evtl. spielt auch relative Hyperoxie durch Luftatmung oder O_2-Zufuhr eine Rolle

Die Schädigung erfolgt typischerweise im Marklager (»white matter damage«, [74]), kann klein- oder großzystisch verlaufen, das klinische Äquivalent ist die spastische Zerebralparese, welche oft erst im 2. Lebensjahr sichtbar wird. Da die langen Bahnen näher am Seitenventrikel entlang laufen als die kurzen (◘ Abb. 13.4), sind bei der Zerebralparese die Beine häufiger betroffen als die Arme.

Die Läsion verläuft postnatal asymptomatisch, eine Frühdiagnose ist mit dem EEG möglich [7, 36, 115], im Ultraschall werden die Zysten erst nach Wochen sichtbar.

13.10 Neuroprotektion

Im unreifen Gehirn spielt der verzögert ablaufende programmierte Zelltod (Apoptose) eine große Rolle [96]. Daher ergibt sich zumindest theoretisch die Möglichkeit eines »therapeutischen Fensters« von

Stunden bis Tagen, in dem (z. B. nach Hypoxie, Ischämie oder Inflammation) versucht werden kann, die zur Hirnschädigung führenden Kaskaden zu unterbrechen.

An folgenden Interventionen wird zurzeit geforscht:

— Antioxidanzien, z. B. Vitamin K [58]
— Verstärkung endogener Protektionsmechanismen, z. B. Erythropoetin- und VEGF-Expression im Gehirn [48, 113]
— Inhibierung [80] oder Modifikation [15] der Apoptose

Literatur

1. Al-Naqeeb, N, Edwards AD, Cowan FM, Azzopardi D (1999) Assessment of neonatal encephalopathy by amplitude-integrated electroencephalography. Pediatrics 103:1263–1271
2. American Academy of Pediatrics Committee on Genetics (1999) Folic acid for the prevention of neural tube defects. Pediatrics 104:325–327
3. Askie LM, Henderson Smart DJ (2001) Restricted vs. liberal oxygen exposure for preventing morbidity and mortality in preterm or low birth weight infants. Cochrane Database Syst Rev CD001077
4. Azzopardi D, Robertson NJ, Cowan FM et al. (2000) Pilot study of treatment with whole body hypothermia for neonatal encephalopathy. Pediatrics 106:684–694
5. Bada HS, Korones SB, Perry EH et al. (1990) Mean arterial blood pressure changes in premature infants and those at risk for intraventricular hemorrhage. J Pediatr 117:607–614
6. Barrenäs ML, Landin-Wilhelmsen K, Hanson C (2000) Ear and hearing in relation to genotype and growth in Turner syndrome. Hear Res 144:21–28
7. Baud O, d'Allest AM, Lacaze Masmonteil T et al. (1998) The early diagnosis of periventricular leukomalacia in premature infants with positive rolandic sharp waves on serial electroencephalography. J Pediatr 132: 813–817
8. Baud O, Foix L'Helias L, Kaminski M et al. (1999) Antenatal glucocorticoid treatment and cystic periventricular leukomalacia in very premature infants. N Engl J Med 341:1190–1196
9. Becher JC, Bell JE, Keeling JW, McIntosh N, Wyatt B (2004) The Scottish perinatal neuropathology study: Clinicopathological correlation in early neonatal deaths. Arch Dis Child Fetal Neonatal Ed 89: F399-F407
10. Berger R, Garnier Y (1999) Pathophysiology of perinatal brain damage. Brain Res Rev 30:107–134
11. Bonadio WA, Stanco L, Bruce R, Barry D, Smith D (1992) Reference values of normal cerebrospinal fluid composition in infants ages 0 to 8 weeks. Pediatr Infect Dis J 11:589–591

12. Booth D, Evans DJ (2004) Anticonvulsants for neonates with seizures. Cochrane Database Syst Rev CD004218

13. Brann BS, Qualls C, Papile LA, Wells L, Werner S (1990) Measurements of progressive cerebral ventriculomegaly in infants after grades III and IV intraventricular hemorrhage. J Pediatr 17:615–621

14. Bucher HU, Wolf M, Keel M, von Siebenthal K, Duc G (1994) Effect of aminophylline on cerebral haemodynamics and oxidative metabolism in premature infants. Eur J Pediatr 153:123–128

15. Chamnanvanakij S, Margraf LR, Burns D, Perlman JM (2002) Apoptosis and white matter injury in preterm infants. Pediatr Develop Pathol 5: 184–189

16. Charney EB (1990) Parental attutides toward management of newborns with myelomeningocele. Dev Med Child Neurol 32:14–19

17. Cheung PY, Robertson CM (2000) Predicting the outcome of term neonates with intrapartum asphyxia. Acta Paediatr 89:262–264

18. Corbett D, Thornhill J (2000) Temperature modulation (hypothermic and hyperthermic conditions) and its influence on histological and behavioral outcomes following cerebral ischemia. Brain Pathol 10:145–152

19. Dammann O, Leviton A (1998) Infection remote from the brain, neonatal white matter damage, and cerebral palsy in the preterm infant. Semin Pediatr Neurol 5:190–201

20. Dani C, Bertini G, Pezzati M, Pratesi S et al. (2006) Brain hemodynamic effects of doxapram in preterm infants. Biol Neonat 89: 69–74

21. Darnall RA, Kattwinkel J, Nattie C, Robinson M (1997) Margin of safety for discharge after apnea in preterm infants. Pediatrics 100:795–801

22. Davies MW, Swaminathan M, Chuang SL, Betheras FR (2000) Reference ranges for the linear dimensions of the intracranial ventricles in preterm neonates. Arch Dis Child Fetal Neonatal Ed 82: F218-F223

23. Eicher DJ, Wagner CL, Katikanemi LP, Hulsey TC, Bass WT et al. (2005) Moderate hypothermia in neonatal encephalopathy: Efficacy outcomes/Safety outcomes. Pediatr Neurol 32: 11–24

24. Evans DJ, Levene MI (2000) Anticonvulsants for preventing mortality and morbidity in full term newborns with perinatal asphyxia. Cochrane Database Syst Rev (2) CD001240

25. Fellman V, Raivio KO (1997) Reperfusion injury as the mechanism of brain damage after perinatal asphyxia. Pediatr Res 41:599–606

26. Finnegan LP (1985) Neonatal abstinence. In: Nelson NM (ed) Current therapy in neonatal-perinatal medicine. Mosby, St. Louis, p 262

27. Fowlie PW, Davis PG (2002) Prophylactic intravenous indomethacin for preventing mortality and morbidity in preterm infants. Cochrane Database Syst Rev CD000174

28. Gazzolo D, Florio P, Ciotti S, Marinoni E et al. (2005) S100B Protein in urine of preterm newborns with ominous outcome. Pediatr Res 58: 1170–1174

29. Geerdink JJ, Hopkins B (1993) Qualitative changes in general movements and their prognostic value in preterm infants. Eur J Pediatr 152:362–367

30. Gluckman PD, Wyatt JS, Azzopardi D, Ballard R, Edwards AD et al. (2005) Selective head cooling with mild systemic hypothermia after neonatal encephalopathy: Multicentre randomized trial. Lancet 365: 663–670

31. Gonzalez MT, Sherwood JB, Brion LP, Schulman M (1994) Erythropoietin levels during theophylline treatment in premature infants. J Pediatr 124:128–130

32. Greene CL, Goodman SI (1997) Catastrophic metabolic encephalopathies in the newborn period. Evaluation and management. Clin Perinatol 24:773–786

33. Grether JK, Nelson KB, Emery ES 3rd, Cummins SK (1996) Prenatal and perinatal factors and cerebral palsy in very low birth weight infants. J Pediatr 128:407–414

34. Gunn AJ, Bennet L (2001) Is temperature important in delivery room resusciation? Semin Neonatol 6: 241–249

35. Hall RT, Hall FK, Daily DK (1998) High dose phenobarbital therapy in term newborn infants with severe perinatal asphyxia: a randomized, prospective study with three year follow up. J Pediatr 132:345–348

36. Hayakawa F, Okumura A, Kato T, Kuno K, Watanabe K (1999) Determination of timing of brain injury in preterm infants with periventricular leukomalacia with serial neonatal electroencephalography. Pediatrics 104:1077–1081

37. Hellstrom-Westas L, Rosen I, Svenningsen NW (1995) Predictive value of early continuous amplitude integrated EEG recordings on outcome after severe birth asphyxia in full term infants. Arch Dis Child 72:34–38

38. Hellström-Westas L, Klette H, Thorngren-Jerneck K, Rosen I (2001) Early prediction of outcome with aEEG in preterm infants with large intraventricular hemorrhages. Neuropediatrics 32: 319–324

39. Henderson-Smart DJ, Davis PG (2003) Prophylactic methylxanthine for extubation in preterm infants. Cochrane Database Syst Rev CD000139

40. Henderson-Smart DJ, Steer P (2000) Doxapram vs. methylxanthine for apnea in preterm infants. Cochrane Database Syst Rev: CD000075

41. Henderson-Smart DJ, Steer P (2000) Methylxanthine treatment for apnea in preterm infants. Cochrane Database Syst Rev CD000140

42. Hernandez-Diaz S, Merler MM, Walker AM, Mitchell AA (2000) Folic acid antagonists during pregnancy and the risk of birth defects. N Engl J Med 343:1608–1613

43. Heuchan AM, Evans N, Henderson. Smart DJ, Simpson JM (2002) Perinatal risk factors for major intraventricular haemorrhage in the Australien and New Zealand Neonatal Network. Arch Dis Child Fetal Neonatal Ed. 86:86–90

44. Huang CC, Wang ST, Chang YC, Lin KP, Wu PL (1999) Measurement of the urinary lactate: creatinine ratio for the early identification of newborn infants at risk for hypoxic ischemic encephalopathy. N Engl J Med 341:328–335

45. Ikonomidou C, Bittigau P, Koch C et al. (2001) Neurotransmitters and apoptosis in the developing brain. Biochem Pharmacol 62: 401–405

46. Jackson L, Ting A, McKay S, Skeoch C (2004) A randomised controlled trial of morphine versus phenobabitone for neonatal abstinence syndrome. Arch Dis Child Fetal Neonatal Ed 89: F300-F304

47. Johnson K, Greenough A, Gerada C (2003) Maternal drug use and length of neonatal unit stay. Addiction 98: 785–789

48. Juul SE, Stallings SA, Christensen RD (1999) Erythropoietin in the cerebrospinal fluid of neonates who sustained CNS injury. Pediatr Res 46:543–547

49. Kecskes Z, Healy G, Jensen A (2005) Fluid restriction for term infants with hypoxic-ischaemic encephalopathy following perinatal asphyxia. Cochrane Database Syst Rev CD004337

50. Klebermass K, Kuhle S, Olischar M, Rücklinger E et al. (2006) Intra- and extrauterine maturation of amplitude-integrated electroencephalographic activity in preterm infants younger than 30 weeks of gestation. Biol Neonat 89: 120–125

51. Kranen-Mastenbroek VHJM, Folmer KH, Kingma H, Caberg H, Blanco CE, Hasaart THM, Vles JSH (1993) Postural behavior of term SGA and AGA newborn infants. Dev Med Child Neurol 35:516–524

52. Kuschel CA, Austerberry L, Cornwell M, Couch R, Rowley RSH (2004) Can methadone concentrations predict the severity of withdrawal in infants at risk of neonatal abstinence syndrome? Arch Dis Child Fetal Neonatal Ed 89: F390-F393

53. Lando A, Klamer A, Jonsbo F, Weiss J, Greisen G (2005) Doxapram and developemntal delay at 12 months in children born extremely preterm. Acta Paediatr 94: 1680–1681

54. Law KL, Stroud LR, LaGasse LL, Niara R, Liu J, Lester BM (2003) Smoking during pregnancy and newborn neurobehavior. Pediatrics 111: 1318–1323

55. Lee JM, Zipfel GJ, Choi DW (1999) The changing landscape of ischaemic brain injury mechanisms. Nature 399:A7–A14

56. Lester BM, ElSohly M, Wright LL et al. (2001) The maternal lifestyle study: Drug use by meconium toxocology and maternal self-report. Pediatrics 107: 309–317

57. Leviton A, Paneth N, Reuss ML et al. (1999) Maternal infection, fetal inflammatory response, and brain damage in very low birth weight infants. Developmental Epidemiology Network Investigators. Pediatr Res 46:566–575

58. Li J, Lin JC, Wang H, Peterson JW, Furie BC et al. (2003) Novel role of vitamin K in preventing oxidative injury to developing oligodendrocytes and neurons. J Neurosci 23: 5816–5826

59. Lombroso CT (1996) Neonatal seizures: a clinician's overview. Brain Dev 18:1–28

60. Luciano R, Velardi F, Romagnoli C, Papacci P, De Stefano V, Tortorolo G (1997) Failure of fibrinolytic endoventricular treatment to prevent neonatal post-haemorrhagic hydrocephalus. A case-control trial. Childs Nerv Syst 13:73–76

61. Ma D, Hossain M, Chow A, Arshad M et al. (2005) Xenon and hypothermia combine to provide neuroprotection from neonatal asphyxia. Ann Neurol 58: 182–193

62. Martin AA, Garcia AA, Pascual SD, Cabanas F, Valcarce M, Quero J (1997) Interleukin 6 in the cerebrospinal fluid after perinatal asphyxia is related to early and late neurological manifestations. Pediatrics 100:789–794

63. MacLennan A (1999) A template for defining a causal relation between acute intrapartum events and cerebral palsy: International consensus statement. BMJ 319: 1054–9

13

64. Maschmann J, Erb MA, Heinemann MK, Ziemer G, Speer CP (2000) Evaluation of Protein S 100 serum concentrations in healthy newborns and seven newborns with perinatal acidosis. Acta Paediatr 89:553–555

65. Murphy DJ, Hope PL, Johnson A (1997) Neonatal risk factors for cerebral palsy in very preterm babies: case control study. BMJ 314:404–408

66. Nagdyman N, Kömen W, Ko HK et. al. (2001) Early biochemical indicators of hypoxic-ischemic encephalopathy after birth asphyxia. Pediatr Res 49:502–506

67. Nelson KB, Dambrosia JM, Grether JK, Phillips TM (1998) Neonatal cytokines and coagulation factors in children with cerebral palsy. Ann Neurol 44:665–675

68. Olischar M, Klebermass K, Kuhle S, Hulek M, Kohlhauser C et al. (2004) Reference values for amplitude-integrated electroencephalographic activity in preterm infants younger than 30 weeks' gestational age. Pediatrics 113: e61–e66

69. Osborn DA, Henderson Smart DJ (1999) Kinesthetic stimulation for treating apnea in preterm infants. Cochrane Database Syst Rev CD000499

70. Osborn DA, Henderson-Smart DJ (1998) Kinesthetic stimulation versus theophylline for apnea in preterm infants. Cochrane Database Syst Rev CD000502

71. Osborn DA, Jeffery HE, Cole MJ (2005) Sedatives for opiate withdrawal in newborn infants. Cochrane Database Syst Rev CD002053

72. Osborn DA, Jeffery HE, Cole M (2005) Opiate treatment for opiate withdrawal in newborn infants. Cochane Database Syst Rev CD002059

73. O'Shea TM, Volberg F, Dillard RG (1993) Reliability of interpretation of cranial ultrasound examinations of very low birthweight neonates. Dev Med Child Neurol 35:97–101

74. Paneth N (1999) Classifying brain damage in preterm infants. J Pediatr 134:527–529

75. Papile L, Burstein J, Burstein R et al. (1978) Incidence and evolution of subependymal and intraventricular hemorrhage: A study of infants with birth weight less than 1500 grams. J Pediatr 92:529–534

76. Peliowski A, Finner NN (1990) A blinded, randomized, placebo-controlled trial to compare theophylline and doxapram for the treatment of apnea of prematurity. J Pediatr 116:648–653

77. Rabe H, Reynolds G, Diaz-Rossello J (2004) Early versus delayed umbilical cord clamping in preterm infants. Cochrane Databasesyst Rev CD003248

78. Rennie JM (1997) Neonatal seizures. Eur J Pediatr 156:83–87

79. Reulen JP, Gavilanes AW, van Mierlo D, Blanco C, Spaans F, Vles JS (1999) The Maastricht Cerebral Monitor (MCM) for the neonatal intensive care unit. J Med Eng Technol 23:29–37

80. Robertson GS, Crocker SJ, Nicholson DW, Schulz JB (2000) Neuroprotection by the inhibition of apoptosis. Brain Pathol Apr 10:283–292

81. Rodriguez AF, Kaplan SL, Mason EO (1990) Cerebrospinal fluid values in the very low birth weight infant. J Pediatr 116:971–974

82. Roll C, Horsch S (2004) Effect of doxapram on cerebral blood flow velocity in preterm infants. Neuropediatrics 35: 126–129

83. Rutherford MA, Pennock JM, Counsell SJ, Mercuri E, Cowan FM, Dubowitz LMS, Edwards AD (1998) Abnormal magnetic resonance signal in the internal capsule predicts poor neurodevelopmental outcome in infants with hypoxic ischemic encephalopathy. Pediatrics 102:323–328

84. Saliba E, Bertrand P, Gold F, Marchand S, Laugier J (1990) Area of lateral ventricles measured on cranial ultrasonography in preterm infants: association with outcome. Arch Dis Child 65:1033–1037

85. Sarnat HB, Sarnat MS (1976) Neonatal encephalopathy following fetal distress. A clinical and electroencephalographic study. Arch Neurol 33: 696–705

86. Sävman K, Blennow M, Gustafson K, Tarkowski E, Hagberg H (1998) Cytokine response in cerebrospinal fluid after birth asphyxia. Pediatr Res 43:746–751

87. Schmidt B (1999) Methylxanthine therapy in premature infants: sound practice, disaster, or fruitless byway? J Pediatr 135: 526–528

88. Shalak LF, Laptook AR, Jafri HS, Ramilo O, Perlman JM (2002) Clinical chorioamnionitis, elevated cytokines, and brain injury in term infants. Pediatrics 110: 673–680

89. Shankaran S, Laptook AR, Ehrenkranz RA, Tyson JE et al. (2005) Whole-body hypothermia for neonates with hypoxic-ischemic encephalopathy. New Engl J Med 353: 1574–1584

90. Simbruner G, Haberl C, Harrison V, Linley L, Willeitner AE (1999) Induced brain hypothermia in asphyxiated human newborn infants: a retrospective chart analysis of physiological and adverse effects. Intensive Care Med 25:1111–1117

91. Soll RF, Morley CJ (2000) Prophylactic vs. selective use of surfactant for preventing morbidity and mortality in preterm infants. Cochrane Database Syst Rev CD000510

92. Sreenan C, Etches PC, Demianczuk N, Robertson CMT (2001) Isolated mental developmental delay in very low birth weight infants: Association with prolonged doxapram therapy for apnea. J Pediatr 139: 832–837

93. Stapells DR, Kurtzberg D (1991) Evoked potential assessment of auditory system integrity in infants. Clin Perinatol 18:497–518

94. Steer PA, Henderson-Smart DJ (2000) Caffeine vs. theophylline for apnea in preterm infants. Cochrane Database Syst Rev CD000273

95. Synnes AR, Chien LY, Peliowski A, Baboolal R et al. (2001) Variations in intraventricular hemorrhage incidence rates among Canadian neonatal inensive care units. J Pediatr 138: 525–531

96. Taylor DL, Edwards AD, Mehmet H (1999) Oxidative metabolism, apoptosis and perinatal brain injury. Brain Pathol 9:93–117

97. Theis JG, Selby P, Ikizler Y, Koren G (1997) Current management of the neonatal abstinence syndrome: a critical analysis of the evidence. Biol Neonate 71:345–356

98. Thompson CM, Puterman AS, Linley LL, Hann FM, van der Elst CW, Molteno CD, Malan AF (1997) The value of a scoring system for hypoxic ischaemic encephalopathy in predicting neurodevelopmental outcome. Acta Paediatr 86:757–761

99. Thoresen M, Whitelaw A (2000) Cardiovascular changes during mild therapeutic hypothermia and rewarming in infants with hypoxic ischemic encephalopathy. Pediatrics 106:92–99

100. Thoresen M, Whitelaw A (2005) Therapeutic hypothermia for hypoxic-ischaemic encephalopathy in the newborn infant. Curr Opin Neurol 18:111–116

101. Thorngren-Jerneck K, Alling C, Herbst A, Asmer-Wahlin I, Marsal K (2004) S100 Protein in serum as a prognostic marker for cerebral injury in term newborn infants with hypoxic ischemic encephalopathy. Pediatr Res 55: 406–412

102. Tin W, Milligan DWA, Pennefather P, Hey E (2001) Pulse oximetry, severe retinopathy, and outcome at one year in babies of less than 28 weeks gestation. Arch Dis Child Fetal Neonatal Ed 84: F106-F110

103. Tin W et al. (2001) Pulse oximetry, severe retinopathy, and outcome at one year n babies of less than 28 weeks gestation. Arch Dis Child Fetal Neonatal Ed 84: F106-F110

104. Toet MC, Hellstrom-Westas L, Groenendaal F, Eken P, de Vries LS (1999) Amplitude integrated EEG 3 and 6 hours after birth in full term neonates with hypoxic ischaemic encephalopathy. Arch Dis Child 81:F19–F23

105. Toet MC, Groenendaal F, Osredkar D, van Hoffelen, de Vries L (2005) Postneonatal epilepsy following amplitude-integrated EEG-detected neonatal seizures. Pediatr Neurol 32: 241–247

106. Torres OA, Miller VS, Buist NM, Hyland K (1999) Folinic acid-responsive neonatal seizures. J Child Neurol 14:529–532

107. Towfighi J, Housman C, Mauger D, Vannucci RC (1999) Effect of seizures on cerebral hypoxic-ischemic lesions in immature rats. Dev Brain Res 113:83–95

108. Van de Bor M, Ens-Dokkum M, Schreuder AM, Veen S, Brand R, Verloove-Vanhorick SP (1993) Outcome of periventricular-intraventricular haemorrhage at five years of age. Dev Med Child Neurol 35:33–41

109. Vannucci RC (1990) Current and potentially new management strategies for perinatal hypoxic-ischemic encephalopathy. Pediatrics 85:961–968

110. Vannucci RC, Rossini A, Towfighi J, Vannucci SJ (1997) Measuring the accentuation of the brain damage that arises from perinatal cerebral hypoxia ischemia. Biol Neonate 72:187–191

111. Veggiotti P, Longaretti F, Signorini S, Cardinali S, Lani G (2004) Topiramate efficacy in an infant with partial seizures refractory to conventional antiepileptic drugs. Seizure 13: 241–243

112. Volpe J (2001) Neurology of the newborn, 4th edn. Saunders, Philadelphia

113. Wang L, Zhang Z, Wang Y, Zhang R, Chopp M (2004) Treatment of stroke with erythropoietin enhances neurogenesis and angiogenesis and improves neurological function in rats

114. Ward SLD, Bautista D, Chan L et al. (1990) Sudden infant death syndrome in infants of substance-abusing mothers. J Pediatr 117:876–881

115. Watanabe K, Hayakawa F, Okumura A (1999) Neonatal EEG: a powerful tool in the assessment of brain damage in preterm infants. Brain Dev 21:361–372

116. Weir FJ, Ohlsson A, Myhr TL, Fong K, Ryan ML (1999) A patent ductus arteriosus is associated with reduced middle cerebral artery blood flow velocity. Eur J Pediatr. 158:484–487

117. Whitelaw A (2001) Repeated lumbar or ventricular punctures for preventing disability or shunt dependence in newborn infants with intraventricular hemorrhage. Cochrane Database Syst Rev CD000216

118. Whitelaw A (2001) Intraventricular streptokinase after intraventricular hemorrhage in newborn infants. Cochrane Database Syst Rev CD000498

119. Whitelaw A (2001) Postnatal phenobarbitone for the prevention of intraventricular hemorrhage in preterm infants. Cochrane Database Syst Rev CD001691

120. Whitelaw A, Kennedy CR, Brion LP (2001) Diuretic therapy for newborn infants with posthemorrhagic ventricular dilatation. Cochrane Database Syt Rev CD002270

121. Yager JY, Armstrong EA, Jaharus C, Saucier DM, Wirrell EC (2004) Preventing hyperthermia decreases brain damage following neonatal hypoxic-ischemic seizures. Brain Research 1011: 48–57

122. Zupan V, Gonzalez P, Lacaze Masmonteil T, Boithias C, d'Allest AM, Dehan M, Gabilan JC (1996) Periventricular leukomalacia: risk factors revisited. Dev Med Child Neurol 38:1061–1067

123. Crowley P (2000) Prophylactic corticosteroids for preterm birth. Cochrane Database Syst Rev CD000065

13

Akute metabolische Entgleisungen

R. F. Maier

14.1 Hypoglykämie

Definition [16, 33, 52]

- <2,0 mmol/l = 35 mg/dl innerhalb der ersten 24 Lebensstunden
- <2,6 mmol/l = 45 mg/dl nach 24 Lebensstunden

(Alle Werte für enzymatische Bestimmung. Früher mitgeteilte niedrigere Grenzwerte stammen aus der Zeit längerer postnataler Nahrungspausen.)

Häufung bei:

- Hypertrophen und hypotrophen Reifgeborenen
- Frühgeborenen
- Kindern diabetischer Mütter (auch Gestationsdiabetes)

Ätiologie

Ursachen und Formen der neonatalen Hypoglykämie sind in ◘ Tab. 14.1 aufgeführt.

Pathophysiologie

Beim Feten und beim Neugeborenen ist Glukose die Hauptenergiequelle für das Wachstum und für den Stoffwechsel des Gehirns. Sie wird exogen zugeführt oder durch Glukoneogenese (Konversion von Aminosäuren und von Glyzerol aus der Lipolyse) und Glykogenolyse

◘ Tab. 14.1. Ursachen der neonatalen Hypoglykämie

Ursachen	Formen	Verlauf
Verminderte Glykogenspeicher	Hypotrophe Neugeborene Eutrophe Frühgeborene Mehrlinge	Asymptomatische Frühform mit 2–12 h Symptomatische Spätform mit 24–48 h
Anaerobe Glykolyse	Postasphyxiesequenz Atemnotsyndrom Herzinsuffizienz Sepsis Hypothermie (freie Fettsäuren hoch)	18facher Glukoseverbrauch für ATP-Bildung! Oft Kombination mit Hypokalzämie
Hyperinsulinismus	Fetopathia diabetica Rhesussensibilisierung Nesidioblastose Wiedemann-Beckwith-Syndrom Reboundeffekt nach Glukosebolus, Blutaustausch oder Absetzen von Glukoseinfusion	Siehe S. 438
Neurohormonale Regulationsstörung	Gehirnschädigung STH-, ACTH-Mangel Nebenniereninsuffizienz	Jenseits des 7. Lebenstages persistierend
Metabolische Defekte der Glukoneogenese	Typ-I-Glykogenose Galaktosämie Fruktoseintoleranz	Siehe S. 445

(aus hepatischen Glykogenspeichern) bereitgestellt. Möglicherweise kann das Gehirn des Neugeborenen in geringem Umfang Ketonkörper als Energiequelle nutzen [58], was erklären dürfte, warum die Hypoglykämie beim Neugeborenen teilweise asymptomatisch verläuft. Nach der Abnabelung sistiert die Glukosezufuhr von der Mutter, der Blutzuckerspiegel sinkt innerhalb von 2 h auf etwa 2,7 mmol/l = 50 mg/dl ab. Die Ausschüttung von Insulin wird gedrosselt und die von Glukagon innerhalb von 6 h auf das fünffache erhöht, wobei die Glukoneogenese unter dem Einfluss von Katecholaminen steht und die endgültige Glukosehomöostase erst nach 48–72 h erreicht wird. Die Glukoseutilisation des reifen Neugeborenen ist mit 4–6 mg/kg/min doppelt so hoch wie die des Erwachsenen [20]. Es ist umstritten, ab wann eine Hypoglykämie zur Hirnschädigung führt [15, 17, 22, 49]. Neugeborene mit einmaliger asymptomatischer Hypoglykämie entwickeln sich meist normal. Sind jedoch gehäufte Hypoglykämien oder neurologische Symptome aufgetreten, so leiden viele Kinder später unter geistiger Retardierung, Anfallsleiden, Spastik oder Mikrozephalie [14, 29, 45, 59].

Symptome

Häufig asymptomatisch; sonst unspezifische neurologische Symptome, wie Apathie, Hypotonie, Trinkfaulheit, Hyperexzitabilität, Krampfanfälle, Zittrigkeit, Apnoeanfälle, Zyanose, Hypothermie, Bradykardie, Tachykardie.

Diagnostik

Screening mittels Teststreifen. Bei Vorliegen von Risikofaktoren Kontrolle im Alter von 1, 3, 6, 12, 24 und 48 Lebensstunden. Bei klinischer Symptomatik oder niedrigen Stixwerten Kontrolle durch enzymatische Methode. Bei nachgewiesener Hypoglykämie kurzfristige Kontrollen je nach klinischer Situation, wenigstens 2- bis 4-stündlich. Subkutane Sonden erlauben ein kontinuierliches Glukosemonitoring auch beim Neugeborenen [5, 6].

Prophylaxe

Konsequentes Screening bei Hypoglykämiegefährdung, frühzeitiger Ernährungsbeginn, ausreichende Oxygenierung, Aufrechterhaltung des neutralen Temperaturbereichs, Blutbildkontrolle (Polyglobulie?).

Frühfütterung (Beginn 2 h nach Geburt) mit Maltodextrin (Einzelportionen 5–10 ml alle 3 h) oder mit adaptierter Nahrung (bis zu 30 ml/kg/24 h).

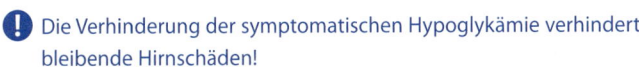

Die Verhinderung der symptomatischen Hypoglykämie verhindert bleibende Hirnschäden!

Therapie

━ Glukosezufuhr 6 mg/kg/min entspricht dem Erhaltungsbedarf. Meist reicht eine Zufuhr von 100 ml/kg/24 h mit Glukose 10% zur Therapie leichterer Hypoglykämien aus. Hochkonzentrierte Bolusinjektionen möglichst vermeiden wegen Gefahr von Hyperglykämie und Rebound-Hypoglykämie. Bei schlechten Venenverhältnissen 2 venöse Zugänge anlegen!

━ Notfalltherapie (bei Krämpfen): 1 ml/kg Glukose 20% i.v., gefolgt von Dauertropfinfusion mit Glukose 10%.

━ Rezidivierende Hypoglykämie: Steigerung der Glukosezufuhr bis auf 10–12 mg/kg/min, das entspricht einer Dauertropfinfusion von 100 ml/kg/24 h mit Glukose 15% (maximal mögliche peripher venöse Zufuhr).

━ Persistierende Hypoglykämie (eingehende diagnostische Abklärung nötig!):
  – Prednison 2 mg/kg/Tag p.o.
  – Glukagon 0,2 mg/kg alle 4–6 h s.c. (**Cave:** kurze Wirkung, Reboundeffekt)
  – Diazoxid 2-5 mg/kg alle 8-12 h p.o. (**Cave:** Flüssigkeitsretention).

14.2 Embryofetopathia diabetica

Häufigkeit – Ätiologie

Häufigkeit und Schwere der neonatalen Erkrankung, aber auch die spätere geistige Entwicklung des Kindes [44] sind abhängig von der Schwere des mütterlichen Diabetes (Klassifikation nach White [63]) sowie von der Qualität der diätetischen und medikamentösen Einstellung während der Schwangerschaft [18]. Die durch die Plazenta diffundierende Glukose bestimmt das Ausmaß des fetalen Hyperinsulinismus und damit die kindliche Gefährdung!

Pathophysiologie (◻ Abb. 14.1)

Hypertrophie der fetalen Inselzellen infolge vermehrter Glukosezufuhr von der Mutter. Fetaler Hyperinsulinismus, herabgesetzte Glukagon- und Adrenalinreaktion auf eine spontane Hypoglykämie und

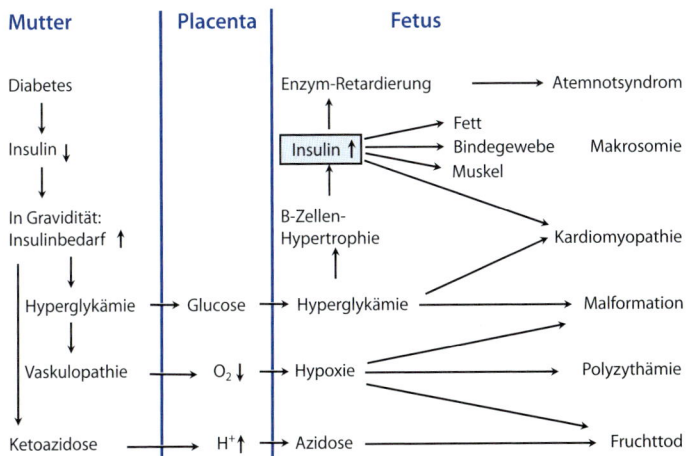

Abb. 14.1. Pathophysiologie der Fetopathia diabetica. Hauptagens ist die vermehrte transplazentare Glukoseanflutung. Insulin bewirkt als Wachstumsfaktor die Organomegalie

verminderte basale STH-Spiegel stören die basale Glukosehomöostase. Hierbei ist die hepatische Glukoseproduktion durch Glykogenolyse und Glukoneogenese eingeschränkt. Insulin wirkt als fetales Wachstumshormon (Makrosomie), Hypoparathyreoidismus verursacht eine Neigung zu Hypokalzämie und Hypomagnesiämie. Verzögerter Übergang von fetalem γ-Globin zu β-Globin [37] und erhöhtes Erythropoietin führen zu HbF-Vermehrung und bei 10% der Kinder diabetischer Mütter zu Polyzythämie und Hyperviskosität [51].

Symptome und Komplikationen

- Makrosomie, cushingoides Aussehen (Länge und Gewicht über der 90. Perzentile, relativ kleiner Kopf)
- Hepatomegalie
- Hypertrichose des Ohrläppchens
- Hypoglykämie, meist im Alter von 30 min bis 2 h (s. S. 436)

- Plethora, Polyzythämie (s. S. 463)
- Hyperbilirubinämie (s. S. 488)
- Hypokalzämie (Kalzium <1,8 mmol/l) bei 15–30% der Kinder, meist im Alter von 24 h (s. S. 383)
- Hypomagnesiämie (Magnesium <0,6 mmol/l) bei 30% der Kinder (s. S. 387)
- Kardiomyopathie (Hypertrophie durch Glykogen)
- Transitorische Tachypnoe (s. S. 187) bei bis zu 40% der Kinder, je nach Qualität der Einstellung in der Schwangerschaft [43]
- Atemnotsyndrom (s. S. 178) durch retardierte Lungenreifung bei bis zu 5% der Kinder (bis 38 SSW!)
- Häufung von Geburtsverletzungen (Klavikulafraktur, Armplexuslähmung, Phrenikusparese, intraventrikuläre Blutung) und Geburtsasphyxie (s. S. 420)

Assoziierte Fehlbildungen

Sie kommen bei 5% der Kinder diabetischer Mütter vor (4faches Risiko im Vergleich zur Gesamtbevölkerung). Ursache ist möglicherweise die diabetische Vasopathie der Mutter. Kritische Teratogeneseperiode 3.–6. SSW, Häufigkeit daher durch bessere Einstellung des Diabetes in der Schwangerschaft nicht zurückgegangen.

Häufigste Fehlbildungen sind:
- Kaudales Regressionssyndrom
- Situs inversus
- Ureterduplikatur
- Herzfehler (VSD, TGA, ISTA)
- Nierenagenesie
- Kolonhypoplasie

Diagnostik

Blutzucker-Screening im Alter von 1, 3, 6, 12, 24, 36, 48, 72 und 96 Lebensstunden [3]. Bei klinischer Symptomatik wenigstens 4-stündlich. Außerdem Blutgasanalyse, Kalzium- und Magnesiumbestimmung, Hämatokrit, Echokardiographie [19], Röntgenthorax, Abdomensonographie.

Prophylaxe

Überwachung der Schwangerschaft und gute Einstellung des mütterlichen Diabetes mellitus. Hyperinsulinismus ist die häufigste Ursache schwerer Hypoglykämie im frühen Kindesalter [54].

Therapie

- Infusion von 100 ml/kg/Tag Glukose 10%, evtl. 2 Zugänge anlegen
- Behandlung der Hypoglykämie (s. S. 438)
- Behandlung der Hypokalzämie (s. S. 384)
- Behandlung der Hypomagnesiämie (s. S. 387)
- Behandlung der Polyzythämie (s. S. 464)

14.3 Hyperglykämie (Nüchtern-BZ >7 mmol/l = 126 mg/dl)

Ursachen

- Glukoseintoleranz bei sehr kleinen Frühgeborenen
- Intravenöse Hyperalimentation
- Medikamente (z. B. Katecholamine, Kortikosteroide, Koffein)
- Zerebrale Schädigung (Asphyxie, intrakranielle Blutung, Meningitis)
- Neonataler (transitorischer oder permanenter) Diabetes mellitus (sehr selten) [34]

Symptome und Komplikationen

Durch die osmotische Diurese (Polyurie) kommt es zu Dehydratation und Gewichtsverlust. Erhöhte Serumosmolarität, Gefahr von intrakraniellen Blutungen.

Therapie

- Reduktion der Glukosezufuhr
- Allmähliche Rehydrierung und Senkung der Serumosmolarität (**Cave:** Krampfanfälle, intrakranielle Blutung)
- Insulinbehandlung (0,01–0,1 E/kg/h)
  - Bei der transitorischen Glukoseverwertungsstörung des Frühgeborenen wird dadurch eine unterkalorische Ernährung verhin-

dert und eine bessere Gewichtsentwicklung erreicht (E1b) [13, 32, 35]
- Beim neonatalen Diabetes mellitus essentiell (eventuell Insulinpumpe (E3) [7])
- Kontrolle von:
  - Blutzucker
  - Elektrolyten
  - Säure-Basen-Status
  - Gewicht

14.4 Akute angeborene Stoffwechselkrankheiten

Rechtzeitige Diagnose und Therapie können bei angeborenen Stoffwechselkrankheiten das Leben retten oder eine bleibende Hirnschädigung verhindern, die richtige Diagnose kann bei unheilbaren Stoffwechselkrankheiten aber auch sinnlose intensivmedizinische Maßnahmen verhindern. Im Folgenden wird auf die Darstellung biochemischer Zusammenhänge [50] ebenso verzichtet wie auf genetische oder molekularbiologische Grundlagen oder Hinweise zur pränatalen Diagnostik. Stattdessen soll eine an Leitsymptomen orientierte Einteilung der angeborenen Stoffwechselkrankheiten eine Verdachtsdiagnose ermöglichen [9, 40, 41, 46]. Therapieempfehlungen sind auf die Notfallsituation bis zur endgültigen Klärung der Diagnose beschränkt. Die genaue diagnostische Abklärung und die spezifische Behandlung angeborener Stoffwechselkrankheiten sind nur in Zusammenarbeit mit erfahrenen Spezialisten und einem leistungsfähigen Labor möglich [24].

Da die meisten Stoffwechselkrankheiten autosomal-rezessiv vererbt sind, sollten die Eltern nach Konsanguinität befragt und später genetisch beraten werden. Manchmal weisen Familienanamnese oder Neugeborenen-Screening bereits vor dem Eintreten erster Symptome auf eine angeborene Stoffwechselkrankheit hin. Manifeste akute metabolische Erkrankungen können eine Reihe anderer Krankheiten imitieren (foudroyante Sepsis, Geburtstrauma, Postasphyxiesequenz, Herz- und Ateminsuffizienz) und vor rechtzeitiger Diagnosestellung tödlich verlaufen.

14.4.1 Orientierung an Leitsymptomen

Folgende Gruppen von angeborenen Stoffwechselkrankheiten lassen sich anhand ihrer Pathophysiologie unterscheiden [40, 41] (◘ Tab. 14.2):

Bei folgenden Symptomen muss an eine Stoffwechselkrankheit gedacht werden:

- *Enzephalopathie*
  Lethargie, Trinkschwäche, Erbrechen, Muskelhypotonie, Irritabilität, Krampfanfälle, Koma, Hyperventilation, Apnoen
- *Hepatopathie*
  Hepatomegalie, Hyperbilirubinämie, Gerinnungsstörungen [12]
- *(Kardio-)Myopathie*
  Herzinsuffizienz, Rhythmusstörungen, »Floppy infant« [2, 42, 61]
- *Weitere Symptome*
  Auffälliger Geruch, Neutropenie [60, 62], vakuolisierte Lymphozyten [1], Hypoglykämie

◘ **Tab. 14.2.** Einteilung von angeborenen Stoffwechselkrankheiten nach Leitsymptomen. (Nach Prietsch et al. 2002, 2001; Saudubray et al. 2002)

Typ	Leitsymptome	Manifestation	Beispiele
Intoxikation	Sepsisähnliches Bild, Enzephalopathie, Hepatopathie	Einige Tage nach Geburt (freies Intervall)	Harnstoffzyklusdefekte Organoazidopathien Aminoazidopathien Galaktosämie
Substratmangel	Hypoglykämie	Bei längerer Nahrungspause	Glykogenosen Fettsäureoxidationsstörungen
Energiestoffwechselstörung	Laktatazidose	Vor/bei Geburt	Atmungskettendefekte Pyruvatdehydrogenasemangel
Neurotransmitterstörung	Zerebrale Krampfanfälle	Kurz nach Geburt	Vitamin B_6-Mangel Folinsäuremangel

Neurologische Symptome sind insbesondere dann verdächtig, wenn sie nicht durch eine entsprechende perinatale Belastung erklärbar sind und erst im Abstand von Stunden bis Tagen nach der Geburt auftreten.

> ❗ Bei klinischen Zeichen einer Infektion ohne entsprechende Laborparameter muss an eine Stoffwechselkrankheit gedacht werden.

14.4.2 Notfalldiagnostik

Bei Verdacht auf eine Stoffwechselkrankheit sollten innerhalb von 24 h folgende Laboruntersuchungen erfolgen [26, 40, 41, 50] (◘ Tab. 14.3):

◘ **Tab. 14.3.** Labordiagnostik bei Verdacht auf angeborene Stoffwechselstörung. (Nach Prietsch et al. 2002, 2001; Saudubray et al. 2002)

Routinelabor		Spezielles Stoffwechsellabor
Stoffwechsel	**Allgemein**	
Ammoniak	Differentialblutbild	Acylcarnitin-Profil (Trockenblut)
Blutzucker	CRP	Aminosäuren (Plasma, Serum)
Laktat	Harnstoff, Kreatinin	Organische Säuren (Urin)
Säure-Basen-Status	Harnsäure	Laktat/Pyruvat-Quotient (Liquor)
Ketone (Urinstix)	Bilirubin (gesamt + direkt)	Asservieren (tiefgefroren): Plasma, Serum, Urin, Liquor
	Transaminasen	
	Elektrolyte	
	Gerinnung	

Verstirbt ein Kind mit Verdacht auf Stoffwechselkrankheit, sollte unmittelbar post mortem Gewebe für Diagnostik asserviert werden [11].

Zusammen mit dem klinischen Befund ermöglichen die Befunde aus dem Routinelabor eine Verdachtsdiagnose und damit eine Notfalltherapie. Die endgültige Diagnose wird anhand der Befunde aus dem Stoffwechsellabor gestellt.

■ Abb. 14.2 zeigt typische Befundkonstellationen bei Stoffwechselkrankheiten.

Stoffwechselkrankheiten mit Hyperammonämie

Hyperammonämien können symptomatisch bei Leberversagen infolge Sepsis, Hepatitis oder durch parenterale Ernährung entstehen. Die häufigsten Erhöhungen des Ammoniaks (Normbereich: bis 90 μmol/l = 150 μg/dl) treten als transitorische Hyperammonämie nach schwerer perinataler Asphyxie oder bei postnataler Ateminsuffizienz auf. Mit Alkalose einhergehende Hyperammonämien kommen meist durch Defekte im Harnstoffzyklus zustande, bei denen das aus dem Abbau von Glutamin und Asparagin stammende Ammoniak nicht zu Harnstoff umgebaut werden kann [21, 55]. Sie kommen in Verbindung

	NH_3	Glucose	Lactat	pH	Ketonurie	andere
Harnstoffzyklus-defekte	↑↑↑		↑	↑↓		
Organoazido-pathien	↑↑		↑↑	↓↓↓	↑↑↑	Anionenlücke Leukopenie
Ahornsirup-Krankheit						Geruch
Fettsäuren-oxidations-störungen	↑	↓↓↓	↑	↓	↓↓↓	CK FFS/Ketone ↑
Glykogenose Typ I		↓↓↓	↑↑	↓	↑	Triglyceride ↑ Harnsäure
PDH-Mangel / Atmungsketten-defekte			↑↑↑ ↓↓↓			

■ **Abb. 14.2.** Typische Laborbefunde bei verschiedenen Gruppen angeborener Stoffwechselkrankheiten. (Nach Prietsch et al. 2002, 2001)

mit Azidose bei Abbaustörungen der organischen Säuren vor. Die häufigste Harnstoffzyklusstörung ist der x-chromosomal vererbte Ornithin-Transcarbamylase-Mangel, der durch Erhöhung der Orotsäure im Urin diagnostiziert wird und für den es keine wirksame Behandlung gibt (E3) [4, 30, 47, 57].

Stoffwechselkrankheiten mit Hypoglykämie

Rezidivierende Hypoglykämien sind dann verdächtig auf eine Stoffwechselkrankheit, wenn sie nicht durch einen Gestationsdiabetes oder eine fetale Wachstumsretardierung erklärt sind.

Stoffwechselkrankheiten mit Azidose

Eine metabolische Azidose kommt zustande durch die Akkumulation saurer Metabolite oder durch die Bildung von Laktat infolge Störung der oxidativen Phosphorylierung. Verdacht auf eine Stoffwechselkrankheit besteht insbesondere, wenn

- die häufigeren Ursachen einer metabolischen Azidose (Asphyxie, Hypotension, Hypothermie, Herzinsuffizienz, Hypoxie, Niereninsuffizienz etc.) ausgeschlossen sind,
- die symptomatische Therapie nicht wirksam ist,
- eine Anionenlücke besteht: $(Na^+ + K^+) - (Cl^- + HCO_3^-)$ >17 mmol/l.

Stoffwechselkrankheiten mit Ketose

Die häufigsten Ketonkörper (Azeton, Azetoazetat und β-Hydroxybutyrat) werden gebildet, wenn die Produktion von Acetyl-CoA die oxidative Kapazität des Zitronensäurezyklus übersteigt.

14.4.3 Notfalltherapie bei Verdacht auf akute Stoffwechselentgleisung

Bei Verdacht auf eine akute Stoffwechselentgleisung sollten schon vor der endgültigen Diagnosestellung folgende Maßnahmen ergriffen werden [40, 41]:

- Enterale Nahrungspause
- Keine parenterale Zufuhr von Aminosäuren und Fett

— Infusion von Glukose 10% mit Elektrolytzusatz (150 ml/kg/Tag, entsprechend einer Glukosezufuhr von 15 g/kg/Tag bzw. 10 mg/kg/min und einer Energiezufuhr von 60 kcal/kg/Tag)

Dabei ist allerdings zu beachten, dass bei Energiestoffwechselstörungen (v. a. beim Pyruvatdehydrogenasemangel) die Glukose-Infusion zu einer Zunahme der Azidose führt. Deshalb müssen nach Beginn der Infusionstherapie Laktat und Säure-Basen-Status kontrolliert werden.

Bei Erkrankungen, die mit einer Intoxikation einhergehen (z. B. Harnstoffzyklusdefekte, Organo- und Aminoazidopathien, Oxidationsstörungen langkettiger Fettsäuren), muss die Therapie durch spezifische Entgiftungsmaßnahmen intensiviert werden. Eine Ammoniak-Intoxikation muss schnell erkannt und behandelt werden, da Ammoniak hochgradig toxisch für das zentrale Nervensystem ist [8].

Therapie bei Stoffwechselkrankheiten mit endogener Intoxikation (E4) [40, 41, 56]

Entgiftung		
NH_3 > 200 µmol/l:	L-Arginin	Initial 2 mmol/kg/1–2 h Dann 2 mmol/kg/24 h
	Na-Benzoat	Initial 250 mg/kg/1–2 h Dann 250 mg/kg/24 h
NH_3 > 400 µmol/l:	Extrakorporale Maßnahmen vorbereiten [27]	
Organoazidopathien:	Carnitin	100 mg/kg/24 h
	Cave: Oxidationsstörung von langkettigen Fettsäuren	
Azidose:	Na-Bikarbonat	
	Cave: ausgeprägte Hyperammonämie	
Anabolismus		
Glukose:	>15-20 mg/kg/min	
Insulin:	0,1 IE/kg/h (Ziel: BZ 100–120 mg/dl)	

Blutzucker, Laktat, Säure-Basen-Status, Ammoniak und Elektrolyte müssen im Verlauf der Notfalltherapie regelmäßig kontrolliert werden.

14.5 Stoffwechselscreening

Rechtzeitige Untersuchung von Blut aller Neugeborenen kann dazu beitragen, angeborene Stoffwechselkrankheiten festzustellen, bevor es zu einer irreversiblen Organschädigung gekommen ist [23, 36, 53]. Durch Einführung der Tandem-Massenspektrometrie kann nach einer Vielzahl von Krankheiten gesucht werden [31, 48]. Ein Screening ist aber nur sinnvoll, wenn Behandlungsmöglichkeiten sowie sensitive und spezifische Testverfahren [10, 38, 39] zur Verfügung stehen.

Das Screening wird mit Einverständnis der Eltern im Alter von 36–48 h durchgeführt. Der gegenwärtige Trend zu kürzerem postnatalen Krankenhausaufenthalt erleichtert das Screening nicht. In folgenden Situationen wird das Screening vorgezogen:

- Entlassung aus der Klinik <36 h
- (Austausch-)Transfusion
- Dopamin-Infusion
- Kortikosteroidbehandlung

Bei vorgezogenem Screening bzw. bei Frühgeborenen <32 SSW ist ein Zweitscreening erforderlich.

Gegenwärtig wird nach folgenden, in den ersten Tagen meist asymptomatischen Krankheiten gesucht [25, 28]:

- Hypothyreose
- Adrenogenitales Syndrom (AGS)
- Biotinidasemangel
- Klassische Galaktosämie und Compound-Heterozygotie der Galaktosämie
- Phenylketonurie (PKU) und Hyperphenylalaninämie (HPA)
- Ahornsirupkrankheit (MSUD)
- Medium-Chain-Acyl-CoA-Dehydrogenase- (MCAD-)Mangel
- Long-Chain-3-OH-Acyl-CoA-Dehydrogenase- (LCHAD-)Mangel

- Very-Long-Chain-Acyl-CoA-Dehydrogenase- (VLCAD-)Mangel
- Carnitin-Palmitoyl-Transferase- (CPT-)I-Mangel
- Carnitin-Palmitoyl-Transferase- (CPT-)II-Mangel
- Carnitin-Acylcarnitin-Translocase-Mangel
- Glutarazidurie Typ I (GA I)
- Isovalerianazidämie (IVA)

Von einigen Screeningstellen wird den Eltern darüber hinaus ein erweitertes Screeningprogramm angeboten.

Literatur

1. Anderson G, Smith VV, Malone M, Sebire NJ (2005) Blood film examination for vacuolated lymphocytes in the diagnosis of metabolic disorders; retrospective experience of more than 2,500 cases from a single centre. J Clin Pathol 58:1305–1310
2. Ausems MG, Verbiest J, Hermans MP et al. (1999) Frequency of glycogen storage disease type II in The Netherlands: implications for diagnosis and genetic counselling. Eur J Hum Genet 7:713–716
3. AWMF-Leitlinie Nr. 024/006 (2003) Betreuung von Neugeborenen diabetischer Mütter. Frauenarzt 44:439–441
4. Bachmann C (2003) Long-term outcome of patients with urea cycle disorders and the question of neonatal screening. Eur J Pediatr 162 Suppl 1:S29–33
5. Baumeister FA, Rolinski B, Busch R, Emmrich P (2001) Glucose monitoring with long-term subcutaneous microdialysis in neonates. Pediatrics 108:1187–1192
6. Beardsall K, Ogilvy-Stuart AL, Ahluwalia J, Thompson M, Dunger DB (2005) The continuous glucose monitoring sensor in neonatal intensive care. Arch Dis Child 90:F307–F310
7. Bharucha T, Brown J, McDonnell C, Gebert R, McDougall P, Cameron F, Werther G, Zacharin M (2005) Neonatal diabetes mellitus: Insulin pump as an alternative management strategy. J Paediatr Child Health 41:522–526
8. Burton BK (2000) Urea cycle disorders. Clin Liver Dis 4:815–830
9. Burton BK (1998) Inborn errors of metabolism in infancy: a guide to diagnosis. Pediatrics 102:E69
10. Chace DH, Sherwin JE, Hillman SL, Lorey F, Cunningham GC (1998) Use of phenylalanine to tyrosine ratio determined by tandem mass spectrometry to improve newborn screening for phenylketonuria of early discharge specimens collected in the first 24 hours. Clin Chem 44:2405–2409
11. Christodoulou J, Wilcken B (2004) Perimortem laboratory investigation of genetic metabolic disorders. Semin Neonatol 9:275–280

12. Clayton PT (2002) Inborn errors presenting with liver dysfunction. Semin Neonatol 7:49–63

13. Collins JW Jr, Hoppe M, Brown K, Edidin DV, Padbury J, Ogata ES (1991) A controlled trial of insulin infusion and parenteral nutrition in extremely low birth weight infants with glucose intolerance. J Pediatr 118:921-927

14. Cornblath M, Ichord R (2000) Hypoglycemia in the neonate. Semin Perinatol 24:136–149

15. Cornblath M, Hawdon JM, Williams AF, Aynsley Green A, Ward Platt MP, Schwartz R, Kalhan SC (2000) Controversies regarding definition of neonatal hypoglycemia: suggested operational thresholds. Pediatrics 105: 1141–1145

16. Cornblath M, Schwartz R, Aynsley-Green A, Lloyd JK (1990) Hypoglycemia in infancy: The need for a rational definition. Pediatrics 85: 834–837

17. Cowett RM, Howard GM, Johnson J, Vohr B (1997) Brain stem auditory-evoked response in relation to neonatal glucose metabolism. Biol Neonate 71: 31–36

18. Crowther CA, Hiller JE, Moss JR, McPhee AJ, Jeffries WS, Robinson JS; Australian Carbohydrate Intolerance Study in Pregnant Women (ACHOIS) Trial Group (2005) Effect of treatment of gestational diabetes mellitus on pregnancy outcomes. N Engl J Med 352:2477–2486

19. Demiroren K, Cam L, Oran B, Koc H, Baspinar O, Baysal T, Karaaslan S (2005) Echocardiographic measurements in infants of diabetic mothers and macrosomic infants of nondiabetic mothers. J Perinat Med 33:232–235

20. Denne SC, Kalhan SC (1986) Glucose carbon recycling and oxidation in human newborns. Am J Physiol 251:E71–E77

21. Deodato F, Boenzi S, Rizzo C, Abeni D, Caviglia S, Picca S, Bartuli A, Dionisi-Vici C (2004) Inborn errors of metabolism: an update on epidemiology and on neonatal-onset hyperammonemia. Acta Paediatr Suppl 93:18–21

22. Duvanel CB, Fawer CL, Cotting J, Hohlfeld P, Matthieu JM (1999) Long term effects of neonatal hypoglycemia on brain growth and psychomotor development in small-for-gestational age preterm infants. J Pediatr 134:492–498

23. Galloway A, Stevenson J (1996) An audit of the organisation of neonatal screening for phenylketonuria and congenital hypothyroidism in the Northern Region. Public Health 110:119–121

24. Garganta CL, Smith WE (2005) Metabolic evaluation of the sick neonate. Semin Perinatol 29:164–172

25. Gemeinsamer Bundesausschuss (2005) Änderung der Richtlinien über die Früherkennung von Krankheiten bei Kindern bis zur Vollendung des 6. Lebensjahres (Kinder-Richtlinien) zur Einführung des erweiterten Neugeborenen-Screenings. BAnz 60:4833

26. Greene CL, Goodman SI (1997) Catastrophic metabolic encephalopathies in the newborn period. Evaluation and management. Clin Perinatol 24:773–786

27. Hiroma T, Nakamura T, Tamura M, Kaneko T, Komiyama A (2002) Continuous venovenous hemodiafiltration in neonatal onset hyperammonemia. Am J Perinatol 19:221–224

28. Interdisziplinäre Screening-Kommission (2002) Neue Screening-Richtlinien. Monatsschr Kinderheilkd 150:1424–1440

29. Lucas A, Morley R, Cole TJ (1988) Adverse neurodevelopmental outcome of moderate neonatal hypoglycaemia. Br Med J 297:1304–1308

30. Maestri NE, Clissold D, Brusilow SW (1999) Neonatal onset ornithine transcarbamylase deficiency: A retrospective analysis. J Pediatr 134:268–272

31. McCabe ER, McCabe LL (1999) State of the art for DNA technology in newborn screening. Acta Paediatr 88:58–60

32. Meetze W, Bowsher R, Compton J, Moorehead H (1998) Hyperglycemia in extremely- low-birth-weight infants. Biol Neonate 74:214-221

33. Mehta A (1994) Prevention and management of neonatal hypoglycaemia. Arch Dis Child 70:F54–F60

34. Metz C, Cave H, Bertrand AM, Deffert C, Gueguen-Giroux B, Czernichow P, Polak M; NDM French Study Group (2002) Neonatal diabetes mellitus. Neonatal diabetes mellitus: chromosomal analysis in transient and permanent cases. J Pediatr 141:483–489

35. Ng SM, May JE, Emmerson AJ (2005) Continuous insulin infusion in hyperglycaemic extremely-low-birth-weight neonates. Biol Neonate 87:269–272

36. Pang S, Shook MK (1997) Current status of neonatal screening for congenital adrenal hyperplasia. Curr Opin Pediatr 9:419–423

37. Perrine SP, Greene MF, Faller DV (1985) Delay in the fetal globin switch in infants of diabetic mothers. N Engl J Med 321:334–338

38. Peterschmitt MJ, Simmons JR, Levy HL (1999) Reduction of false negative results in screening of newborns for homocystinuria. N Engl J Med 341: 1572–1576

39. Pollitt RJ, Green A, McCabe CJ et al. (1997) Neonatal screening for inborn errors of metabolism: cost, yield and outcome. Health Technol Assess 1:1–202

40. Prietsch V, Lindner M, Zschocke J, Nyhan WL, Hofmann GF (2002) Emergency management of inherited metabolic diseases. J Inherit Metab Dis 25:531–546

41. Prietsch V, Zschocke J, Hoffmann GF (2001) Diagnostik und Therapie des unbekannten Stoffwechselnotfalls. Monatsschr Kinderheilkd 149:1078–1090

42. Rake JP, Visser G, Labrune P, Leonard JV, Ullrich K, Smit GP (2002) Glycogen storage disease type I: diagnosis, management, clinical course and outcome. Results of the European Study on Glycogen Storage Disease Type I (ESGSD I). Eur J Pediatr 161 Suppl 1:S20–S34

43. Reller MD, Tsang RG, Meyer RA, Braun CP (1985) Relationship of prospective diabetes control in pregnancy to neonatal cardiorespiratory function. J Pediatr 106:86–90

44. Rizzo T, Metzger BE, Burns WJ, Burns K (1991) Correlations between antepartum maternal metabolism and intelligence of offspring. N Engl J Med 325:911–916

45. Salhab WA, Wyckoff MH, Laptook AR, Perlman JM (2004) Initial hypoglycemia and neonatal brain injury in term infants with severe fetal acidemia. Pediatrics 114:361–366

46. Saudubray JM, Nassogne MC, de Lonlay P, Touati G (2002) Clinical approach to inherited metabolic disorders in neonates: an overview. Semin Neonatol 7:3–15

47. Saudubray JM, Touati G, Delonlay P et al. (1999) Liver transplantation in urea cycle disorders. Eur J Pediatr 158:55–59

48. Schulze A, Lindner M, Kohlmuller D, Olgemoller K, Mayatepek E, Hoffmann GF (2003) Expanded newborn screening for inborn errors of metabolism by electrospray ionization-tandem mass spectrometry: results, outcome, and implications. Pediatrics 111:1399–1406

49. Schwartz RP (1997) Neonatal hypoglycemia: how low is too low? J Pediatr 131:171–173

50. Scriver CR, Beaudet AL, Sly WS (eds) (2001) The metabolic and molecular basis of inherited disease, 8th edn. McGraw-Hill, New York

51. Shohat M, Merlob P, Reisner SH (1984) Neonatal polycythemia. I. Early diagnosis and incidence relating to time of sampling. Pediatrics 73:7–10

52. Sinclair JC (1997) Approaches to the definition of neonatal hypoglycemia. Acta Paediatr Jpn 39 (Suppl 1):S17–S20

53. Spady DW, Saunders LD, Bamforth F (1998) Who gets missed: coverage in a provincial newborn screening program for metabolic disease. Pediatrics 102:E21

54. Stanley CA (1997) Hyperinsulinism in infants and children. Pediatr Clin North Am 44:363–374

55. Steiner RD, Cederbaum SD (2001) Laboratory evaluation of urea cycle disorders. J Pediatr 138(Suppl):S21–29

56. Summar M (2001) Current strategies for the management of neonatal urea cycle disorders. J Pediatr 138(Suppl):S30–39

57. Uchino T, Endo F, Matsuda I (1998) Neurodevelopmental outcome of long-term therapy of urea cycle disorders in Japan. J Inherit Metab Dis 21: 151–159

58. Vannucci RC, Vannucci SJ (2001) Hypoglycemic brain injury. Semin Neonatol 6:147–155

59. Vannucci RC, Vannucci SJ (2000) Glucose metabolism in the developing brain. Semin Perinatol 24:107–115

60. Verhoeven AJ, Visser G, van Zwieten R, et al. (1999) A convenient diagnostic function test of peripheral blood neutrophils in glycogen storage disease type Ib. Pediatr Res 45:881–885

61. Verloes A, Massin M, Lombet J et al. (1997) Nosology of lysosomal glycogen storage diseases without in vitro acid maltase deficiency. Delineation of a neonatal form. Am J Med Genet 72:135–142

62. Visser G, Herwig J, Rake JP, Niezen Koning KE, Verhoeven AJ, Smit GP (1998) Neutropenia and neutrophil dysfunction in glycogen storage disease type 1c. J Inherit Metab Dis 21:227–231

63. White P (1965) Pregnancy and diabetes. Med Clin North Am 49:1015

Hämatologische Probleme

R. F. Maier

15.1 Referenzwerte

Diese variieren in Abhängigkeit vom Gestations- und stärker vom postnatalen Alter (� Tab. 15.1–15.3) und können bei kapillärer Blutentnahme erheblich höher sein als bei venöser oder arterieller [111].

◻ Tab. 15.1. Gestations- und lebensalterspezifische hämatologische Normalwerte (Forestier 1991, Mouzinho 1994, Obladen 1999, Schelonka 1994, Walka 1998) Nabelschnurwerte entsprechen dem Median, alle anderen dem Mittelwert.

	Gestationswoche			Reife Neugeborene			
	22–25	28–29	34–35	Nabelschnur	1. Tag	2. Tag	28. Tag
Hämoglobin [g/dl]	12,2	12,9	13,6	15,7	19,4	18,7	13,9
Hämatokrit [%]	39	41	45	49	56	53	43
Erythrozyten [10^{12}/l]	3,1	3,5	5,1	4,6	5,3	4,8	4,2
MCV [fl]	125	118	114	106	110	106	95
Retikulo-zyten [%]	15	12	10	3,3	7	<1	2

◘ **Tab. 15.2.** Gestations- und lebensalterspezifische hämatologische Normalwerte (Forestier 1991, Obladen 1999, Walka 1998) Nabelschnurwerte entsprechen dem Median, alle anderen dem Mittelwert.

	Gestationswoche			Reife Neugeborene			
	22–25	26–27	32–35	Nabel-schnur	1. Tag	2. Tag	28. Tag
Thrombozyten [10⁹/l]	247	242	232	265	192	248	384
Leukozyten [10⁹/l]	3,7	4,1	6,4	14,2	19,8	12	11
Neutrophile [10⁹/l]	0,3	0,4	1,5		9,4	3,8	3,1
Normoblasten [%]	21	21	17	5	9	2	0
Lymphozyten [%]	87	84	69		35	57	61
Neutrophile [%]	6,5	8,5	23		55	34	29
Eosinophile [%]	3	4	5		2	2	3
Basophile [%]	0,5	0,5	0,5		<0,5	<0,5	<0,5
Monozyten [%]	3	3	8		7	6	7

◘ **Tab. 15.3.** Hämatologische Werte in den ersten 6 Lebenswochen bei Frühgeborenen <1500 g (Obladen 2000). Die Werte sind als 50., 10. und 90. Perzentile angegeben

Lebenstag	3	12–14	24–26	40–42
Hämoglobin [g/dl]	15,6	14,4	12,4	10,6
	12,5–18,5	11,1–17,4	9,7–15,6	8,4–13,8
Hämatokrit [%]	47	44	39	33
	39–56	34–53	29–48	26–44
Erythrozyten [10¹²/l]	4,2	4,1	3,8	3,4
	3,5–4,9	3,2–5,2	2,8–4,8	2,6–4,6
Retikulozyten [%]	7,1	1,7	1,5	1,8
	1,9–20	0,5–5,7	0,5–4,7	0,6–5,6
Thrombozyten [10⁹/l]	203,5	318	338	357
	95–355	142–499	171–555	189–550
Leukozyten [10⁹/l]	9,5	12,3	10,4	9,1
	4,8–24,5	8,1–19,8	7,2–14,6	6,8–13,0
Neutrophile Granulozyten [10⁹/l]	4,7	4,6	2,9	2,2
	1,5–14,8	2,2–10,6	1,3–5,3	1,0–4,6
Ferritin [ng/ml]	140	168	153	110
	48–279	89–329	57–300	35–290

15

15.2 Neonatale Anämie

Ursachen

1. Fetale Blutungen
   a) Nabelgefäßab- und -einrisse (z. B. bei Insertio velamentosa)
   b) Plazentablutungen (z. B. Placenta praevia, vorzeitige Plazentalösung)
   c) Operative Verletzung (z. B. Amniozentese, Cordozentese, Schnittverletzung bei Sectio)
2. Fetale Transfusionssyndrome (akut oder chronisch)
   a) Feto-maternal
   b) Feto-plazentar (z. B. durch Lagerung des Neugeborenen oberhalb der Mutter vor dem Abnabeln)
   c) Feto-fetal (monozygote Zwillinge)
3. Fetale/neonatale Hämolyse
   a) Immunologisch bedingt
      – Durch Alloimmunantikörper (z. B. Rhesus-, AB0-Inkompatibilität) s. S. 492
      – Durch Autoimmunantikörper
   b) Enzymdefekte der Erythrozyten (z. B. Glukose-6-Phosphat-Dehydrogenase-Mangel, Pyruvat-Kinase-Mangel)
   c) Membrandefekte der Erythrozyten (z. B. Sphärozytose)
   d) Hämoglobinopathien
      – Sichelzellanämie
      – α-Thalassämie
      – β-Thalassämie
   e) Infektionen (z. B. bakterielle Sepsis, vertikale Infektionen)
4. Fetale Bildungsstörung
   a) Fetale Infektionen (z. B. Parvo B 19)
   b) Fanconi-Anämie
   c) Blackfan-Diamond-Anämie
5. Neonatale Blutung
   a) Durch Geburtstrauma
      – Subperiostal (Kephalhämatom)
      – Subgaleal (kann erhebliche Ausmaße annehmen)
      – Intrakraniell (z. B. subdural, subarachnoidal)

- Retroperitoneal (z. B. Nebennierenblutung)
b) Über den Nabel (z. B. bei Nabelkatheter)
c) Durch Gerinnungsstörung (z. B. Vitamin-K-Mangel)
    - Intrakraniell
    - Gastrointestinal (= Melaena)
d) Diagnostische Blutentnahmen (insbesondere bei kleinen Frühgeborenen relevant)

β-Thalassämie, Sichelzellanämie und genetisch bedingte aplastische Anämien werden wegen des bei Geburt noch hohen Anteils an HbF meist erst jenseits der Neugeborenenperiode symptomatisch.

Symptome

Akuter Blutverlust

Tachypnoe, Tachykardie, schwache oder nicht tastbare periphere Pulse, niedriger Blutdruck, niedriger ZVD, gestörte Mikrozirkulation, metabolische Azidose. Blässe kann fehlen. Präfinal Schnappatmung, Bradykardie. Hämatokrit und Hämoglobin sind oft noch normal, da die Anämie durch Hämodilution erst nach Stunden offensichtlich wird.

Chronische Anämie

Blässe bei erhaltener Vitalität, Tachypnoe, Tachykardie, normaler Blutdruck, normaler oder erhöhter ZVD, Hepatomegalie, gelegentlich Splenomegalie, Herzinsuffizienz. Hämatokrit und Hämoglobin sind erniedrigt.

Diagnostik

Vor einer Transfusion ist folgende Diagnostik erforderlich:
- Venöser Hämatokrit, rotes Blutbild, Differentialblutbild (Normoblasten!), Retikulozyten, Thrombozyten
- Blutgruppe, Coombs-Test bei Mutter und Kind
- Suche nach HbF-haltigen Erythrozyten im mütterlichen Blut (Kleihauer-Betke-Test [40])
- Suche nach Hämoglobinopathien (Hb-Elektrophorese), Membrandefekten und Enzymdefekten der Erythrozyten
- Suche nach intrauterinen Infektionen

- Gerinnungsstatus
- Stoffwechsel-Screening
- Schädel- und Abdomensonographie zum Ausschluss innerer Blutungen

15.2.1 Frühgeborenenanämie

Zur Entstehung der Frühgeborenenanämie tragen mehrere Komponenten bei:
- Niedriger Ausgangshämatokrit
- Hämorrhagische Komponente (perinatale Blutungen, diagnostische Blutentnahmen) vor allem in den ersten 2 Lebenswochen
- Hyporegeneratorische Komponente (verbesserte O_2-Verfügbarkeit nach Umstellung von plazentarer auf pulmonale Oxygenierung, inadäquate Erythropoietinproduktion)
- Hämodilution durch schnelles Wachstum

Strategien zur Verhinderung der Frühgeborenenanämie
- Verringerung des diagnostischen Blutverlustes (wichtigste Maßnahme!)
  - Strenge Indikation (keine Routineblutentnahmen)
  - Konsequente und genaue Dokumentation des entnommenen Blutvolumens (inkl. Blutgasanalysen) [71]
  - Mikromethoden im Labor
  - Transkutane Blutgasüberwachung (s. S. 111)
- Behandlung mit rekombinantem Erythropoietin (E1a) [30, 112] (s. unten)
- Eisensubstitution (s. unten)
- Verzögertes Abnabeln (30–60 s) erhöht das zirkulierende Blutvolumen, verringert die Transfusionshäufigkeit bedingt durch Anämie und arterielle Hypotonie und reduziert die Rate an Hirnblutungen (E1a) [1, 78]
- Ansätze, das entnommene Blut nach Analyse wieder zu transfundieren, verringern die Transfusionshäufigkeit (E1b) [115, 116], sind aber noch nicht reif für die klinische Routine.

Strategien zur Verringerung der Spenderexposition
Entscheidend für das Infektionsrisiko ist die Spenderexposition. Alle Maßnahmen zur Verhinderung der Frühgeborenenanämie tragen auch zur Senkung der Spenderexposition bei. Außerdem:

- Beim ersten Transfusionsereignis Aufteilung einer möglichst frischen Konserve in 3–5 Satellitenbeutel (E1b) [53, 103, 121]
- Lagerung dieser Satellitenbeutel bis zu 42 Tagen (E1b) [50, 53, 102, 103, 104, 121]

Erythropoietinbehandlung
Rekombinantes Erythropoietin (rhEPO) stimuliert die Erythropoiese und senkt den Transfusionsbedarf bei sehr kleinen Frühgeborenen (E1a) [30, 54, 58, 60, 96, 112]. Früher Beginn der rhEPO-Behandlung in der 1. Lebenswoche ist effektiver als ein späterer Beginn (in der 4. Lebenswoche) (E1a) [41, 54].

Als potentielle Nebenwirkungen einer rhEPO-Behandlung bei Frühgeborenen wurden diskutiert:

- *Thrombozytose, Granulozytopenie*
  Wurde in den großen Multizenterstudien nicht beobachtet (E1b) [54, 58, 96].
- *Hämangiombildung*
  Bislang nur Einzelfallberichte, die keinen kausalen Zusammenhang nachwiesen (E3) [52, 123]. Hämangiome sind bei Frühgeborenen auch ohne rhEPO-Behandlung häufig [3] (s. S. 334).
- *Retinopathia praematurorum*
  Ein Zusammenhang wurde nur in einer Studie vermutet, in der die Frühgeborenen auch mit intravenösem Eisen behandelt wurden [22, 84], wurde in den großen Multizenterstudien nicht beobachtet (E1b) [54, 58, 96].
- *Aplastische Anämie*
  Wurde bei Frühgeborenen nicht beobachtet, war bei Erwachsenen ein Problem bestimmter Fertigspritzen [14, 15].

Zusammenfassend wurden bislang keine kurzfristigen Nebenwirkungen beobachtet, über langfristige Effekte liegen nur wenige Daten vor: In einer Nachuntersuchung im Alter von 2 Jahren unterschieden sich die Kinder der Behandlungs- und der Kontrollgruppe nicht hinsichtlich anthropometrischer Daten, Rehospitalisierung, Transfusionsbedarf und psychomotorischer Entwicklung (E1b) [72].

Der Einsatz von länger wirkenden rhEPO-Präparaten (Darbepoetin) bei Frühgeborenen ist noch nicht reif für die klinische Routine (E2a) [114].

Wir behandeln derzeit Frühgeborene mit Geburtsgewicht <1500 g mit 3-mal 250 IE/kg/Woche [57] vom 3.–5. Lebenstag bis zum Erreichen eines korrigierten Gestationsalters von 37 Wochen. Solange die Kinder einen venösen Zugang haben, injizieren wir rhEPO langsam in den Infusionsschlauch [16, 73], danach subkutan in einen Oberschenkel.

Eisensupplementierung
Ursachen für Eisenmangel bei Frühgeborenen:
- Geringe Eisenspeicher bei Geburt
- Geringer Eisengehalt in der Muttermilch
- Hohe diagnostische Blutverluste
- Zunehmend strengere Transfusionskriterien
- Behandlung mit rhEPO

Folgen von Eisenmangel bei Frühgeborenen
Eisenmangel kann neben der Blutbildung auch die Entwicklung und das Wachstum beeinträchtigen. Deshalb ist eine Eisensupplementierung bei Frühgeborenen, insbesondere während rhEPO-Behandlung, essentiell. Optimaler Beginn, optimale Dauer und optimale Dosis sind aber noch nicht gefunden [6]. Wir starten die Eisenzufuhr mit der rhEPO-Behandlung am Ende der 1. Lebenswoche, sofern zu diesem Zeitpunkt Nahrung toleriert wird. Die Eisendosis adaptieren wir so, dass die Transferrinsättigung [110] zwischen 30 und 80% liegt (◘ Tab. 15.4):

$$Transferrinsättigung\ (\%) = \frac{Serumeisen\ (\mu mol/l) \times 5{,}58}{Transferrin\ (g/l) \times 1{,}4}$$

Ist eine enterale Eisensubstitution über längere Zeit nicht möglich (z. B. wegen NEC), so pausieren wir mit der rhEPO-Behandlung.

□ Tab. 15.4. Enterale Eisensubstitution bei Frühgeborenen während rhEPO-Behandlung

Lebenswoche	1–2	3–4	>4
Transferrinsättigung	Eisendosis [mg/kg/Tag]		
<30%	3	6	9
30–80%	3	6	6
>80%	3	0	0

Frühgeborene >1500 g behandeln wir nicht mit rhEPO, sondern supplementieren nur Eisen enteral in einer Dosierung von 3–6 mg/kg/Tag (entsprechend Transferrinsättigung) ab der 3. Lebenswoche [29, 68, 100].

15.3   Erythrozytentransfusion

15.3.1   Transfusionsindikation

Reife Neugeborene

Es existieren keine evidenzbasierten Grenzwerte für eine Erythrozytentransfusion bei Neugeborenen. Nach Expertenmeinung ist eine Indikation in folgenden Fällen gegeben (E4) [105]:

- Hypovolämischer Schock (s. S. 26)
- Hämatokrit <35% bei Geburt und Normo- oder Hypovolämie. Bei niedrigem Hämatokrit und Hypervolämie (Röntgenthorax: großes Herz, ZVD erhöht oder normal) erfolgt eine Teilaustauschtransfusion mit Erythrozytenkonzentrat unter Berücksichtigung des ZVD
- Hämatokrit <40% bei Kindern mit symptomatischen Herzfehlern oder schwerer respiratorischer Störung
- Hämatokrit <30% bei hämolysebedingter Anämie jenseits der 1. Lebenswoche

Frühgeborene

Die Transfusionsindikationen bei Frühgeborenen sind in den letzten 15 Jahren zunehmend strenger geworden: diagnostische Blutverluste werden nicht mehr automatisch ersetzt, die zugelassenen Hämatokrit- bzw. Hämoglobinwerte wurden schrittweise gesenkt [55, 117]. Allerdings beruhen diese Änderungen nicht auf kontrollierten Studien, sondern auf Expertenmeinungen (E4) [28, 35, 38, 88]. Entsprechend variiert das Transfusionsverhalten zwischen einzelnen Zentren teilweise erheblich [8, 82]. Erste kontrollierte Daten sprechen dafür, dass bei restriktivem Transfusionsverhalten zerebrale Komplikationen (IVH und PVL) zunehmen (E1b) [9]. ◘ Abb. 15.1 zeigt die im Rahmen unserer europäischen Multizenterstudien entwickelten Transfusionskriterien für Frühgeborene.

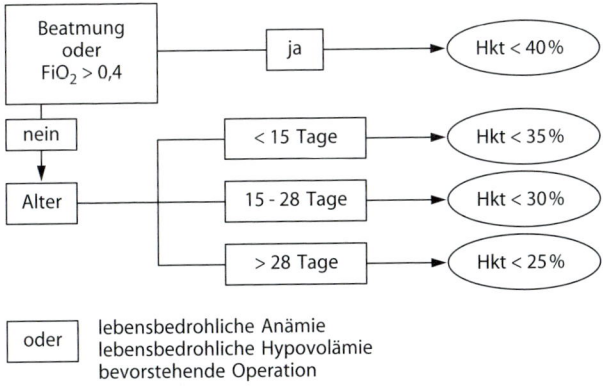

◘ **Abb. 15.1.** Richtlinien zur Transfusion von Erythrozytenkonzentrat bei Frühgeborenen

15.3.2 Transfusionsvolumen

3 ml Erythrozytenkonzentrat (oder 6 ml Konservenmischung mit einem Hkt von 50%) pro kg erhöhen die Hämoglobinkonzentration um etwa 1 g/dl.

$$\text{Transfusionsvolumen (ml)} = \frac{\text{Gewünschter Hkt} - \text{Aktueller Hkt}}{\text{Hkt der Konserve}} \times \text{Körpergewicht (kg)} \times 90 \text{ ml}$$

Je höher das Transfusionsvolumen, umso höher ist der resultierende Hämatokrit- bzw. Hämoglobinanstieg (E1b) [74]. Um eine Volumenüberladung zu vermeiden, werden in der Regel 15 ml Erythrozytenkonzentrat pro kg Körpergewicht (kgKG) transfundiert (E4) [56, 105].

15.3.3 Durchführung der Transfusion

Die folgende Übersicht enthält einige wichtige allgemeine Richtlinien zur Hämotherapie sowie bei Früh- und Neugeborenen zu beachtende Besonderheiten (Einzelheiten regelt das Transfusionsgesetz [17]):

Richtlinien und Besonderheiten der Hämotherapie

- Strenge Indikationsstellung
- Einwilligung der Erziehungsberechtigten (kann bei Notfalltransfusionen nachträglich eingeholt werden)
- Berücksichtigung der mütterlichen Blutgruppe sowie eventueller Sensibilisierung (s. S. 494)
- In Notfällen ungekreuztes Blut der Gruppe 0 Rhesus negativ (Kreuzprobe nachholen)
- CMV-Antikörper-negative oder leukozytendepletierte Erythrozytenkonzentrate
- Bestrahlte Konserven bei Frühgeborenen, bei Austauschtransfusion, und bei Neugeborenen mit Verdacht auf Immundefekt
- Bei der ersten Transfusion Verwendung von möglichst frischem Blut. Lagerung der restlichen Satellitenbeutel der gleichen Konserve bis zu 42 Tagen [53, 102, 121]

- Angestochene Konserven sind innerhalb von 6 h zu transfundieren
- Volumenüberlastung vermeiden, langsame Transfusionsgeschwindigkeit (5 ml/kg/h)
- Vorsichtiges Erwärmen des Blutes vor Transfusion (Hypothermie des Kindes). Aber Nähe zum Wärmestrahler vermeiden (Zellzerfall bei Überwärmung) [106])
- Nicht im Nebenschluss zu nieder- oder hochosmolaren Infusionslösungen transfundieren (Hämolyse)
- Blutzuckerkontrollen, wenn gleichzeitig keine Glukosezufuhr erfolgt
- Überwachung von Herzfrequenz, Atmung, Blutdruck

15.4 Polyzythämie

Definition und Pathogenese

Venöser Hämatokrit >65%, Hämoglobin >22 g/dl in der 1. Lebenswoche [79]. Bei einem Hämatokrit >67–70% steigt die Blutviskosität logarithmisch an [109]. Dadurch Abnahme der Fließgeschwindigkeit (große und periphere Venen) und verminderte Gewebeoxygenierung [87].

Ursachen

- Fetale Transfusion
  - Feto-fetal (Akzeptor)
  - Plazento-fetal (besonders bei spätem Abnabeln)
- Chronische fetale Hypoxie [86] (respiratorische Plazentainsuffizienz, Gestose, Übertragung, Rauchen [5]), häufig in Verbindung mit fetaler Wachstumsretardierung
- Mütterliche Erkrankungen (Diabetes mellitus, Thyreotoxikose)
- Kindliche Erkrankungen (konnatale Nebennierenhyperplasie, Trisomie 21, Wiedemann-Beckwith-Syndrom)

Symptome treten meist innerhalb der ersten 24 h auf [109, 119]:

Plethorisches Aussehen mit Belastungszyanose, gestörte Mikrozirkulation [67], Lethargie, Hypotonie, Zittrigkeit, Irritabilität, Myoklonien, Trinkschwäche, Erbrechen, Tachypnoe, Tachykardie, Herzinsuffizienz. Häufig assoziiert mit Hypoglykämie, Hypokalzämie und Hyperbilirubinämie.

Komplikationen (◘ Abb. 15.2)

Therapie

Asymptomatische Kinder warmhalten und gut hydrieren. Beobachtung und engmaschige, auch laborchemische Überwachung [34, 92]. Hämodilution bei Symptomen oder bei einem Hämatokrit >70%. Kein Aderlass, da dies die Durchblutungsverhältnisse verschlechtert! Plasmalösung, Albumin 5%, physiologische Kochsalzlösung und Ringer-Lösung unterscheiden sich nicht wesentlich hinsichtlich des erzielten Verdünnungseffektes (E1a) [24, 25, 83, 120]. Wegen der niedrigeren Kosten, der schnellen Verfügbarkeit und des geringeren Infektionsrisikos ist somit kristalline Lösung bei der Hämodilution zu bevorzugen.

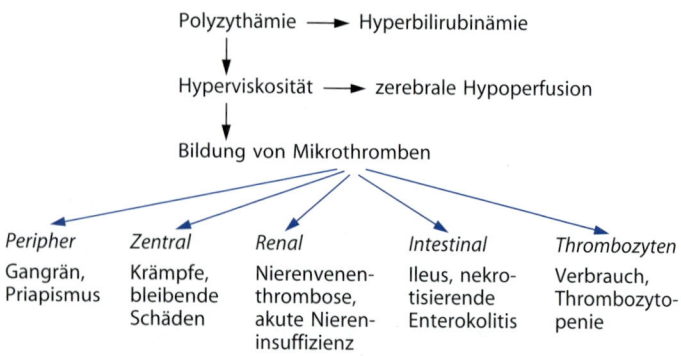

◘ **Abb. 15.2.** Komplikationen bei Polyzythämie. (Wiswell 1986)

$$\text{Teilaustausch-}\atop\text{volumen (ml) =} \quad \frac{\text{Aktueller Hkt – Gewünschter Hkt}}{\text{Aktueller Hkt}} \quad {\times\ \text{Blut-}\atop\text{volumen (ml)}}$$

Blutvolumen eines Neugeborenen 80–90 ml/kgKG.

Die Hämodilution sollte, wenn irgend möglich, über zwei periphere Venen (simultane Entnahme von Blut und Zufuhr von Ersatzlösung) durchgeführt werden [90]. Falls dies nicht gelingt, kann sie über die Nabelvene wie beim Blutaustausch (s. S. 500) erfolgen.

15.5 Koagulopathien

Gerinnungsfaktoren sind nicht plazentagängig. Beim Neugeborenen besteht eine Erniedrigung fast aller Gerinnungsfaktoren auf 30–60% der Erwachsenenwerte (◘ Tab. 15.5). Auch die inhibitorischen Proteine der Fibrinolyse sind erniedrigt [4].

Diagnostik

Anamnese
- Stammbaum mit familiären Erkrankungen
- Medikamente (mütterlich, kindlich)
- Mütterliche Erkrankungen (Infektionen)
- Vitamin-K-Gabe postnatal

Symptome
- Krankes Neugeborenes (Azidose, Hypoxie, Hypothermie, Apnoen, Ikterus) mit Blutungen: Verdacht auf disseminierte intravasale Gerinnung, schwere Lebererkrankung
- Sonst unauffälliges Neugeborenes mit Blutungen: Verdacht auf Thrombozytendefekt, Alloimmunthrombozytopenie, Vitamin-K-Mangel, kongenitale Koagulopathie

Diagnostik

In ◘ Tab. 15.6 sind die erforderlichen labormedizinischen Untersuchungen aufgeführt. Die Normalwerte sind aus ◘ Tab. 15.5 zu entnehmen.

▢ **Tab. 15.5.** Normalwerte von Gerinnungsfaktoren und Globaltests. (Andrew 1988, Nathan 2003, Xanthon 1993) (Mittelwert und Standardabweichung)

	Halbwertszeit	Frühgeborene 28–31 Wochen	Frühgeborene 32–36 Wochen	Neugeborene	Erwachsene	Erwachsenewert erreicht in
Fibrinogen [mg/dl]	4 Tage	270 ± 85	244 ± 55	246 ± 55	150–140	
Faktor II [%]	3–5 Tage	30 ± 10	35 ± 12	45 ± 15	100	2–12 Monaten
Faktor V [%]	6–12 h	90 ± 25	72 ± 23	98 ± 40	100	
Faktor VII [%]	2–5 h	38 ± 14	40 ± 15	56 ± 16	100	2–12 Monaten
Faktor X [%]	36–48 h	38 ± 14	40 ± 15	56 ± 16	100	2–12 Monaten
Faktor VIII [%]	10–16 h	70 ± 30	98 ± 40	105 ± 34	100	
Faktor IX [%]	24 h	27 ± 10		28 ± 8	100	3–9 Monaten
Faktor XI [%]	2–3 Tage	5–18		29–70	100	1–2 Monaten
Faktor XII [%]	2 Tage		30	51 (25–70)	100	9–14 Tagen
Faktor XIII [%]	7–10 Tage	100	100	100	100	
Antithrombin III [IU/l]	68 h	5–8	7–10	8–12	12–14	
[%]		40–64	56–80	64–96	100–120	
Prothrombinzeit PT [s]		23	17 (12–21)	16 (13–20)	12–14	1 Woche
[%]		55	75 (60–100)	80 (65–100)	100	
Partielle Thrombo-plastinzeit PTT [s]			70	55 ± 10	44	2–9 Monaten
Thrombinzeit [s]		16–28	14 (11–17)	12 (10–16)	10	Einigen Tagen

15

◻ Tab. 15.6. Diagnostisches Vorgehen bei unklarer Blutung. (Nathan 2003)

Ausfall der Global-tests	Differentialdiagnose	Weiteres diagnostisches Vorgehen
Thrombozytopenie PT normal PTT normal	Siehe S. 471	
Thrombozyten Normal PT normal PTT normal	Kongenitaler Faktor-XIII-Mangel, Thrombozytopathie, v. Willebrand-Jürgens-Erkrankung, thrombophile Gerinnungsstörungen (z. B. Protein-C-Mangel, APC-Resistenz)	Faktor-XIII-Bestimmung, Blutungszeit, Thrombelastogramm; mütterliche und kindliche Medikamente?
Thrombozyten Normal PT verlängert PTT normal	Kongenitaler Mangel an Faktor II, XII	Faktorenbestimmung
Thrombozyten Normal PT normal PTT verlängert	Angeborener Mangel an Faktor VIII, IX, XI, XII: v. Willebrand-Jürgens-Erkrankung Heparintherapie	Faktorenbestimmung
Thrombozyten Normal PT verlängert PTT verlängert	Vitamin-K-Mangel Komplexe Produktionsstörung	0,3 mg/kgKG Konakion i.v.; Wiederholung von PT und PTT nach 4 h: Blutung steht, PT und PTT normal
Trotz Vitamin-K-Gabe weitere Blutung PT verlängert PTT verlängert	Kongenitaler Mangel an Faktor V, X Kongenitale Afibrinogenämie Schwere Hepatopathie	Faktorenbestimmung Fibrinogenbestimmung
Thrombozytopenie PT verlängert PTT verlängert	Verbrauchskoagulopathie	Thrombinzeit, Fibrinspaltprodukte, Faktor-V-Bestimmung, Fragmentozyten, Fibrinogenbestimmung

15.5.1 Angeborene Koagulopathien

Nahezu von allen Gerinnungsfaktoren sind Mangelzustände mit unterschiedlichem Erbgang und unterschiedlicher klinischer Bedeutung bekannt [66, 122]. Bis auf die thrombophilen Gerinnungsstörungen (z. B. Faktor-V-Leiden-Mutation/APC-Resistenz, Plasminogen-Aktivator-1-Mangel, Protein-C-Mangel etc.) verursachen diese Erkrankungen perinatal selten Blutungen. Hinweise sind:

- Nabelblutung
- Nachblutung nach Zirkumzision
- Verlängertes Nachbluten bei kapillären Blutentnahmen
- Hämatom nach i.m.- oder s.c.-Injektion
- Unerklärte zerebrale Blutung

Therapie

Vor endgültiger Diagnosestellung. Frischplasma (FFP) 10–15 ml/kg.

❗ Frischplasma muss nach dem Auftauen innerhalb 1 h verabreicht werden.

Wenn Faktorenmangel bekannt. Gezielte Faktorensubstitution.

Bei Thrombophilie. Ggf. Heparinisierung.
Vor jeglicher Intervention muss eine Blutentnahme für Diagnostik erfolgen.

15.5.2 Erworbene Koagulopathien

Morbus haemorrhagicus neonatorum

Störung der Vitamin-K-abhängigen Synthese von Prothrombin und der Faktoren VII, IX und X [49, 97, 107].

Ursachen

- Muttermilchernährung (enthält kaum Vitamin K)
- Frühgeburtlichkeit (verzögerter Nahrungsaufbau, eingeschränkte Synthese)

- Parenterale Ernährung (mangelhafte Substitution)
- Cholestase (vermindert die Resorption fettlöslicher Vitamine)
- Chronische Diarrhoe
- Antibiotikalangzeittherapie
- Mütterliche Medikamente (Phenytoin, Phenobarbital, Primidon, Salizylate, Tuberkulostatika, Antikoagulantien). Aber: Mütterliche Heparinbehandlung hat keine Auswirkung auf das Neugeborene

Klinik

- *Frühe (klassische) Manifestation am 1.–7. Lebenstag:* Melaena, Hämatemesis, Nabelblutung, Nasenbluten, intrakranielle Blutungen
- *Spätmanifestation mit 2–12 Wochen:* meist ausgedehnte intrakranielle Blutungen, schwere gastrointestinale Blutungen

Therapie

Vitamin K (Konakion 0,3 mg/kg s.c.), evtl. Frischplasma.

Prophylaxe

Routinemäßige Gabe von Vitamin K an alle Neugeborenen:

- 2 mg Vitamin K oral am 1., 4.–10. und 28.–42. Lebenstag bzw. zu den Vorsorgeuntersuchungen U1, U2 und U3 bei gesunden Reifgeborenen
- 1 mg Vitamin K s.c. oder i.m. nach Geburt, wenn die enterale Resorption fraglich ist (z. B. Frühgeborene, kranke Neugeborene)

Ob die enterale Vitamin-K-Prophylaxe genauso effektiv ist wie die parenterale, wird kontrovers diskutiert [2, 20, 44, 45, 46]. Eine einmalige intramuskuläre Vitamin-K-Gabe verhindert die klassische Form des M. haemorrhagicus neonatorum (E1a) [77]. Die Wirksamkeit der oralen Applikation (einmalig oder mehrfach) wurde nicht in randomisierten Studien untersucht [77]. Die mizellare Darreichungsform von Vitamin K hat keinen Vorteil gegenüber anderen Präparationen (E2b) [43] und ist insbesondere bei Kindern mit Cholestase unzuverlässig (E1b) [76, 94]. Die Gabe von Vitamin K an die Schwangere bei drohender Frühgeburt kann die Häufigkeit von Hirnblutungen beim Frühgeborenen nicht reduzieren [21].

Produktionskoagulopathie bei schweren Lebererkrankungen

Verminderung auch von nicht Vitamin-K-abhängigen Gerinnungsfaktoren bei:

- Schwerer Lebererkrankung
- Schock verschiedenster Genese
- Erythroblastose
- Galaktosämie
- Tyrosinämie
- Fruktoseintoleranz

Symptome

Hepatomegalie (als alleiniges Frühzeichen möglich), Erhöhung von Transaminasen und direktem Bilirubin, generalisierte hämorrhagische Diathese ohne Ansprechen auf Vitamin-K-Behandlung.

Therapie

Frischplasma 10–15 ml/kg. In Extremfällen Austauschtransfusion.

15.5.3   Verbrauchskoagulopathie

Definition

Disseminierte intravasale Gerinnung mit Verbrauch der Faktoren II, V, VIII, XIII und Fibrinogen sowie von Thrombozyten.

Ursachen

- Sepsis, Schock, Geburtsasphyxie (Hypoxie, Azidose, Hypothermie)
- Freisetzung von Gewebsthromboplastin: Vorzeitige Plazentalösung, Hypoxie, Tumoren
- Lokalisierte Thrombosen (Riesenhämangiome, Nierenvenenthrombose)
- Organbegrenzte intravasale Gerinnung (NEC)

Symptome

Blässe, Zentralisation, Azidose, Hypoxie, Hypothermie, arterielle Hypotonie, Oligurie. Petechien, Ekchymosen, in schweren Fällen ausgedehnte Haut- und Schleimhautblutungen, gelegentlich pulmonale oder intrakranielle Blutungen sowie Thrombosen peripherer oder zentraler Gefäße mit Nekrose oder Gangrän.

Diagnostik

Bei bestehender Blutungsneigung und entsprechender Grundkrankheit sprechen folgende Laborbefunde für eine disseminierte intravasale Gerinnung [99, 108]:

- Thrombozytopenie (<150/nl)
- Erniedrigte Fibrinogenkonzentration (<50 mg/dl)
- Erhöhte Fibrinspaltprodukte (>10 g/ml)
- Erhöhte D-Dimere (>200 ng/ml)

Therapie

- Behandlung der Grundkrankheit: Antibiotika, Azidoseausgleich, Oxygenierung, Kreislaufstabilisierung
- Frischplasma (10–15 ml/kg) und ggf. Thrombozytenkonzentrat (10–20 ml/kg)
- Antithrombin-III-Substitution (E2a) [7, 42, 93, 95]
- Der Nutzen einer Heparinbehandlung ist umstritten [4, 7, 33] und auf eine Verbrauchskoagulopathie mit überwiegender Thrombosierung beschränkt. Heparindosierung: Initial 25–50 E/kg i.v., dann kontinuierliche Infusion von 10–20 E/kg/h. Sorgfältige Überwachung (Ziel: Thrombinzeit 50–60 s)

15.6   Neonatale Thrombozytopenie

Definition [26, 66, 89, 101]

- *Thrombozytopenie:* <150/nl (Häufigkeit 1–2%)
- *Schwere Thrombozytopenie:* <50/nl (Häufigkeit 0,2%)

Bei kleinen Früh- und kranken Neugeborenen ist eine Thrombozytopenie in 20–40% zu beobachten. Häufig lässt sich die Ätiologie nicht klären [59].

Symptome

Generalisierte Petechien und purpuraähnliche Flecken können bereits bei Geburt vorhanden sein oder während der ersten Lebenstage auftreten. Melaena, blutiges Magenaspirat. Größere Blutungen (Hämatome, intrakranielle Blutung) treten in der Regel nur bei Thrombozytopenie <20/nl oder bei gleichzeitiger Koagulopathie auf.

Differentialdiagnose

— Verminderte Thrombozytenproduktion
  - Chronische fetale Hypoxie (Polyzythämie)
  - Schwerer Morbus haemolyticus neonatorum
  - Pränatale Infektionen (z. B. Zytomegalie)
  - Hereditäre Formen (z. B. Wiskott-Aldrich-Syndrom, Fanconi-Anämie)
— Gesteigerter Thrombozytenabbau
  - Fetale/neonatale Alloimmunthrombozytopenie
  - Fetale/neonatale Autoimmunthrombozytopenie (z. B. Lupus erythematodes der Mutter)
— Gesteigerter Thrombozytenverbrauch
  - Austauschtransfusion
  - Massivtransfusion (z. B. ECMO, Bypass-OP)
  - Infektionen (z. B. bakterielle Sepsis, NEC)
  - Disseminierte intravaskuläre Gerinnung
  - Lokalisierte Thrombosen (z. B. Hämangiome, Nierenvenenthrombose)

15

❗ Eine Thrombozytopenie bei einem sonst gesund wirkenden Neugeborenen spricht für eine immunologische, bei einem schwer kranken Neugeborenen für eine infektiöse Ursache.

15.6.1   Neonatale Alloimmunthrombozytopenie (NAIT)

Die Erkrankung beruht analog zur Pathogenese des M. haemolyticus neonatorum auf einer materno-fetalen Inkompatibilität gegen plättchenspezifische Antigene [10, 12, 18, 32, 39]. Die mütterlichen Antikörper können bereits intrauterin oder erst postnatal eine Thrombozytopenie mit oder ohne Blutungsneigung verursachen. Eine NAIT kann durch alle plättchenspezifischen Antikörper ausgelöst werden [48]. In etwa 80% ist das Plättchenantigen HPA-1a betroffen [64, 23], mit etwa 15% sind Anti-HPA-5b-Antikörper am zweithäufigsten beteiligt.

Vorkommen und Häufigkeit

Mit plättchenspezifischen Antikörpern ist in 1:347, mit einer schweren Thrombozytopenie (<50/nl) in 1:1000 und mit einer zerebralen Blutung in 1:15.400 Schwangerschaften zu rechnen [118]. In Ländern mit konsequenter Rhesusprophylaxe liegt die Häufigkeit der NAIT damit mittlerweile über der des rhesusbedingten MHN. Etwa die Hälfte aller Fälle tritt bereits während der ersten Schwangerschaft auf.

Klinisches Bild

Petechiale Blutungen, Ekchymosen und Hämatome v. a. an mechanisch belasteten Stellen (Kopfschwarte, Gesäß, Inguinalfalten), Melaena, blutiges Magenaspirat, intrazerebrale Blutungen in etwa 10–20% [37, 63]. Etwa die Hälfte aller intrazerebralen Blutungen treten bereits in utero auf.

Diagnostik

Alle Laborwerte mit Ausnahme der Thrombozytopenie sind unauffällig. Die plasmatische Gerinnung ist normal. Die Diagnose wird gesichert durch den serologischen Nachweis von plättchenspezifischen Antikörpern.

Therapie

Bei bekannter oder vermuteter fetaler Alloimmunthrombozytopenie beginnt die Therapie bereits pränatal [18, 63, 10, 51]. Zu den bislang eingesetzten Therapieoptionen (Transfusion von Thrombozyten, Behandlung der Schwangeren mit Immunglobulinen und/oder Steroiden) gibt es kaum evidenzbasierte Daten (E1b) [81, 36].

Die postnatale Behandlung besteht bei schwerer Blutungsneigung, bei Thrombozyten unter 30/nl oder rasch fallenden Thrombozytenwerten in der Gabe von Thrombozytenkonzentrat:

━ Bei bekannter Antikörperspezifität: kompatible Thrombozyten [80]
━ Bei unbekannter Antikörperspezifität: gewaschene mütterliche Thrombozyten
━ Thrombozytenkonzentrate von unausgewählten Fremdspendern haben bei der am häufigsten vorkommenden Inkompatibilität (anti-HPA-1a) wegen der hohen Frequenz des Antigens (97% der Bevölkerung) keinen oder allenfalls einen nur vorübergehenden Effekt, da sie ebenso wie die kindlichen Thrombozyten durch die mütterlichen Antikörper rasch eliminiert werden [65, 80]
━ Bei Mangel an kompatiblen Thrombozyten ist die Gabe von Immunglobulinen eine therapeutische Alternative (E2b) [64]

15.6.2 Neonatale Autoimmunthrombozytopenie (AITP)

Die AITP kommt durch die diaplazentare Übertragung von mütterlichen Autoantikörpern zustande. Im Unterschied zu der NAIT, bei der die Mutter normale Thrombozytenzahlen hat, leidet die Mutter selbst an einer Thrombozytopenie [11, 19, 31, 47, 61].

Symptome

Die AITP des Neugeborenen verläuft in der Regel wesentlich milder als die NAIT. Schwere, insbesondere intrakranielle Blutungen sind selten [19, 98].

Therapie

Bei stärkeren postnatalen Blutungen ist die Behandlung mit Steroiden und Immunglobulinen beschrieben, es existieren aber keine kontrollierten Studien (E2) [13, 64, 75].

15.7 Indikation für Thrombozytentransfusion

Ebenso wie für die Erythrozytentransfusion existieren keine evidenzbasierten Grenzwerte für die Thrombozytentransfusion (E4) [11, 85].

- Prophylaktische Plättchentransfusionen:
  - Stabile Frühgeborene mit Thrombozytenzahlen <30/nl
  - Kranke Frühgeborene mit Thrombozytenzahlen <50/nl
  - Stabile Reifgeborene mit Thrombozytenzahlen <20/nl
  - Kranke Reifgeborene mit Thrombozytenzahlen <30/nl
  - Zur Vorbereitung eines kleineren Eingriffs (z. B. Lumbalpunktion) bei Thormbozytenzahlen <50/nl
  - Zur Vorbereitung einer OP bei Thrombozytenzahlen <100/nl
- Plättchentransfusionen bei klinisch bedeutsamer Blutungsneigung:
  - Neugeborene mit Thrombozytenzahlen <50/nl
  - Neugeborene mit Zuständen, die zu einer verstärkten Blutungsneigung führen (z. B. disseminierte intravasale Gerinnung) mit Thrombozytenzahlen <100/nl
  - Neugeborene mit gesicherter Thrombozytopathie, z. B. Glanzmann-Thrombasthenie, ohne Berücksichtigung der Thrombozytenzahl

Literatur

1. Aladangady N, McHugh S, Aitchison TC, Wardrop CA, Holland BM (2006) Infants' blood volume in a controlled trial of placental transfusion at preterm delivery. Pediatrics 117:93–98
2. American Academy of Pediatrics Committee on Fetus and Newborn (2003) Controversies concerning vitamin K and the newborn. Pediatrics 112:191–192
3. Amir J, Metzker A, Krikler R, Reisner SH (1986) Strawberry hemangioma in preterm infants. Pediatr Dermatol 3:331–332
4. Andrew M, Paes B, Milner R, Johnston M, Mitchell L, Tollefsen DM, Castle V, Powers P (1988) Development of the human coagulation system in the healthy premature infant. Blood 72:1651–1657
5. Awonusonu FO, Pauly TH, Hutchison AA (2002) Maternal smoking and partial exchange transfusion for neonatal polycythemia. Am J Perinatol19:349–354
6. Bader D, Kugelman A, Maor-Rogin N, Weinger-Abend M, Hershkowitz S, Tamir A, Lanir A, Attias D, Barak M (2001) The role of high-dose oral iron supplementation during erythropoietin therapy for anemia of prematurity. J Perinatol 21:215–220
7. Balk R, Emerson T, Fourrier F, Kruse JA, Mammen EF, Schuster HP, Vinazzer H (1998) Therapeutic use of antithrombin concentrate in sepsis. Semin Thromb Hemost 24:183–194

8. Bednarek FJ, Weisberger S, Richardson DK, Frantz ID 3rd, Shah B, Rubin LP (1998) Variations in blood transfusion among newborn intensive care units. J Pediatr 133:601–607

9. Bell EF, Strauss RG, Widness JA, Mahoney LT, Mock DM, Seward VJ, Cress GA, Johnson KJ, Kromer IJ, Zimmerman MB (2005) Randomized trial of liberal versus restrictive guidelines for red blood cell transfusion in preterm infants. Pediatrics 115:1685–1691

10. Blanchette VS, Johnson J, Rand M (2000) The management of alloimmune neonatal thrombocytopenia. Baillieres Best Pract Res Clin Haematol 13: 365–390

11. Blanchette V, Kühne T, Hume H, Hellmann J (1995) Platelet transfusion therapy in newborn infants. Transfus Med Rev 9:215–230

12. Blanchette V, Chen L, Salomon de Friedberg Z, Hogan VA, Trudel E, Decary F (1990) Alloimmunization to the Pl^{A1} platelet antigen: results of a prospective study. Br J Haematol 74:209–215

13. Blanchette V, Andrew M, Perlman M, Ling E, Ballin A (1989) Neonatal autoimmune thrombocytopenia: Role of high-dose intravenous immonuglobulin G therapy. Blut 59:139–144

14. Boven K, Stryker S, Knight J, Thomas A, van Regenmortel M, Kemeny DM, Power D, Rossert J, Casadevall N (2005) The increased incidence of pure red cell aplasia with an Eprex formulation in uncoated rubber stopper syringes. Kidney Int 67:2346–2353

15. Boven K, Knight J, Bader F, Rossert J, Eckardt KU, Casadevall N (2005) Epoetin-associated pure red cell aplasia in patients with chronic kidney disease: solving the mystery. Nephrol Dial Transplant 20 Suppl 3:iii33–40

16. Brown MS, Jones MA, Ohls RK, Christensen RD (1993) Single-dose pharmacokinetics of recombinant human erythropoietin in preterm infants after intravenous and subcutaneous administration. J Pediatr 122:655–657

17. Bundesministerium der Justiz (2005) Bekanntmachung der Richtlinien zur Gewinnung von Blut und Blutbestandteilen und zur Anwendung von Blutprodukten (Hämotherapie) gemäß §§ 12 und 18 des Transfusionsgesetzes (TFG) (Novelle 2005). BAnz 209a

18. Bussel JB (2001) Alloimmune thrombocytopenia in the fetus and newborn. Semin Thromb Hemost 27: 245–252

19. Cook RL, Miller RC, Katz VL, Cefalo RC (1991) Immune thrombocytopenic purpura in pregnancy: a reappraisal of management. Obstet Gynecol 78: 578–583

20. Cornelissen M, von Kries R, Loughnan P, Schubiger G (1997) Prevention of vitamin K deficiency bleeding: efficacy of different multiple oral dose schedules of vitamin K. Eur J Pediatr 156:126–130

21. Crowther CA, Henderson-Smart DJ (2000) Vitamin K prior to preterm birth for preventing neonatal periventricular haemorrhage. Cochrane Database Syst Rev: CD000229

22. Dani C, Reali MF, Bertini G, Martelli E, Pezzati M, Rubaltelli FF (2001) The role of blood transfusions and iron intake on retinopathy of prematurity. Early Hum Dev 62:57–63

23. Davoren A, Curtis BR, Aster RH, McFarland JG (2004) Human platelet antigen-specific alloantibodies implicated in 1162 cases of neonatal alloimmune thrombocytopenia. Transfusion 44:1220–1225

24. Dempsey EM, Barrington K (2005) Crystalloid or colloid for partial exchange transfusion in neonatal polycythemia: a systematic review and meta-analysis. Acta Paediatr 94:1650–1655

25. deWaal KA, Baerts W, Offringa M (2006) Systematic review of the optimal fluid for dilutional exchange transfusion in neonatal polycythaemia. Arch Dis Child 91:F7–10

26. Dreyfus M, Kaplan C, Verdy E, Schlegel N, Durand-Zaleski I, Tchernia G and the Immune Thrombocytopenia Working Group (1997) Frequency of immune thrombocytopenia in newborns: a prospective study. Blood 89:4402–4406

27. Forestier F, Daffos F, Catherine N, Renard M, Andreux JP (1991) Developmental hematopoiesis in normal human fetal blood. Blood 77:2360–2363

28. Franz AR, Pohlandt F (2001) Red blood cell transfusions in very and extremely low birthweight infants under restrictive transfusion guidelines: is exogenous erythropoietin necessary? Arch Dis Child 84:F96-F100

29. Franz AR, Mihatsch WA, Sander S, Kron M, Pohlandt F (2000) Prospective randomized trial of early versus late enteral iron supplementation in infants with a birth weight of less than 1301 grams. Pediatrics 106:700–706

30. Garcia MG, Hutson AD, Christensen RD (2002) Effect of recombinant erythropoietin on »late« transfusions in the neonatal intensive care unit: a meta-analysis. J Perinatol 22:108–111

31. Gill KK, Kelton JG (2000) Management of idiopathic thrombocytopenic purpura in pregnancy. Semin Hematol 37:275–289

32. Goldman M, Filion M, Proulx C, Chartrand P, Džcary F (1994) Neonatal alloimmune thrombocytopenia. Transfus Med Rev 8:123–131

33. Groß SJ, Filston HC, Andersen JC (1982) Controlled study of treatment for disseminated intravascular coagulation in the neonate. J Pediatr 100:445–448

34. Host H, Ulrich M (1982) Late prognosis in untreated neonatal polycythaemia with minor or no symptoms. Acta Paediatr Scand 71:629–633

35. Hume H (1997) Red blood cell transfusions for preterm infants: the role of evidence-based medicine. Seminars in Perinatology 21:8–19

36. Kaplan C (2002) Alloimmune thrombocytopenia of the fetus and the newborn. Blood Rev 16:69–72

37. Kaplan C, Morel-Kopp MC, Clemenceau S, Daffos F, Forestier F, Tchernia G (1992) Fetal and neonatal alloimmune thrombocytopenia: current trends in diagnosis and therapy. Transfus Med 2: 265–271

38. Keyes WG, Donohue PK, Spivak JL, Jones MD Jr, Oski FA (1989) Assessing the need for transfusion of premature infants and role of hematocrit, clinical signs and erythropoietin level. Pediatrics 84:412–417

39. Kiefel V, Kroll H, Mueller-Eckhardt C (1994) Neonatale Alloimmunthrombozytopenie. Dtsch Med Wochenschr 119: 1512–1517

40. Kleihauer E, Hildegard B, Betke K (1957) Demonstration von fetalem Hämoglobin in den Erythrozyten eines Blutausstrichs. Klin Wochenschr 35: 637–638

41. Kotto-Kome AC, Garcia MG, Calhoun DA, Christensen RD (2004) Effect of begin-ning recombinant erythropoietin treatment within the first week of life, among very-low-birth-weight neonates, on »early« and »late« erythrocyte transfusions: a meta-analysis. J Perinatol 24:24–29

42. Kreuz W, Veldmann A, Fischer D, Schlosser R, Volk WR, Ettingshausen CE (1999) Ne-onatal sepsis: a challenge in hemostaseology. Semin Thromb Hemost 25:531–535

43. Kries R von, Hachmeister A, Gobel U (2003) Oral mixed micellar vitamin K for pre-vention of late vitamin K deficiency bleeding. Arch Dis Child 88:F109-F112

44. Kries R von, Hachmeister A, Gobel U (1999) Can 3 oral 2 mg doses of vitamin K effectively prevent late vitamin K deficiency bleeding? Eur J Pediatr 158 Suppl 3: S183–186

45. Kries R von (1999) Oral versus intramuscular phytomenadione: safety and efficacy compared. Drug Saf 21:1–6

46. Kries R von, Göbel U (1994) Oral vitamin K prophylaxis and late haemorrhagic disease of the newborn. Lancet 343:352

47. Kroll H, Bein G (1999) Neonatale Autoimmunthrombozytopenie. Dtsch Med Wschr 124: 1435–1436

48. Kroll H, Kiefel V, Santoso S (1998) Clinical aspects and typing of platelet alloanti-gens. Vox Sang 74 (Suppl 2): 345–354

49. Lane PA, Hathaway WE (1985) Vitamin K in infancy. J Pediatr 106:351–359

50. Lee DA, Slagle TA, Jackson TM, Evans CS (1995) Reducing blood donor exposures in low birth weight infants by the use of older, unwashed packed red J Pediatr 126:280–286

51. Letsky EA, Greaves M (1996) On behalf of the Maternal and Neonatal Haemo-stasis Working Party of the Haemostasis and Thrombosis Task Force of the British Society for Haematology. Guidelines on the investigation and management of thrombocytopenia in pregnancy and neonatal alloimmune thrombocytopenia. Br J Haematol 95: 21–26

52. Leung SP (2000) Multiple strawberry haemangiomas-side effect of rhuEpo? Acta Paediatr 89:890

53. Liu EA, Mannino FL, Lane TA (1994) Prospective, randomized trial of the safety and efficacy of a limited donor exposure transfusion program for premature neonates. J Pediatr 125:92–96

54. Maier RF, Obladen M, Müller-Hansen I et al. (2002) Early treatment with erythro-poietin beta ameliorates anemia and reduces transfusion requirements in infants with birth weights below 1000 g. J Pediatr 141:8–15

55. Maier R F, Sonntag J, Walka M M, Liu G, Metze B C, Obladen M (2000) Changing practices of red blood cell transfusions in infants with birth weights less than 1000 g. J Pediatr 136:220–224

56. Maier R F, Metze B, Obladen M (1998) Low degree of regionalization and high transfusion rates in very low birthweight infants: A survey in Germany. J Perinat Med 26:43–48

57. Maier RF, Obladen M, Kattner E et al. (1998) High- versus low-dose erythropoietin in extremely low birth weight infants. Pediatrics 132:866–870

58. Maier RF, Obladen M, Scigalla P et al. (1994) The effect of epoietin Beta (recombinant human erythropoietin) on the need for transfusion in very low birth weight infants. N Engl J Med 330:1173–1178

59. Mehta P, Vasa R, Neumann L, Karpatkin M (1980) Thrombocytopenia in the high-risk infant. J Pediatr 97:791–794

60. Meyer MP, Meyer JH, Commerford A, Hann FM, Sive AA, Moller G, Jacobs P, Malan AF (1994) Recombinant human erythropoietin in the treatment of the anemia of prematurity: results of a double-blind, placebo-controlled study. Pediatrics 93:918–923

61. Millard FE, McMillan R (1990) Chronic idiopathic thrombocytopenic purpura and pregnancy. In: Bern MM, Frigolette FD (eds) Hematologic disorders in maternal-fetal medicine. Wiley-Liss, New York, pp 361–389

62. Mouzinho A, Rosenfeld CD, Sanchesz PJ, Risser R (1994) Revised reference ranges for circulating neutrophils in very low birth weight neonates. Pediatrics 94:76–82

63. Mueller-Eckhardt C (1990) Platelet allo- and autoantigens and their clinical implications. In: Nance SJ (ed) Transfusion medicine in the 1990's. American Association of Blood Banks, Arlington, pp 63–93

64. Mueller-Eckhardt C, Kiefel V, Grubert A (1989) High-dose IgG treatment for neonatal alloimmune thrombocytopenia. Blut 59:145–146

65. Murphy MF, Verjee S, Greaves M (1999) Inadequacies in the postnatal management of fetomaternal alloimmune thrombocytopenia (FMAIT). Br J Haematol 105: 123–126

66. Nathan DG, Orkin SH, Look AT (2003) Nathan and Oski´s Hematology of infancy and childhood. 6th Ed. WB Saunders, Philadelphia

67. Norman M, Fagrell B, Herin P (1992) Effects of neonatal polycythemia and hemodilution on capillary perfusion. J Pediatr 121:103–108

68. Nutrition Committee, Canadian Paediatric Society (1995) Nutrient needs and feeding of premature infants. Can Med Assoc J 152:1765–1785

69. Obladen M, Diepold K, Maier R F (2000) Venous and arterial hematologic profiles of very low birthweight infants. Pediatrics 106:707–711

70. Obladen M, Maier RF, Bührer C (1999) Use of cytokines in the neonate. In: Ganser A, Hoelzer D (eds) Cytokines in the treatment of hematopoietic failure. Marcel Decker, New York: pp 249–281

71. Obladen M, Sachsenweger M, Stahnke M (1988) Blood sampling in very low birth weight infants on different intensive care levels. Eur J Pediatr 147:399–404

72. Ohls RK, Ehrenkranz RA, Das A et al. (2004) Neurodevelopmental outcome and growth at 18 to 22 months' corrected age in extremely low birth weight infants treated with early erythropoietin and iron. Pediatrics 114:1287–1291

73. Ohls RK, Osborne KA, Christensen RD (1995) Efficacy and cost analysis of treating very low birth weight infants with erythropoietin during their first two weeks of life: a randomized, placebo-controlled trial. J Pediatr 126:421–426

74. Paul DA, Leef KH, Locke RG, Stefano JL (2002) Transfusion volume in infants with very low birth weight: a randomized trial of 10 versus 20 ml/kg. J Pediatr Hematol Oncol 24:43–46

75. Pearlman SA, Meek RS, Cowchock FS, Smith JB, McFarland J, Aster RH (1992) Neonatal alloimmune thrombocytopenia after maternal immunization with paternal mononuclear cells: successful treatment with intravenous gamma globulin. Am J Perinatol 9:448–451

76. Pereira SP, Shearer MJ, Williams R, Mieli-Vergani G (2003) Intestinal absorption of mixed micellar phylloquinone (vitamin K1) is unreliable in infants with conjugated hyperbilirubinaemia: implications for oral prophylaxis of vitamin K deficiency bleeding. Arch Dis Child 88:F113-F118

77. Puckett RM, Offringa M (2000) Prophylactic vitamin K for vitamin K deficiency bleeding in neonates. Cochrane Database Syst Rev CD002776

78. Rabe H, Reynolds G, Diaz-Rossello J (2004) Early versus delayed umbilical cord clamping in preterm infants. Cochrane Database Syst Rev: CD003248

79. Ramamurthy RS, Bryan YW (1981) Neonatal polycythemia. I. Criteria for diagnosis and treatment. Pediatrics 68:168–174

80. Ranasinghe E, Walton JD, Hurd CM, Saul L, Smith G, Campbell K, Ouwehand WH (2001) Provision of platelet support for fetuses and neonates affected by severe fetomaternal alloimmune thrombocytopenia. Br J Haematol 113: 40–42

81. Rayment R, Brunskill SJ, Stanworth S, Soothill PW, Roberts DJ, Murphy MF (2005) Antenatal interventions for fetomaternal alloimmune thrombocytopenia. Cochrane Database Syst Rev:CD004226

82. Ringer SA, Richardson DK, Sacher RA, Keszler M, Churchill WH (1998) Variations in transfusion practice in neonatal intensive care. Pediatrics 101:194–200

83. Roithmaier A, Arlettaz R, Bauer K, Bucher HU, Krieger M, Duc G, Versmold HAT (1995) Randomized controlled trial of Ringer solution versus serum for partial exchange transfusion in neonatal polycythaemia. Eur J Pediatr 154:53–56

84. Romagnoli C, Zecca E, Gallini F, Girlando P, Zuppa AA (2000) Do recombinant human erythropoietin and iron supplementation increase the risk of retinopathy of prematurity? Eur J Pediatr 159:627–628

85. Roseff SD, Luban NLC, Manno CS (2002) Guidelines for assessing appropriateness of pediatric transfusion. Transfusion 42: 1398–1413

86. Rosenkrantz TS (2003) Polycythemia and hyperviscosity in the newborn. Semin Thromb Hemost 29:515–527

87. Rosenkranz TS, Ob W (1982) Cerebral blood flow velocity in infants with polycythemia and hyperviscosity: Effects of partial exchange transfusion with plasmanate. J Pediatr l0l:94–98

88. Ross MP, Christensen RD, Rothstein G, Koenig JM, Simmons MA, Noble NA, Kimura RE (1989) A randomized trial to develop criteria for administering erythrocyte transfusions to anemic preterm infants 1 to 3 months of age. J Perinatol 9:246–253

89. Sainio S, Jarvenpaa AL, Renlund M, Riikonen S, Teramo K, Kekomaki R (2000) Thrombocytopenia in term infants: a population-based study. Obstet Gynecol 95:441–446

90. Scarcella A, Gambardella P (1986) Partial exchange transfusion using peripheral vessels in polycythaemic newborn infants. Eur J Pediatr 145:545–546

91. Schelonka RL, Yoder BA, desJardins SE, Hall RB, Butler TJ (1994) Peripheral leukocyte count and leukocyte indexes in healthy newborn term infants. J Pediatr 125:603–606

92. Schimmel MS, Bromiker R, Soll RF (2004) Neonatal polycythemia: is partial exchange transfusion justified? Clin Perinatol31:545–553

93. Schmidt BK, Muraji T, Zipursky A (1986) Low antithrombin III in neonatal shock: DIC or non-specific protein depletion? Eur J Pediatr 145:500–503

94. Schubiger G, Berger TM, Weber R, Banziger O, Laubscher B; Swiss Paediatric Surveillance Unit. (2003) Prevention of vitamin K deficiency bleeding with oral mixed micellar phylloquinone: results of a 6-year surveillance in Switzerland. Eur J Pediatr 162:885–888

95. Schuster HP (1998) Epilogue: disseminated intravascular coagulation and antithrombin III in intensive care medicine: pathophysiological insights and therapeutic hopes. Semin Thromb Hemost 24:81–83

96. Shannon KM, Keith JF 3rd, Mentzer WC et al. (1995) Recombinant human Erythropoietin stimulates Erythropoiesis and reduces transfusions in preterm infants. Pediatrics 95:1–8

97. Shapiro AD, Jacobson LI, Armon ME, Manco-Johnson MJ, Hulac P, Lane PA, Hathaway WE (1986) Vitamin K deficiency in the newborn infant: Prevalence and perinatal risk factors. J Pediatr 109:675–680

98. Sharon R, Tatarsky I (1994) Low fetal morbidity in pregnancy associated with acute and chronic idiopathic thrombocytopenic purpura. Am J Hematol 46: 87–90

99. Shirahata A, Shirakawa Y, Murakami C (1998) Diagnosis of DIC in very low birth weight infants. Semin Thromb Hemost 24:467–471

100. Siimes MA, Jarvenpää AL (1982) Prevention of anemia and iron deficiency in very low birth weight infants. J Pediatr 101:277–280

101. Sola MC, Del Vecchio A, Rimsza LM (2000) Evaluation and treatment of thrombocytopenia in the neonatal intensive care unit. Clin Perinatol 27:655–679

102. Strauss RG, Burmeister LF, Johnson K, Cress G, Cordle D (2000) Feasibility and safety of AS-3 red blood cells for neonatal transfusions. J Pediatr 136:215–219

103. Strauss RG, Burmeister LF, Johnson K, Cress G, Cordle DG (2000) Randomized trial assessing the feasibility and safety of biologic parents as RBC donors for their preterm infants. Transfusion 40:450–456

104. Strauss RG, Burmeister LF, Johnson K, James T, Miller J, Cordle DG, Bell EF, Ludwig GA (1996) AS-1 red cells for neonatal transfusions: a randomized trial assessing donor exposure and safety. Transfusion 36:873–878

105. Strauss RG (1991) Transfusion therapy in neonates. Am J Dis Child 145:904–911

106. Strauss RG, Bell EF, Snyder EL, Elbert C et al. (1986) Effects of environmental warming on blood components dispensed in syringes for neonatal transfusions. J Pediatr 109:109–113

107. Sutor AH, von Kries R, Cornelissen EA, McNinch AW, Andrew M (1999) Vitamin K deficiency bleeding (VKDB) in infancy. ISTH Pediatric/Perinatal Subcommittee. International Society on Thrombosis and Haemostasis. Thromb Haemost 81:456–461

108. Suzuki S, Morishita S (1998) Hypercoagulability and DIC in high-risk infants. Semin Thromb Hemost 24:463–466

109. Swetman SM, Yabek SM, Alverson DC (1987) Hemodynamic consequences of neonatal polycythemia. J Pediatr 110:443–447

110. Thomas L (1998) Labor und Diagnose. Indikation und Bewertung von Laborbe-funden für die medizinische Diagnostik. 5. Aufl. TH-Books, Frankfurt, S. 282

111. Thurlbeck SM, McIntosh N (1987) Preterm blood counts vary with sampling site. Arch Dis Child 62:74–75

112. Vamvakas EC, Strauss RG (2001) Meta-analysis of controlled clinical trials stu-dying the efficacy of rHuEPO in reducing blood transfusions in the anemia of prematurity. Transfusion 41:406–415

113. Walka MM, Sonntag J, Kage A, Dudenhausen JW, Obladen M (1998) Complete blood counts from umbilical cords of healthy term newborns by two automated cytometers. Acta Haematol 100:167–173

114. Warwood TL, Ohls RK, Wiedmeier SE, Lambert DK, Jones C, Scoffield SH, Neeraj G, Veng-Pedersen P, Christensen RD (2005) Single-dose darbepoetin administration to anemic preterm neonates. J Perinatol 25:725–730

115. Weiss M, Fischer J, Boeckmann M, Rohrer B, Baenziger O (2001) Evaluation of a simple method for minimizing iatrogenic blood loss from discard volumes in critically ill newborns and children. Intensive Care Med 27:1064–1072

116. Widness JA, Madan A, Grindeanu LA, Zimmerman MB, Wong DK, Stevenson DK (2005) Reduction in red blood cell transfusions among preterm infants: results of a randomized trial with an in-line blood gas and chemistry monitor. Pediatrics 115:1299–1306

117. Widness JA, Seward VJ, Kromer IJ, Burmeister LF, Bell EF, Strauss RG (1996) Chan-ging patterns of red blood cell transfusion in very low birth weight infants. J Pediatr 125: 680–687

118. Williamson LM, Hackett G, Rennie J, Palmer CR, Maciver C, Hadfield R, Hughes D, Jobson S, Ouwehand WH (1998) The natural history of fetomaternal alloim-munization to the platelet-specific antigen HPA-1a (PlA1, Zwa) as determined by antenatal screening. Blood 92: 2280–2287

119. Wiswell TE. Cornish ID, Northam RS (1986) Neonatal polycythemia: Frequency of clinical manifestations and other associated findings. Pediatrics 78:26–30

120. Wong W, Fok TF, Lee CH, Ng PC, So KW, Ou Y, Cheung KL (1997) Randomised con-trolled trial: comparison of colloid or crystalloid for partial exchange transfusion for treatment of neonatal polycythaemia. Arch Dis Child 77:F115-F118

121. Wood A, Wilson N, Skacel P, Thomas R, Tidmarsh E, Yale C, de Silva M (1995) Re-ducing donor exposure in preterm infants requiring multiple blood transfusions. Arch Dis Child 72:F29-F33

122. Xanthou M, Bracci R, Prindull G (eds) (1993) Neonatal haematology and immuno-logy II. Elsevier, Amsterdam

123. Zaffanello M, Franchini M, Rugolotto S (2003) Recombinant human erythropoi-etin might induce strawberry haemangiomas in very-low-birthweight preterm infants. Acta Paediatr 92:1353–1354

124. Zaizov R, Matoth Y (1976) Red cell values on the first postnatal day during the last 16 weeks of gestation. Am J Hematol 1:275–278

Hyperbilirubinämie und Morbus haemolyticus neonatorum

M. Obladen

Die Hyperbilirubinämie ist wieder aktuell, da in den letzten Jahren auch in Ländern mit entwickeltem Gesundheitswesen der Kernikterus erneut aufgetreten ist. Grund dafür ist eine liberalere Einstellung gegenüber erhöhten Bilirubinwerten [40, 3] in Verbindung mit immer früherer Entlassung des Neugeborenen aus der Geburtsklinik [62].

16.1 Definitionen und Häufigkeit

Fast alle Neugeborenen machen in den ersten Tagen einen physiologischen Ikterus mit einem Maximum am 5. Lebenstag durch (Median bei reifen Neugeborenen 125 µmol/l = 7,3 mg/dl). Erst beim Überschreiten der 97. Perzentile einer Referenzpopulation kann man von Hyperbilirubinämie sprechen (◘ Abb. 16.1).

Folgende Grenzwerte müssen als krankheitsverdächtig eingehende Diagnostik auslösen:

— *Icterus praecox:*
  Gesamtbilirubin <24. Lebensstunde >120 µmol/l = 7 mg/dl
  Kommt praktisch nur beim Morbus haemolyticus vor

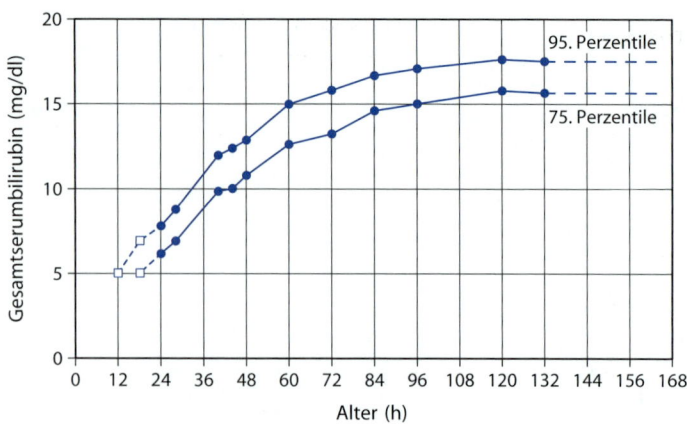

■ **Abb. 16.1.** Serumbilirubingrenzwert für reife gesunde Neugeborene mit negativem direktem Coombs-Test. (Nach Bhutani et al. 1999)

— *Icterus gravis:*
  Reife Neugeborene (Flaschenernährung):
  >270 µmol/l = 16 mg/dl
  Reife Neugeborene (Muttermilchernährung):
  >300 µmol/l = 18 mg/dl
— *Icterus prolongatus:*
  Erhöhung des Bilirubins bei reifen Neugeborenen über den 10. Lebenstag hinaus

16.2 Pathophysiologie

16.2.1 Bilirubinstoffwechsel

Grundsätzlich unterscheidet sich der Bilirubinstoffwechsel des Neugeborenen nicht von dem des Erwachsenen. Jedoch gibt es erhebliche quantitative Unterschiede, die die besondere Ikterusneigung des Neugeborenen erklären (■ Abb. 16.2):

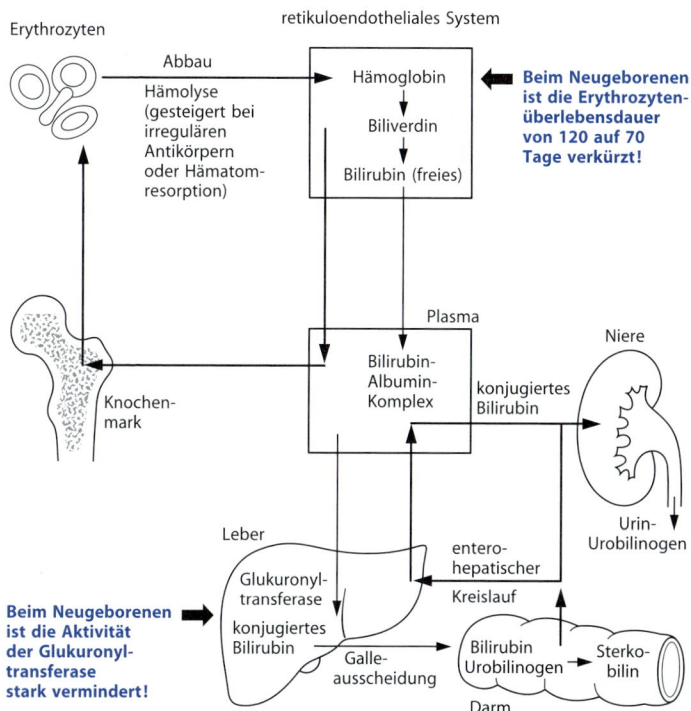

Abb. 16.2. Bilirubinstoffwechsel und Ursachen für den Neugeborenenikterus

— Erhöhter Erythrozytenabbau durch verkürzte Überlebensdauer der HbF-Zellen und durch geburtstraumatische Hämatome
— Verminderte Albuminbindung durch niedriges Serumeiweiß (insbesondere bei Frühgeborenen)
— Verminderte Glukuronyl-Transferase-Aktivität während der ersten Lebenstage
— Erhöhte enterohepatische Bilirubinzirkulation, da der Darm noch steril ist und Mekonium verzögert ausgeschieden wird

Bilirubin stammt aus dem Hämoglobinabbau und schützt in niedriger Konzentration gegen Oxydantien. In hoher Konzentration ist es ein Zellgift, dessen Wirkungsmechanismus unter anderem in einer Verminderung des Membranpotentials besteht. Es wird im extrazellulären Bereich durch Plasmaalbumin transportiert: Albumin hat eine hohe Affinität für Bilirubin, jedes Albuminmolekül kann ein Bilirubinmolekül fest und eines lose binden. Bei reifen Neugeborenen mit Serumalbuminkonzentration von 3–3,5 g/dl können 25–28 mg/dl Bilirubin gebunden werden. Bilirubintoxizität entsteht, wenn die Albuminbindungskapazität überschritten wird und Bilirubin an Zellmembranen bindet. Obwohl der eigentlich relevante Parameter, kann die Albuminbindungskapazität unter klinischen Bedingungen nicht gemessen werden. Die Ausscheidung von Bilirubin über Galle und Urin erfolgt auch beim Neugeborenen erst nach Glukuronidierung.

16.2.2 Bilirubinenzephalopathie

Die Blut-Hirn-Schranke des Neugeborenen ist nicht durchlässiger als die des Erwachsenen, aber die passive Permeabilität für nicht fettlösliche Moleküle zwischen Blut und Liquor ist höher [61]. In folgenden 3 Situationen kann Bilirubin in die Gehirnzellen eindringen:

1. *Bilirubinmenge* überschreitet die normale Albuminbindungskapazität (1 g Albumin bindet 8 mg Bilirubin).
2. *Albuminbindungskapazität* vermindert, z. B. beim Frühgeborenen, bei Sepsis und Hypalbuminämie oder Verdrängung des Bilirubins durch freie Fettsäuren, Sulfonamide oder andere Medikamente mit starker Proteinbindung [45].
3. *Blut-Hirn-Schranke* ist durchlässig für albumingebundenes Bilirubin. Dies kommt vor bei Asphyxie, Hypertension und Hyperkapnie, wahrscheinlich bei Fieber und Sepsis.

Symptome [62]

━ *Akut:*
- Phase 1 (erste 1–2 Tage): Schwaches Saugen, Stupor, Hypotonie, Krämpfe

- Phase 2 (erste Woche): Hypertonie der Extensoren, Opisthotonus, Retrocollis, Fieber
  - Phase 3 (nach erster Woche): Muskelhypertonie
- Chronisch:
  - 1. Lebensjahr: Hypotonie, persistierende tonische Nackenreflexe, verzögerte Entwicklung
  - Nach dem 1. Lebensjahr: Extrapyramidale Bewegungsstörungen (Choreoathetose, Ballismus, Tremor), Blickwendung nach oben, sensorineuraler Hörverlust

Akustisch evozierte Potentiale zeigen verlängerte Latenzen. Das Ausmaß der bleibenden Hirnschädigung ist von der Bilirubinspitzenkonzentration und der Dauer des Ikterus abhängig [19, 47]. Das Vollbild des Kernikterus mit Läsionen in Globus pallidus, Hypothalamus, Ammonshorn, Formatio reticularis sowie in den Abducens-, Facialis-, Vestibularis- und Cochleariskernen kommt überwiegend bei Frühgeborenen vor [9, 18]. Kinder mit Kernikterus zeigen anfangs eine Hypotonie oder Lethargie, später Spastik, Krämpfe, Athetose, Hörverlust im Hochtonbereich und geistige Behinderung. Mit zunehmender ambulanter Geburtshilfe wird auch in Deutschland der Kernikterus wieder häufiger [42]. Akustisch evozierte Potentiale (Hörschwelle, zentrale Leitzeit) helfen, eine Bilirubinenzephalopathie frühzeitig zu erkennen [20, 46, 59]. Sie sollten bei jedem Frühgeborenen und bei reifen Neugeborenen mit Serumbilirubin >25 mg/dl vor der Entlassung abgeleitet werden.

Häufigkeit von schwerer Hyperbilirubinämie und Kernikerus

Bilirubinwerte über 25 mg/dl treten bei einem von 4000 Neugeborenen auf [15]. Bei solchen Konzentrationen hat etwa die Hälfte der Neugeborenen Symptome einer akuten Enzephalopathie, die T1-gewichtete Magnetresonanztomographie zeigt bei der Hälfte der reifen Neonaten mit Bilirubinwerten von 26–36 mg/dl eine vermehrte Signalintensität in den Stammganglien [15, 22].

16.3   Differentialdiagnose und diagnostisches Vorgehen bei Hyperbilirubinämie

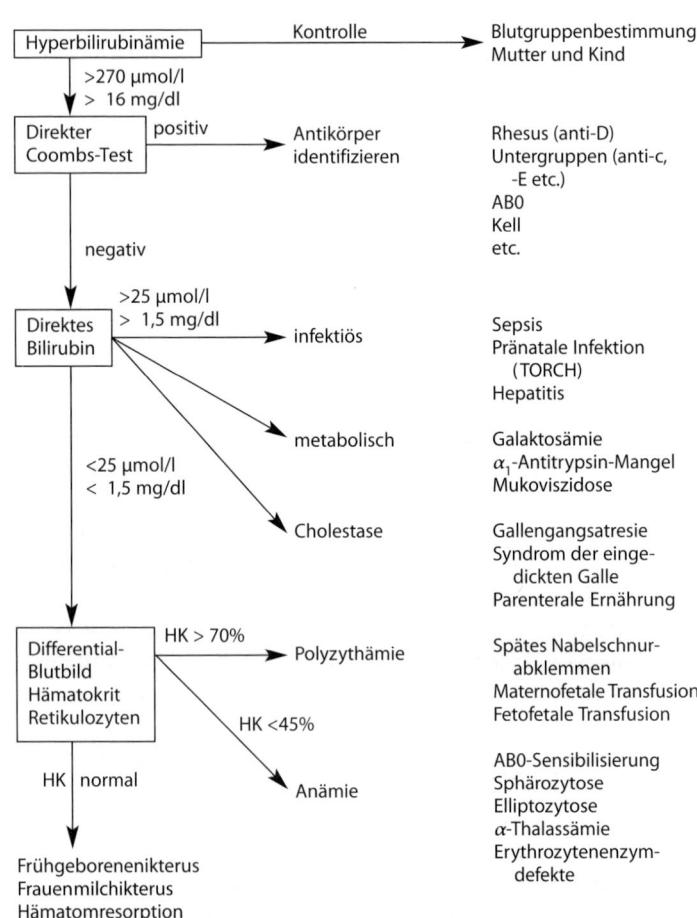

◨ Abb. 16.3. Differentialdiagnose und diagnostisches Vorgehen bei Hyperbilirubinämie

16.4 Nichthämolytischer Ikterus

16.4.1 Reife Neugeborene

Die weite Verbreitung von Phototherapiegeräten in Frauenkliniken und die kritiklose Anwendung von für den Morbus haemolyticus erstellten Therapiediagrammen haben dazu geführt, dass mancherorts viele reife gesunde Neugeborene unnötig einer Phototherapie zugeführt wurden. Die schrittweise Erhöhung der Interventionsgrenzen seit 1992 [40] hat dagegen zu einem Wiederauftreten des Kernikterus geführt [41]. Zur Betreuung von reifen, gesunden Neugeborenen mit Ikterus ohne Hämolyse schließen wir uns den wieder strengeren Empfehlungen der American Academy of Pediatrics [4] an:

Empfehlungen der American Academy of Pediatrics

- Serumbilirubinwerte bis 15 mg/dl (260 µmol/l) sind bei reifen, gesunden Neugeborenen (insbesondere bei Ernährung mit Muttermilch) jenseits von 48 Lebensstunden normal.
- In den ersten 48 Lebensstunden sind Bilirubinwerte >15 mg/dl (260 µmol/l) krankheitsverdächtig und bedürfen stationärer Abklärung in einer Kinderklinik.
- Phototherapie wird ab Lebensalter von 48 h bei einer Gesamtserumbilirubinkonzentration von 18 mg/dl (310 µmol/l), ab einem Alter von 72 h ab 20 mg/dl (340 µmol/l) durchgeführt.
- Blutaustauschtransfusion wird empfohlen bei einer Gesamtserumbilirubinkonzentration >25 mg/dl (430 µmol/l) trotz intensiver Phototherapie von 4–6 h Dauer, in jedem Fall aber ab einem Gesamtserumbilirubin von 30 mg/dl (510 µmol/l).
- Zum Ausschluss eines krankheitsbedingten Ikterus müssen vor jeder Phototherapie Anamnese (z. B. familiäre Belastung, Erbrechen, Gewichtsverlust, Stuhlfarbe), klinische Untersuchung (z. B. Atemstörungen, Sepsiszeichen, Hepatosplenomegalie, Hämatome) und Labordiagnostik (Bilirubin direkt und indirekt,

Blutgruppe und Rhesusformel von Mutter und Kind, beim Kind direkter Coombs-Test, CRP, Hämatokrit, Leukozyten, Thrombozyten, Differentialblutbild, Retikulozyten, Eiweiß, bei AB0-Konstellation auch Untersuchungen auf irreguläre Antikörper) bekannt sein.

- Da ein beginnender relevanter Ikterus klinisch übersehen werden kann, sollte bei jedem Neugeborenen vor der Entlassung aus der Frauenklinik eine Serum- [2, 26, 49] oder Transkutanbilirubinbestimmung [8, 14, 33] durchgeführt werden.

❗ Diese Richtlinien haben nicht mehr viel Spielraum und sollten streng eingehalten werden [41].

16.4.2 Frühgeborene

Bei Frühgeborenen ist die Festlegung kritischer Bilirubingrenzwerte schwierig, da bei ihnen zahlreiche Faktoren zu Hirnschädigungen führen können:

- Eine durch schonende Geburtsleitung meist vermeidbare Hyperbilirubinämieursache ist der Resorptionsikterus durch geburtstraumatisch entstandene Hämatome.
- Das Risiko einer Hirnschädigung durch Bilirubin ist umso höher, je unreifer das Kind und je höher das Serum-Bilirubin ist. Andererseits ist bei Frühgeborenen die Blutaustauschtransfusion besonders komplikationsträchtig.
- Bei sehr untergewichtigen Frühgeborenen sollte wegen der Gefahren der Blutaustauschtransfusion frühzeitig, d. h. bei Serumbilirubinspiegeln von 6–9 mg/dl (100–150 µmol/l) mit einer prophylaktischen Phototherapie begonnen werden (◘ Abb. 16.3).
- Das in ◘ Abb. 16.3 dargestellte Schema geht nicht auf den Grad der Unreife und auf das Lebensalter ein. Diese Variablen sowie eine eventuelle Hypo- und Hypertrophie sind jedoch im Einzelfall zu berücksichtigen.

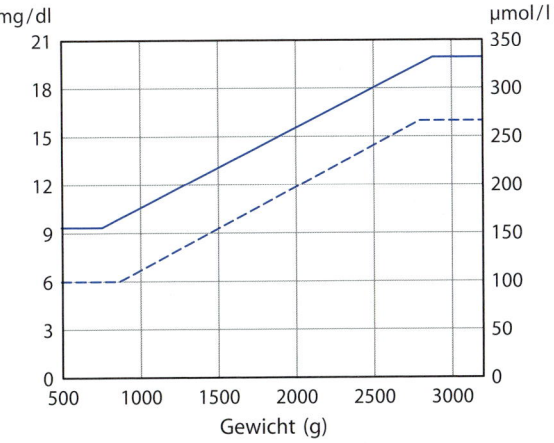

Abb. 16.4. Serumbilirubingrenzwerte bei Frühgeborenen ohne Hämolyse. Durchgezogene Linie: Blutaustausch. Gestrichelte Linie: Phototherapie. (Nach Maisels und Watchko 2003)

▬ Bei einem postmenstruellen Alter von 37 Wochen weichen wir von diesem Schema ab und verwenden die Grenzen für reife Neugeborene; der Zeitpunkt des postnatalen Ausreifens der Blut-Hirn-Schranke für Bilirubin ist jedoch unbekannt [31].

16.5 Morbus haemolyticus neonatorum

Unter diesem Begriff werden verschiedene Formen hämolytischer Erkrankungen mit ähnlicher immunologischer Pathogenese zusammengefasst: Sensibilisierung des mütterlichen Organismus mit Auftreten spezifischer Antikörper (IgG) gegen Erythrozytenantigene, die nach Passage der Plazenta zu fetaler Schädigung und neonataler Erkrankung führen können. Die klassische Sensibilisierung im Rhesussystem lässt sich durch postpartale Injektion von Anti-D-Immunglobulin an die rhesusnegative Mutter vermeiden, die ein rhesuspositives Kind geboren hat. Nach dem Schweregrad werden unterschieden:

- *Leichte Erkrankung:* Anaemia neonatorum (Hb <12 g/l, HK 35–45%)
- *Mittelschwere Erkrankung:* Icterus gravis (Bilirubin >270 µmol/l = 16 mg/dl, HK 28–35%)
- *Schwere Erkrankung:* Hb <9 g/l, HK <27%:
  Anaemia gravis (keine Ödeme, kein Aszites)
  Prähydrops (leichte Ödeme und/oder leichter Aszites)
  Hydrops fetalis (schwere Ödeme, starker Aszites)

Bei schwerem Morbus haemolyticus bestehen neben der Anämie oft Hypalbuminämie (Leber zum Erythropoeseorgan umgebaut) und kardiale Belastung, so dass massive Transfusionen die Gefahr von Herzinsuffizienz und persistierender pulmonaler Hypertension mit sich bringen.

16.5.1 Rh-Inkompatibilität

Das Rhesussystem besteht aus zahlreichen Proteinen, deren Funktion ungeklärt ist. Es existieren 8 Haplotypen, Alloantikörper gibt es gegen die Rhesuseigenschaften C, c, D, E und e [5].

Diagnostik

Mutter. Blutgruppe, Rh-Faktor, Rh-Antikörpernachweis (Titer). Bei plötzlicher, schwerer fetaler Antikörper-Adsorption kann es zum Titerabfall bei der Mutter kommen.

Kind. Blutgruppe, Rh-Faktor, direkter Coombs-Test, Bilirubin (gesamt/direkt), Blutbild (Hämoglobin, Erythrozyten, Retikulozyten, Hämatokrit, Thrombozyten), Gesamteiweiß (Albumin).

🛈 **Cave**

Bei vollständiger Besetzung der kindlichen Erythrozyten mit inkompletten Antikörpern kann das Blut fälschlicherweise als Rh-negativ typisiert werden.

> ❗ **Cave**
> Nach mütterlicher Rhesogam-Prophylaxe kann der direkte Coombs-Test beim Kind auch ohne Morbus haemolyticus positiv sein.

Die Schwere einer Rh-Inkompatibilität lässt sich pränatal durch die optische Dichte des Fruchtwassers oder durch Nabelschnurpunktion abschätzen. Bei starker Anämie muss eine Transfusion in die Nabelvene [57] des Fetus durchgeführt werden.

Therapie [10, 58]

Phototherapie

Bei leichten Fällen bzw. während der Zeit, bis die Austauschtransfusion beginnt [21]. Ihr Einsatz unmittelbar nach dem Erstaustausch senkt die Häufigkeit von mehrfachen Austauschtransfusionen. Lediglich die doppelseitige Phototherapie (von oben und unten) mit blauen Leuchtstoffröhren hilft, frühe Austauschtransfusionen innerhalb der ersten 12 Lebensstunden zu vermeiden. Die Indikation ist bereits bei der Stufe der nächstniedrigeren Bilirubinkonzentration gegeben, wenn belastende Risikofaktoren vorliegen (◘ Tab. 16.1).

◘ **Tab. 16.1.** Situationen, in denen mit erhöhter Bilirubintoxizität infolge verminderter Albuminbindung oder gestörter Blut-Hirn-Schranke zu rechnen ist. (Nach Wennberg 2000)

Verminderte Albuminbindung	Gestörte Blut-Hirn-Schranke
Schwere Hämolyse	Asphyxie/Schock (s. S. 26)
Hypalbuminämie	Hyperkapnie (PCO_2 >60 mmHg)
Atemnotsyndrom	Hypoglykämie (symptomatische)
Sulfonamide und andere	Hyperosmolarität (parenterale Ernährung)
Medikamente mit Protein-	Hypertension
bindung (z. B. Ceftriazon)	Hyperthermie (evtl. auch Hypothermie)
	Sepsis und andere schwere Erkrankung

Immunglobuline

Die intravenöse Gabe von Immunglobulinen (0,5–1 g/kg über 2–4 h i.v.) vermindert bei Rhesus- und AB0-Inkompatibilität Notwendigkeit und Häufigkeit von Austauschtransfusionen (E1a, NNT 3) [17, 1].

Blutaustauschtransfusion

Wegen besserer Verträglichkeit (kardiorespiratorische Adaptation) möglichst erst jenseits der 6. Lebensstunde.

Frühaustausch bei schwerer Erkrankung

- Nabelschnurbilirubin >100 μmol/l (6 mg/dl)
- Nabelschnurhämoglobin <12 g/l, Hämatokrit <35%
- Direkter Coombs-Test bei Geburt stark positiv
- Postnataler Bilirubinanstieg >0,5 mg/dl/h über 6 h. Serumbilirubin >250 μmol/l (15 mg/dl) in den ersten 48 Lebensstunden

Hydrops fetalis

Austauschtransfusion unabhängig von der Bilirubinkonzentration unmittelbar nach den ersten lebenserhaltenden Maßnahmen (s. S. 498).

Austauschblut

AB0-blutgruppengleich, im Rh-System eine entsprechend den nachgewiesenen Antikörpern ausgewählte CPD- oder ACD-Konserve; gefiltert, leukozytendepletiert. Menge: dreifaches Blutvolumen (250 ml/kg). Erythrozytenkonzentrat mit »fresh frozen« Plasma rekonstituieren. Hämatokrit nach Ausmaß der Anämie [52].

16.5.2 AB0-Inkompatibilität

Diagnostik

Mutter. Blutgruppe, Rh-Faktor, Rh-Antikörperausschluss, indirekter Coombs-Test, Nachweis atypischer Antikörper IgG-anti-A (bzw. -anti-B), Tests nicht sehr spezifisch.

Kind. Blutgruppe, Rh-Faktor, direkter Coombs-Test, anti-A oder anti-B im Eluat, Bilirubin (gesamt/direkt), Gesamteiweiß, Blutbild (mit Ausstrich und Retikulozyten, Thrombozyten). Ein Hydrops fetalis ist selten [35].

Therapie
Photatherapie
Mittel der ersten Wahl. Ihr Einsatz erfolgt entsprechend den in ◨ Abb. 16.4 dargestellten Werten.

Indikation zum Blutaustausch
In Abhängigkeit von der Konzentration des indirekten Bilirubins bei Bilirubinwerten >20 mg/dl (340 μmol/l) bzw. bei Hämatokritabfall. Bei Werten nahe der Austauschgrenze sind 4-stündliche Bilirubinkontrollen erforderlich.

16.5.3 Andere Sensibilisierungen

Diagnostik
Siehe s. S. 492; zusätzlich spezielle serologische Untersuchungen des mütterlichen und kindlichen Bluts mit entsprechenden Testseren und Testerythrozyten zur Diagnose der Sensibilisierungen anti-C/-c/-E/-e/anti-Kell, anti-Duffy, anti-Fya [6]: Auch die Anti-c-Sensibilisierung führt oft zu einem schweren Morbus haemolyticus, der eine Blutaustauschtransfusion nötig macht.

16.5.4 Resorptionsikterus

Bei ausgedehnten Hämatomen (Kephalhämatom, Stauungspetechien im Gesicht, flächige Sugillationen an den Extremitäten, insbesondere nach Beckenendlage, Armlösung und Schulterdystokie) kann, v. a. bei Frühgeborenen, ein schwerer Ikterus entstehen. Der Bilirubinanstieg erfolgt dabei besonders rasch, der Resorptionsikterus kann schon am

2. Lebenstag in den phototherapiebedürftigen Bereich (Abb. 16.4) kommen und lange anhalten.

16.6 Hydrops fetalis

16.6.1 Pathophysiologie und Ätiologie

Zusammenwirken von Anämie, Hypoproteinämie und Herzinsuffizienz. Die Hypalbuminämie resultiert oft aus einer Leberschädigung durch massive extramedulläre Hämatopoese oder Infektion. Die massive Ödembildung (Subkutangewebe, Lungenparenchym, Pleuraergüsse, Aszites) ist weder mit dem Ausmaß der Anämie noch mit dem Serumeiweißspiegel streng korreliert. Bei ihrer Entstehung spielen außer der Verminderung des onkotischen Drucks auch chronische intrauterine Hypoxie und Herzinsuffizienz eine Rolle. Tab. 16.2 stellt Ursachen des Hydrops fetalis zusammen.

16.6.2 Behandlung

Reanimation bei allen hydropischen Neugeborenen, da viele Kinder (z. B. bei schweren Erythroblastosen) gesund überleben können und da bei unheilbarer Erkrankung (z. B. α-Thalassämie) das Kind zumindest bis zur Diagnosesicherung am Leben gehalten werden sollte. Da die meisten Fälle von Hydrops durch Ultraschall- oder Fruchtwasseruntersuchung pränatal bekannt sind, lässt sich die Versorgung meist in Ruhe vorbereiten, wobei gute Kommunikation zwischen Geburtshelfern und Neonatologen und rechtzeitige Verlegung der Schwangeren in ein Perinatalzentrum Voraussetzung für eine erfolgreiche Behandlung sind. Immer sind zur Versorgung eines hydropischen Neugeborenen mehrere Spezialisten erforderlich.

◘ Tab. 16.2. Ursachen des Hydrops fetalis. (Cameron 1997, Chui 1998, Entezami 1998, Levine 1998, Nakayama 1999, Swain 1999, Wafelman 1999)

Schwere chronische intrauterine Anämie	Erythroblastose (Rh, Kell)
	Homozygote α-Thalassämie
	Chronische fetomaternale oder fetofetale Transfusion
Herzinsuffizienz	Schweres konnatales Vitium
	Vorzeitiger Verschluss des Foramen ovale
	Große arteriovenöse Fistel (Hämangiom)
	Myokarditis
	Tachyarrhythmie
	Bradyarrhythmie
	Fibroelastose
Hypoproteinämie	Angeborene Nephrose
	Nierenvenenthrombose
	Hepatisches Hämangiom
Intrauterine Infektionen	Lues
	Toxoplasmose
	Zytomegalie
	Leptospirose
	Parvovirus B 19
Verschiedenes	Zystisch-adenomatoide Lungendegeneration
	Pulmonale Lymphangiektasie
	Achondroplasie
	Trisomien, multiple Fehlbildungen
	Turner-Syndrom
	Fetales Neuroblastom
	Morbus Gaucher
	Hydro-, Chylothorax, bilateral
	Subletale Umbilikal- oder Chorionvenenthrombose
	Chorionangiom bzw. -karzinom
	Mütterlicher Diabetes

Maßnahmen bei Verdacht auf Hydrops

- Zeitpunkt der Entbindung besprechen
- Betreuungsteam zusammenstellen (z. B. 2 Neonatologen, 1 Intensivschwester, 1 Hebamme)
- Aufgaben verteilen
- 200 ml Erythrozytenkonzentrat 0 rh negativ bestellen
- Intensivstation informieren
- Kreißsaalcheckliste 1–2 h vor der Entbindung
- Reanimationsplatz einsatzbereit?
- Sonographiegerät steht bereit?
- Austauschbesteck komplett, Austausch vorbereitet?
- Aszitespunktionsbesteck vollständig, Punktion vorbereitet?
- Pleurapunktionsbesteck vollständig, Punktion vorbereitet?
- Röhrchen zur Sofortdiagnostik vorbereitet?
- Verlegungsbögen vorbereitet?

Therapie

Erste Lebensminuten

- Hypoxie → zentrale Atemlähmung
- Lungenödem → gestörter Gasaustausch
- Höhlenerguss → behinderte Zwerchfellatmung
- Anämie → Herzinsuffizienz

1. Sofortige Nabelschnurdurchtrennung, Blutgasanalyse und HK-Bestimmung
2. Absaugen, Intubation (Trachealödem), kontrollierte Beatmung mit hohem Druck und PEEP
3. Pleurapunktion bei starker Ergussbildung
4. Nabelgefäßkatheterung, Messung des ZVD und Normalisierung des Nabelvenendrucks auf 8–10 cm H_2O (vertikal gestellter Nabelvenenkatheter) durch Blutaustausch mit Negativbilanz (Ausfuhr größer als Einfuhr)
5. In unmittelbar lebensbedrohlichen Situationen (ausgeprägter Hydrops, schwerste Anämie) kann das Ergebnis der Blutgruppenbestimmung und Kreuzprobe nicht abgewartet werden. Sofortige

Teilaustauschtransfusion mit 0-rh-neg.-Erythrozytenkonzentrat, wobei nach Normalisierung des ZVD mit der Einfuhr begonnen wird

6. Pufferung nach Blutgasanalyse
7. Furosemid 1 mg/kgKG i.v. **Cave:** arterielle Hypotonie!
8. Aszitespunktion und langsames, fraktioniertes Ablassen des Aszites
9. Verlegung auf Intensivstation in stabilem Zustand: Hämatokrit >30%, pH >7,1

Erste Lebensstunden
- Hypervolämie → Lungenödem
- Eingeschränkte Diurese → Lungenödem
- Hämolyse → Hämoglobinabfall, Bilirubinanstieg

1. Kontrolle: Blutbild, Hämatokrit, Bilirubin (gesamt/direkt), Nabelvenendruck, Blutgasanalyse, Thrombozyten, Eiweiß, Blutzucker
2. Nabelarterienkatheterung (transkutane PO_2-Messung beim Hydrops nicht zuverlässig!)
3. Röntgen: Thorax und Abdomen (Lungenhypoplasie, Erguss? Katheterpositionen?)
4. Unter Umständen erneuter Aderlass zur Normalisierung des Nabelvenendrucks
5. Kontinuierliche Phototherapie mit blauen Leuchtstoffröhren
6. Überwachung, Beatmung, Zweitaustausch, Diuretika und Katecholamine in Abhängigkeit von den Besonderheiten des Falles

2.–5. Lebenstag
- Parenchymatöse Blutungen
- Hämolyse

1. Substitution plasmatischer Gerinnungsfaktoren
2. Ggf. erneute Blutaustauschtransfusion oder Transfusion

16.7   Blutaustauschtransfusion

16.7.1   Nabelvenenkatheterung

Prinzip

Einführung eines Katheters in die Nabelvene über den Ductus venosus Arantii bis in die V. cava inferior. Nabel feucht halten, bis Austauschblut kommt. Die Nabelvene ist während der ersten 5 Lebenstage ohne Schwierigkeiten, danach gelegentlich bis zum 14. Lebenstag nach sorgfältiger Präparation und Entfernung intravasaler Thromben sondierbar.

Technik

Sterile Verhältnisse: Kittel, Haube, Mundschutz! Optimale Lichtverhältnisse, Lagerung und Fixierung in Rückenlage, lokale Desinfektion des Nabelschnurstumpfes. Glatte Durchtrennung des Nabelschnurrests 0,5–1,0 cm vor dem Hautansatz. Anatomische Pinzette bereithalten, falls eine Blutung eintritt. Erneute Desinfektion des angefrischten Nabelschnurrests. Steriles Abdecken der umgebenden Bauchhaut mit Schlitztuch. Zur Gefäßdarstellung Spreizung des Nabelschnurstumpfes durch 2 chirurgische Pinzetten.

Die Nabelvene ist das größte der 3 Gefäße, dünnwandig, kranial gelegen, meist spaltförmig zusammengefaltet und nicht kontrahiert (◘ Abb. 16.5). Nach Spreizung bleibt ihr Lumen meist offen. Thromben und Blutreste mit chirurgischer Pinzette entfernen. Venenverlauf

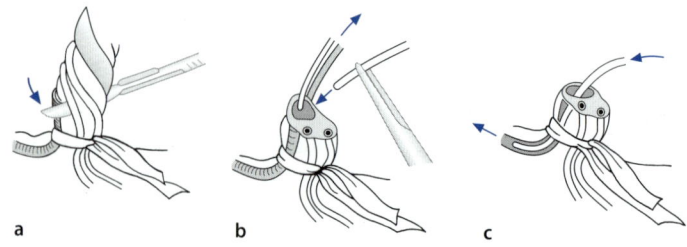

a   b   c

◘ **Abb. 16.5.** Nabelvenenkatheterung. **a** Nabelschnur anschneiden, **b** nach kaudal ziehen: Die Nabelvene ist das größte der 3 Gefäße, liegt meist kranial, ist dünnwandig und nicht kontrahiert. **c** Katheter im Winkel von etwa 60° nach kranial einführen durch Einführung einer Knopfsonde in einem nach kranial gerichteten horizontalen Einführwinkel von ca. 60° darstellen. Nabelvenenkatheter, gefüllt mit NaCl 0,9% (Reifgeborene Argyle Charr 8, Frühgeborene <1500 g Charr 5) mit aufgesetzter Spritze unter Anwendung eines leichten Aspirationsunterdrucks einführen, bis Blut gewonnen werden kann.

Die Katheterung gelingt leichter, wenn der Nabelstumpf mit einer chirurgischen Pinzette nach kaudal gezogen wird. Widerstand bei Vorschieben des Katheters: Fehlposition in der Leberpforte. Nach erneutem Zurückziehen um 1–2 cm nochmaliges Vorschieben, u. U. gelingt dann die Katheterung über den Ductus venosus Arantii. Bleibt dieses Vorgehen erfolglos, muss der Katheter bis auf 2 cm vor das Hindernis zurückgezogen werden.

Die regelrechte Katheterposition befindet sich 1 cm oberhalb des Diaphragmas:

Gewichtsklasse	Einführlänge
<1000 g	6 cm
<1000–1500 g	7 cm
<1500–2000 g	8 cm
<2000–2500 g	9 cm
>2500 g	10–12 cm

Vorteil
- Gute Verdünnung von Medikamenten und hyperosmolaren Lösungen durch großen Blutfluss
- Möglichkeit der Messung des zentralen Venendrucks

Nachteile bei Fehlposition
- Bei Infusion hyperosmolarer Lösungen Gefahr von Lebernekrosen
- Bildung von Pfortaderthromben, spätere portale Hypertension möglich

Katheterentfernung

So schnell als möglich. Lösung der Fixation, vorsichtiges Herausziehen. Blutstillung und Anlegen eines sterilen Kompressionsverbandes, evtl. Tabaksbeutelnaht erforderlich. Da sich jenseits des Kreißsaales eine Nabelvenenkatheterung kaum steril durchführen lässt, setzen wir Antibiotika für 3 Tage an, auch wenn der Effekt dieser Prophylaxe nicht bewiesen ist (E1b) [23].

Komplikationen

- Fehlsondierung einer Nabelarterie
- Portale Hypertension
- Funktioneller Katheterverschluss
- Fehlposition in der Leberpforte
- Leberzellnekrose
- Perforation ins Leberparenchym
- Herzstillstand
- Sepsis
- Intravasale Thrombenbildung
- Embolie

16.7.2 Durchführung des Blutaustauschs

Prinzip

Die Vorbereitung der Austauschtransfusion sollte zügig, der Blutaustausch selbst in Ruhe durchgeführt werden (Gefahren: Kernikterus entsteht *vor*, Komplikationen *während* Blutaustausch).

Vorbereitung

Sie sollte nicht über 2 h dauern. Falls sich bei sehr hohem Serumbilirubin ein Blutaustausch nicht unverzüglich durchführen lässt, Infusion von Humanalbumin erwägen. Gleichzeitig müssen durchgeführt werden:

1. Diagnostik beim Kind (▶ Abschn. 16.5.1)
2. Bestellen des Bluts (2–3 Konserven, Wahl des Austauschblutes, ▶ Abschn. 16.7.4). Labor vorab informieren
3. Geräte bereitstellen (Reanimationstisch, Blutwärmgerät Frekatherm, EKG-Monitor, Dinamap, Steri-drape, OP-Lochtuch, Instrumententisch, Instrumentenset, Austauschsystem, Wecker)

4. Austauschprotokoll anlegen
5. Kind an den Extremitäten fixieren (ggf. sedieren), Urinbeutel ankleben, Temperatursonde einführen

16.7.3 Nabelgefäßkatheterbesteck

- 1 anatomische Pinzette, Länge 13 cm
- 1 grazile, gebogene Schere (spitz-stumpf), Länge 13 cm
- 2 gerade Halstead-Mosquito-Klemmen, Länge 12,5 cm
- 2 feine, chirurgische Pinzetten (Semken), Länge 12,5 cm
- 2 anatomische Augenpinzetten (0,8 mm), Länge 10 cm
- 2 chirurgische Augenpinzetten (0,8 mm), Länge 10 cm
- 4 Doppelknopfsonden, Durchmesser 1,0, 1,2 und 1,5 mm, Länge 13 cm
- 1 Metallmaßstab (rostfrei, biegsam), Länge 14 cm
- 1 Augennadelhalter (Boynton), Länge 12,5 cm
- 1 grazile, gerade Schere (spitz-stumpf), Länge 13 cm
- 8 Kompressen 5 × 5 cm
- 8 Kompressen 8 × 8 cm
- 2 Abdecktücher
- 1 Schlitztuch
- 2 Handtücher
- 2 stark gebogene Augenpinzetten (0,8 mm), Länge 10 cm
- 2 Argyle-Nabelkatheter, Charr 8,0/5,0
- 1 Nabelbändchen

Durchführung

1. Gerät: Wir verwenden das Einmalaustauschtransfusionsgerät mit geschlossenem System (Baxter), Montage ◻ Abb. 16.6, s. S. 504.
2. Austauschweg: Nabelvenenkatheter Charr 8, Zentralvenendruck messen und bei der Austauschbilanz berücksichtigen!
3. Diagnostik aus der 1. Ausfuhr: Bilirubin, Elektrolyte, CRP, Gesamteiweiß, Differentialblutbild, Toxoplasmose, Röteln, Zytomegalie. 10 ml Heparinblut für spätere Untersuchungen (z. B. Hb-Elektrophorese, Stoffwechseldiagnostik) aufheben.

4. Austauschvolumen: 2- bis 3faches kindliches Blutvolumen (180–250 ml/kg); dadurch wird mehr als 90% des Blutes ersetzt. Austauscheinzelportionen:
   - Neugeborene >2500 g: 20 ml
   - Frühgeborene 1500–2500 g: 10 ml
   - Frühgeborene <1500 g: 5 ml
5. Austauschgeschwindigkeit: 125 ml/kg/h (2 ml/kg/min); Dauer des Blutaustauschs 2 h. Langsame Austauschgeschwindigkeit verringert die Kreislaufbelastung, erhöht die Elimination von Bilirubin und vermindert die Nebenwirkungen des CPD-Stabilisators. Konserve alle 5 min umwenden (Sedimentationsgefahr! Wecker!)
6. Kalziumgabe bei Zitratkonserve: Kalziumglukonat 10%, 2 ml/100 ml Austauschblut. Bei Hypokalzämiesymptomen vorübergehend weitere Gabe von Kalzium. Da zentrale Zufuhr: langsame Injektion, Monitor beachten!
7. Untersuchungen bei Austauschende (letzte Ausfuhr): sofortige Kontrolle von Bilirubin, Hämatokrit, Elektrolyten; neues Kreuzblut entnehmen.
8. Da die Wirkspiegel lebensnotwendiger Medikamente durch den Blutaustausch absinken, ist ggf. eine zusätzliche Dosis oder ein Überprüfen des Medikamentenspiegels nach Austauschende erforderlich.

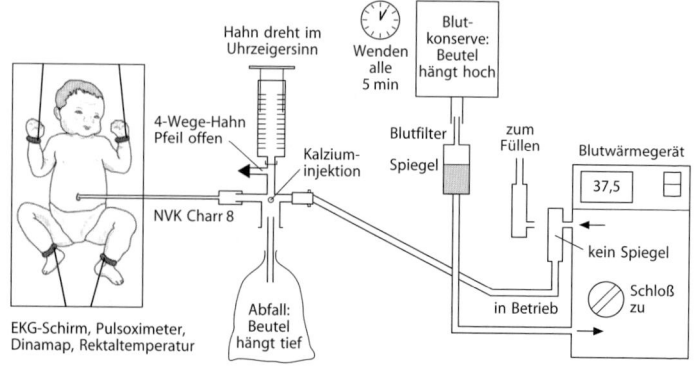

□ Abb. 16.6. Aufbau des Systems für die Blutaustauschtransfusion

Tab. 16.3. Komplikationen der Blutaustauschtransfusion. (Nach Chandar 1994, Jackson 1997)

Vaskulär	Embolie (Luft, Blutgerinnsel)
	Thrombosen, Pfortaderstenose
	Hämorrhagische Infarzierung des Kolons
	Nekrotisierende Enterokolitis
	Myokardinfarkt
Kardial	Arrhythmien
	Hypervolämie (Anämie, Überlastung)
	Asystolie
Biochemisch	Zitratblut (CPD)
	Hypokalzämie
	Azidose
	Hypochlorämie
	Hypomagnesiämie
	Hyperkaliämie
	Hypoglykämie
	Sauerstoffabgabe im Gewebe ↑
	Heparinblut
	Hypoglykämie
	Vermehrung freier Fettsäuren
Gerinnungsphysiologisch	Thrombozytopenie
	Heparinüberdosierung
Infektiös	Lues
	Zytomegalie
	Transfusionshepatitis
	HIV-Infektion
Verschiedene	Perforation der Umbilikalvene
	Mechanische Schädigung der Erythrozyten
	Hypothermie

16.7.4 Wahl des Austauschbluts

Bei Blutgruppenunverträglichkeit muss Blut gewählt werden, dessen Erythrozyten durch die jeweils vorhandenen Antikörper nicht hämolysiert werden können. Bei starker Anämie (Hämatokrit <20%) sollte der Austausch mit Erythrozytenkonzentrat begonnen werden.

16.7.5 Nebenwirkungen und Gefahren

Die Blutaustauschtransfusion ist eine eingreifende Maßnahme mit einer Sterblichkeit bis zu 1%. Insbesondere bei sehr untergewichtigen Frühgeborenen kann eine vorbestehende intrazerebrale Blutung exazerbieren, so dass der Blutaustausch bei diesen Kindern bleibende Behinderungen zur Folge haben kann. Die wichtigsten Komplikationen der Austauschtransfusion sind in ■ Tab. 16.3 aufgelistet. Gegenüber dem einlumigen Nabelvenenkatheter haben Doppellumenkatheter keine Vorteile (E1a) [27].

16.8   Phototherapie

16.8.1 Wirkungsmechanismus

In der Haut und deren Kapillaren wird bei einem Absorptionsmaximum von 460 nm (Blaulicht) das Bilirubin durch Licht auf verschiedenen Wegen umgebaut und ohne Glukuronidierung (über Urin und Galle) ausgeschieden. Wichtigster Weg ist die *strukturelle Isomerisation*, die zur Bildung von Lumirubin führt. Weniger bedeutsam ist die konfigurationale *Photoisomerisation*, bei der aus dem toxischen hydrophoben Bilirubin (4 Z, 15 Z) ein ungiftiges wasserlösliches Bilirubinmolekül (4 Z, 15 E) entsteht. Es macht nach 12 h Phototherapie ca. 20% des Bilirubinpools aus und wird mit den üblichen Bestimmungsmethoden wie das Bilirubin (4 Z, 15 Z) erfasst. Die *Photooxidation*, bei der Dipyrrole entstehen, spielt quantitativ die geringste Rolle.

16.8.2 Indikation

— Hyperbilirubinämie ohne Inkompatibilität (s. S. 489)
— Rh-Erythroblastose (s. S. 493)
— AB0-Erythroblastose (s. S. 495)

Die Phototherapie ist kein Ersatz für eine indizierte Austauschtransfusion! Beginn und Beendigung der Phototherapie ist in jedem Einzelfall individuell zu entscheiden! Metallopophyrine senken Bilirubinspiegel und Notwendigkeit von Phototherapie, sind aber bezüglich ihrer Sicherheit wenig untersucht, so dass sie nicht routinemäßig eingesetzt werden sollten (E1b) [53].

16.8.3 Kontraindikationen

— Morbus haemolyticus neonatorum (rh, AB0) mit starker Hämolyse oder schwerer Anämie
— Sepsis mit Erhöhung des konjugierten Bilirubins
— Hepatozelluläre oder obstruktive Lebererkrankungen

16.8.4 Durchführung

Das Neugeborene wird unbekleidet in den Inkubator gelegt oder lediglich mit einer »Bikiniwindel« versehen. In 4-stündigen Abständen erfolgt ein Lagewechsel des Kindes (Rücken/Bauch). Während der Phototherapie sind die Augen sicher abzudecken (Gefahr der Retinaschädigung)!

Behandlungsdauer: Zunächst kontinuierliche Phototherapie, bis ein Abfall des Serumbilirubins unter 16 mg/dl (Neugeborene) bzw. bei Frühgeborenen entsprechend ■ Abb. 16.3 erreicht ist. Anschließend kann in 4- bis 6-stündigen Intervallen intermittierend weiter behandelt werden. Bei weiter steigenden Werten kontinuierliche Phototherapie.

Die Phototherapie mit blauen Leuchtstoffröhren macht wegen der schlechten visuellen Überwachung Monitoreinsatz erforderlich. Abstand Lampe–Kind möglichst gering halten!

Insbesondere für sehr untergewichtige Frühgeborene stellt die fiberoptische Phototherapie (Biliblanket) wegen ihrer geringen Nebenwirkungsrate eine wirksame Alternative dar (E2) [28, 44, 55], jedoch ist diese Phototherapieform kurzfristig weniger effektiv als die Bestrahlung mit Leuchtstoffröhren (E1a) [38].

16.8.5 Besondere Probleme

Nebenwirkungen und Risiken der Phototherapie (Nach Benders 1998, 1999; O'Dea 1998; Sirota 1999)

- Verschleierung der Grundkrankheit bei fehlender Diagnostik
- Retinaschäden. Frühgeborenenretinopathie bei ungenügendem Augenschutz
- Konjunktivitis durch Augenbandage
- Transepidermaler Wasserverlust gesteigert
- Verkürzte Darmpassage – intestinaler Laktasemangel – Diarrhöen – gesteigerter fäkaler Elektrolytverlust
- Vermindertes Herzschlagvolumen
- Verminderter renaler Blutfluss bei Frühgeborenen
- Wiedereröffnung des Ductus arteriosus
- Erhöhter Blutfluss in der Haut. Erythem, Exanthem
- Bronze-Baby-Syndrom bei Erhöhung des konjugierten Bilirubins
- Temperaturinstabilität: Überwärmung im Inkubator, Unterkühlung im Bett – gesteigerter Kalorienverbrauch – schlechte Gewichtszunahme
- Abnorme Gonadotropinbildung
- Veränderte Zytokinproduktion der Monozyten
- Gehäufte Apnoen bei untergewichtigen Neugeborenen
- Mutter-Kind-Trennung und Erzeugung von Angst

16

- Phototherapie vermindert den Grad des sichtbaren Hautikterus. Ein Rückschluss auf die Bilirubinkonzentration im Serum ist durch den Aspekt und durch transkutane Messung nicht möglich. In Abhängigkeit von der Nähe der Austauschgrenze sind 4- bis 6-stündliche Bilirubinverlaufskontrollen indiziert.
- Bei Dauerphototherapie ist das Anlegen einer Infusion und eine Gesamtflüssigkeitszufuhr von 10–20% über dem Tagesbedarf erforderlich (Elektrolytbilanz!).
- Flüssigkeitsbilanzkontrolle (2-mal täglich Gewicht, evtl. Hämatokrit). Bei Bedarf Flüssigkeitsmenge um 20 ml/kg steigern.
- Das Auftreten eines makulopapulösen Exanthems ist möglich, jedoch kein Grund zum Therapieabbruch.
- Gehäufte, dünne grünliche Stühle werden beobachtet.
- Häufige Temperaturkontrollen wegen Möglichkeit der Hyperthermie.
- Bei Elternbesuch Phototherapie unterbrechen, Augenverbände abnehmen!

16.9 Hepatozellulärer/cholestatischer Ikterus

16.9.1 Pathophysiologie

Durch Unreife der hepatobiliären Funktionen, verminderte Speichermenge und Syntheserate für Gallensäuren, geringe intraluminale Gallekonzentration und spärliche Rückresorption aus dem Ileum macht das Neugeborene (und besonders das Frühgeborene) eine Phase »physiologischer Cholestase« durch. Ein über 1,5 mg/dl hinausgehendes konjungiertes Bilirubin ist unphysiologisch und bedarf prompter Abklärung. Protrahierte Cholestase führt zur Beeinträchtigung der Fettresorption, hepatozellulärer Dysfunktion und progressiver biliärer Zirrhose. Extra- und intrahepatische Obstruktionen lassen sich zunächst nicht unterscheiden.

16.9.2 Ursachen/Differentialdiagnose

◨ **Tab. 16.4.** Neonatale Krankheiten mit Erhöhung des konjugierten (direkten) Bilirubins. (Nach Jaquemine 1998, Sondheimer 1998, Teitelbaum 1997)

I. Hepato-zelluläre Störungen der Bilirubin-ausscheidung	A. Primäre Hepatitis	1. Hepatitis infolge von vertikalen Infektionen Hepatitis B/C, Röteln, Zytomegalie, Toxoplasmose, Coxsackie, Lues, Herpes simplex, Listeriose, Tuberkulose 2. Postnatale bakterielle Infektion (Sepsis) 3. Idiopathische Riesenzellhepatitis 4. Postoperativ (Darmresektion), insbesondere bei entzündlichem Prozess (NEC)
	B. Toxische Leberzell-schädigung	1. Parenterale Ernährung (insbesondere bei Frühgeborenen) 2. Läsionen durch Chemikalien (Aspirin, Phenol, CCl4)
	C. Chronische Bilirubinüber-lastung durch:	1. Fetale Erythroblastose (schwere Formen) 2. Sphärozytose, Elliptozytose 3. Kongenitale erythropoetische Porphyrie
	D. Genetische und meta-bolische Erkrankungen	1. α_1-Antitrypsin-Mangel (Phänotyp ZZ) 2. Galaktosämie 3. Tyrosinose Typ I 4. Hereditäre Fruktoseintoleranz 5. Speicherkrankheiten (Glykogenose Typ IV, Nieman-Pick, Gaucher, Wolman, Zellweger, Wilson) 6. Mukoviszidose 7. Maligne familiäre Cholestase (Byler-Krankheit) 8. Trisomie 18/21
II. Obstruktion der Gallen-wege	A. Extrahepa-tische Gallen-gangsatresie	1. Ohne assoziierte Fehlbildungen 2. Assoziiert mit Trisomie E 3. Assoziiert mit Polysplenie-Syndrom
	B. Intrahepa-tische Gallen-gangshypopla-sie (»Atresie«)	1. Ohne assoziierte Fehlbildungen 2. Assoziiert mit Schmetterlingswirbeln oder peripherer Pulmonalstenose (Alagille-Syndrom [Krantz 1997]) 3. Assoziiert mit Lymphödemen
	C. Primär sklerosierende Cholangitis D. Extrahepatische Stenose, Choledochuszyste E. Gallepfropfsyndrom (Syndrom der eingedickten Galle) F. Tumoren der Leber und der Gallengänge G. Periduktale Lymphadenopathie H. Choledocholithiasis	

16.9.3 Diagnostik

- Tägliche Beurteilung der Stuhlfarbe
- Direktes und indirektes Bilirubin im Serum
- Serumtransaminasen (ALAT, ASAT), γ-GT
- Alkalische Phosphatase
- Gesamteiweiß, Serumalbumin, Elektrophorese
- Serumcholesterin
- Quick, PTT, Fibrinogen, ATIII
- Direkter Coombs-Test
- Urinuntersuchungen (reduzierende Substanzen)
- Lues-/Hepatitisserologie, TORCH
- α-Fetoprotein
- Serum $α_1$-Antitrypsin
- T4, TSH
- Schweißelektrolyte (mit 2 Monaten)
- Abdomensonographie (Gallengänge erweitert? Gallenblase gefüllt?)
- Röntgenuntersuchung (Abdomen, Thorax, Schädel)
- Duodenalsonde (Bilirubin, Gallensäuren)
- Gallensäuren im Serum
- Lipoprotein-X-Quantalan-Test

Eine Indikation für *Leberbiopsie*, *Sequenzszintigraphie* und/oder operatives *Cholangiogramm* besteht bei:
- Persistierender konjugierter Hyperbilirubinämie (direkt >50 μmol/l = 3 mg/dl, >20 Tage)
- Kindern älter als 4 Wochen
- Fehlendem Gallenachweis im Duodenalaspirat
- Ausschluss einer Infektion
- Ausschluss einer metabolischen Ursache (z. B. Galaktosämie, s. S. 443)

16.9.4 Behandlung

Je nach Ursache stets parenterale Supplementierung fettlöslicher Vitamine (Vitamin A: 100.000 Einheiten alle 2 Monate; Vitamin D_3: 5 mg alle 3 Monate; Vitamin E: 10 mg/kg alle 2 Wochen; Vitamin K: 0,5 mg/kg alle 2 Wochen). Kortikosteroide sind kontraindiziert. Wegen der Gefahr nicht überschaubarer Nebenwirkungen (Bronzebabysyndrom, Hämolyse, Anämie) ist die Phototherapie beim cholestatischen Ikterus kontraindiziert. Da heute sowohl für extrahepatische als auch für intrahepatische Gallenwegsobstruktionen operative Behandlungsverfahren zur Verfügung stehen [30, 37], Hepatoportoenterostomie, Hepatoportocholezystostomie, Lebertransplantation, sollte bei jeder Erhöhung des konjugierten Bilirubins, die über 2 Wochen anhält, ein Kinderchirurg konsiliarisch zugezogen werden (s. S. 322).

Literatur

1. Alcock GS, Liley H (2002) Immunoglobulin infusion for isoimmune haemolytic jaundice in neonates. Cochrane Database Syst Rev CD003313
2. Alpay F, Sarici SU, Tosuncuk HD, Serdar MA, Inanc N, Gokcay E (2000) The value of first-day bilirubin measurement in predicting the development of significant hyperbilirubinemia in healthy term newborns. Pediatrics 106:E16
3. American Academy of Pediatrics (1994) Practice parameter: Management of hyperbilirubinemia in the healthy term newborn. Pediatrics 94:558–565
4. American Academy of Pediatrics (2004) Clinical practice guideline: Management of hyperbilirubinemia in the newborn infant 35 or more weeks of gestation. Pediatrics 114: 297–316
5. Avent ND, Reid ME (2000) The Rh blood group system: a review. Blood 95:375–87
6. Babinszki A, Berkowitz RL (1999) Haemolytic disease of the newborn caused by anti-c, anti-E and anti-Fya antibodies: report of five cases. Prenat Diagn 19:533–536
7. Bhutani VK, Johnson L, Sivieri EM (1999) Predictive ability of a predischarge hour-specific serum bilirubin for subsequent significant hyperbilirubinemia in healthy term and near-term newborns. Pediatrics 103:6–14
8. Bhutani VK, Gourley GR, Adler S, Kreamer B, Dalin C, Johnson LH (2000) Noninvasive measurement of total serum bilirubin in a multiracial predischarge newborn population to assess the risk of severe hyperbilirubinemia. Pediatrics 106:E17
9. Bor M van der, End-Dokkum M, Schreuder AM, Veen S, Brand R, Verloove-Vanhorick SP (1992) Hyperbilirubinemia in low birth weight infants and outcome at 5 years of age. Pediatrics 89:359–364
10. Bowman J (1997) The management of hemolytic disease in the fetus and newborn. Semin Perinatol 21:39–44
11. Cameron AD, Swain S, Patrick WJ (1997) Human parvovirus B19 infection associated with hydrops fetalis. Aust N Z J Obstet Gynaecol 37:316–319

12. Chandar JS, Wolfe SB (1994) Displacement of preexisting thrombus by umbilical vein catheterization. Pediatr Cardiol 15:311–312

13. Chui DH, Waye JS (1998) Hydrops fetalis caused by alpha-thalassemia: an emerging health care problem. Blood 91:2213–2222

14. Dai J, Parry DM, Krahn J (1997) Transcutaneous bilirubinometry: its role in the assessment of neonatal jaundice. Clin Biochem 30:1–9

15. Ebbesen F, Andersson C, Verder H, Grytter C et al. (2005) Extreme hyperbilirubinaemia in term and near-term infants in Denmark. Acta Paediatrica 94: 59–64

16. Gemeinsamer Bundesausschuss (2005) Vereinbarung über Maßnahmen zur Qualitätssicherung der Versorgung von Früh- und Neugeborenen. Dt Ärzteblatt 102w: B2381–2382

17. Gottstein R, Cooke RWI (2003) Systematic review of intravenous immunoglobulin in haemolytic disease of the newborn. Arch Dis Child Fetal Neonatal Ed 88: F6-F10

18. Graziani LJ, Mitchell DG, Kornhauser M, Pidcock FS, Merton DA, Stanley C, McKee L (1992) Neurodevelopment of preterm infants: Neonatal neurosonographic and serum bilirubin studies. Pediatrics 89:229–234

19. Grimmer I, Berger-Jones K, Bührer C, Brandl U, Obladen M (1999) Late neurological sequelae of non-hemolytic hyperbilirubinemia of healthy term neonates. Acta Paediatr 88:661–663

20. Gupta AK, Mann SB (1998) Is auditory brainstem response a bilirubin neurotoxicity marker? Am J Otolaryngol 19: 232–236

21. Hansen TW (1997) Acute management of extreme neonatal jaundice–the potential benefits of intensified phototherapy and interruption of enterohepatic bilirubin circulation. Acta Paediatr 86:843–846

22. Harris MC, Bernbaum JC, Polin JR, Zimmerman R, Polin RA (2001) Developmental follow-up of breastfed term and near-term infants with marked hyperbilirubinaemia. Pediatrics 107: 1075–1080

23. Inglis GDT, Davies MW (2005) Prophylactic antibiotics to reduce morbidity and mortality in neonates with umbilical venous catheters. Cochane Database Syst Rev CD005251

24. Jackson JC (1997) Adverse events associated with exchange transfusion in healthy and ill newborns. Pediatrics 99:E7

25. Jacquemin E, Lykavieris P, Chaoui N, Hadchouel M, Bernard O (1998) Transient neonatal cholestasis: origin and outcome. J Pediatr 133:563–567

26. Johnson L, Bhutani VK (1998) Guidelines for management of the jaundiced term and near-term infant. Clin Perinatol 25:555–574

27. Kabra NS, Kumar M, Shah SS (2005) Multiple versus single lumen umbilical venous catheters for newborn infants. Cochrane Database Syst Rev CD004498

28. Kaam AH van, Beek RH van, Vergunst van Keulen JG, Heijden J van der, Lutz Dettinger N, Hop W, Sauer PJ (1998) Fibre optic vs. conventional phototherapy for hyperbilirubinaemia in preterm infants. Eur J Pediatr 157:132–7

29. Krantz ID, Piccoli DA, Spinner NB (1997) Alagille syndrome. J Med Genet 34:152–157

30. Lang T, Kappler M, Dietz H, Harms HK, Bertele-Harms R (2000) Biliary atresia: which factors predict the success of a Kasai operation? An analysis of 36 patients. Eur J Med Res 5:110–114

31. Lee C, Stonestreet BS, Oh W, Outerbridge EW, Cashore WJ (1995) Postnatal maturation of the blood-brain barrier for unbound blirubin in newborn piglets. Brain Res 689: 233–238

32. Levine Z, Sherer DM, Jacobs A, Rotenberg O (1998) Nonimmune hydrops fetalis due to congenital syphilis associated with negative intrapartum maternal serology screening. Am J Perinatol 15:233–236

33. Maisels MJ, Kring E (1997) Transcutaneous bilirubinometry decreases the need for serum bilirubin measurements and saves money. Pediatrics 99:599–601

34. Maisels MJ, Watchko JF (2003) Treatment of jaundice in low birthweight infants. Arch Dis Child Fetal Neonatal Ed 88: 459–463

35. McDonnell M, Hannam S, Devane SP (1998) Hydrops fetalis due to AB0 incompatibility. Arch Dis Child 78:F220–F221

36. Meadows N (1998) Monitoring and complications of parenteral nutrition. Nutrition 14:806–808

37. Middlesworth W, Altman RP (1997) Biliary atresia. Curr Opin Pediatr 9:265–269

38. Mills JF, Tudehope D (2001) Fibreoptic phototherapy for neonatal jaundice. Cochrane Database Syst Rev CD002060

39. Nakayama H, Kukita J, Hikino S, Nakano H, Hara T (1999) Long-term outcome of 51 liveborn neonates with non-immune hydrops fetalis. Acta Paediatr 88:24–28

40. Newman TB, Maisels MJ (1992) Evaluation and treatment of jaundice in the term newborn: A kinder, gentler approach. Pediatrics 89:809–818

41. Newman TB, Maisels MJ (2000) Less aggressive treatment of neonatal jaundice and reports of kernicterus: lessons about practice guidelines. Pediatrics 105:242–245

42. Obladen M, Grimmer I, Abou-Dakn M, Seltsam A (2000) Kernikterus bei zwei Neugeborenen nach ambulanter Geburt. Geburtsh Frauenheilk 60:165–168

43. O'Dea TJ, Saly G, Holte J (1998) Safety investigation: interaction of infant radiant warmers and bilirubin phototherapy lights in the regulation of temperature of newborn infants. Biomed Instrum Technol 32:355–369

44. Pezzati M, Biagiotti R, Vangi V, Lombardi E, Wiechmann L, Rubaltelli FF (2000) Changes in mesenteric blood flow response to feeding: conventional vs. fiberoptic phototherapy. Pediatrics 105:350–353

45. Robertson A, Karp W, Brodersen R (1991) Bilirubin displacing effect of drugs used in neonatology. Acta Paediatr Scand 80:1119–1127

46. Sabatino G, Verrotti A, Ramenghi LA et al. (1996) Newborns with hyperbilirubinemia: usefulness of brain stem auditory response evaluation. Neurophysiol Clin 26:363–368

47. Scheidt PC, Graubard BI, Nelson KB, Hirtz DG, Hoffman HJ, Gartner LM, Bryla DA (1991) Intelligence at six years in relation to neonatal bilirubin level: Follow-up of the National Institute of Child Health and Human Development clinical trial of phototherapy. Pediatrics 87:797–805

48. Schild RL, Bald R, Plath H, Eis-Hubinger AM, Enders G, Hansmann M (1999) Intrauterine management of fetal parvovirus B19 infection. Ultrasound Obstet Gynecol 13:161–166

49. Seidman DS, Ergaz Z, Paz I, Laor A, Revel-Vilk S, Stevenson DK, Gale R (1999) Predicting the risk of jaundice in full-term healthy newborns: a prospective population-based study. J Perinatol 19:564–567

50. Sirota L, Straussberg R, Gurary N, Aloni D, Bessler-H (1999) Phototherapy for neonatal hyperbilirubinemia affects cytokine production by peripheral blood mononuclear cells. Eur J Pediatr 158:910–913

51. Sondheimer JM, Asturias E, Cadnapaphornchai M (1998) Infection and cholestasis in neonates with intestinal resection and long-term parenteral nutrition. J Pediatr Gastroenterol Nutr 27:131–137

52. Strauss RG (1991) Transfusion therapy in neonates. Am J Dis Child 145:904–911

53. Suresh GK, Martin CL, Soll RF (2003) Metalloporphyrins for treament of unconjugated hyperbilirubinemia in neonates. Cochrane Database Syst Rev CD004207

54. Swain S, Cameron AD, McNay MB, Howatson AG (1999) Prenatal diagnosis and management of nonimmune hydrops fetalis. Aust N Z J Obstet Gynaecol 39:285–290

55. Tan KL (1997) Efficacy of bidirectional fiber-optic phototherapy for neonatal hyperbilirubinemia. Pediatrics 99:E13

56. Teitelbaum DH (1997) Parenteral nutrition-associated cholestasis. Curr Opin Pediatr 9:270–275

57. Ulm B, Ulm MR, Deutinger J, Bernaschek G (1999) Twenty-four cordocenteses in one woman. Fetal Diagn Ther 14:283–285

58. Urbaniak SJ, Greiss MA (2000) RhD haemolytic disease of the fetus and the newborn. Blood Rev 14:44–61

59. Vohr BR, Karp D, O'Dea C et al. (1990) Behavioral changes correlated with brainstem auditory evoked responses in term infants with moderate hyperbilirubinemia. J Pediatr 117:288–291

60. Wafelman LS, Pollock BH, Kreutzer J, Richards DS, Hutchison AA (1999) Nonimmune hydrops fetalis: fetal and neonatal outcome during 1983–1992. Biol Neonate 75:73–81

61. Wennberg RP (2000) The blood-brain barrier and bilirubin encephalopathy. Cell Mol Neurobiol 20:97–109

62. Wood AJJ (2001) Review article: Neonatal hyperbilirubinemia. N Engl J Med 344:581–590

Infektionen

M. Obladen

Die früher übliche strenge Trennung in pränatale und postnatale Infektionen überzeugt heute nicht mehr, da viele Erreger sowohl vor als auch nach der Geburt Krankheiten beim Kind verursachen können und da in der Praxis der genaue Infektionszeitpunkt oft unbekannt ist.

17.1 Immunstatus und Infektabwehr

Die Fähigkeit zur Immunabwehr ist beim Neugeborenen und insbesondere beim Frühgeborenen eingeschränkt, da das Immunsystem erst nach der Geburt ausreift. Während die zellvermittelte Immunität weitgehend funktioniert (Granulozyten und Makrophagen werden ab 6, T-Lymphozyten ab 10 SSW gebildet), ist das Neugeborene in seiner humoralen Abwehr weitgehend auf die von der Mutter transplazentar übertragenen IgG-Antikörper angewiesen. Ein aktiver Transport über die Plazenta erfolgt erst ab Woche 32, so dass die Spiegel bei Frühgeborenen sehr niedrig sind. Fetale B-Lymphozyten können (beginnend ab 17 SSW) lediglich IgM bilden. ◘ Tab. 17.1 fasst die Besonderheiten des neonatalen Immunstatus zusammen. In der konnatalen Infektabwehr der Lunge spielen die Surfactant-Proteine A und D als Collectine eine große Rolle [67].

◼ **Tab. 17.1.** Immunstatus des Neugeborenen

	Natürliche (unspezifische) Immunität	Adaptive (spezifische) Immunität
Humoral	Lysozym: Bereits beim Feten vorhanden Komplement: Wird erst ab 22 SSW gebildet, chemotaktische Aktivität und Opsonisation fehlen	IgA: Bei Geburt nicht vorhanden Exogene Zufuhr (Muttermilch) IgG: Mütterlichen Ursprungs (plazentagängig, »Nestschutz«) IgM: Einziges fetales Immunglobulin. Bei Geburt 1–2% des Erwachsenenspiegels (nicht plazentagängig)
Zellulär	Granulozyten: Speicher vermindert Chemotaxis fehlt, Verformbarkeit gering, Phagozytose normal, Bakterizidie normal Makrophagen: Extra- und intrazelluläre Abtötung von Erregern funktioniert	B-Lymphozyten: Antikörperproduktion läuft erst nach der Geburt an T-Lymphozyten: Suppressoreffekt dominiert, Neugeborenes hat noch keine »Memoryzellen« Lymphokinreproduktion vermindert

17.2 Bakteriologische Diagnostik

Die Sicherung einer bakteriellen Infektion setzt eine umfassende Diagnostik voraus.

Obligate Untersuchungen bei jeder Aufnahme:

— Bakteriologischer Abstrich vom Gehörgang
— Histologische Untersuchung von Plazenta, Eihäuten und Nabelschnur

Zusätzliche Untersuchungen bei bestehenden Risikofaktoren:

— Blutkulturen (aerob und anaerob)
— Differentialblutbild mit Thrombozyten
— Quantitative Bestimmung von Interleukin-6 oder -8 [13], C-reaktivem Protein, IgM bei spezifischem Verdacht

Bei Auftreten erster Verdachtsmomente:

- Mehrere Blutkulturen (nicht aus Nabelschnur oder Nabelgefäßkatheter mit langer Verweildauer wegen der Möglichkeit von Kontamination und falsch-positiven Resultaten) aerob und anaerob abnehmen (kleine Kulturflaschen)
- Lumbalpunktion: trägt unmittelbar postnatal wenig zur Diagnostik bei (E2b) [3, 112], ist jedoch obligat bei neurologischen Symptomen und bei Infektionsverdacht nach der 48. Lebensstunde: Zellzahl mit Differenzierung, Gesamteiweiß, Liquor- und Blutzucker gleichzeitig, Gramfärbung, Kultur
- Suprapubische Blasenpunktion: Stix, Leukozyten, Bakterien, Kultur
- Trachealaspirat bei intubierten Kindern
- Blutbild und Differentialblutbild. Wichtigstes diagnostisches Werkzeug. Infektionsverdacht bei Anstieg der Gesamtleukozyten >30.000/µl, der Neutrophilen >15.000/µl und des Verhältnisses von unreifen zu gesamten Neutrophilen >0,2 oder bei Leukopenie bzw. Neutropenie <1000/µl [86]
- Gerinnungsstatus
- Bilirubin: gesamt/direkt
- Transaminasen, gGT
- Plazentahistologie

> ❶ Bei antibiotischer Vorbehandlung der Mutter unter der Geburt sind die Kulturen beim Kind am 1. Lebenstag auch bei Infektion meist negativ!

17.3 Vertikale Infektionen

Zahlreiche Erreger (Viren, Bakterien, Pilze, Protozoen) können vor oder während der Geburt von der Schwangeren auf das Kind übertragen werden (meist bei Erstinfektion der Mutter während der Schwangerschaft). Je nach Zeitpunkt und Schweregrad resultieren Aborte, Embryopathien mit Fehlbildungen oder Fetopathien mit generalisierter, lokalisierter oder asymptomatischer Infektion. ❑ Tab. 17.2 gibt einen kurzen Überblick über die Symptomatik der häufigsten vertikalen Infektionen sowie über Maßnahmen, die bei der Geburt eingeleitet

▢ Tab. 17.2. Vertikale Infektionen, schematisierte Übersicht

Infektion	Symptomatik beim Kind	Maßnahmen bei Geburt
Röteln	Katarakt, Glaukom, Taubheit. Myokarditis, Herzvitien, Thrombozytopenie, Exanthem	Kind isolieren, Serologie. IgM-Antikörper. Keine spezifische Therapie möglich
Zyto-megalie	90% asymptomatisch. Niedriges Geburtsgewicht, Hepatospleno-megalie, Thrombopenie, Ikterus, Mikrozephalus	Serologie, PCR-Virusnachweis im Urin. Schädelsonographie, Ganciclovir bei relevanter Symptomatik
Herpes simplex	Herpesläsionen an Augen, Haut, Mundhöhle, Meningoenzephali-tis. Generalisiert-septische Form	Kaiserschnitt. Kind isolieren. Aciclovir-Therapie durchführen
Hepa-titis B	Meist asymptomatisch. 10% Ikterus mit 3–5 Monaten, >90% chronische Hepatitis	Serologie bei allen Schwange-ren. Passive und aktive Immu-nisierung des Kindes möglichst kurz nach der Geburt
HIV	Meist asymptomatisch. Evtl. niedriges Geburtsgewicht, Mikrozephalus. Nach Jahren Entwicklung von Aids	Kaiserschnitt. Nicht stillen. Virusisolierung. Handschuhe bei Primärversorgung und Blutentnahmen. Antivirale Therapie s. S. 531
Lues	Makulopapulöses Exanthem, De-squamation, Rhinitis, Hepatosple-nomegalie, Periostitis, Keratitis	IgM-FTA-Abs-Test bei Mutter und Kind. Blutbild, CRP. Bei Verdacht Penicillinbehandlung
Listeriose	Frühform mit Sepsis, Schock, Pneumonie. Spätform mit Meningitis	Erregernachweis (Mekonium). Behandlung mit Ampicillin + Gentamicin (Kimberlin 2002)
Tuber-kulose	Oft asymptomatisch. Akute pulmonale Verlaufsform, Hepatosplenomegalie	Plazentahistologie. INH-Behand-lung. BCG-Impfung, falls nicht infiziert. Nicht stillen
B-Strep-tokokken	Meist asymptomatisch. Frühform: Pneumonie, Sepsis, Schock. Spätform: Meningitis	Abstriche, Blutkultur, Blutbild, CRP, Überwachung. Antibiotika bei Symptomen
Toxoplas-mose	Oft asymptomatisch. Niedriges Geburtsgewicht, Chorioretinitis, intrakranielle Verkalkungen, Hydrozephalus, generalisiert-septische Verlaufsform	Serologie, spezifischer IgM-Test, Liquoreiweiß. Therapie mit Pyrimethamin und Sulfadiazin, Schädelsonographie
Varizellen	Foudroyante Erkrankung mög-lich, wenn Mutter 4 Tage vor bis 2 Tage nach der Geburt erkrankt	Hyperimmunglobulin, Aciclovir

17

werden sollten. Für genauere Darstellungen sei auf die einschlägigen Monographien [43, 83] verwiesen. Perinatale Infektionen (Chorio-amnionitis) sind insbesondere bei Frühgeborenen bedrohlich, da sie zur Leukomalazie beitragen und die neurologische Langzeitprognose beeinträchtigen (E2a) [56].

17.4 B-Streptokokkeninfektion

Gefährliche und häufige Infektion des Neugeborenen, besonders nach vorzeitigem Blasensprung und bei Frühgeborenen. Nicht die vaginale Besiedlung der Mutter spielt die Hauptrolle (bis zu 25% der Schwangeren tragen B-Streptokokken [8]), sondern die bei ca. 10% der B-Streptokokken-Trägerinnen bestehende Unfähigkeit, IgG-Antikörper gegen diese Erreger zu bilden bzw. an den Fetus weiterzugeben. Dadurch kommt es zu erleichterter Adhäsion der B-Streptokokken an den Schleimhäuten des Kindes. Auch über die Muttermilch können B-Streptokokken übertragen werden [79].

Der Verlauf der B-Streptokokkeninfektion ist äußerst variabel (◘ Tab. 17.3):

◘ **Tab. 17.3.** Neonatale B-Streptokokkensepsis und -meningitis

	Sepsis (Frühform)	Meningitis (Spätform)
Infektionsmodus	Meist intrapartal	Meist postnatal
Manifestation	1.–2.(–10.) Lebenstag	Meist 2.–12. Lebenswoche
Geburtskomplikationen [in %]	92	19
Symptome	Uncharakteristisch. Progrediente Atemstörungen: Stöhnen, Einziehungen, Apnoeanfälle, Schock	Fütterungsschwierigkeiten, Hyperexzitabilität, Fieber, Konvulsionen
Verlauf	Fulminant, häufig irreversibler Schock, beträchtliche Letalität	Psychomotorische Spätschäden
Serotyp	Unterschiedlich	Meist III

Die Frühform ähnelt beim Frühgeborenen einem Atemnotsyndrom oder einer Pneumonie, beim reifen Neugeborenen geht sie mit Kreislaufzentralisation, persistierender pulmonaler Hypertension und Verbrauchskoagulopathie einher. Sind septischer Schock oder Ateminsuffizienz bereits eingetreten, so kommt auch die Intensivtherapie bei diesen Kindern häufig zu spät. Mit Schwangerenscreening und intrapartaler Antibiotikabehandlung der Mutter hat die B-Streptokokkeninfektion einiges von ihren Schrecken verloren (E2b) [93]. Wichtigste postnatale Maßnahmen sind die lückenlose Überwachung gefährdeter Kinder, umfassende Infektionsdiagnostik (s. S. 518) und prompte antibiotische Behandlung bei den ersten Krankheitszeichen. Eine asymptomatische Besiedelung des Neugeborenen mit B-Streptokokken behandeln wir derzeit jedoch nicht.

17.5   Sepsis

17.5.1   Prädisponierende Faktoren

◻ Tab. 17.4. Prädisponierende Faktoren für eine Sepsis

Mütterliche Faktoren	Neonatale Faktoren
Immunstatus	Immunstatus
Asymptomatische Kolonisation der Geburtswege	Frühgeborenheit
Infektion während Schwangerschaft und Geburt	Asphyxie
Überriechendes, trübes oder grünliches Fruchtwasser	Grundkrankheit (z. B. Atemnotsyndrom)
Umgebungsexposition	Invasive Behandlungstechniken, zentrale Gefäßkatheter
Vorzeitiger Blasensprung >24 h	Umgebungsexposition
Fieber sub partu	Steroidbehandlung [100]
Komplikationen während Geburt	Parenterale Lipidzufuhr [32]

17

17.5.2 Häufigste Erreger

Tab. 17.5. Häufigster Erreger der Sepsis	
Gramnegative Keime E. coli Klebsiella-Aerobacter-Gruppe Proteus mirabilis Serratia marcescens Pseudomonas aeruginosa Salmonellen	**Pilze** Candida species
Grampositive Keime Streptococcus A–D Enterococcus Staphylococcus aureus Diplococcus pneumoniae Listeria monocytogenes Staphylococcus epidermidis	**Viren** Zytomegalie Röteln Herpes simplex Coxsackie Echo Hepatitis B

17.5.3 Klinik

Die klinischen Frühsymptome der Sepsis sind unspezifisch:
- Atemstörungen (Apnoe, Tachypnoe)
- Hyper-/Hypothermie
- Apathie/Hyperexzitabilität
- Trinkunlust/Gedeihstörung
- Magenreste >3 ml
- Aufgetriebenes Abdomen
- Dyspepsie/Erbrechen
- Blassgraues Hautkolorit
- Marmorierung, kalte Extremitäten, verlängerte Rekapillarisierungszeit (>2 s)
- Ikterus, Hepatosplenomegalie
- Petechien, Purpura
- Blutungsneigung
- Exsikkose

❗ Das wichtigste Frühsymptom einer beginnenden Sepsis ist das von einer erfahrenen Kinderkrankenschwester gemeldete »schlechte Aussehen« des Neugeborenen!

17.5.4 Diagnostik

Das bei postnatalem Infektionsverdacht unbedingt erforderliche Überwachungs- und Untersuchungsprogramm ist in ◻ Tab. 17.6 dargestellt. Besonders zuverlässig ist die Linksverschiebung (I: T ratio >0,2) auch bei Frühgeborenen [26, 73, 86]. IL-6 und IL-8 zeigen eine Infektion wesentlich zuverlässiger und früher an als CRP (E2a) [13, 22, 53, 60, 113]. Auch im Urin gibt eine IL-6-Erhöhung wertvolle diagnostische Hinweise [87]. Für das Beenden der antibiotischen Therapie kann das CRP hilfreich sein [25].

◻ **Tab. 17.6.** Infektionsverdacht: Diagnostik und Überwachung

Überwachung: 2-stündlich	Verdächtig
Puls	>150/min
Atmung	>60/min
Temperatur	>37,5 °C
	<36,5 °C
Diagnostik bei Geburt	
Differentialblutbild	Leukozyten >30.000/µl/< 4000/µl
	Neutrophile <1500/µl
	I: T-Quotient >0,2
Thrombozyten	<100.000/µl
C-reaktives Protein	>1 mg/dl
IL-6	>30 pg/ml
Blutgasanalyse	BE ↓, pCO_2 ↑
Bakteriologie	**Vor** Antibiose
	Blutkultur
	Ohrabstrich

17.5.5 Prophylaxe

Genaue Kenntnis der mütterlichen Anamnese während der Schwangerschaft und Geburt. Wertung bestehender Risikofaktoren, Berücksichtigung möglicher Infektionsquellen und -wege. Eine Antibiotikaprophylaxe lehnen wir ab. Bei vorzeitigem Blasensprung >24 h, Fieber sub partu, Amnioninfektionssyndrom sowie Aszites- und Pleuradrainage sehen wir jedoch die Indikation zur antibiotischen Behandlung als gegeben, wenn das Kind Infektionssymptome aufweist. Auch viele ateminsuffiziente Frühgeborene behandeln wir zunächst – bis zum Ausschluss einer Infektion – antibiotisch.

17.5.6 Therapie

Symptomatische Behandlung
- Inkubatorpflege
- Aufrechterhaltung des neutralen Temperaturbereichs (Antipyrese: Senkung der Inkubatortemperatur)
- Korrektur des Säure-Basen-Haushalts
- Ausreichende Oxygenierung
- Herstellung/Aufrechterhaltung einer ausreichenden Mikrozirkulation
- Infusionen von Immunglobulinen (z. B. Pentaglobin, 250–500 mg/kg/Tag; **Cave:** Volumenüberlastung) können bei Frühgeborenen Inzidenz (E1a, NNT33) [6, 77, 85] und Sterblichkeit (E1a) [108, 78] septischer Infektionen mindern, jedoch nicht bei nosokomialen Infektionen [30]. Wir verwenden Immunglobuline nur bei schwerer Symptomatik.
- Der Phosphodiesterasehemmer Pentoxifyllin (6 Tage lang 5 mg/kg i.v. während 6 h) dämpft die inflammatorische Reaktion und senkt die Sterblichkeit (E1b, NNT6) [44].
- Weder die Transfusion von Granulozyten (E1a) [71] noch die Zufuhr von Granulozyten/Makrophagen-stimulierenden Faktoren (E1a) [16, 15, 91] konnten Häufigkeit oder Sterblichkeit der neonatalen Sepsis reduzieren.

Antibiotische Behandlung

▬ Bei *unbekanntem* Erreger:
Wir verwenden derzeit Ampicillin 100–200 mg/kg/Tag i.v. in 3 Dosen + Gentamicin 3,5 mg/kg/Tag (Kinder <34 SSW) bzw. 4,5 mg/kg/Tag (≥ 34 SSW) jeweils 1-mal täglich als Kurzinfusion. Dosisanpassung gemäß Serumspiegel, abgestrebt wird ein Spitzenspiegel von 5–10 µg/ml und ein Talspiegel <2 µg/ml (❏ Tab. 22.3, s. S. 627) [2, 42].
Alternativ bzw. bei erneuter Infektion: Cefotaxim 100 mg/kg/Tag in 2 (ab 2. Lebenswoche in 3) Dosen + i.v. Piperazillin 150 mg/kg/Tag i.v. Wenn das regionale Erregerspektrum dies erlaubt, können auch Cephalosporine als Mittel der ersten Wahl verwendet werden [98].

▬ Bei *Therapieresistenz*:
Chloramphenicol: Frühgeborene 25 mg/kg/Tag, Neugeborene 50 mg/kg/Tag. Dosisverteilung: 1–2 Dosen/Tag i.v. Wegen der individuellen Schwankungsbreite und Toxizität sind Spiegelkontrollen erforderlich (❏ Tab. 22.3).

▬ Nach *Bekanntwerden* des Erregers
Ausrichtung der Behandlung nach dem Antibiogramm.
Die Wahl des Antibiotikums ist u. U. von der Entwicklung regionaler Resistenzen einzelner Erreger abhängig.

Behandlungsdauer

7–14 Tage (Kriterium für die Beendigung der Therapie: unauffällige Klinik, Normalisierung von CRP und Blutbild).

❶ Das *asymptomatische* Neugeborene mit Infektionsrisiko oder Keimbesiedelung benötigt keine antibiotische Behandlung, sondern sorgfältige Beobachtung!

17.6 Meningitis

Lebensbedrohliche Erkrankung! Entsteht oft als Komplikation einer spät erkannten Sepsis.

Häufigkeit: 0,46/1000 Lebendgeborene; 1,36/1000 Frühgeborene. Mortalität bei coliformen Bakterien bis 50%, Komplikationen und

Dauerschäden bei bis zu 30% der Überlebenden. Für schweren Verlauf einer Neugeborenenmeningitis sind verantwortlich:

- Virulenz des Erregers
- Keimzahl im Liquor
- Ausmaß der Ependymschädigung
- Ausmaß der sekundären Vaskulitis mit multifokaler Enzephalitis
- Immunstatus des Früh-/Neugeborenen (s. S. 517)
- Zu später Beginn der Antibiotikatherapie

17.6.1 Erregerspektrum

Auch bei der Meningitis sind heute grampositive Erreger (Streptococcus B, Enterococcus, Staphylococcus aureus) häufiger als gramnegative (Escherichia coli, Klebsiella-Aerobacter-Gruppe, Proteus mirabilis, Pseudomonas aeruginosa).

17.6.2 Klinik

Typische Symptome (gespannte Fontanelle, schrilles Schreien, Opisthotonushaltung) treten erst im fortgeschrittenen Stadium auf! Hinweisend können sein:

- Atemstörungen
- Hyper-/Hypothermie
- Hypotonie, Apathie, Hyperexzitabilität
- Spärliche Spontanbewegungen
- Trinkunlust
- Erbrechen/Dyspepsie
- Berührungsempfindlichkeit
- Blassgraues Hautkolorit
- Kalte Akren, Zyanose
- Hypotension, Kollaps
- Krampfanfälle
- Exsikkose
- Hyperbilirubinämie

17.6.3 Diagnostik

Beweis durch Lumbalpunktion: Erregernachweis. Vermehrung der Leukozyten >10/µl bzw. des Liquorproteins >1,5 g/l (Liquornormalwerte s. S. 399).

17.6.4 Therapie

Symptomatische und antibiotische Behandlung wie bei Sepsis (s. S. 525), aber mit höheren Dosen (nicht Gentamycin!). Antikonvulsive Behandlung s. S. 406. Wenn die Keimdifferenzierung und das Antibiogramm der ersten Lumbalpunktion vorliegen, wird gezielt weiterbehandelt. Behandlungsdauer mindestens 3 Wochen bzw. 2 Wochen über die Normalisierung des Liquorbefundes hinaus [33]. Cephalosporine (Cefotaxim) sind liquorgängig und zur Therapie der neonatalen Meningitis geeignet. Bei gramnegativen Erregern kann wegen der guten Liquorgängigkeit Chloramphenicol eingesetzt werden. Es besteht eine Medikamenteninteraktion zwischen Chloramphenicol und Phenobarbital (Induktion von Cytochrom p 450) in der Weise, dass wirksame Chloramphenicolspiegel nur durch extreme Dosissteigerungen erhalten werden können. Bei der gleichzeitigen Gabe von Chloramphenicol und Phentyoin besteht die Gefahr der Phentyoinintoxikation. Die intraventrikuläre Antibiotikatherapie ist wegen erhöhter Sterblichkeit kontraindiziert (E1b, NNH3) [95].

17.6.5 Komplikationen/Folgeschäden

Sind nach bakterieller Meningitis häufig. Im Vordergrund stehen Hydrozephalus, Anfallsleiden, Hirnatrophie, Hörschädigung, Zerebralparesen, spinale und zerebellare Störungen [70, 88, 99].

17.7 RSV-Infektion

Das Respiratory-syncytial-Virus (RSV) vermehrt sich in den Epithel-zellen der Atemwege und kann, insbesondere bei Frühgeborenen und vorgeschädigter Lunge (BPD), schwerste pulmonale Erkrankungen (insbesondere Bronchiolitis) auslösen. Winterhäufung, Hospitalepidemien und rezidivierende Infektionen sind typisch.

Symptome

Apnoeanfälle, Tachy- und Dyspnoe, Husten, Hypoxie, zunehmende Ateminsuffizienz. Das Röntgenbild zeigt Überblähung und Infiltrate. Selten werden Linksverschiebung und CRP-Anstieg beobachtet.

Diagnostik und Therapie

- RSV-Antigen-Nachweis mit Immunfluoreszenzschnelltest möglich (Nasensekret, Trachealsekret). Außer Isolierung/Kohortierung hat die Diagnosesicherung wenig therapeutische Konsequenz [11].
- Sauerstoff bzw. Atemgas anwärmen und anfeuchten, Luftwege frei-halten, ggf. abschwellende Nasentropfen (Physiotherapie s. S. 160), symptomatische Therapie wie bei BPD (s. S. 198).
- Inhalatives Epinephrin (E1a) [45] oder β-Mimetika (E1a) [31] haben keine Wirksamkeit
- Die Wirkung inhalativer Glukokortikoide ist wenig gesichert (E1a) [34, 80], so dass sie nur in Einzelfällen bei schwerer Obstruktion versucht werden sollten.
- Ribavirin: Dieses Virostatikum kann möglicherweise den akuten Krankheitsverlauf abkürzen [96], die Wirkung ist unsicher (E3) [102]. Es kann in Einzelfällen versucht werden, wenn lebensbe-drohliche Ateminsuffizienz eintritt. Applikation als Aerosol über den Endotrachealtubus (Viratek small particle aerosol generator). Dosis 20 mg/ml, vernebelt werden täglich 20 ml innerhalb von 16–24 h, Gefahr der Tubusobstruktion! Das Medikament ist tera-togen und gefährdet das Pflegepersonal.

Prophylaxe

Durch passive Immunisierung mit Palivizumab, einem monoklonalen Antikörper gegen RSV, wurde in Nordamerika bei Frühgeborenen mit BPD die Rehospitalisierungsrate gesenkt (E1b) [51]. Da bei uns Rehospitalisierung selten und eine Verminderung der kindlichen Morbidität nicht gesichert ist, führen wir in Abweichung von den US-amerikanischen Empfehlungen [4] diese Immunisierung fallbezogen nur bei schwerer BPD in den Wintermonaten durch.

17.8   CMV-Infektion

Meist vertikale Infektion, die zur Gruppe der Herpesviren gehörenden Viren sind weit verbreitet, eine CMV-positive Schwangere kann sich mit einem weiteren CMV-Stamm neu infizieren [10]. Etwa 1% der Neugeborenen sind CMV-infiziert, in 90% jedoch asymptomatisch und mit guter Prognose. Neben der vertikalen CMV-Infektion des Feten (◘ Tab. 17.2) gibt es bei Frühgeborenen eine schwere postnatale Infektion, die horizontal, laktogen oder durch Transfusion erworben wird und klinisch einer Sepsis ähnelt [103]. Wegen der Unreife des Immunsystems sind Antikörpertests unzuverlässig, die Diagnose wird durch PCR im Urin gesichert [52].

Klinik bei symptomatischer Infektion: Hepatopathie, interstitielle Pneumonie, Kreislaufzentralisierung, Neutropenie, Thrombozytopenie, Petechien, sensorineuraler Hörverlust, Sterblichkeit bis 15%.

Prävention: Bei Neugeborenen dürfen nur leukozytendepletierte Blutkonserven transfundiert werden, die als CMV-frei gelten. In der Milch wird CMV durch Pasteurisieren, nicht jedoch durch Einfrieren inaktiviert (E2a) [41]. Wir untersuchen Mütter von sehr untergewichtigen Frühgeborenen zum Zeitpunkt der Geburt auf CMV. Die Milch der eigenen, CMV-positiven Mutter pasteurisieren wir bei Frühgeborenen <1500 g Geburtsgewicht, sichere Daten für die Wirksamkeit dieser Maßnahme gibt es jedoch nicht. Als Frauenmilchspenderinnen kommen nur CMV-negative Frauen in Frage, die gespendete Milch wird in jedem Fall pasteurisiert.

Behandlung der CMV-Infektion beim Neugeborenen: Asymptomatische Infektionen behandeln wir derzeit nicht. Eine 6-wöchige intravenöse Behandlung (Dosis: 2-mal tägl. 6 mg/kg) mit Ganciclovir senkt bei Neugeborenen mit symptomatischer CMV-Infektion die Häufigkeit von Hörschäden (E1b) [58].

Nebenwirkung: Passagere Neutropenie. Wegen der Häufigkeit von Hörstörungen sollte die entwicklungsneurologische Nachuntersuchung die Ableitung von akustisch evozierten Potentialen (s. S. 398) einschließen, Hörstörungen können noch Jahre später auftreten.

17.9 HIV-Exposition

17.9.1 Epidemiologie

Die Prävalenz des humanen Immundefizienz-Virus bei Schwangeren beträgt in Deutschland 0,2–0,6 pro Tausend [65]. Ohne Chemoprophylaxe und ohne Sectio ist das Transmissionsrisiko in den USA 27% [104], in Europa 16–18% [27], bei fortgeschrittener maternaler Krankheit größer, bei niedriger Viruslast kleiner. Grundvoraussetzung einer erfolgreichen Transmissionsprophylaxe ist das Screening aller Schwangeren und die rechtzeitige Befundübermittlung des Ergebnisses (Antikörper bzw. PCR mit Viruslast). Durch antiretrovirale Behandlung der Mutter mit Zidovudin (E1b) [18] bzw. durch die heute verbreitetere hochaktive Kombinationstherapie (HAART) und die primäre elektive Sectio am wehenfreien Uterus mit 37 SSW (E1a) [28, 50] wird das Transmissionsriko unter 5% gesenkt. Der Nutzen der Sectio bei sehr niedriger Viruslast ist unklar. Vor der Sectio erhält die Mutter Zidovudin intravenös. Für das Kind besteht ein erhöhtes Transmissionsrisiko bei:

- Fehlender oder kurzer präpartaler Prophylaxe bei der Mutter (E2a) [104]
- Mütterlicher Viruslast >10.000 Kopien/ml
- Amnioninfektion, Vorzeitiger Blasensprung
- Stillen des Neugeborenen (E2a) [74]

17.9.2 Postnatale Prophylaxe beim Neugeborenen

Kontrollierte Studien zu den postnatalen Präventionsmaßnahmen fehlen, so dass die Sinnhaftigkeit der Maßnahmen beim Kind nicht unabhängig von denen bei der Mutter beurteilt werden kann. Üblich ist:

— Sorgfältiges Absaugen von Mund, Rachen und Nase bei Geburt (Handschuhe!), um HIV-kontaminiertes Fruchtwasser zu entfernen.

— Zidovudin oral 4-mal 2 mg/kg/Tag (reife Neugeborene) bzw. 3-mal 2 mg/kg/Tag (Frühgeborene <33 SSW) bzw. 2-mal 2 mg/kg (Frühgeborene <28 SSW). Dauer: 4–6 Wochen je nach Transmissionsrisiko (E1a) [12].

— Alternativ zur oralen Behandlung: Zidovudin 1,3 mg/kg i.v. alle 6 h, 10 Tage lang (E2a) [38]; Frühgeborene <35 SSW: 1,5 mg/kg alle 12 h (E2b) [14]. Infektionsgefahr bei Neutropenie.

— Eine postnatale orale Einzeldosis von 2 mg/kg Nevirapin reduzierte das kindliche Infektionsrisiko gegenüber einer kurzen oralen Zidovudin-Behandlung (E1b) [12, 19, 39], war aber in einer plazebokontrollierten Studie nur wenig wirksam [62]. Wegen der Gefahr der Resistenzentwicklung führen wir diese Prophylaxe nicht durch.

— Zu Wirksamkeit und Sicherheit einer Kombinationstherapie beim Neugeborenen gibt es keine gesicherten Daten.

— Stillverzicht wird in Ländern mit der Möglichkeit zur Formula-ernährung dringend angeraten. Er halbiert die Transmissionsrate [74].

17.9.3 Wirksamkeit, Nebenwirkungen

Die HIV-Transmissionsrate wurde durch die Kombination der genannten Maßnahmen in den letzten Jahren auf unter 2% gesenkt [38, 50]. Eine aus der mütterlichen HAART resultierende Knochenmarkdepression (Anämie, Thrombozytopenie, Neutropenie) ist beim Neugeborenen häufig, aber reversibel. Beim Frühgeborenen treten schwere Infektionen gehäuft auf, insbesondere eine nekrotisierende Enterokolitis (E3) [21, 92]. Wir haben auch neonatale Sepsis und Osteomyelitis nach mütterlicher Kombinationsbehandlung gesehen.

17.10 Toxoplasmose

Toxoplasma gondii ist ein obligat intrazellulärer Parasit, dessen tachyzoite Form bei Erstinfektion in der Schwangerschaft transplazentar übertragen werden kann. Das Transmissionsrisiko ist im 1. Trimenon gering, steigt aber gegen Ende der Schwangerschaft auf 80% [24]. Von den infizierten Neonaten sind anfangs 75% asymptomatisch, 15% haben eine isolierte Augenbeteiligung (Chorioretinitis) und nur 10% haben neurologische oder systemische Symptome (Hydrozephalus, intrazerebrale Verkalkungen, Krämpfe) [64].

Die frühe Diagnose beim Neugeborenen ist schwierig, die Tests stark laborabhängig und wenig spezifisch. IgG-Titer persistieren lebenslang, sind plazentagängig und sagen wenig über eine Infektion in der Schwangerschaft aus. Etwas zuverlässiger ist der IgM-Nachweis (ELISA- oder ISAGA-Test, auch noch mehrere Monate nach Infektion möglich). Auch die PCR in Fruchtwasser oder Liquor kann hilfreich sein [89].

Zur Behandlung der Toxoplasmose bei Mutter und Kind gibt es keine randomisierten Studien. Wegen der fragwürdigen Testspezifität und weil die Wirksamkeit einer mütterlichen Behandlung nicht gesichert ist (E3) [81], wird in der Schwangerschaft nicht gescreent. Obwohl es die Transmissionsrate nicht senkt, werden bei Erstinfektion in der Schwangerschaft viele Mütter mit Spiramycin behandelt (E4) [37].

Behandlung des Neugeborenen mit gesicherter Infektion:
- Pyrimethamin 1 mg/kg/die in 1 Dosis für 2–6 Monate p. o., und
- Sulfadiazin 100mg/kg/die in 2 Dosen (Vorsicht bei Ikterus!) p. o.
- Folinsäure (Leucovorin) 5 mg 3-mal wöchentlich p. o.

Mit dieser Behandlung lassen sich wahrscheinlich Dauerschäden an Retina und Nervensystem mindern (E2b) [66]. Auch bei gesicherter maternaler Serokonversion in der Schwangerschaft wird zunächst die gleiche Behandlung beim Kind durchgeführt, bis eine kindliche Infektion ausgeschlossen ist (E3) [72]. Gesicherte Fälle von konnataler Toxoplasmose sind nach § 7(3) Infektionsschutzgesetz meldepflichtig.

17.11 Candidiasis

Mukokutane Candidainfektionen treten bei bis zu 4% aller Neugeborenen auf, sind meist harmlos und einfach mit Nystatincreme oder -lösung zu behandeln. Begünstigt durch feuchte Atmosphäre im Inkubator, Unreife von Haut und Immunsystem und durch häufige Punktionen können bei sehr untergewichtigen Frühgeborenen unter Intensivpflegebedingungen schwere systemische Candidainfektionen auftreten, gelegentlich sogar als nosokomiale Endemie [69, 75, 90]. Häufige Manifestationen:

- Lungeninfektion
- Nierenabszess
- Hirnabszess
- Osteomyelitis
- Endophthalmitis

Prophylaxe: Bei sehr untergewichtigen Frühgeborenen senkt eine orale Nystatinbehandlung die Häufigkeit (E1a) [5] invasiver Mykosen. Eine niedrigdosierte intravenöse Fluconazolbehandlung (Kaufman-Schema: 3 mg/kg jeden 3. Tag in den ersten 2 Wochen, jeden 2. Tag in 3. und 4. Lebenswoche, täglich in der 5. und 6. Lebenswoche) senkt bei Frühgeborenen <1000 g ihre Häufigkeit und Sterblichkeit (E1a, NNT9) [68, 55].

Die Behandlung der Candidiasis ist schwierig und besteht aus liposomalem Amphotericin B, 3,5–6 mg/kgKG/Tag [29, 109], oder Fluconazol 6 mg/kgKG/Tag [23, 94, 105], evtl. auch aus einer Kombinationstherapie beider Medikamente (E2) [47, 54].

17.12 Nosokomiale Infektionen

Horizontale Infektionen aus der Umgebung erleiden 15–20% der Neugeborenen auf Intensivstationen [7]. Mit steigender Überlebensrate sehr kleiner Frühgeborener gehören nosokomiale Infektionen heute neben Fehlbildungen zu den wichtigsten Ursachen der neonatalen Sterblichkeit. Da sie den Krankenhausaufenthalt verlängern, sind sie auch ein wesentlicher Kostenfaktor [63].

Definition

Als nosokomial gelten bei Neugeborenen Infektionen, die während stationärer Behandlung ab 72 h nach der Geburt auftreten (»late onset«). Am häufigsten handelt es sich um Sepsis und Pneumonie (Definitionen ◘ Abb. 17.1), aber auch Harnwegsinfektionen (s. S. 357),

S e p s i s :

klinische Diagnose
alle folgenden Kriterien:

- – Behandelnder Arzt beginnt antibiotische Therapie wie bei der Sepsis
- – Keine andere Infektion
- – Keine Blutkultur entnommen oder kein Erreger isoliert oder kein Antigen entdeckt

oder

laborgestützte Diagnose
eines der folgenden Kriterien:

- – Isolation eines pathogenen Erregers aus Blut oder Liquor
- – Staph. epidermidis als Erreger (Isolation aus zwei Blutkulturen oder Venenkatheter)
- – CRP-Anstieg >1 mg/dl
- – I/T-Verhältnis der Neutrophilen >0,2 Granulozytopenie <4000/µl

und
eines der folgenden Kriterien:

- – Fieber (>38 °C) oder Hypothermie (<36,5 °C)
- – Atemstörungen (Apnoe)
- – Kreislaufstörungen (Hypotension, Mikrozirkulationsstörungen, Bradykardie)
- – Metabolische Azidose BE < -10 mmol/l

P n e u m o n i e :

klinische Diagnose
zwei der folgenden Kriterien:

- – Apnoe
- – Tachypnoe
- – Dyspnoe (Stöhnen, Einziehungen, Nasenflügeln)
- – Auskultationsbefund

oder

röntgenologische Diagnose
eines der folgenden Kriterien:

- – Infiltrat
- – Diffuse Eintrübung
- – Flüssigkeit in Lappenspalten (>12 h nach Geburt, Veränderungen persistieren mind. 48 h)

und
eines der folgenden Kriterien:

- – CRP-Anstieg >1 mg/dl
- – I/T-Verhältnis der Neutrophilen >0,2
- – Eitriges Trachealsekret
- – Erregerisolierung aus der Blutkultur
- – Pathogener Erreger aus dem Atemtrakt isoliert
- – Nachweis von Antigen

◘ **Abb. 17.1.** Definitionen häufiger nosokomialer Infektionen beim Neugeborenen. (Mod. nach CDC [17, 106]). Diese Definitionen gelten ab dem 4. Krankenhaustag

nekrotisierende Enterokolitis (s. S. 313) und Meningitis (s. S. 526) können als Hospitalinfektion auftreten. Häufigste katheterassoziierte Erreger sind koagulasenegative Staphylokokken [59].

Prävention

Ein hoher Hygienestandard mit ständiger Schulung des gesamten Teams hilft, nosokomiale Infektionen seltener zu machen, kann sie aber nicht vollständig verhindern.

Maßnahmen während Beatmung s. S. 163.

Hautdesinfektion des Neugeborenen: Bei Blutentnahme Desinfektion mit Octenisept (weniger aggressiv als Isopropanol), Einwirkzeit mindestens 30 s.

Bei Eingriffen (Lumbalpunktion, Hantieren an zentralen Kathetern, Entnahme von Blutkulturen) Desinfektion mit Octenisept oder Isopropanol (Einwirkungszeit 2 min). Jodhaltige Desinfektionsmittel dürfen nicht verwendet werden: Gefahr der Hypothyreose durch Jodresorption bei unreifer Schilddrüsenfunktion. Bei sehr unreifen Frühgeborenen besteht die Gefahr von Hautnekrosen, wenn größere Mengen von Desinfektionsmitteln auf der Haut verdampfen.

Jedes kranke Neugeborene sollte sein eigenes Stethoskop haben, das am Pflegeplatz hängenbleibt und täglich desinfiziert wird.

Vor allem, wenn Fremdmaterial (Venenkatheter, Endotrachealtuben, Pleuradrainagen etc.) in den Körper eingeführt wird [35, 36], sind zur Infektionsverhinderung besondere Vorsichtsmaßnahmen erforderlich, die für den Venenkatheter beispielhaft im Folgenden aufgelistet sind.

> ### Maßnahmen zur Verhütung von Venenkatheterinfektionen in der Neonatologie
> (Modifiziert nach CDC [17])
> - Strengste Indikationsstellung für zentrale Katheter!
> - Händedesinfektion vor Anlegen eines Venenkatheters sowie vor und nach Manipulation am Infusionssystem

- Sorgfältige Hautdesinfektion der Punktionsstelle vor Anlegen eines Venenkatheters (Einwirkzeit 1 min), dabei das Desinfektionsmittel auf der Haut verreiben, Sprühen genügt nicht
- Aseptisches Arbeiten beim Legen eines zentralvenösen Zuganges (sterile Handschuhe, steriler Kittel, sterile Abdecktücher, Mund-Nasen-Schutz)
- Möglichst wenig Y-Stücke und Dreiwegehähne (steril beipacken) am Infusionssystem
- Sorgfalt beim Mischen und Wechseln von Infusionen (Laminarflow-Werkbank, Lösungen ohne Zumischungen müssen innerhalb von 24 h, mit Zumischungen innerhalb von 12 h verbraucht werden)
- Wechsel von Infusionssystem alle 24 h, von Verband alle 48 h. Kein routinemäßiger Wechsel von zentralen Venenkathetern
- Entfernen eines Venenkatheters bei subkutaner Infiltration, Rötung an oder Austritt von Flüssigkeit aus der Einstichstelle, Verstopfung des Katheters und unklarem Fieber. Mikrobiologische Untersuchung der Spitzen entfernter Katheter
- Blutabnahme aus dem Venenkatheter nach Möglichkeit vermeiden, insbesondere keine Blutabnahme für Blutkultur
- Tägliche Frage: Ist der Venenkatheter noch erforderlich?

Eine prophylaktische Antibiotikabehandlung ist jedoch weder bei Beatmung (E1b) [48] noch bei Nabelarterienkatheterung (E1b) [49] wirksam. Spielzeuge im Bett des Kindes, insbesondere nicht desinfizierbare Plüschtiere, sind nach wenigen Tagen mit den pathogenen Keimen besiedelt, die auch neonatale Infektionen verursachen [20].

Prospektive klinisch-epidemiologische Überwachung der nosokomialen Infektionen (»Surveillance«) müssen auf allen Neugeborenenintensivstationen durchgeführt werden und sich auf Kinder <1500 g konzentrieren. Diese Maßnahme reduziert die Häufigkeit solcher Infektionen beträchtlich [35, 46, 84, 82]. In der Bundesrepublik gibt es ein verbindliches flächendeckendes Surveillancesystem für alle Frühgeborenen <1500 g (NEO-KISS).

Maßnahmen beim Ausbruch einer Endemie

- Aufnahmesperre
- Strengste Beachtung der Hygienevorschriften (Händedesinfektion)
- Kittelpflege bei jedem Kind in offenem Bett (gilt auch für ärztliche Maßnahmen!), ist nicht direkt wirksam (E1a) [107], beeinflusst möglicherweise aber das Hygieneverhalten
- Patienten soweit als möglich isolieren bzw. kohortieren
- Umfassende bakteriologische Untersuchung (z. B. Rachenabstrich, Stuhlkulturen) aller Patienten
- Hygieneinstitut einschalten: Untersuchung von Umgebung (z. B. Inkubatoren, Wickeltische, Waschbecken, Nahrungskette) und Personal (Rachenabstrich, Abklatschproben von Händen und Kitteln)

Literatur

1. Adkins B (1999) T-cell function in newborn mice and humans. Immunol Today 20:330–335
2. Agarwal G, Rastogi A, Pyati S, Wilks A, Pildes RS (2002) Comparison of once-daily gentamicin dosing regimens in infants > or = 2500 g. J Perinatol 22: 268–274
3. Albanyan EA, Baker CJ (1998) Is lumbar puncture necessary to exclude meningitis in neonates and young infants: lessons from the group B streptococcus cellulitis-adenitis syndrome. Pediatrics 102:985–986
4. American Academy of Pediatrics, Committee on Infectious Diseases and Committee of Fetus and Newborn (1998) Prevention of respiratory syncytial virus infections: indications for the use of palivizumab and update on the use of RSV-IGIV. Pediatrics 102:1211–1216
5. Austin NC, Darlow B (2003) Prophylactic oral antifungal agents to prevent systemic candida infection in preterm infants. Cochrane Database Syst Rev CD003478
6. Baker J, Melish ME, Hall RT, Casto DT, Basan U, Givner LB, and the Multicenter Group for the Study of Immune Globulin in Neonates (1992) Intravenous immune globulin for the prevention of nosocomial infection in low-birth-weight neonates. N Engl J Med 327:213–219
7. Baltimore RS (1998) Neonatal nosocomial infections. Semin Perinatol 22:25–32
8. Bergeron MG, Ke D, Ménard C et al. (2000) Rapid detection of group B streptococci in pregnant women at delivery. N Engl J Med 343:175–179

9. Blondheim O, Bader D, Abend M et al. (1998) Immunogenicity of hepatitis B vaccine in preterm infants. Arch Dis Child 79:F206–F208

10. Boppana SB, Rivera LB, Fowler KB, Mach M, Britt WJ (2001) Intrauterine transmission of cytomegalovirus toinfants of women with preconceptional immunity. New Engl J Med 344: 1366–1371

11. Bordley WC, Viswanathan M, King VJ et al. (2004) Diagnosis and testing in bronchiolitis: a systematic review. Arch Pediatr Adolesc Med 158:119–126

12. Brocklehurst P, Volmink J (2002) Antiretrovirals for reducing the risk of mother-to-child transmission of HIV infection. The Cochrane Library, CD003510, Oxford: Update Software

13. Buck C, Bundschu J, Gallati H, Bartmann P, Pohlandt F (1994) Interleukin-6: a sensitive parameter for the early diagnosis of neonatal bacterial infection. Pediatrics 93:54–58

14. Capparelli EV, Mirochnick M, Dankner WM, Blanchard S et al. (2003) Pharmacokinetics and tolerance of zidovudine in preterm infants. J Pediatr 142: 47–52

15. Carr R, Modi N, Dore CJ, El Rifai R, Lindo D (1999) A randomized, controlled trial of prophylactic granulocyte-macrophage colony-stimulating factor in human newborns less than 32 weeks gestation. Pediatrics 103: 796–802

16. Carr R, Modi N, Doré C (2003) G-CSF and GM-CSF for treating or preventing neonatal infections. Cochrane Database Syst Rev CD003066

17. CDC-Report (1991) Nosocomial infection rate for interhospital comparison: limitations and possible solutions. Infect Control Hosp Epidemiol 12:609–621

18. Connor EM, Sperling RS, Gelber R et al. (1994) Reduction of maternal-infant transmission of human immunodeficiency virus type 1 with zidovudine treatment. N Engl j Med 331: 1173–1180

19. Dabis F, Bequet L, Ekouevi DK et al. (2005) Field efficacy of zidovudine, lamivudine and single dose nevirapine to prevent paripartum HIV transmission. AIDS 19: 309–318

20. Davies MW, Mehr S, Garland ST, Morley CJ (2000) Bacterial colonization of toys in neonatal intensive care cots. Pediatrics 106: 2/e18

21. Desfrere L, de Oliveira I, Goffinet F et al. (2005) Increased incidence of necrotizing enterocolitis in premature infants born to HIV-positive mothers. AIDS 19: 1487–1493

22. Doellner H, Arntzen KJ, Haereid PE, Aag S, Austgulen R (1998) Interleukin-6 concentrations in neonates evaluated for sepsis. J Pediatr 132:295–299

23. Driessen M, Ellis JB, Cooper PA et al. (1996) Fluconazole vs. amphotericin B for the treatment of neonatal fungal septicemia: a prospective randomized trial. Pediatr Infect Dis J 15:1107–1112

24. Dunn D, Wallon M, Peyron F, Petersen E, Peckham C, Gilbert R (1999) Mother-to-child transmission of toxoplasmosis: risk estimates for clinical counseling. Lancet 353:1829–1833

25. Ehl S, Gering B, Bartmann P, Högel J, Pohlandt F (1997) C-Reactive protein is a useful marker for guiding duration of antibiotic therapy in suspectet neonatal bacterial infection. Pediatr 99:216–221

26. Engle WD, Rosenfeld CR, Mouzinho A, Risser RC, Zeray F, Sanchez PJ (1997) Circulating neutrophils in septic preterm neonates: comparison of two reference ranges. Pediatrics 99:E10

27. European Collaborative Study (2004) Levels and patterns of neutrophil cell counts over the first 8 years of life in children of HIV-1 infected mothers. AIDS 18: 2009–2017

28. European Mode of Delivery Collaboration (1999) Elective caesarean section vs. vaginal delivery in prevention of vertical HIV-1 transmission: A randomised clinical trial. Lancet 353:1035–1039

29. Evdoridou J, Roilides E, Bibashi E, Kremenopoulos G (1997) Multifocal osteoarthritis due to candida albicans in a neonate: Serum level monitoring of liposomal amphotericin B and literature review. Infection 25:112–116

30. Fanaroff AA, Korones SB, Wright LL et al. (1994) A controlled trial of intravenous immune globulin to reduce nosocomial infections in very-low-birthweight infants. N Engl J Med 330:1107–1113

31. Flores H, Horwitz RI (1997) Efficacy of beta-2-agonists in bronchiolitis: a reappraisal and meta-analysis. Pediatrics 100:233–239

32. Freeman J, Goldman DA, Smith NE, Sidebottom DG, Epstein MF, Platt R (1990) Association of intravenous lipid emulsion and coagulase negative staphylococcal bacteremia in neonatal intensive care units. N Engl J Med 323:301–308

33. Gandy G, Renni J (1990) Antibiotic treatment of suspected neonatal meningitis. Arch Dis Child 65:1–2

34. Garrison MM, Christakis DA, Harvey E et al. (2000) Systemic corticosteroids in infant bronchiolitis: a meta-analysis. Pediatrics 105:E44

35. Gastmeier P, Hentschel J, de-Veer I, Obladen M, Rüden H (1998) Device-associated nosocomial infection surveillance in neonatal intensive care using specified criteria for neonates. J Hosp Infect 38:51–60

36. Gaynes RP, Martone W, Culver DH et al. (1991) Comparison of rates of nosocomial infections in neonatal intensive care units in the United States. Am J Med 91:192–196

37. Gilbert R, Gras L (2003) European multicenter study on congenial toxoplasmosis. Effect of timing and type of treatment on the risk of mother-to-child transmission of toxoplasma gondii. BJOG 110:112–120

38. Grosch-Wörner I, Schäfer A, Obladen M, Maier RF, Seel K, Feiterna-Sperling C, Weigel R (2000) An effective and safe protocol involving zidovudine and caesarean section to reduce vertical transmission of HIV-1 infection. AIDS 14:2903–29011

39. Guay LA, Musoke P, Fleming T et al. (1999) Intrapartum and neonatal single-dose nevirapine compared with zidovudine for prevention of mother-to-child transmission of HIV-1 in Kampala, Uganda: HIVNET 012 randomised trial. Lancet 354: 795–802

40. Guglielmo BJ, Jacobs RA, Locksley RM (1989) The exposure of health care workers to ribavirin aerosol. JAMA 261:1880–1881

41. Hamprecht K, Maschmann J, Müller D, Dietz K et al. (2004) Cytomegalovirus (CMV) inactivation in breast milk: Rassessment of pasteurization and freeze-thawing. Pediatr Res 56: 529–535

42. Hansen A, Forbes P, Arnold A, O'Rourke E (2003) Once-daily gentamicin dosing for the preterm and term newborn: Proposal for a simple regimen that achieves target levels. J Perinatol 23: 635–639

43. Hanshaw JB, Dudgeon JA, Marshall WC (1985) Viral diseases of the fetus and newborn, 2nd edn. Major problems in clinical pediatrics, vol 17. Saunders, Philadelphia

44. Haque K, Mohan P (2003) Pentoxifylline for neonatal sepsis. Cochrane Database Syst Rev CD004205

45. Hartling L, Wiebe N, Russell K et al. (2004) Epinephrine for bronchiolitis. The Cochrane Library, Issue 4. Wiley, Chichester

46. Hentschel J, de-Veer I, Gastmeier P, Ruden H, Obladen M (1999) Neonatal nosocomial infection surveillance: incidences by site and a cluster of necrotizing enterocolitis. Infection 27:234–238

47. Houmeau L, Monfort Gouraud M, Boccara JF, Badoual J (1993) Candida meningitis, in a premature infant, treated with liposomal amphotericin B and flucytosine. Arch Fr Pediatr 50:227–230

48. Inglis GD, Davies MW (2004) Prophylactic antibiotics to reduce morbidity and mortality in ventilated newborn infants. Cochrane Database Syst Rev CD004338

49. Inglis GD, Davies MW (2004) Prophylactic antibiotics to reduce morbidity and mortality in neonates with uzmbilical artery catheters. Cochrane Database Syst Rev CD004697

50. International Perinatal HIV Group (1999) The mode of delivery and the risk of vertical transmission of human immunodeficiency virus type 1: A meta-analysis of 15 prospective cohort studies. N Engl J Med 340: 977–987

51. IMpact-RSV Study Group (1998) Palivizumab, a humanized respiratory syncytial virus monoclonal antibody, reduces hospitalization from respiratory syncytial virus infection in high-risk infants. Pediatrics 102: 531–537

52. Jones RN, Neale ML, Beattie B, Westmoreland D, Fox JD (2000) Development and application of a PCR based method including an internal control for diagnosis of congenital cytomegalovirus infection. J Clin Microbiol 38:1–6

53. Kallman J, Ekholm L, Eriksson M, Malmstrom B, Schollin J (1999) Contribution of interleukin-6 in distinguishing between mild respiratory disease and neonatal sepsis in the newborn infant. Acta Paediatr 88:880–884

54. Kamitsuka MD, Nugent NA, Conrad PD, Swanson TN (1995) Candida albicans brain abscesses in a premature infant treated with amphotericin B, flucytosine and fluconazole. Pediatr Infect Dis J 14:329–331

55. Kaufman D, Boyle R, Hazen KC, Patrie JT, Robinson M, Donowitz LG (2001) Fluconazole prophylaxis against fungal colonization and infection in preterm infants. New Engl Med 345:1660–1666

56. Kaukola T, Riitta H, Perhomaa M, Pääkkö E, Kingsmore S, Vainionpää L, Hallman M (2006) Population cohort associating chorioamnionitis, cord inflammatory cytokines and neurologic outcome in very preterm, extremely low birth weight infants. Pediatr Research 59: 478–483

57. Kimberlin DW (2002) Meningitis in the neonate. Curr Treat Options Neurol 4: 239–248

58. Kimberlin DW, Lin CY, Sanchez PJ et al. (2003) Effect of ganciclovir therapy on hearing in symptomatic congenital cytomegalovirus disease involving the cenral nervous system: A randomized, controlled trial. J Pediatr 143: 16–25

59. Klein JO (1990) From harmless commensal to invasive pathogen: Coagulase-negative staphylococci. N Engl J Med 323:340–341

60. Küster H, Weiss M, Willeitner AE et al. (1998) Interleukin-1 receptor antagonist and interleukin-6 for early diagnosis of neonatal sepsis 2 days before clinical manifestation. Lancet 352:1271–1277

61. Lallemant M, Jourdain G, LeCoeur S, Kim S et al. (2000) A trial of shortened zidovudine regimens to prevent mother-to-child transmssion of human immunodeficiency virus type 1. N Engl J Med 343: 982–991

62. Lallemant M, Jourdain G, LeCoeur S, Mary JY et al. (2004) Single-dose perinatal nevirapine plus standard zidovudine to prevent mother-to-child transmission of HIV-1 in Thailand. N Engl J Med 351: 217–228

63. Leroyer A, Bedu A, Lombrail P et al. (1997) Prolongation of hospital stay and extra costs due to hospital-acquired infection in a neonatal unit. J Hosp Infect 35:37–45

64. Lynfield R, Guerina N (1997) Toxoplasmosis. Pediatr Rev 18:75–83

65. Marcus U (1999) AIDS und HIV-Infektionen bei Frauen und Kindern in Deutschland. Bundesgesundheitsbl Gesundheitsforsch Gesundheitsschutz 42: 553–557

66. McAuley J, Boyer KM, Patel D, Mets M, Swisher C, Roizen N et al. (1994) Early and longitudinal evaluations on treated infants and children and untreated historical patients with congenital toxoplasmosis: the Chicago collaborative treatment trial. Clin Infect Dis 18:38–72

67. McCormack FX, Whitsett JA (2002) The pulmonary collectins, SP-A and SP-D, orchestrate innate immunity in the lung. J Clin Invest 109:707–712

68. McGuire W, Clerihew L, Austin N (2004) Prophylactic intravenous antifungal agents to prevent mortality and morbidity in very low birth weight infants. Cochrane Database Syst Rev CD003850

69. Melville C, Kempley S, Graham J, Berry CL (1996) Early onset systemic Candida infection in extremely preterm neonates. Eur J Pediatr 155: 904–906

70. Moffett KS, Berkowitz FE (1997) Quadriplegia complicating Escherichia coli meningitis in a newborn infant: case report and review of 22 cases of spinal cord dysfunction in patients with acute bacterial meningitis. Clin Infect Dis 25:211–214

71. Mohan P, Brocklehurst P (2003) Granulocyte transfusions for neonates with confirmed or suspected sepsis and neutropenia. Cochrane Database Syst Rev CD003956

17

72. Mombrò M, Perathoner C, Leone A, Buttafuoco V, Zotti C, Lievre MA, Fabris C (2003) Congenital toxoplasmosis: assessment of risk to newborns in confirmed and uncertain maternal infection. Eur J Pediatr 162:703–706

73. Mouzinho A, Rosenfeld CR, Sanchez PJ, Risser R (1994) Revised reference ranges for circulating neutrophils in very-low-birth-weight neonates. Pediatrics 94:76–82

74. Nduati R, John G, Mbori-Ngacha D et al. (2000) Effect of breastfeeding and formula feeding on transmission of HIV-1. JAMA 283: 1167–1174

75. Ng PC, Siu YK, Lewindon PJ, Wong W, Cheung KL, Dawkins R (1994) Congenital candida pneumonia in a preterm infant. J Paediatr Child Health 30:552–554

76. Nigro G, Scholz H, Bartmann U (1994) Ganciclovir therapy for symptomatic congenital cytomegalovirus infection in infants: a two-regimen experience. J Pediatr 124:318–322

77. Ohlsson A, Lacy JB (2004) Intravenous immunoglobulin for preventing infection in preterm and/or low-birth-weight infants. Cochrane Database Syst Rev CD000361

78. Ohlsson A, Lacy JB (2004) Intravenous immunoglobulin for suspected or subsequently proven infection in neonates. Cochrane Database Syst Rev CD001239

79. Olver WJ, Bond DW, Watkin SL (2000) Neonatal group B streptococcal diseas associated with infected breast milk. Arch Dis Child Fetal Neonatal Ed 83: F48-F49

80. Patel H, Platt R, Lozano JM et al. (2004) Glucocorticoids for acute viral bronchiolitis in infants and young children. The Cochrane Library, Issue 4. Wiley, Chichester

81. Peyron F, Wallon M, Liou C, Garner P (2004) Treatments for toxoplasmosis in pregnancy. The Cochane Library, Issue 1,2004, CD00228; Chichester UK: John Wiley & Sons, Ltd

82. Raymond J, Aujard Y (2000) Nosocomial infections in pediatric patients: a European, multicenter prospective study. European Study Group. Infect Control Hosp Epidemiol 21:260–263

83. Remington JS, Klein JO (eds) (2006) Infectious diseases of the fetus and newborn infant, 6th edn. Saunders, Philadelphia

84. Richards MJ, Edwards JR, Culver DH, Gaynes RP (1999) Nosocomial infections in pediatric intensive care units in the United States. National Nosocomial Infections Surveillance System. Pediatrics 103:e39

85. Rinaldi M, Bardelli F, Rampazzo R, Lusuriello P, Messori A (1995) Effectiveness of immunoglobulins for the Prevention of systemic infections: a meta-analysis of 8 clinical studies in premature infants. Clinical Drug Investigation 10:328–336

86. Rodwell RL, Taylor KM, Tudehope DI, Gray PH (1993) Hematologic scoring system in early diagnosis of sepsis in neutropenic newborns. Pediatr Infect Dis J 12:372–376

87. Roilides E, Papachristou F, Gioulekas E, Tsaparidou S, Karatzas N, Sotiriou J, Tsiouris J (1999) Increased urine interleukin-6 concentrations correlate with pyelonephritic changes on 99mTc-dimercaptosuccinic acid scans in neonates with urinary tract infections. J Infect Dis 180:904–907

88. Roizen NJ (1999) Etiology of hearing loss in children. Nongenetic causes. Pediatr Clin North Am 46:49–64

89. Romand S, Wallon M, Franck J, Thulliez P, Peyron F, Dumon H (2001) Prenatal diagnosis using polymerase chain reaction on amniotic fluid for congenital toxoplasmosis. Obstet Gynecol 97:296–300

90. Saxen H, Virtanen M, Carlson P et al. (1995) Neonatal Candida parapsilosis outbreak with a high case fatality rate. Pediatr Infect Dis J 14:776–781

91. Schibler KR, Osborne KA, Leung LY, Le TV, Baker SI, Thompson DD (1998) A randomized, placebo-controlled trial of granulocyte colony-stimulating factor administration to newborn infants with neutropenia and clinical signs of early-onset sepsis. Pediatrics 102:6–13

92. Schmitz T, von Weizsäcker K, Feiterna-Sperling C, Eilers E, Obladen M (2006) Exposure to HIV and antiretroviral medication as a potential cause of necrotizing enterocolitis in term neonates. AIDS 20, 1082–1083

93. Schrag SJ, Zywicki S, Farley MM et al. (2000) Group B streptococcal disease in the era of intrapartum antibiotic prophylaxis. N Engl J Med 342: 15–20

94. Schwarze R, Penk A, Pittrow L (1999) Administration of fluconazole in children below 1 year of age. Mycoses 42:3–16

95. Shah S, Ohlsson A, Shah V (2004) Intraventricular antibiotics for bacterial meningitis in neonates. Cochrane Database Syst Rev CD004496

96. Smith DW, Frankel LR, Mathers LH, Tang ATS, Ariagno RL, Prober CG (1991) A controlled trial of aerosolized ribavirin in infants receiving mechanical ventilation for severe respiratory syncytial virus infection. N Engl J Med 325:24–29

97. Sperling RS, Shapiro DE, Coombs RW et al. (1996) Maternal viral load, zidovudine treatment, and the risk of transmission of human immunodeficiency virus type 1 from mother to infant. Pediatric AIDS Clinical Trials Group Protocol 076 Study Group. N Engl J Med 335:1621–1629

98. Spritzer R, Kamp HJVD, Dzoljic G, Sauer PJJ (1990) Five years of cefotaxime use in a neonatal intensive care unit. Pediatr Infect Dis J 9:92–96

99. Steinlin M, Knecht B, Konu D, Martin E, Boltshauser E (1999) Neonatal Escherichia coli meningitis: spinal adhesions as a late complication. Eur J Pediatr 158:968–970

100. Stoll BJ, Temprosa M, Tyson JE et al. (1999) Dexamethasone therapy increases infection in very low birth weight infants. Pediatrics 104:e63

101. Stronati M, Revello MG, Cerbo RM, Furione M, Rondini G, Gerna G (1995) Ganciclovir therapy of congenital human cytomegalovirus hepatitis. Acta Paediatr 84:340–341

102. Ventre K, Randolph AG (2004) Ribavirin for respiratory syncytial virus infection of the lower respiratory tract in infants and young children. The Cochrane Library, Issue 4. Wiley, Chichester

103. Vochem M, Hamprecht K, Jahn G, Speer CP (1998) Transmission of cytomegalovirus to preterm infants through breast milk. Pediatr Infect Dis J 17:53–58

104. Wade NA, Birkhead GS, Warren BL, Charbonneau TT et al. (1998) Abbreviated regimens of zidovudine prophylaxis and perinatal transmission of the human immunodeficiency virus. N Engl J Med 339: 1409–1414

105. Wainer S, Cooper PA, Gouws H, Akierman A (1997) Prospective study of flucona-zole therapy in systemic neonatal fungal infection. Pediatr Infect Dis J 16:763–767

106. Webber S, Wilkinson AR, Lindsell D, Hope PL, Dobson SRM, Isaacs D (1990) Neonatal pneumonia. Arch Dis Child 65:207–211

107. Webster J, Pritchard MA (2003) Gowning by attendants and visitors in newborn nurseries for prevention of neonatal morbidity and mortality. Cochrane Database Syst Rev CD003670

108. Weisman LE, Stoll BJ, Kueser TJ et al. (1992) Intravenous immune globulin therapy for early-onset sepsis in premature neonates. J Pediatr 121: 434–443

109. Weitkamp JH, Poets CF, Sievers R et al. (1998) Candida infection in very low birthweight infants: Outcome and nephrotoxicity of treatment with liposomal amphotericin B. Infection 26:11–15

110. Whitley RJ, Cloud G, Gruber W et al. (1997) Ganciclovir treatment of symptomatic congenital cytomegalovirus infection: results of a phase II study. National Institute of Allergy and Infectious Diseases Collaborative Antiviral Study Group. J Infect Dis 175:1080–1086

111. Wilson CB (1986) Immunologic basis for increased susceptibility of the neonate to infection. J Pediatr 108: 1080–1086

112. Wiswell TE, Baumgart S, Gannon CM, Spitzer AR (1995) No lumbar puncture in the evaluation for early neonatal sepsis: will meningitis be missed? Pediatrics 95:803–806

113. Yoon BH, Romero R, Yang SH, Jun JK, Kim IO, Choi JH, Syn HC (1996) Interleukin-6 concentrations in umbilical cord plasma are elevated in neonates with white matter lesions associated with periventricular leukomalacia. Am J Obstet Gynecol 174:1433–1440

Aufbau und Organisation einer Neugeborenenintensivstation

M. Obladen

18.1 Regionalisierung

Geht man davon aus, dass 10% aller Neugeborenen in eine Kinderklinik verlegt werden müssen und dass etwa ein Viertel davon intensivpflegebedürftig ist, so wären für die Bundesrepublik 70 Neugeborenenintensivstationen erforderlich, von denen jede pro Jahr 250 Kinder zu versorgen hätte. Diese Stationen müssen in engem räumlichen und organisatorischen Verbund mit einer großen Entbindungsabteilung stehen (perinatales Zentrum), in welche aus einem Einzugsgebiet von ca. 10.000 Entbindungen pro Jahr alle Geburten mit erhöhtem Risiko, insbesondere alle Frühgeburten, geleitet werden sollten. Die Ergebnisse dieses »In-utero-Transports« sind der postnatalen Verlegung in eine Kinderklinik weit überlegen (s. S. 48). Nur so kann die Anwesenheit des Neonatologen bei der Geburt sichergestellt werden, nur so verliert die Geburt eines Frühgeborenen den Charakter eines Verkehrsunfalls. Seit Januar 2006 gelten in Deutschland die vom Gemeinsamen Bundesausschuss definierten Versorgungsstufen (◻ Tab. 18.1), die bezüglich Struktur-, Prozess- und Ergebnisqualität definiert sind und eine nach dem Risikoprofil des Früh- oder Neugeborenen differenzierte Zuweisung ermöglichen sollen.

◘ Tab. 18.1. Versorgungsstufen für Früh- und Neugeborene in Deutschland (2006) gemäß § 137 SGB V [7]

Bezeichnung	Aufnahmekriterien
Perinatalzentrum Level 1	1. Pränatale Verlegung von Frühgeborenen <1250 g und/oder <29 + 0 SSW
	2. Höhergradige Mehrlinge >2 <33+0 SSW und >3 alle
	3. Alle pränatal diagnostizierten Erkrankungen, bei denen nach der Geburt eine unmittelbare Notfallversorgung des Neugeborenen erforderlich ist. Dieses betrifft: Erkrankungen der Mutter mit fetaler Gefährdung (PKU, Hypo-/Hyperthyreose, Z. n. Transplantation, Autoimmunopathie, HIV) Angeborene Fehlbildungen (z. B. kritische Herzfehler, Zwerchfellhernien, Meningomyelozelen, Gastroschisis) sollen in hierfür spezialisierte Level-1-Perinatalzentren pränatal verlegt werden
Perinatalzentrum Level 2	1. Pränatale Verlegung von Frühgeborenen von 1250–1499 g und/oder 29+0 ≤32+0 SSW
	2. Zwillinge 29+1 bis ≤33+0 SSW
	3. Schwere schwangerschaftsassoziierte Erkrankungen (Wachstumsretardierung <3. Perzentile bei Präeklampsie, Gestose, HELLP)
	4. Insulinpflichtige diabetische Stoffwechselstörung mit fetaler Gefährdung
Perinataler Schwerpunkt	1. Unreife ≥1500 g und/oder 32+1 bis ≤36+0 SSW
	2. Fetale Wachstumsretardierung
Geburtsklinik ohne Kinderklinik	Schwangere >36+0 SSW und ohne zu erwartende Komplikationen beim Neugeborenen

18

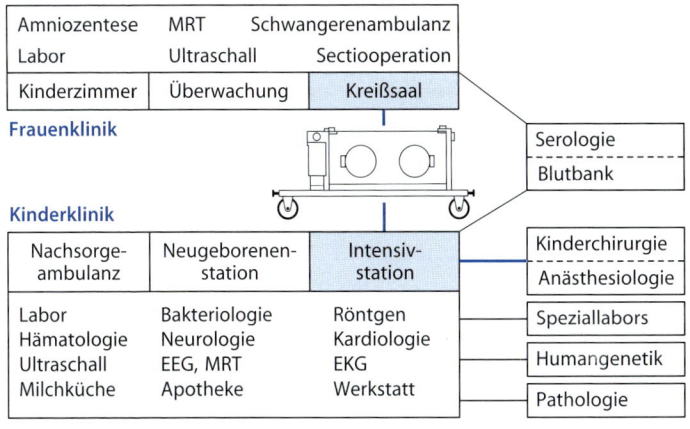

Amniozentese	MRT	Schwangerenambulanz
Labor	Ultraschall	Sectiooperation
Kinderzimmer	Überwachung	Kreißsaal

Frauenklinik

Serologie
Blutbank

Kinderklinik

Nachsorge-ambulanz	Neugeborenen-station	Intensiv-station
Labor	Bakteriologie	Röntgen
Hämatologie	Neurologie	Kardiologie
Ultraschall	EEG, MRT	EKG
Milchküche	Apotheke	Werkstatt

Kinderchirurgie
Anästhesiologie

Speziallabors
Humangenetik

Pathologie

🔲 **Abb. 18.1.** Neugeborenenversorgung: eine Frage der Organisation

18.2 Versorgungsstufen

Während in der inneren Medizin 5% und in der Pädiatrie 10% der Patienten Intensivpflege benötigen, sind kranke Neugeborene wegen der Häufigkeit und Schwere der postnatalen Anpassungsstörungen zu 25% Intensivpflegepatienten. Reanimationsdienst, Transportsystem und Schichtdienst stellen hohe Anforderungen an die Mindestgröße und Struktur der Kinderklinik. Frühgeborene <1500 g haben in Deutschland bei Geburt in einer Frauenklinik mit weniger als 1000 Geburten pro Jahr und bei Behandlung in einer Neonatologie mit weniger als 36 Aufnahmen von Kindern <1500 pro Jahr eine höhere Sterblichkeit als bei Geburt und Versorgung in größeren Einrichtungen (E2a, O.R. 1,94) [2]. Außer der Sterblichkeit ist in kleineren Einrichtungen auch die Rate von höhergradigen Hirnblutungen und Leukomalazie erhöht (E2a) [8]. Dennoch wurden die Perinatalzentren des analog zu anderen Ländern [16] in Deutschland 2005 eingerichteten dreistufigen Versorgungssystems [7] nicht nach der Größe, sondern nach Strukturmerkmalen definiert: Dabei ist abweichend vom internationalen Sprachgebrauch die niedrigste Versorgungsstufe als Level 3 angegeben (🔲 Tab. 18.2–18.4).

◻ Tab. 18.2. Perinatalzentren Level 1 (maximale Versorgungsstufe): Merkmale 2006 der Struktur-, Prozess- und Ergebnisqualität

Anforderung	Geburtshilfe	Neonatologie
Ärztliche Leitung und Vertretung	Anerkennung spezielle Geburtshilfe und Perinatalmedizin	Anerkennung Neonatologe
Bauliche Voraussetzung	Wand-an-Wand von Entbindung, Sectio-OP, Neo-Intensiv	
Mindestgröße	–	6 Neo-Intensivbetten
Ärztlicher Dienst	–	Schichtdienst (24 h Präsenz). Nur für ITS + Kreißsaal, + Neonatologe rufbereit
Pflegedienst	–	Schichtdienst (24 h Präsenz). Mind. 40 % Intensivschwestern
Konsiliardienst	–	Kinderchirurgie, Kinderkardiologie, Neuropädiatrie, Ophthalmologie, Mikrobiologie, Humangenetik, Nachsorge
Qualitätssicherung	Perinatalerhebung, Fallkonferenzen	Neonatalerhebung, Neo-KISS, Bayley II (mit 2 J.), Fallkonferenzen

◻ Tab. 18.3. Perinatalzentren Level 2 (mittlere Versorgungsstufe): Merkmale 2006 der Struktur-, Prozess- und Ergebnisqualität

Anforderung	Geburtshilfe	Neonatologie
Ärztliche Leitung	Anerkennung spezielle Geburtshilfe und Perinatalmedizin	Anerkennung Neonatologe
Bauliche Voraussetzung	Wand-an-Wand von Entbindung, Sectio-OP, Neo-Intensiv	
Mindestgröße	–	4 Neo-Intensivbetten
Ärztlicher Dienst	–	Schichtdienst (24 h Präsenz)
Pflegedienst	–	Schichtdienst (24 h Präsenz). Mind. 30 % Intensivschwestern
Konsiliardienst	–	Kinderkardiologie, Neuropädiatrie, Ophthalmologie, Mikrobiologie, Nachsorge
Qualitätssicherung	Perinatalerhebung, Fallkonferenzen	Neonatalerhebung, Neo-KISS, Bayley II (mit 2 J.), Fallkonferenzen

18

◻ Tab. 18.4. Perinataler Schwerpunkt (unterste Versorgungsstufe): Merkmale 2006 der Struktur-, Prozess- und Ergebnisqualität

Anforderung	Geburtshilfe	Neonatologie
Ärztliche Leitung		Anerkennung Pädiatrie + 3 Jahre Neonatologie
Bauliche Voraussetzung	Frauenklinik hat angeschlossene Kinderklinik	Möglichkeit zur Beatmung
Mindestgröße		6 Intensivbetten
Ärztlicher Dienst		24 h Präsenz päd. Dienstarzt
Qualitätssicherung	Einrichtungsintern	Einrichtungsintern

◻ **Abb. 18.2.** Organisationsmodelle der Neugeborenenintensivmedizin

18.3   Personelle Voraussetzungen

18.3.1 Schichtdienst

Intensivmedizin bedeutet Versorgung durch geschultes Personal rund um die Uhr. Dies lässt sich nur durch einen Schichtdienst von Ärzten und Schwestern regeln. Die nächtliche Versorgung der Intensivpatienten durch den ärztlichen Bereitschaftsdienst, der sich möglicherweise beim Auftreten eines Spannungspneumothorax auf einer anderen Station, in der Aufnahme oder im Bett befindet, ist keine Lösung, da sie der definitionsgemäßen Aufgabe einer Intensivpflegestation nicht entspricht. Für die sehr anstrengende Wechselschicht benötigt man wenigstens 5 Ärzte, für einen Dienst mit wochenweise konstanter Schicht wenigstens 6 Ärzte.

18.3.2 Reanimations- und Transportdienst

Für Kreißsaal, Reanimations- und Transportdienst benötigt man einen zusätzlichen Bereitschaftsdienst durch einen erfahrenen Arzt und eine Intensivschwester. Dieser Dienst kann keinesfalls aus der laufenden Schicht der Intensivstation entnommen werden, da diese sonst während des möglicherweise mehrstündigen Einsatzes personell unterbesetzt wäre. Offizielle Personalschlüssel für diesen Reanimationsdienst gibt es nicht. Wir vermehren die Zahl der Ärzte um 1, die Schwesternstellen um 2, um die Transportbereitschaft notdürftig zu ermöglichen. In Ballungsgebieten kann sich die Organisation eines überregionalen Neugeborenennotarztdienstes durch eine einzige Klinik lohnen, darf aber nicht als Ersatz für den antenatalen Transfer bei bekanntem Risiko missbraucht werden.

18.3.3 Anhaltszahlen/Personalschlüssel

Ein Neugeborenes mit Mekoniumaspirationssyndrom oder operierter Zwerchfellhernie beansprucht eine Pflegekraft pro Schicht ganz für sich allein, egal wie viele Schwestern die Station hat. Bei der Aufnahme benötigt ein akut krankes Kind häufig 2 Schwestern und 1 Arzt (und den Oberarzt) mehrere Stunden lang. Der objektive Bedarf an Stellen richtet sich dementsprechend einmal nach dem Patientendurchgang der Station, zum anderen danach, wie »intensiv« die Patienten sind. Im Intensivtherapiebereich soll ein Pflegeschlüssel von 3:1 (Pflegekräfte pro Bett), im Überwachungsbereich ein solcher von 2:1 vorgehalten werden [3]. Manche Krankenhausträger ignorieren jedoch den großen technischen Fortschritt und den hohen personellen Aufwand, den die Entwicklung der Neugeborenenintensivmedizin gerade in den vergangenen Jahren gebracht hat, und rechnen nach wie vor mit den »Anhaltszahlen für die Besetzung der Krankenhäuser mit Pflegekräften« aus dem Jahre 1969 [4]. Wo dies geschieht, muss darauf geachtet werden, dass wenigstens der günstigste Schlüssel angesetzt wird, den diese Zahlen erlauben, und dass er auf die seitdem eingeführte Arbeitszeitverkürzung und den verlängerten Urlaubsanspruch hochgerechnet wird. Zu knappe Personalausstattung einer Intensivstation führt zu erhöhter Stationssterblichkeit [17].

Der Personalbedarf orientiert sich heute weniger an veralteten Anhaltszahlen als an den neuen gesetzlichen Bestimmungen zur Arbeitszeit:

- Bereitschaftsdienst stellt bei persönlicher Anwesenheit im Krankenhaus in vollem Umfang Arbeitszeit dar [§ 2(1) 1].
- Im unmittelbaren Anschluss an eine über 12 h verlängerte Arbeitszeit ist eine Ruhezeit von mindestens 11 h zu gewähren [§ 7(9) 1].
- Die durchschnittliche Arbeitszeit pro Siebentageszeitraum darf 48 h einschließlich der Überstunden nicht überschreiten [6].

Aus diesen Bestimmungen folgt, dass eine Neugeborenenintensivstation für den Schichtdienst mindestens benötigt:

- Bei einfacher Schichtbesetzung 5–6 Ärzte
- Bei doppelter Frühschicht 6–7 Ärzte
- Bei doppelter Früh- und Spätschicht 7–8 Ärzte
- Hinzu kommt der Personalbedarf für den Neugeborenen-Notarztdienst und für den neonatologischen Oberarzt-Hintergrunddienst

18.3.4 Ausbildung und Einarbeitung

Assistenzärzte sollten nicht im ersten Jahr der Facharztweiterbildung in der Neonatologie eingesetzt werden, sondern müssen mit der technischen Seite der Pädiatrie ebenso wie mit dem Informationsfluss im Krankenhaus vertraut sein. Die unmittelbare Einarbeitung auf der Neugeborenenintensivstation vor der ersten Nachtschicht sollte 4 Wochen nicht unterschreiten. Für die Pflegekräfte sollte evtl. im Verbund mit benachbarten Kliniken ein Kursus für die Weiterbildung zur Fachschwester für Pädiatrie und Intensivmedizin eingerichtet werden. Es hat sich bewährt, außer der leitenden Stationsschwester Funktionsschwestern auszubilden für

- Koordination und Diensteinteilung in den einzelnen Schichten
- Anleitung und Überwachung von Hygiene und Desinfektion (Hygieneschwester)
- Planung und Koordination der Weiterbildung (Fortbildungsbeauftragte)

18.4 Wirtschaftlichkeit

18.4.1 Kosten der Neugeborenenintensivmedizin

Neugeborenenintensivmedizin ist teuer: Die Behandlung eines instabilen Frühgeborenen kostet über 1000 € pro Tag [15]. Das 2003 aus Australien übernommene Fallpauschalensystem wurde weder für Neugeborene entwickelt noch in Australien für diese Patientengruppe verwendet und es deckt weder die Kosten der sehr unreifen Frühgeborenen noch die der Neugeborenen mit komplexen Fehlbildungen. Die Umstellung der Krankenhausfinanzierung von Pflegesätzen auf Fallpauschalen (»diagnosis related groups«; DRG's) lässt befürchten, dass Qualitätsstandards (Überlebensrate, Behinderungsrate, Komplikationsrate) und soziale Aspekte gegenüber Wirtschaftlichkeitsüberlegungen in den Hintergrund treten. Zudem verkürzt sich wie in anderen Ländern mit DRG-Systemen die stationäre Behandlung der Mütter nach der Geburt und die der Kinder nach Abschluss der Intensivphase weiter.

18.4.2 Verweildauer und Wiederaufnahmerate

In den ersten Lebensjahren erkranken Frühgeborene gehäuft an Atemwegsproblemen und Ernährungsstörungen. Frühgeborene <1500 g werden in etwa 25%, Kinder <1000 g Geburtsgewicht sogar in mehr als der Hälfte während der ersten zwei Lebensjahre stationär wiederaufgenommen [5, 15]. Unter dem Druck der Fallpauschalenfinanzierung wurde seit Jahren die initiale Hospitalisierungsdauer von Neugeborenen verkürzt, mancherorts erhöhte sich dadurch die Wiederaufnahmerate [5, 14]. In den USA wurde als Konsequenz der DRG-Einführung bereits Mitte der 1990er Jahre ein Gesetz erlassen, welches nach früher Entlassung der Mutter aus der Geburtsklinik eine ambulante Betreuung des Neugeborenen bis zum 5. Lebenstag sicherstellte [10].

18.5 Baumaßnahmen

18.5.1 Lage in der Klinik

Der optimale Ort für die Neugeborenenintensivstation ist die unmittelbare Nähe des Kreißsaals, seit 2006 ist diese Lokalisation für die Anerkennung als Perinatalzentrum obligat (◘ Abb. 18.3). Wird eine

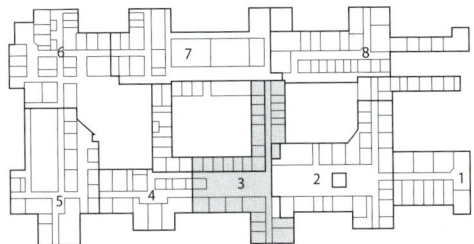

◘ **Abb. 18.3.** Ebene 1 des Kinder- und Frauenzentrums am Charité-Virchow Klinikum Berlin. 1 Präpartale Pflegestation (15 Betten), 2 Entbindung (6 Kreißsäle, 1 OP), 3 Neugeborenenintensivbehandlung (16 Betten; ◘ Abb. 18.4), 4 Kinderintensivbehandlung (12 Betten), 5 kinderchirurgischer OP (4 OPs), 6 Funktionsräume Anästhesiologie, 7 gynäkologischer OP (4 OPs), 8 Frauenintensivüberwachung (9 Betten)

Station durch Umbau in einer Kinderklinik errichtet, so ist der mühelose Zugang von und zu Frühgeborenenstation, Patientenaufnahme und Röntgenabteilung anzustreben. Wo Aufzüge diesen Zugang ermöglichen, ist eine Notfallschaltung einzubauen.

18.5.2 Flächenbedarf und Gliederung

Pro Intensivpflegeplatz müssen 30–40 m^2 zur Verfügung stehen, und zwar jeweils zu einem Drittel für

- Patientenbereiche
- Personal- und Elternbereiche
- Funktionsbereiche (◘ Abb. 18.4)

Die Intensivpflege in Einzelboxen ist unübersichtlich, personalaufwendig und für Neugeborene, die in Inkubatoren gepflegt werden, auch von der Hygiene her unnötig. Bewährt haben sich große, helle, rundum verglaste Räume für die Pflege von jeweils 4–6 Kindern. Die Raumaufteilung der Station soll

- Übersichtlichkeit gewährleisten
- Hygienisches Arbeiten erleichtern
- Kurze Laufwege ermöglichen

Ist die Intensivstation in eine größere neonatologische Station integriert, so hat sich eine Einteilung der *Patientenräume* in folgende Funktionsbereiche bewährt:

1. Isolierraum für Infektionen
2. Intensivbehandlung (Beatmungsraum)
3. Intensivüberwachung (frisch extubierte oder operierte Patienten, Physiotherapie, Monitore)
4. Frühgeborenenspezialpflege (Inkubatoren)
5. Normalpflegeräume

Im Laufe einer Behandlung wandert etwa ein Frühgeborenes durch die Funktionsbereiche 2, 3 und 4. An den *Personal- und Elternräumen* darf nicht gespart werden, denn gerade diese Räume tragen dazu bei, der

18.5 · Baumaßnahmen

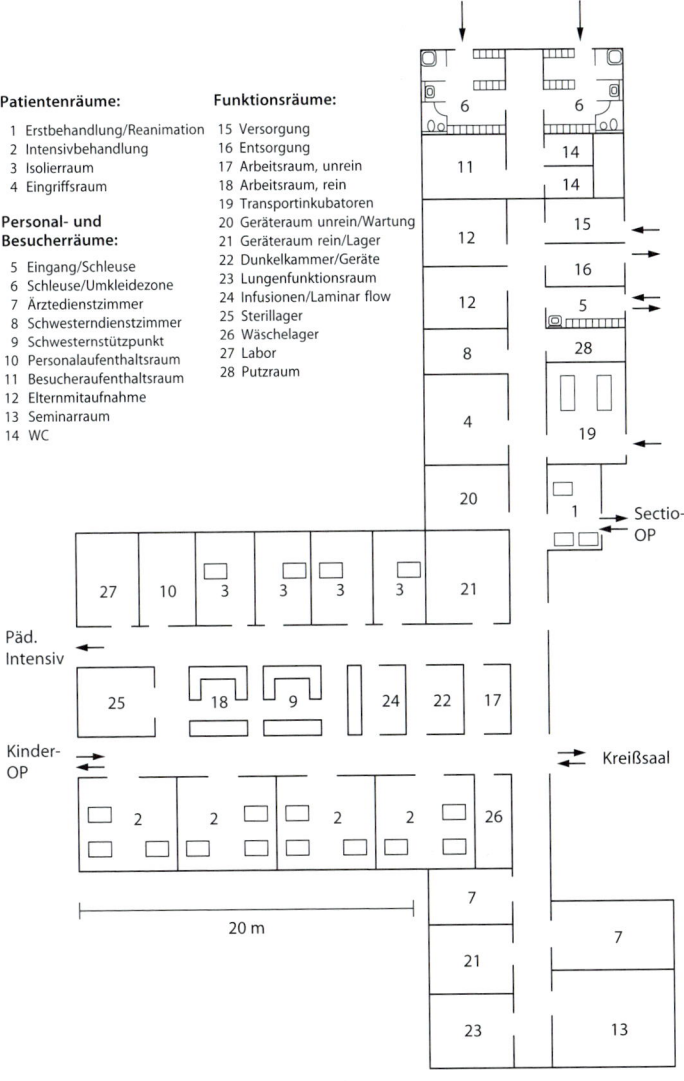

Patientenräume:

1 Erstbehandlung/Reanimation
2 Intensivbehandlung
3 Isolierraum
4 Eingriffsraum

Personal- und Besucherräume:

5 Eingang/Schleuse
6 Schleuse/Umkleidezone
7 Ärztedienstzimmer
8 Schwesterndienstzimmer
9 Schwesternstützpunkt
10 Personalaufenthaltsraum
11 Besucheraufenthaltsraum
12 Elternmitaufnahme
13 Seminarraum
14 WC

Funktionsräume:

15 Versorgung
16 Entsorgung
17 Arbeitsraum, unrein
18 Arbeitsraum, rein
19 Transportinkubatoren
20 Geräteraum unrein/Wartung
21 Geräteraum rein/Lager
22 Dunkelkammer/Geräte
23 Lungenfunktionsraum
24 Infusionen/Laminar flow
25 Sterillager
26 Wäschelager
27 Labor
28 Putzraum

◘ Abb. 18.4. Neugeborenenintensivbehandlungsstation (16 Betten) am Charité-Virchow Klinikum Berlin (◘ Abb. 18.3)

Neugeborenenintensivstation eine menschliche Atmosphäre zu geben. Folgende *Personal- und Elternräume* sind notwendig:

1. Schleuse und Umkleideräume für Personal und Besucher
2. Ärztearbeitsraum
3. Schwesternarbeitsraum
4. Bereitschaftsdienstschlafzimmer
5. Personalaufenthaltsraum/Teeküche
6. Elternsprechzimmer/Stillzimmer
7. Elternmitaufnahme- bzw. -schlafzimmer
8. WCs/Duschen

Das Fehlen von Räumen für den *technischen Bereich* gab den älteren Intensivstationen häufig ein chaotisches Äußeres. Das Lagern von Geräten auf dem Flur ist aus Sicherheits- und Hygienegründen verboten. Folgende *Funktionsräume* sollten geplant werden:

1. Notfalllabor (Blutgasanalyse)
2. Lagerräume (Medikamente, Einmalartikel, Wäsche)
3. Geräteraum rein (Lagerraum)
4. Geräteraum unrein (Desinfektion)
5. Stellraum für mobile Intensivpflegeeinheit/Röntgengerät/Sonographiegerät
6. Infusionenzubereitungsraum (Laminar flow)
7. Putzraum
8. Dunkelkammer (mit Entwicklungsgerät für Röntgenfilme)

18.5.3   Grundausstattung

Darunter verstehen wir Klimatechnik, elektrische Installationen, Notstrom, Energieschienen, Gase, Beleuchtung, Waschbecken und Fußboden.

Für diese Ausstattung gibt es Normen bzw. Vorschriften aus dem Operationssaalbereich (DIN 100/7), deren kritiklose Anwendung auf den Bau einer Neugeborenenintensivstation die Kosten stark in die Höhe treiben kann. Eine komplizierte Klimaanlage mit Fallstromtechnik und Laminar flow sowie klimatischer Trennung zwischen den einzelnen Räumen erübrigt sich, wenn die Kinder in Inkubatoren liegen. Allerdings muss die Klimaanlage so dimensioniert sein, dass auch im Sommer ein Aufheizen der Räume durch die Inkubatoren nicht erfolgt. Ein elektrisch leitfähiger Fußboden mindert zwar das Risiko eines Stromunfalls für die Patienten, ist jedoch wertlos, wenn alle Geräte auf Gummirollen fahren und das Pflegepersonal sich selbst durch Plastiküberschuhe von diesem Fußboden isoliert. Potentialausgleichsschienen verhindern das Kriechstromrisiko für die Patienten. Eine teure unterbrechungsfreie Ersatzstromanlage kann zwar den einige Sekunden dauernden Stromausfall bis zum Anspringen des Notstromdiesels überbrücken, ist jedoch für die Neugeborenenintensivmedizin nicht unbedingt erforderlich. Wichtiger ist es, dass die Deckenbeleuchtung auf den Notstrom geschaltet ist: Nächtliche Dunkelheit ist das unangenehmste am Stromausfall.

Vorschaltgeräte (Drosseln) der Leuchtstoffröhren müssen außerhalb der Patientenräume montiert sein, da sie als Sender wirken und für einen großen Teil der Wechselstromstörungen auf den Monitorschirmen verantwortlich sind. Elektrische Installationen und Gasentnahmedosen werden am besten in genügender Zahl (◘ Abb. 18.5) in einer über die ganze Wand reichenden mehrzügigen Energieschiene montiert, die auch mit Normleisten und Monitortrageplatten ausgestattet sein soll. Bettseitige Röntgenschaukästen mit den jeweils aktuellen Röntgenaufnahmen erleichtern Konsilien, Therapieentscheidungen und Intubationen. Waschbecken sollten ohne Handbedienung funktionieren, ihre Siphons sollten desinfizierbar sein. Türen, die durch Fußschalter zu öffnen sind, sollen die Keimverschleppung über die Türklinke verhindern, haben sich bei uns wegen ihrer technischen Anfälligkeit jedoch nicht bewährt.

18.5.4 Technische und apparative Ausstattung

Die technische Grundausstattung und der apparative Bedarf eines Intensivpflegeplatzes gehen aus ◘ Abb. 18.5 hervor. Die Funktionsfähigkeit des Geräteparks muss regelmäßig überprüft werden (technisches Servicezentrum), sorgsame Lagerung unbenutzter Geräte hilft, techni-

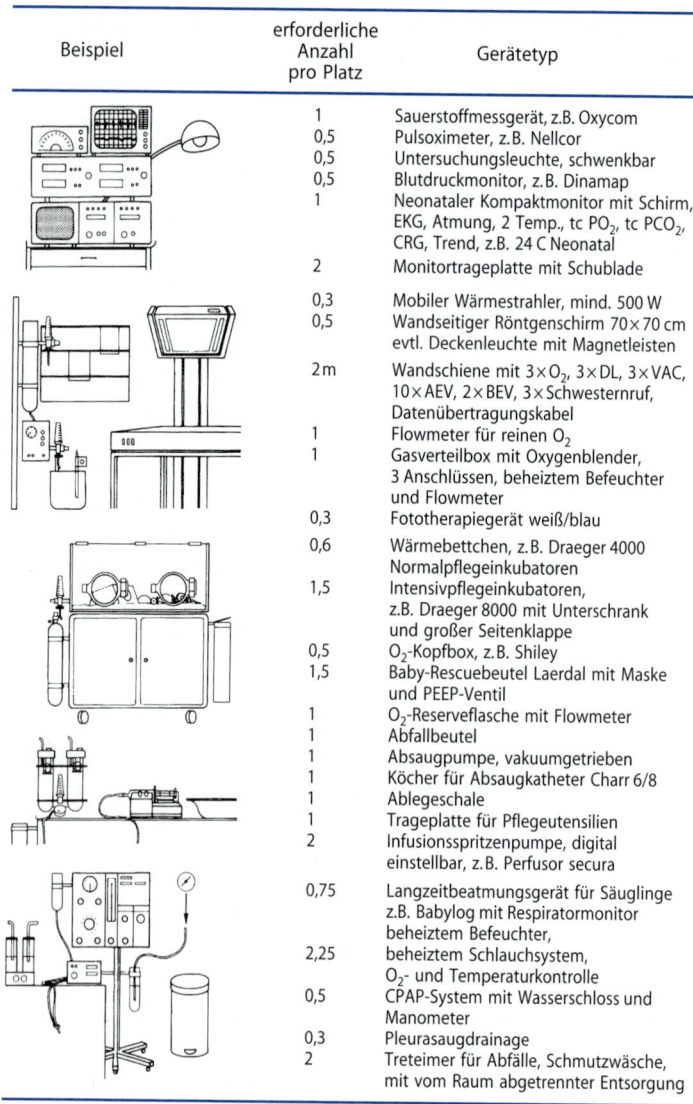

Beispiel	erforderliche Anzahl pro Platz	Gerätetyp
	1	Sauerstoffmessgerät, z.B. Oxycom
	0,5	Pulsoximeter, z.B. Nellcor
	0,5	Untersuchungsleuchte, schwenkbar
	0,5	Blutdruckmonitor, z.B. Dinamap
	1	Neonataler Kompaktmonitor mit Schirm, EKG, Atmung, 2 Temp., tc PO_2, tc PCO_2, CRG, Trend, z.B. 24 C Neonatal
	2	Monitortrageplatte mit Schublade
	0,3	Mobiler Wärmestrahler, mind. 500 W
	0,5	Wandseitiger Röntgenschirm 70×70 cm evtl. Deckenleuchte mit Magnetleisten
	2 m	Wandschiene mit 3×O_2, 3×DL, 3×VAC, 10×AEV, 2×BEV, 3×Schwesternruf, Datenübertragungskabel
	1	Flowmeter für reinen O_2
	1	Gasverteilbox mit Oxygenblender, 3 Anschlüssen, beheiztem Befeuchter und Flowmeter
	0,3	Fototherapiegerät weiß/blau
	0,6	Wärmebettchen, z.B. Draeger 4000 Normalpflegeinkubatoren
	1,5	Intensivpflegeinkubatoren, z.B. Draeger 8000 mit Unterschrank und großer Seitenklappe
	0,5	O_2-Kopfbox, z.B. Shiley
	1,5	Baby-Rescuebeutel Laerdal mit Maske und PEEP-Ventil
	1	O_2-Reserveflasche mit Flowmeter
	1	Abfallbeutel
	1	Absaugpumpe, vakuumgetrieben
	1	Köcher für Absaugkatheter Charr 6/8
	1	Ablegeschale
	1	Trageplatte für Pflegeutensilien
	2	Infusionsspritzenpumpe, digital einstellbar, z.B. Perfusor secura
	0,75	Langzeitbeatmungsgerät für Säuglinge z.B. Babylog mit Respiratormonitor beheiztem Befeuchter,
	2,25	beheiztem Schlauchsystem, O_2- und Temperaturkontrolle
	0,5	CPAP-System mit Wasserschloss und Manometer
	0,3	Pleurasaugdrainage
	2	Treteimer für Abfälle, Schmutzwäsche, mit vom Raum abgetrennter Entsorgung

□ Abb. 18.5. Technische Ausstattung eines Neugeborenenintensivpflegeplatzes

sche Defekte zu vermeiden. Reparaturen müssen sofort durchgeführt werden, defekte Geräte dürfen keinesfalls eingesetzt werden.

18.6 Gerätepark und Gerätesicherheit

Die Entwicklung der modernen Neonatologie war begleitet von zunehmendem Einsatz immer komplizierterer medizintechnischer Geräte: Auf einer Neugeborenenintensivstation sind heute bis zu 100 verschiedene Medizingeräte und über 500 verschiedene Pflege- und Einmalartikel im Einsatz, nicht selten werden zur Behandlung eines schwerkranken Kindes gleichzeitig 15 Geräte betrieben. Diese apparative Ausstattung muss vollständig verfügbar und betriebssicher sein und von allen Mitarbeitern in der Bedienung beherrscht werden. Der zunehmende Technisierungsgrad hat mancherorts die Grenzen der Leistungsfähigkeit von Ärzten und Schwestern sichtbar werden lassen und zu einer nur allzu verständlichen Furcht vor der »seelenlosen Apparatemedizin« geführt. Umso wichtiger ist, dass die emotionale und kommunikative Beziehung zu den Kindern und ihren Eltern im Vordergrund bleibt und dass Ärzte und Schwestern bei souveräner und sicherer Beherrschung der Technik unmissverständlich klar machen, dass es nicht die Werkzeuge, sondern die Menschen sind, die kranke Neugeborene behandeln und pflegen.

18.6.1 Inventar- und Lagerhaltung

Inventarisierung, Lagerhaltung, Bestellungen und Veranlassung von Reparaturen können heute auf einer großen Intensivstation kaum mehr von der Stationsschwester allein bewältigt werden. Folgende Maßnahmen erleichtern die Organisation:

- Erstellung von vollständigen, übersichtlichen Inventarlisten für Medikamente, Einmalartikel, Pflegeutensilien, Formularvordrucke, Geräte und Zubehör, Werkzeug etc.
- Übersichtliches Außenbeschriften von Lagerschränken, Innenbeschriftung mit Inhaltslisten, zuständiger Stelle für Neubestellungen und Angabe der Lieferzeiten

- Eindeutige Regelung der Verantwortlichkeit für Bestellungen und Reparaturen
- Genaue Checklisten für sensible Bereiche (Notfallwagen, Reanimationstisch, Transportkoffer etc.) mit Unterschrift nach der Kontrolle
- Beschäftigung eines Gerätetechnikers oder einer Geräteschwester (Kalibrier- und Wartungsarbeiten, Gerätevisite, Einweisung des Personals etc.)
- Beschäftigung einer Arzthelferin/Stationssekretärin für administrative Arbeiten, Bestellungen, Ordnen der Krankenakten, Telefonate und Dokumentationsaufgaben
- Zusammenarbeit mit einem technischen Servicezentrum

18.6.2 Technisches Servicezentrum

Die Einrichtung eines technischen Servicezentrums hat Gerätefehlfunktionen und Fehlbedienungen deutlich seltener gemacht, bei Ärzten und Schwestern ein höheres Sicherheitsbewusstsein erzeugt und die Ausführung der Vorschriften des Medizinproduktegesetzes (s. S. 563) überhaupt erst ermöglicht. Die Aufgaben des technischen Servicezentrums sind:

- Inspektion und Wartung der Geräte
- Instandsetzung und Reparaturen
- Installation und Inbetriebnahme neuer Geräte
- Entwicklung von Prüfkriterien und -verfahren
- Anpassung von Geräten
- Beratung bei Beschaffung
- Vereinheitlichung des Geräteparks
- Führung von Instandhaltungskartei und Gerätebüchern
- Veranlassung und Überwachung des Fremdservice
- Einweisung und Schulung der Anwender

Durch vorbeugende Instandhaltung des Geräteparks und Verhinderung von Fehlbedienungen und Fehlinvestitionen trägt das technische Servicezentrum zudem zur Kostendämpfung bei.

18.6.3 Medizinproduktegesetz

Seit 1994 ist in der Bundesrepublik das Medizinproduktegesetz (MPG) in Kraft, welches das Errichten, Inverkehrbringen, Betreiben und Anwenden von medizinisch-technischen Geräten regelt [12]. Die Führung der Gerätebücher obliegt dem Betreiber (in der Regel delegiert die Verwaltung diese Verantwortung an das technische Sevicezentrum). Für die Anwender (ärztliches und pflegerisches Personal) ergeben sich folgende Verantwortungen:

- Sicherstellen, dass alle Geräte ein CE-Prüfzeichen nach 93/42/EG haben
- Einweisung bzw. Schulung aller Anwender für alle Gerätetypen organisieren und dokumentieren
- Keinesfalls ein defektes Gerät in Betrieb nehmen
- Bei Gerätefehlfunktion mit Patientenschaden Meldepflicht gemäß Medizinprodukte-Sicherheitsplanverordnung
- Für den Einsatz von neuen, noch nicht zugelassenen Geräten ist entweder eine Konformitätsbescheinigung nach § 37(1) MPG oder eine Genehmigung zur klinischen Prüfung nach § 20(4) MPG erforderlich

Folgende auf Neugeborenenintensivstationen oft verwendeten Geräte, auf die das Medizinproduktegesetz anzuwenden ist, sind in der Medizinprodukte-Betreiberverordnung definiert [11]:

- Herzschrittmacher, Defibrillatoren, Infusionspumpen, Elektrokauter, intravasale Blutdruckmonitore, Beatmungsgeräte, Narkosegeräte, Hypothermiegeräte und Inkubatoren.
- Eine regelmäßige Funktionsprüfung (Eichung) ist vorgeschrieben bei Geräten zur Bestimmung der Hörfähigkeit, Elektrothermometern, Blutdruckmessgeräten und Manometern.
- Sicherheitsanfällig sind darüber hinaus Wärmestrahler, Wärmematten, Oxygenblender, Flowmeter, Pleurasaugdrainagen, Sauerstoffmessgeräte, Blutgasanalysatoren, $tcPO_2$- und $tcPCO_2$-Monitore sowie alle weiteren Vitalwertmonitore.

18.7   Organisation des Tagesablaufs

18.7.1   Ärztedienstplan

Jede Intensivstation muss abhängig von Aufgabenbereich und Zahl der Ärzte ihr eigenes Dienstplanmodell finden, um die optimale Form der Patientenbetreuung bei erträglicher und gleichmäßiger Belastung aller Ärzte zu ermöglichen. Im Dienstplan muss eine Regelung für Urlaubszeiten, Krankheitsfälle und für die Einarbeitung neuer Kollegen fest eingebaut sein. Es empfiehlt sich ein Probelauf, über dessen Ergebnis im gesamten Team der Station diskutiert werden sollte. Hauptproblem eines jeden Schichtdienstes ist, Informationsverluste zu verhindern und den Eltern der kranken Kinder konstante Gesprächspartner anzubieten. Die Stationsroutine ist dabei wie folgt organisiert: In der *Frühschicht* werden alle Kinder untersucht, Visiten gemacht, Verordnungen festgelegt, Entlassung und Verlegung geplant, hier erfolgt auch Unterricht und die Einarbeitung neuer Kollegen. In der *Spätschicht* werden Konsiliar- und Elterngespräche geführt (selbstverständlich dürfen die Eltern ihre Kinder ganztägig besuchen), Entlassungen vorgenommen, abendliche Blutabnahmen gemacht, Epikrisen diktiert. Der *geteilte Dienst der Intensivstation* dient zur doppelten Besetzung in den Zeiten erhöhten Arbeitsanfalls. Diese Funktion wird in Urlaubszeiten aufgegeben. In der *Nachtschicht* werden die morgens zu extubierenden Kinder trainiert, Verläufe und Epikrisen diktiert, Infusionspläne und Verordnungsbögen soweit wie möglich erstellt, am Ende der Nachtschicht werden die gesamten morgendlichen Routineblutentnahmen vorgenommen.

18.7.2   Information und Dokumentation

Während der Entwicklungsgeschichte einer Neugeborenenintensivstation kann man beobachten, wie sich die Hauptursachen ärztlichen Fehlverhaltens verschieben: Anfangs ist es mangelnde Erfahrung, später Arbeitsüberlastung, zuletzt Informationsverlust, gerade bei personell gut ausgestatteten Stationen.

Aktuelle Verläufe, Untersuchungsergebnisse und Behandlungspläne müssen bei einer vollständigen, zwischen allen Schichten vorzunehmenden Übergabevisite weitergegeben werden. Eine solche Übergabe dauert, wenn ungestört, bei 6 Intensivpatienten wenigstens eine halbe Stunde und muss vom Dienstplan her vorgesehen sein. Selbstverständlich müssen alle ärztlichen Verordnungen schriftlich erfolgen, ihre Ausführung von den Schwestern gegengezeichnet werden. Ebenso sollten täglich der Untersuchungsbefund und das geplante weitere Vorgehen dokumentiert werden. Die tägliche Visite darf keinesfalls im konventionellen Stil nur mit Stationsschwester und Visitenbuch geführt werden, sondern muss die das Kind pflegende Schwester sowie deren schriftliche Verlaufsbeobachtungen mit einbeziehen. Alle für das Kind relevanten Informationen, die in Kurve, Untersuchungsbögen, Beatmungsblättern, Monitorregistrierstreifen, Visitenbüchern, Übergabe- und Notizzetteln in Kitteltaschen, Röntgenbildern, Laborzetteln, Bakteriologieberichten usw. verstreut sein können, müssen an einer einzigen Stelle zusammengefasst werden, und zwar in der Krankenakte am Bett des Kindes. Auch Konsiliaruntersuchungen und ausführliche Elterngespräche müssen schriftlich fixiert und dem ganzen Team zugänglich sein.

18.7.3 Konferenz/Staff-meeting

Regelmäßig trifft sich das gesamte Team und bespricht Zwischenfälle, sterbende oder verstorbene und besonders problematische Patienten. Es werden der gegenwärtige Stand (Stationsletalität, regionale Mortalität) bestimmt, neue Behandlungsverfahren diskutiert und nach organisatorischen Verbesserungsmöglichkeiten gesucht. Eine solche Konferenz soll gemeinsam mit den Geburtshelfern stattfinden (z. B. Morbiditätskonferenz) und auch überregional (z. B. Letalitätskonferenz) und trägt dazu bei, die Zusammenarbeit zu verbessern. Es ist wichtig, dass als Stil solcher Besprechungen nicht die Suche nach dem »Schuldigen«, sondern die gemeinsame Verantwortung einer solidarischen Arbeitsgruppe angestrebt wird.

18.8   Katastrophenplan

Der unvorhergesehene Ausfall einer gesamten Intensivstation (etwa durch Brand, Wasserrohrbruch, Defekt von Strom-, Sauerstoff- oder Heizungsanlage) ist der Alptraum jedes Neonatologen. Nur wenn alle Mitarbeiter gedanklich darauf vorbereitet sind, kann der resultierende Schaden für die Patienten in Grenzen gehalten werden. Insbesondere, wenn die Station evakuiert werden muss, ist durchdachtes und rasches Handeln erforderlich.

18.8.1   Brandverhütung

Flure und Treppenhäuser frei halten, Rauchen und offenes Feuer verboten. Defekte Elektrogeräte (Kabelanschlüsse!) sofort außer Betrieb nehmen. Lagerhaltung brennbarer Flüssigkeiten (Desinfektionsmittel!) auf erforderliches Minimum beschränken. Bei Verwendung von Narkosegasen nur bauartgeeignete elektrische Geräte ohne Schaltfunken einsetzen, Wärmestrahler nicht unnötig brennen lassen, auf Entfernung zu entzündbaren Gegenständen achten. Kein »Abflammen« von Bakterienkulturgefäßen!

18.8.2   Brandschutz

Jeder Mitarbeiter sollte informiert sein über Fluchtwege, nächsten Feuermelder, nächsten Handfeuerlöscher und seine Bedienung, nächsten Hydranten (Schlauchanschluss), Feuerwehrnotruf Nr. 112. Aufzüge dürfen im Brandfall nicht benutzt werden.

18.8.3   Verhalten im Katastrophenfall

Ruhe und Besonnenheit bewahren. Menschenrettung geht vor Brandbekämpfung bzw. Wasserentfernung! Beutelbeatmung bei Ausfall der Respiratoren. Reserve-O_2-Flaschen bei Ausfall der O_2-Anlage. Eventuell »Umsteigen« auf Transportinkubatoren mit Zwillingsbeatmungssystem. Bei Kabelbrand Strom abschalten.

Bei Überschwemmung Steckdosen und Kabel vom Boden entfernen. Handfeuerlöschgeräte erst im Brandbereich betriebsbereit machen. Brand von unten bekämpfen. Bei Verqualmung auf dem Boden kriechen. Nach Feuerausbruch Aufzüge nicht mehr benutzen. Türen und Fenster geschlossen halten.

18.8.4 Alarmierungsplan

Zum Herbeischaffen von Hilfe Benachrichtigung in folgender Reihenfolge:
1. Klinikpforte (technische Rufbereitschaft benachrichtigen lassen)
2. Feuerwehr 112 (nach Eintreffen der Feuerwehr alle Aktionen mit dieser koordinieren)
3. Abteilungsleiter/Oberarzt der Intensivstation
4. Chefarzt der Klinik
5. Alle diensthabenden Ärzte bzw. sonstige erreichbaren Ärzte
6. Verwaltungsdirektor
7. Eltern betroffener Kinder

18.8.5 Evakuierungsplan

Es muss nach individuellen Gegebenheiten entschieden werden. Prinzip: Die der Gefahrenstelle nächsten Patienten müssen als erste evakuiert werden. Wegen des technischen Aufwands ist die eventuelle Evakuierung der Intensivstation frühzeitig zu bedenken. Kein Perfektionismus! Patienten mit Namensschild kennzeichnen! Krankenakte mitnehmen!

— Nicht intensivbehandlungsbedürftige Neugeborene werden in die benachbarte Frauenklinik verlegt (Mehrfachsteckdosen mitnehmen): Chefarzt und diensthabenden Oberarzt benachrichtigen. Verlegung der Kinder mit Wärmeschutz bzw. zu zweit in Transportinkubatoren.

▬ Für die Verlegung der künstlich beatmeten Kinder benachbarte Intensivstationen mit Abholdienst anrufen. Transport jeweils zu zweit mit Zwillingsbeatmungssystem.

▬ Falls Errichtung einer Ausweichintensivstation erforderlich, Pflegeinkubatoren, Respiratoren, Monitoren, Mehrfachsteckdosen und Gasanschlussadapter (z. B. Dräger/Medap) mitnehmen.

Literatur

1. Arbeitszeitgesetz (ArbZG) in der novellierten Fassung vom 24.12.2003: BGBl.I, 3002–3006
2. Bartels DB, Wypij D, Wenzlaff P, Dammann O, Poets CF (2006) Hospital volume and neonatal mortality in very low birthweight infants. Pediatrics 117: 2206–2214
3. Bauer K, Vetter K, Groneck P, Herting M et al. (2006) Empfehlungen für die strukturellen Voraussetzungen der perinatologischen Versorgung in Deutschland. Z Geburtsh Neonatol 210: 19–24
4. Deutsche Krankenhausgesellschaft (1974) Anhaltszahlen für die Besetzung der Krankenhäuser mit Pflegekräften und Ärzten. Das Krankenhaus 10:420–428
5. Doyle LW, Ford G, Davis N (2003) Health and hospitalisations after discharge in extremely low birth weight infants. Semin Neonatol 8: 137–145
6. EU-Richtlinie 93/04 / ... EG des Rates vom 23.11.1993 über bestimmte Aspekte der Arbeitsplatzgestaltung Amtsblatt L 307 vom 13.12.1993: 18–24
7. Gemeinsamer Bundesausschuss (2005) Vereinbarung über Maßnahmen zur Qualitätssicherung der Versorgung von Früh- und Neugeborenen. Dt Ärzteblatt 102w: B2381–2382
8. Hummler HD, Poets C, Vochem M, Hentschel R, Linderkamp O (2006) Mortalität und Morbidität sehr unreifer Frühgeborener in Baden-Württemberg in Abhängigkeit von der Klinikgröße. Ist der derzeitige Grad der Regionalisierung ausreichend? Z Geburtsh Neonatol 210: 6–11
9. Kilpatrick SJ, Schlueter MA, Piecuch R, Leonard CH, Rogido M, Sola A (1997) Outcome of infants born at 24–26 weeks' gestation: I. Survival and cost. Obstet Gynecol 90:803–808
10. Madden JM, Soumerai SB, Lieu TA, Mandl KD et al. (2002) Effects of a law against early postpartum discharge on newborn follow-up, adverse events, and HMO expenditures. N Engl J Med 347: 2031–2038
11. Medizinprodukte-Betreiberverordnung (2002) Bundesgesetzblatt I: 3396
12. Medizinproduktegesetz MPG (2002) Bundesgesetzblatt I: 3146, geändert 2003; I: 2304
13. Obladen M, Loewenich V von (1990) Modelle der Versorgung von Frühgeborenen und kranken Neugeborenen eine Strukturanalyse. Mschr Kinderheilkd 138:637–642

14. Oddie SJ, Hamal D, Richmond S, Parker L (2005) Early discharge and readmission to hospital in the first month of life in the Northern Region of the UK durring 1998: A case cohort study. Arch Dis Child 90: 119–124

15. Petrou S, Mehta Z, Hockley C, Cook-Mozaffari P et al. (2003) The impact of preterm birth on hospital inpatient admissions and costs during the first 5 years of life. Pediatrics 112: 1290–1297

16. Stark AR, Couto J (2004) American Academy of Pediatrics: Policy Statement:Levels of neonatal care. Pediatrics 114: 1341–1347

17. Tarnow-Mordi WO, Hau C, Warden A, Shearer AJ (2000) Hospital mortality in relation to staff workload: a 4-year study in an adult intensive care unit. Lancet 356:185–189

Ergebnisse der Neugeborenenintensivmedizin

R. F. Maier

19.1 Neugeborenensterblichkeit

19.1.1 Mortalitätsdefinitionen

Mortalität ist die Sterblichkeit in einer Population, im vorliegenden Fall in einer bestimmten Altersgruppe. Seit 1977 sind die Definitionen von der Weltgesundheitsorganisation international verbindlich und einheitlich festgelegt [104]:

Neonatale Sterblichkeit. In den ersten 28 Lebenstagen Gestorbene je 1000 Lebendgeborene.
- *Neonatale Frühsterblichkeit.* In den ersten 7 Lebenstagen Gestorbene je 1000 Lebendgeborene
- *Neonatale Spätsterblichkeit:* Von Tag 8 bis Tag 28 Gestorbene je 1000 Lebendgeborene

Säuglingssterbeziffer. Im 1. Lebensjahr Gestorbene je 1000 Lebendgeborene.

Perinatale Sterblichkeit. Vor und während der Geburt und in den ersten 7 Tagen nach der Geburt Gestorbene oder: Totgeborene und in den ersten 7 Lebenstagen Gestorbene je 1000 Lebend- und Totgeborene.

Fetoinfantile Sterblichkeit. Totgeborene und im 1. Lebensjahr Gestorbene je 1000 Lebend- und Totgeborene.

19.1.2   Internationaler Vergleich

Neugeborenen- und Säuglingssterblichkeit sind ein Maß für die Qualität der prä-, peri- und postnatalen Versorgung des Feten und des Neugeborenen. ◘ Tab. 19.1 zeigt einen Vergleich europäischer Länder. Daraus geht hervor, dass in den meisten Ländern bedeutende Fortschritte erzielt wurden, besonders in Portugal. Die Tabelle zeigt die seit Jahrzehnten unveränderte Spitzenposition der skandinavischen Länder. Die Leistungsfähigkeit einzelner Perinatalzentren kann in internationalen Netzwerken ermittelt werden, wobei neben dem Grad der Unreife die Schwere der Erkrankung des Kindes berücksichtigt wird [52, 98].

19.1.3   Situation in der Bundesrepublik Deutschland

◘ Abb. 19.1 zeigt den Verlauf von Neugeborenen- und Säuglingssterblichkeit in der Bundesrepublik Deutschland während der letzten 50 Jahre. Der Rückgang der Säuglingssterblichkeit ist überwiegend auf eine dramatische Senkung der Neugeborenensterblichkeit zurückzuführen. ◘ Tab. 19.2 zeigt die aktuellen Ergebnisse in Deutschland: Überdurchschnittlich hoch ist die Sterblichkeit in Nordrhein-Westfalen, Thüringen, Niedersachsen und Hessen.

Die wichtigste Ursache regional hoher Mortalität ist das Fehlen einer Regionalisierung, d. h. der Bildung von personell und apparativ gut ausgestatteten, genügend großen Perinatalzentren, in denen Risikoschwangere betreut und Frühgeborene sowie schwerkranke Neugeborene behandelt werden.

19

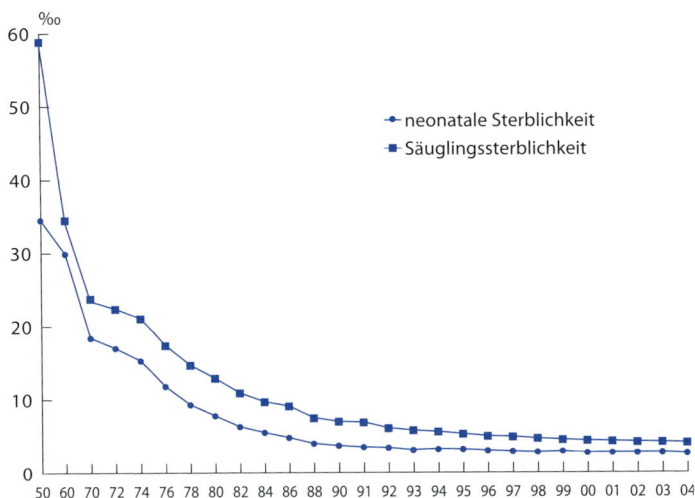

Abb. 19.1. Neugeborenensterblichkeit (Kreise) und Säuglingssterblichkeit (Quadrate) pro 1000 Lebendgeborene in der Bundesrepublik Deutschland (bis 1990: alte Bundesländer), Entwicklung während der letzten 50 Jahre

19.1.4 Letalität

Letalität ist die Sterblichkeit bezogen auf eine Diagnose bzw. eine Gruppe von Patienten an einer Klinik. Um korrekte und realistische Überlebensraten sehr untergewichtiger Frühgeborener zu erhalten, müssen diese auf alle Geburten, nicht auf Aufnahmen in die Neonatologie bezogen werden. Die Überlebensrate von Frühgeborenen mit einem Gestationsalter <32 SSW bzw. <1500 g Geburtsgewicht hat sich in den letzten 20 Jahren von etwa 70% auf etwa 90% verbessert [33, 45, 65, 96]. Die Überlebenschance steigt mit zunehmendem Gestationsalter und zunehmendem Geburtsgewicht [22]. Sterblichkeit und Hirnblutungsrate sind in kleinen Intensiveinheiten höher als in großen [9, 17, 49].

Tab. 19.1. Perinatale, neonatale und Säuglingssterblichkeit im internationalen Vergleich (je 1000 Geburten)

Land	1980			1990			1998			2004		
	Peri-natal	Neo-natal	Säug-linge	Peri-natal	Neo-natal	Säug-linge	Peri-natal	Neo-natal	Säug-linge	Peri-natal	Neo-natal	Säug-linge
BRD	11,6	7,8	12,6	6,0	3,5	7,0	6,2	2,8	4,7	5,9	2,7	4,1
DDR	13,5	8,6	12,7	7,9	4,7	7,6	–	–	–	–	–	–
Belgien	14,1	7,5	12,1	8,9	4,2	8,0			5,6			4,3
Bulgarien	15,2	10,4	20,2			14,8			15,1	12,5	6,8	11,6
CSSR	16,3	12,3	18,4	7,8	7,9	11,3	–	–	–	–	–	–
Tschechien							4,7	3,6	5,9	4,3	2,4	3,7
Slowakei								5,1	8,3	7,6	4,5	6,8
Dänemark	8,9	5,6	8,4	8,3	4,5	7,0	8,0	4,1	4,5	4,9	3,2	4,4
Finnland	8,4	5,1	7,6	7,1	3,7	5,6	5,1	2,6	5,1		2,1	3,3
Frankreich	12,9	5,8	10,0	8,3	3,6	7,3	7,0	3,0	4,7	7,2		3,9
Griechenland	20,3	13,9	17,9	11,9	6,5	9,7	9,5	4,9	6,8	8,2	2,7	3,9
Großbritannien	13,4	7,7	12,1	8,1	4,5	7,9	8,2	4,6	5,6	9,0	3,5	5,1
Irland	14,8	6,7	11,1	10,1	4,8	8,2	9,1	3,7	6,2		3,8	4,9

19

Land												
Italien	17,8	11,3	14,6	10,2	6,2	8,0	6,1	4,6	5,3	4,8	3,4	4,1
Luxemburg	9,8	5,3	11,5	6,9	4,3	7,3	6,9	2,1	5,0	5,3	2,6	3,9
Niederlande	11,1	5,7	8,6	9,6	4,8	7,1	7,9	3,7	5,0	7,4	3,6	4,1
Norwegen	11,1	5,1	8,1	9,5	3,9	7,0	6,5	2,5	4,0	5,2	2,2	3,2
Österreich	14,3	9,4	14,3	6,9	4,5	7,9	6,4	3,2	4,9	6,4	3,1	4,5
Polen	16,9	13,3	21,3			15,9			9,5	7,5	5,0	6,8
Portugal	26,1	15,5	24,3	14,3	7,0	11,0	7,2	4,1	6,0	5,1	2,7	4,0
Rumänien	15,2	11,2	29,3	14	9,5	26,9	12,6	9,4	22,0	11,9	8,8	16,8
Schweden	8,6	5,1	6,9	6,5	3,5	5,6	5,4	2,4	3,5	5,2	2,2	3,1
Schweiz	9,5	5,9	9,1	7,7	3,8	6,8	6,9	3,4	4,4		3,3	4,2
Spanien	14,4	8,5	12,3	7,6	5,0	7,6	5,9	3,5	5,7	5,3	2,8	3,5
Türkei			92,1			67,0			35,8	24,0	17	21,5
Ungarn	23,1	17,8	23,1		6,4	14,8	6,9	3,9	8,9	9,1	4,7	6,6
Kanada	10,9	6,6	11,0	7,9	4,5	6,3	7,2	3,9	5,5	6,3	3,9	5,2
USA	14,2	83	12,5	7,5	5,8	9,2	6,9	4,8	6,6	6,9	4,7	6,5
Australien				11,0	4,5		8,3	3,0	5,0	4,2	3,3	4,7

Stand: 04.04.06

□ Tab. 19.2. Säuglingssterblichkeit im Bundesländervergleich, pro 1000 Lebendgeborene (2004) (Quelle: Statistisches Bundesamt Wiesbaden)

Bundesland	Lebendgeborene	Frühsterblichkeit (1.–7. Tag)	Spätsterblichkeit (8.–28. Tag)	Nachsterblichkeit (2.–12. Monat)	Säuglingssterblichkeit
Baden-Württemberg	96.655	1,7	0,6	1,1	3,4
Bayern	111.164	1,6	0,7	1,2	3,4
Berlin	29.446	2,0	0,4	1,4	3,9
Brandenburg	18.148	1,9	0,7	1,7	4,2
Bremen	5442	2,8	0,6	0,9	4,2
Hamburg	16.103	2,0	0,4	1,6	3,9
Hessen	54.332	2,0	0,6	1,8	4,4
Mecklenburg-Vorpommern	13.045	2,0	0,8	1,5	4,2
Niedersachsen	70.371	2,4	0,6	1,5	4,4
Nordrhein-Westfalen	158.054	2,5	0,8	1,7	5,0
Rheinland-Pfalz	33.421	2,0	0,7	1,5	4,1
Saarland	7660	2,2	0,4	1,6	4,2
Sachsen	33.044	1,9	0,4	1,2	3,5
Sachsen-Anhalt	17.337	2,1	0,6	1,4	4,1
Schleswig-Holstein	24.090	1,8	0,7	1,6	4,1
Thüringen	17.310	1,9	0,6	2,0	4,6
Deutschland	705.622	2,0	0,6	1,5	4,1

19

Überlebensraten bezogen auf das Geburtsgewicht:	
500–1500 g:	84–89% [65]
750–1000 g:	86% [65]
500–750 g:	40–60% [65, 108]
600–750 g:	56% [3]
500–600 g:	14–29% [3, 65]
<500 g:	8–11% [65, 86]

Überlebensraten bezogen auf das Gestationsalter:	
20–25 SSW:	39–62% [5, 17, 28, 26, 45, 73]
25 SSW:	52–82% [17, 28]
24 SSW:	33–59% [17, 26, 28, 45]
23 SSW:	8–46% [17, 28, 45, 73, 86]
<23 SSW:	4–15% [17, 28, 45]

Bei den extrem kleinen (<500 g) und unreifen (<24 SSW) Frühgeborenen muss stets die Bezugspopulation berücksichtigt werden: Mehr als die Hälfte dieser Kinder verstirbt bereits im Kreißsaal [68]. Publizierte Überlebensraten beziehen sich häufig auf die in die Neonatologie aufgenommenen Kinder und lassen die bereits im Kreißsaal Verstorbenen außer Acht. Darüber hinaus ist der Stichtag hinsichtlich des Überlebens in den Publikationen unterschiedlich (Tag 28, Entlassung von der Intensivstation, Entlassung nach Hause, Zeitpunkt der Nachuntersuchung). ◘ Tab. 19.3 zeigt die Sterblichkeit sehr kleiner Frühgeborener in Deutschland.

Als prognostisch günstige Faktoren für das Überleben haben sich erwiesen: weibliches Geschlecht [26, 28, 68], pränatale Steroidbehandlung [22, 3, 26, 68], keine Chorioamnionitis [3], Surfactant [3, 28]. Prognostisch ungünstig sind fetale Wachstumsretardierung [9, 62], männliches Geschlecht [17], Hypothermie [17], pathologische Plazentaveränderungen [97].

Tab. 19.3. Verstorbene/Lebendgeborene sowie Sterblichkeit [in %] von sehr kleinen Frühgeborenen in Deutschland in den Jahren 1998–2003. Lebendgeborene sind zum Wohnort der Mutter, Verstorbene zum Sterbeort gerechnet. (Quelle: Statistisches Bundesamt Wiesbaden)

	<500	%	500–999	%	<1000	%	1000–1499	%	<1500	%
Baden-Württemberg	200/296	67,6	538/2441	22,0	738/2737	27,0	194/3949	4,9	932/6686	13,9
Bayern	259/351	73,8	679/2457	27,6	938/2808	33,4	184/4306	4,3	1122/7114	15,8
Berlin	56/73	76,7	154/715	21,5	210/788	26,6	46/1135	4,0	256/1923	13,3
Brandenburg	13/17	76,5	97/366	26,5	110/383	28,7	28/677	4,1	138/1060	13,0
Bremen	27/34	79,4	49/155	31,6	76/189	40,2	13/286	4,5	89/475	18,7
Hamburg	52/46	113,0	75/362	20,7	127/408	31,1	26/593	4,4	153/1001	15,3
Hessen	100/107	93,5	370/1320	28,0	470/1427	32,9	121/2205	5,5	591/3632	16,3
Mecklenburg-Vorpommern	12/18	66,7	100/293	34,1	112/311	36,0	31/526	5,9	143/837	17,1
Niedersachsen	258/256	100,8	552/1861	29,7	810/2117	38,3	180/3324	5,4	990/5441	18,2
Nordrhein-Westfalen	486/584	83,2	1238/4535	27,3	1724/5119	33,7	352/7317	4,8	2076/12.436	16,7
Rheinland-Pfalz	92/94	97,9	239/916	26,1	331/1010	32,8	67/1496	4,5	398/2506	15,9
Saarland	18/20	90,0	64/210	30,5	82/230	35,6	26/407	6,4	108/637	16,9
Sachsen	28/38	73,7	201/641	31,4	229/679	33,7	55/1059	5,2	284/1738	16,3
Sachsen-Anhalt	31/35	88,6	126/399	31,6	157/434	36,2	53/690	7,7	210/1124	18,7
Schleswig-Holstein	47/46	102,2	158/492	32,1	205/538	38,1	61/1018	6,0	266/1556	17,1
Thüringen	42/61	68,8	134/408	32,8	176/469	37,5	39/629	6,2	215/1098	19,6
Deutschland	1721/2076	82,9	4774/17.571	27,2	6495/19.647	33,1	1476/29.617	5,0	7971/49.264	16,2

19

19.2 Zerebrale Behinderung

19.2.1 Entstehung der perinatalen Gehirnschädigung

Schlüsselfaktoren sind Unreife, Inflammation, Geburtsasphyxie und Plazentainsuffizienz (◻ Abb. 19.2). Von den zahlreichen zur Gehirnschädigung führenden Faktoren sind Infektion, Hirnblutung und PVL nur in begrenztem Umfang zu verhindern. Hypothermie, Hypokapnie, Hypoxie, Hyperoxie, Azidose, Schock und Hypoglykämie können durch pränatale Überwachung, adäquate Erstversorgung, optimierten Transport und Neugeborenenintensivmedizin weitgehend vermieden oder frühzeitig behandelt werden. Die lückenlose Überwachung und Behandlung des gefährdeten Neugeborenen trägt damit wesentlich zur Vermeidung perinataler Hirnschäden bei.

19.2.2 Häufigkeit

Etwa 5% der gesamten Bevölkerung weisen eine frühkindliche zerebrale Behinderung auf. Eine solche Behinderung kann vor, während oder nach der Geburt entstehen. Als vor 30 Jahren mit der Einführung der

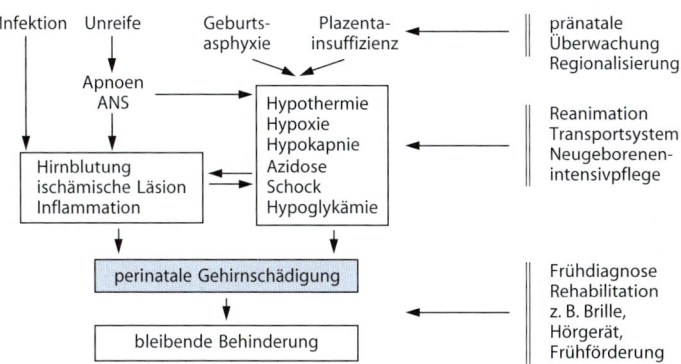

◻ **Abb. 19.2.** Pathogenese (*links*) und Prävention (*rechts*) der perinatalen Gehirnschädigung

Neugeborenenintensivmedizin zunehmend schwerkranke Kinder über-
lebten, wurde vielfach die Befürchtung geäußert, dass die gestiegene
Überlebenschance mit einer Anhäufung von Behinderten unter den
Überlebenden erkauft werde. Diese Annahme hat sich bei zahlreichen
Nachuntersuchungen weltweit als unrichtig erwiesen [21, 43]. Mit dem
Anstieg der Überlebensrate ist zwar die Rate an Behinderungen gestie-
gen, aber auch die Rate an Überleben ohne Behinderung [106].

Zur Spätprognose von Frühgeborenen gibt es mehr Publikationen
als zu jedem anderen Thema der Neonatologie.

Bei der Interpretation bestehen folgende Probleme:
- Häufig hochgradig selektierte Populationen
- Bezugspopulation häufig nicht angegeben
- Unterschiedliche Untersuchungsinstrumente [55]

Je nach Testinstrument wurden in der gleichen Population motorische
Behinderungen zwischen 10% und 42% diagnostiziert [34].

Erstaunlich oft bleiben die bei Frühgeborenen häufigen sozialen
Begleitvariablen unberücksichtigt. Niedriger sozioökonomischer Status ist jedoch der wichtigste Risikofaktor für ein schlechtes Ergebnis
[77]. Die Ergebnisse von Nachuntersuchungen an Frühgeborenen, die
vor der Surfactant-Ära (1988) behandelt wurden, haben heute keine
Relevanz mehr [18].

Durch unscharfe Definition »minimaler« zerebraler Dysfunktion
und »beeinträchtigter« geistiger Fähigkeit lässt sich die Häufigkeit
schwerer Probleme oft kaum angeben. Im Alter von 2 Jahren finden
sich häufig verdächtige Befunde, die bei der Einschulung nicht mehr
nachweisbar sind [101]. Intelligenzdefekte und Verhaltensauffällig-
keiten fallen dagegen erst später auf. Frühe Physiotherapie (z. B. nach
Bobath oder Vojta) mindert Häufigkeit und Schweregrad der Zerebralparese nicht [100] und beeinflusst die motorische Entwicklung nicht
(E1b) [15]. Auch spezielle Trainingsprogramme für Eltern haben nach
5 Jahren keinen eindeutigen Vorteil gezeigt (E1b) [56].

Derzeit liegt die Gesamtrate größerer Behinderungen, bezogen auf
eine Population lebend entlassener Frühgeborener von 500–1500 g
Geburtsgewicht, zum Zeitpunkt der Einschulung zwischen 6 und 12%
[29, 77, 83, 99, 105]. Bei Kindern mit einem Geburtsgewicht unter

1000 g reicht die Rate schwerer Behinderungen bis zu 20% [75, 101, 102]. Dabei werden in den unterschiedlichen Studien Zerebralparesen bei 2–14%, Sehbehinderungen bei 2–30% [37, 75, 103], Hörbehinderung bei 2–14% und hyperaktive Verhaltensanomalien, psychiatrische Auffälligkeiten sowie Schulschwierigkeiten bei 20–40% der Kinder berichtet [39, 41, 50, 51, 53, 66, 72, 75, 89]. Die motorische, kognitive und intellektuelle Entwicklung ist sehr stark vom Gestationsalter bzw. vom Geburtsgewicht abhängig (E1a) [10, 30].

Eine besondere Gruppe stellen die extrem unreifen Kinder dar: Bei einem Gestationsalter <24 SSW entwickeln sich nur wenige Kinder völlig normal [46, 70, 73]. Bei Kindern mit einem Gestationsalter <27 SSW liegt die CP-Rate bei etwa 20% [7, 75].

Prädiktoren einer schlechten Langzeitprognose sind intrakranielle Blutung Grad 3–4, periventrikuläre Leukomalazie [7, 83, 95, 42], NEC mit Perforation [2, 47, 93], ROP mit Behandlung [13], BPD [87, 90, 92], fetale Wachstumsretardierung [62], keine antenatalen Steroide [17], postnatale Steroide, postnataler Transport [17]. Ein geringer Kopfumfang korreliert mit schlechter Entwicklung unabhängig von anderen Risikofaktoren [79].

Vom sozialen Status und Bildungsstand der Eltern werden kognitive und sprachliche Fähigkeiten sowie schulische Leistungen, nicht aber die motorischen Fähigkeiten beeinflusst [32, 59].

Schlechter als für Unreife ist die Prognose für die Asphyxie, für welche allerdings eine klare Definition fehlt [63, 69].

Die statistischen Angaben erlauben nicht, das Schicksal des einzelnen Kindes vorherzusagen, und sie sollten nicht vergessen lassen, dass dieses hochgradig von ererbten Fähigkeiten, sozialem Umfeld und Förderung in Familie und Schule abhängen wird.

19.2.3 Bildgebung

Mit neuen bildgebenden Verfahren (z. B. MRT) lassen sich bei Frühgeborenen im Jugend- und Erwachsenenalter morphologische zerebrale Veränderungen nachweisen: Volumenänderungen von Cortex [71], weißer Substanz [6, 91, 31], Zerebellum, Basalganglien, Amygdala, Hippocampus und Corpus callosum [1, 80], Ventrikelerweiterungen und periventrikuläre Gliose [91]. Inwieweit diese morphologischen Veränderungen mit Entwicklungsstörungen korrelieren, bedarf noch weiterer Klärung.

19.2.4 Hörschäden

Bei bis zu 10% der Frühgeborenen unter 1500 g und bei bis zu 17% der Kinder mit Neugeborenenkrämpfen ist später das Hörvermögen beeinträchtigt [19, 102]. Bei der Pathogenese des bilateralen sensorineuralen Hörverlusts wirken Hyperbilirubinämie, Hypoxie und Medikamententoxizität (Gentamicin, Furosemid) mit. Bei einem Teil der Kinder können Schädigungen des Gehirns oder des Gehörs durch Ableitung der akustisch evozierten Potentiale schon in der Neugeborenenperiode erkannt werden [27, 54], wodurch die audiologische Nachuntersuchung jedoch nicht überflüssig wird. Risikofaktoren für eine frühkindliche Hörstörung nennt ◘ Tab. 19.4.

◘ **Tab. 19.4.** Risikofaktoren für eine frühkindliche Hörstörung. (Nach Joint Committee 1991)

1. Geburtsgewicht <1500 g oder Gestationsalter <33 Wochen

2. Hirnschädigung
   - Hypoxisch-ischämische Läsion (Sonogramm)
   - Intrakranielle Blutung (Sonogramm)
   - Krampfanfälle
   - Infektion (Meningitis)
   - Neonataler Opiatentzug

3. Innenohrschädigung
   - Innenohrblutung
   - Hyperbilirubinämie (wenn Blutaustauschkriterien erfüllt)
   - Ototoxische Medikamente (Aminoglykoside, Diuretika)
   - Vertikale Infektionen (CMV, Röteln, Toxoplasmose)
   - Persistierende pulmonale Hypertension
   - Akzidentelle Hyperventilation mit pH ≥7,50

4. Fehlbildung (Ohr, Gaumen, Gesicht)

5. Familienanamnese mit frühkindlichem Hörverlust

19.2.5 Sehstörungen

Sehbehinderungen sind bei Frühgeborenen in einer Häufigkeit von 10–30% beschrieben [16, 17, 37, 75, 76]. Betroffen sind insbesondere (über 80%) Kinder nach Behandlung einer Retinopathie [75]. Sehbehinderung sind häufig kombiniert mit anderen Behinderungen [88]. Regelmäßige Nachuntersuchungen sind erforderlich, um Spätschäden wie Myopie, Strabismus, Amblyopie, Glaukom, Katarakt und späte Retinaablösung rechtzeitig erkennen und behandeln zu können (s. S. 117).

19.3 Nachuntersuchung

19.3.1 Zeitpunkt

Der überwiegende Teil der Neugeborenen einer Intensivpflegestation entwickelt sich völlig normal. Es ist nicht gerechtfertigt, die bei den Eltern stets bestehenden Ängste um die zukünftige Entwicklung ihres Kindes zu vertiefen oder gar diese Kinder im Sinne einer sich selbst erfüllenden Prophezeiung [25] auf Jahre zu »Risikokindern« zu stempeln. Jedoch ist in jedem Falle eine sorgfältige entwicklungsneurologische Untersuchung erforderlich [94]. Validierte Elternfragebogen können helfen, Risikokinder zu erfassen, können aber die professionelle entwicklungsneurologische Nachuntersuchung nicht ersetzen [57].

Seit 2006 ist die entwicklungsneurologische Untersuchung von Frühgeborenen mit einem Geburtsgewicht <1500 g im korrigierten Alter von 2 Jahren für Perinatalzentren in Deutschland mit dem Bayley-II-Test verbindlich vorgeschrieben [35]. Eine früh erkannte neurologische und intellektuelle Auffälligkeit hat nicht immer eine bleibende Behinderung zur Folge, sondern bildet sich häufig bis zum 5. Lebensjahr spontan zurück [38, 61, 74, 101]. Bei diesem Verschwinden von neurologischen Auffälligkeiten scheint eine frühzeitig durchgeführte krankengymnastische Übungsbehandlung keine Rolle zu spielen [84, 100]. Es sollte alles daran gesetzt werden, eine zerebrale

Beeinträchtigung bereits in der Neugeborenenperiode zu diagnostizieren bzw. auszuschließen.

19.3.2 Untersuchungsgang

Entwicklungsanamnese. Saug- und Schluckschwierigkeiten, Schlaf- und Atemstörungen, schrilles Schreien, Steifheit, Schlaffheit, asymmetrische Körperhaltung, Seitendifferenzen beim Greifen und Strampeln, Wickelschwierigkeiten, Toleranz der Bauchlage, konstant geschlossene Fäuste, Entwicklungsrückstand.

Ultraschalluntersuchung (s. S. 394). Zur Erkennung von intraventrikulärer Blutung, posthämorrhagischem Hydrozephalus und periventrikulärer Leukomalazie. Bei Kindern <1500 g obligat am 1., 3.–7., 28.–30. Lebenstag und vor der Entlassung. Bei allen anderen kranken Neugeborenen je nach klinischen Indikatoren.

Augenhintergrund. Zur Erkennung der Frühgeborenenretinopathie (s. S. 116).

Otoakustische Emmissionen bzw. akustisch evozierte Potentiale. Zur Beurteilung von sensorineuralen Hörschäden (◘ Tab. 19.4), insbesondere nach schwerer Hyperbilirubinämie, Asphyxie und Behandlung mit Aminoglykosiden oder Diuretika und bei allen Kindern <1000 g [24, 58]. Untersuchung vor Entlassung.

Neonataler Neurostatus (s. S. 396). Obligat vor Entlassung des Kindes, am besten mit einem standardisierten Untersuchungsprogramm.

🛈 Bei normalem Neurostatus und unauffälligem Ultraschallbefund am errechneten Termin beträgt auch bei sehr unreifen Frühgeborenen die Wahrscheinlichkeit einer normalen Entwicklung 98% [94].

Entwicklungsneurologische Nachuntersuchung. Frühestens nach dem Verschwinden tonischer Reflexe, also beim reifen Kind mit

4 Monaten, beim Frühgeborenen 4 Monate nach dem errechneten Termin. Als auffällig bzw. kontrollbedürftig gelten: Bestehenbleiben tonischer Reflexaktivität, abnormer Muskeltonus, Hyperexzitabilität, Asymmetrien.

Untersuchung mit 24 Monaten. (Bayley Scales of Infant Development-Score).

19.4 Wachstum

Anders als früher angenommen, haben nicht alle Frühgeborenen im 1. Lebensjahr ein vollständiges Aufholwachstum [14, 44, 78], sondern über 10% bleiben klein oder werden mit Wachstumshormon behandelt [4, 109]. Das Aufholwachstum wird gefördert durch Ernährung mit Muttermilch [67], möglicherweise durch deren Gehalt an IGF-1 [20]. Postnatale Wachstumskurven für sehr untergewichtige Frühgeborene sind zwar publiziert [27], ihre Relevanz ist aber dadurch eingeschränkt, dass die optimale Ernährung bei diesen Kindern nicht bekannt ist (s. S. 64). Beim Aufholwachstum scheint es geschlechtsspezifische Unterschiede zu geben, wobei bis zum Alter von 20 Jahren weibliche VLBW besser aufholen als männliche [40]. Von Wachstumsstörungen betroffen sind vor allem extrem unreife Frühgeborene (Gestationsalter ≤25 SSW) [107] und Frühgeborene mit einer chirurgisch behandelten NEC (s. S. 313) [47, 93].

19.5 Metabolisches Syndrom

Kinder mit fetaler Wachstumsretardierung, niedrigem Geburtsgewicht und Unreife können eine Dysregulation der Hypophysen-Nebennieren-Achse [82] haben, die bis ins Erwachsenenalter anhält und sie zu verminderter Glukosetoleranz [85], koronarer Herzkrankheit, Diabetes, Hochdruck und Schlaganfall prädisponiert [8]. Der Blutdruck im Erwachsenenalter ist dem Geburtsgewicht umgekehrt proportional [64]. Sehr kleine Frühgeborene haben im Jugend- und Erwachsenenalter einen höheren Blutdruck als normalgewichtige Neugeborene unabhängig von fetaler Wachstumsretardierung [36, 23]. Möglicherweise beruht diese Regulationsstörung auf einer verminderten Insulinsensitivität [48] als Folge einer perinatalen Fehlernährung. Auch bei der durch das Hormon Leptin verursachten Adipositas spielt das pränatale Wachstum eine Rolle [11, 12].

19.6   Volkswirtschaftliche Bedeutung

Die hohen Kosten der Neugeborenenintensivmedizin ([60, 81]; s. S. 554) sind durch das Behandlungsziel völlig gerechtfertigt. Die Verhütung bleibender Behinderungen hat außer ihrer menschlichen und medizinischen Priorität auch volkswirtschaftliche Bedeutung: Ein schwer zerebralgeschädigtes Kind in Heimpflege kostet den Staat in 40 Jahren über 1,5 Mio. €. Das entspricht etwa den Personalkosten für eine Intensivpflegeschwester im gleichen Zeitraum. Wird durch eine Neugeborenenintensivstation mit der Kapazität von 6 Betten auch nur eine einzige schwere zerebrale Schädigung pro Jahr verhindert, so ist, volkswirtschaftlich gesehen, damit der Betrieb dieser Station bereits »finanziert«.

Literatur

1. Abernethy LJ, Palaniappan M, Cooke RW (2002) Quantitative magnetic resonance imaging of the brain in survivors of very low birth weight. Arch Dis Child 87:279–283

2. Adesanya OA, O'Shea TM, Turner CS, Amoroso RM, Morgan TM, Aschner JL (2005) Intestinal perforation in very low birth weight infants: growth and neurodevelopment at 1 year of age. J Perinatol 25:583–589

3. Agustines LA, Lin YG, Rumney PJ, Lu MC, Bonebrake R, Asrat T, Nageotte M (2000) Outcomes of extremely low-birth-weight infants between 500 and 750 g. Am J Obstet Gynecol 182:1113–1116

4. Albertsson-Wikland K, Boguszewski M, Karlberg J (1998) Children born small-for-gestational-age: postnatal growth and hormonal status. Horm Res 49 Suppl 2:7–13

5. Allen MC, Donohue PK, Dusman AE (1993) The limit of viability–neonatal outcome of infants born at 22 to 20 weeks' gestation. N Engl J Med 329:1597–1601

6. Allin M, Henderson M, Suckling J, Nosarti C, Rushe T, Fearon P, Stewart AL, Bullmore ET, Rifkin L, Murray R (2004) Effects of very low birthweight on brain structure in adulthood. Dev Med Child Neurol 46:46–53

7. Ancel PY, Livinec F, Larroque B et al. (2006) Cerebral palsy among very preterm children in relation to gestational age and neonatal ultrasound abnormalities: the EPIPAGE cohort study. Pediatrics 117:828–835

8. Barker DJ (1999) Early growth and cardiovascular disease. Arch Dis Child 80:305–307

9. Bartels DB, Kreienbrock L, Dammann O, Wenzlaff P, Poets CF (2005) Population based study on the outcome of small for gestational age newborns. Arch Dis Child 90:F53-F59

10. Bhutta AT, Cleves MA, Casey PH, Cradock MM, Anand KJ (2002) Cognitive and behavioral outcomes of school-aged children who were born preterm: a meta-analysis. JAMA 288:728–737

11. Bjarnason R, Boguszewski M, Dahlgren et al. (1997) Leptin levels are strongly correlated with those of GH-binding protein in prepubertal children. Eur J Endocrinol 137:68–73

12. Boguszewski M, Dahlgren J, Bjarnason R, Rosberg S, Carlsson LM, Carlsson B, Albertsson-Wikland K (1997) Serum leptin in short children born small for gestational age: relationship with the growth response to growth hormone treatment. The Swedish Study Group for Growth Hormone Treatment. Eur J Endocrinol 137:387–395

13. Bohm B, Katz-Salamon M, Institute K, Smedler AC, Lagercrantz H, Forssberg H (2002) Developmental risks and protective factors for influencing cognitive outcome at 5 1/2 years of age in very-low-birthweight children. Dev Med Child Neurol 44:508–516

14. Brandt I, Sticker EJ, Lentze MJ (2003) Catch-up growth of head circumference of very low birth weight, small for gestational age preterm infants and mental development to adulthood. J Pediatr 142:463–468

15. Cameron EC, Maehle V, Reid J (2005) The effects of an early physical therapy intervention for very preterm, very low birth weight infants: a randomized controlled clinical trial. Pediatr Phys Ther 17:107–119

16. Cooke RW, Foulder-Hughes L, Newsham D, Clarke D (2004) Ophthalmic impairment at 7 years of age in children born very preterm. Arch Dis Child 89:F249-F253

17. Costeloe K, Hennessy E, Gibson AT, Marlow N, Wilkinson AR (2000) The EPICure study: outcomes to discharge from hospital for infants born at the threshold of viability. Pediatrics 106:659–671

18. Cross G, Becker M, Congdon P (1985) Prognosis for babies born with fused eyelids. Arch Dis Child 60:479–480

19. Davis NM, Doyle LW, Ford GW, Keir E, Michael J, Rickards AL, Kelly EA, Callanan C (2001) Auditory function at 14 years of age of very-low-birthweight. Dev Med Child Neurol 43:191–196

20. Diaz-Gomez NM, Domenech E, Barroso F (1997) Breast-feeding and growth factors in preterm newborn infants. J Pediatr Gastroenterol Nutr 24:322–327

21. Dinesen SJ, Greisen G (2001) Quality of life in young adults with very low birth weight. Arch Dis Child 85:F165-F169

22. Dorling J, D'Amore A, Salt A, Seward A, Kaptoge S, Halliday S, Ahluwalia J (2006) Data collection from very low birthweight infants in a geographical region: Methods, costs, and trends in mortality, admission rates, and resource utilisation over a five-year period. Early Hum Dev 82:117–124

23. Doyle LW, Faber B, Callanan C, Morley R (2003) Blood pressure in late adolescence and very low birth weight. Pediatrics 111:252–257

24. Duara S, Suter CM, Bessard KK, Gutberlet RL (1986) Neonatal screening with auditory brainstem responses: results of follow-up audiometry and risk factor evaluation. J Pediatr 108:276–281

25. Dworkin PH (1989) British and American recommendations for developmental monitoring: the role of surveillance. Pediatrics 84:1000–1010

26. Effer SB, Moutquin JM, Farine D, Saigal S, Nimrod C, Kelly E, Niyonsenga T (2002) Neonatal survival rates in 860 singleton live births at 24 and 25 weeks gestational age. A Canadian multicentre study. BJOG 109:740–745

27. Ehrenkranz RA, Younes N, Lemons JA et al. (1999) Longitudinal growth of hospitalized very low birth weight infants. Pediatrics 104:280–289

28. El-Metwally D, Vohr B, Tucker R (2000) Survival and neonatal morbidity at the limits of viability in the mid 1990s: 22 to 25 weeks. J Pediatr 137:616–622

29. Escobar GJ, Littenberg B, Petitti DB (1991) Outcome among surviving very low birth weight infants: a meta-analysis. Arch Dis Child 66:204–211

30. Evensen KA, Vik T, Helbostad J, Indredavik MS, Kulseng S, Brubakk AM (2004) Motor skills in adolescents with low birth weight. Arch Dis Child 89:F451-F455

31. Fearon P, O'Connell P, Frangou S, Aquino P, Nosarti C, Allin M, Taylor M, Stewart A, Rifkin L, Murray R (2004) Brain volumes in adult survivors of very low birth weight: a sibling-controlled study. Pediatrics 114:367–371

32. Finnstrom O, Gaddlin PO, Leijon I, Samuelsson S, Wadsby M (2003) Very-low-birthweight children at school age: academic achievement, behavior and self-esteem and relation to risk factors. J Matern Fetal Neonatal Med 14:75–84

33. Finnstrom O, Olausson P, Sedin G et al. (1997) The Swedish national prospective study on extremley low birthweight (ELBW) infants. Incidence, mortality, morbidity and survival in relation to level of care. Acta Paediatr 86:503–511

34. Foulder-Hughes LA, Cooke RW (2003) Motor, cognitive, and behavioural disorders in children born very preterm. Dev Med Child Neurol 45:97–103

35. Gemeinsamer Bundesausschuss (2005) Vereinbarung über Maßnahmen zur Qualitätssicherung der Versorgung von Früh- und Neugeborenen. Dt Ärzteblatt 102w: B2381–2382

36. Hack M, Schluchter M, Cartar L, Rahman M (2005) Blood pressure among very low birth weight (<1.5 kg) young adults. Pediatr Res 58:677–684

37. Hack M, Taylor HG, Drotar D, Schluchter M, Cartar L, Andreias L, Wilson-Costello D, Klein N (2005) Chronic conditions, functional limitations, and special health care needs of school-aged children born with extremely low-birth-weight in the 1990s. JAMA 294:318–325

38. Hack M, Taylor HG, Drotar D, Schluchter M, Cartar L, Wilson-Costello D, Klein N, Friedman H, Mercuri-Minich N, Morrow M (2005) Poor predictive validity of the Bayley Scales of Infant Development for cognitive function of extremely low birth weight children at school age. Pediatrics 116:333–341

39. Hack M, Youngstrom EA, Cartar L, Schluchter M, Taylor HG, Flannery D, Klein N, Borawski E (2004) Behavioral outcomes and evidence of psychopathology among very low birth weight infants at age 20 years. Pediatrics 114:932–940

40. Hack M, Schluchter M, Cartar L, Rahman M, Cuttler L, Borawski E (2003) Growth of very low birth weight infants to age 20 years. Pediatrics 112:e30–8

41. Hack M, Flannery DJ, Schluchter M, Cartar L, Borawski E, Klein N (2002) Outcomes in young adulthood for very-low-birth-weight infants. N Engl J Med 346:149–157

42. Hanke C, Lohaus A, Gawrilow C, Hartke I, Kohler B, Leonhardt A (2003) Preschool development of very low birth weight children born 1994–1995. Eur J Pediatr 162:159–164

43. Hansen BM, Greisen G (2004) Is improved survival of very-low-birthweight infants in the 1980s and 1990s associated with increasing intellectual deficit in surviving children? Dev Med Child Neurol 46:812–815

44. Hediger ML, Overpeck MD, McGlynn A, Kuczmarski RJ, Maurer KR, Davis WW (1999) Growth and fatness at three to six years of age of children born small- or large-for-gestational age. Pediatrics 104:e33

45. Hintz SR, Poole WK, Wright LL, Fanaroff AA, Kendrick DE, Laptook AR, Goldberg R, Duara S, Stoll BJ, Oh W; NICHD Neonatal Research Network (2005) Changes in mortality and morbidities among infants born at less than 25 weeks during the post-surfactant era. Arch Dis Child 90:F128-F133

46. Hintz SR, Kendrick DE, Vohr BR, Poole WK, Higgins RD; National Institute of Child Health and Human Development Neonatal Research Network (2005) Changes in neurodevelopmental outcomes at 18 to 22 months' corrected age among infants of less than 25 weeks' gestational age born in 1993–1999. Pediatrics 115:1645–1651

47. Hintz SR, Kendrick DE, Stoll BJ, Vohr BR, Fanaroff AA, Donovan EF, Poole WK, Blakely ML, Wright L, Higgins R; NICHD Neonatal Research Network (2005) Neuro-developmental and growth outcomes of extremely low birth weight infants after necrotizing enterocolitis. Pediatrics 115:696–703

48. Hofman PL, Cutfield WS, Robinson EM, Bergman RN, Menon RK, Sperling MA, Gluckman PD (1997) Insulin resistance in short children with intrauterine growth retardation. J Clin Endocrinol Metab 82:402–406

49. Hummler HD, Poets C, Vochem M, Hentschel R, Linderkamp O (2006) Mortalität und Morbidität sehr unreifer Frühgeborener in Baden-Württemberg in Abhängigkeit von der Klinikgröße. Ist der derzeitige Grad der Regionalisierung ausreichend? Z Geburtsh Neonataol 210:6–11

50. Indredavik MS, Vik T, Heyerdahl S, Kulseng S, Brubakk AM (2005) Psychiatric symptoms in low birth weight adolescents, assessed by screening questionnaires. Eur Child Adolesc Psychiatry 14:226–236

51. Indredavik MS, Vik T, Heyerdahl S, Kulseng S, Fayers P, Brubakk AM (2004) Psychiatric symptoms and disorders in adolescents with low birth weight. Arch Dis Child 89:F445-F450

52. International Neonatal Network (1993) The CRIB (clinical risk index for babies) score: A tool for assessing initial neonatal risk and comparing performance of neonatal intensive care units. Lancet 342:193–198

53. Jansson-Verkasalo E, Korpilahti P, Jantti V, Valkama M, Vainionpaa L, Alku P, Suominen K, Naatanen R (2004) Neurophysiologic correlates of deficient phonological representations and object naming in prematurely born children. Clin Neurophysiol 115:179–187

54. Jiang ZD, Brosi DM, Wilkinson AR (2001) Hearing impairment in preterm very low birthweight babies detected at term by brainstem auditory evoked responses. Acta Paediatr 90:1411–1415

55. Johnson S, Marlow N (2006) Developmental screen or developmental testing? Early Hum Dev [Epub ahead of print]

56. Johnson S, Ring W, Anderson P, Marlow N (2005) Randomised trial of parental support for families with very preterm children: outcome at 5 years. Arch Dis Child 90:909–15

57. Johnson S, Marlow N, Wolke D, Davidson L, Marston L, O'Hare A, Peacock J, Schulte J (2004) Validation of a parent report measure of cognitive development in very preterm infants. Dev Med Child Neurol 46:389–397

58. Joint Committee on infant hearing. 1990 position statement (1991) AAP News 4:6–14

59. Kilbride HW, Thorstad K, Daily DK (2004) Preschool outcome of less than 801-gram preterm infants compared with full-term siblings. Pediatrics 113:742–747

60. Kilpatrick SJ, Schlueter MA, Piecuch R et al. (1997) Outcome of infants born at 24–26 weeks' gestation: Survival and cost. Obstet Gynecol 90:803–808

61. Kitchen WH, Ford GW, Rickards AL, Lissender JV, Ryan MM (1987) Children of birth weight <1000 g: Changing outcome between ages 2 and 5 years. J Pediatr 110:283–288

62. Kok JH, den Ouden AL, Verloove Vanhorick SP, Brand R (1998) Outcome of very preterm small for gestational age infants: the first nine years of life. Br J Obstet Gynaecol 105:162–168

63. Kuban KCK, Leviton A (1994) Cerebral palsy. N Engl J Med 330:188–195

64. Law CM, Shiell AW (1996) Is blood pressure inversely related to birth weight? The strength of evidence from a systematic review of the literature. J Hypertens 14:935–941

65. Lemons JA, Bauer CR, Oh W, Korones SB, Papile LA, Stoll BJ, Verter J, Temprosa M, Wright LL, Ehrenkranz RA, Fanaroff AA, Stark A, Carlo W, Tyson JE, Donovan EF, Shankaran S, Stevenson DK (2001) Very low birth weight outcomes of the National

Institute of Child health and human development neonatal research network, January 1995 through December 1996.   NICHD Neonatal Research Network. Pediatrics 107:E1.

66. Litt J, Taylor HG, Klein N, Hack M (2005) Learning disabilities in children with very low birthweight: prevalence, neuropsychological correlates, and educational interventions. J Learn Disabil 38:130–141

67. Lucas A, Fewtrell MS, Davies PS, Bishop NJ, Clough H, Cole TJ (1997) Breastfeeding and catch-up growth in infants born small for gestational age. Acta Paediatr. 86:564–569

68. Lucey JF, Rowan CA, Shiono P, Wilkinson AR, Kilpatrick S, Payne NR, Horbar J, Carpenter J, Rogowski J, Soll RF (2004) Fetal infants: the fate of 4172 infants with birth weights of 401 to 500 grams – the Vermont Oxford Network experience (1996–2000). Pediatrics 113:1559–1566

69. Marlow N, Rose AS, Rands CE, Draper ES (2005) Neuropsychological and educational problems at school age associated with neonatal encephalopathy. Arch Dis Child 90:F380-F387

70. Marlow N, Wolke D, Bracewell MA, Samara M; EPICure Study Group (2005) Neurologic and developmental disability at six years of age after extremely preterm birth. N Engl J Med 352:9–19

71. Martinussen M, Fischl B, Larsson HB et al. (2005) Cerebral cortex thickness in 15-year-old adolescents with low birth weight measured by an automated MRI-based method. Brain 128:2588–2596.

72. McCormick MC, Gertmaker SL, Sobol AM (1990) Very low birth weight children: behaviour problems and school difficulty in a national sample. J Pediatr 117:687–693

73. McElrath TF, Robinson JN, Ecker JL, Ringer SA, Norwitz ER (2001) Neonatal outcome of infants born at 23 weeks' gestation. Obstet Gynecol 97:49–52

74. Ment LR, Vohr B, Allan W, Katz KH, Schneider KC, Westerveld M, Duncan CC, Makuch RW (2003) Change in cognitive function over time in very low-birth-weight infants. JAMA 289:705–711

75. Mikkola K, Ritari N, Tommiska V et al. (2005) Neurodevelopmental outcome at 5 years of age of a national cohort of extremely low birth weight infants who were born in 1996–1997. Pediatrics 116:1391–1400

76. O'Connor AR, Stephenson TJ, Johnson A, Tobin MJ, Ratib S, Moseley M, Fielder AR (2004) Visual function in low birthweight children. Br J Ophthalmol 88:1149–1153

77. Ornstein M, Ohlsson A, Edmonds J, Asztalos E (1991) Neonatal follow-up of very low birthweight/extremely low birthweight infants to school age: a critical overview. Acta Paediatr Scand 80:741–748

78. Peralta-Carcelen M, Jackson DS, Goran MI, Royal SA, Mayo MS, Nelson KG (2000) Growth of adolescents who were born at extremely low birth weight without major disability. J Pediatr 136:633–640

79. Peterson J, Taylor HG, Minich N, Klein N, Hack M (2005) Subnormal head circumference in very low birth weight children: Neonatal correlates and school-age consequences. Early Hum Dev; [Epub ahead of print]

80. Peterson BS, Vohr B, Staib LH, Cannistraci CJ, Dolberg A, Schneider KC, Katz KH, Westerveld M, Sparrow S, Anderson AW, Duncan CC, Makuch RW, Gore JC, Ment LR (2000) Regional brain volume abnormalities and long-term cognitive outcome in preterm infants. JAMA 284:1939–1947

81. Petrou S, Henderson J, Bracewell M, Hockley C, Wolke D, Marlow N; for the EPICure Study Group (2006) Pushing the boundaries of viability: The economic impact of extreme preterm birth. Early Hum Dev 82:77–84

82. Phillips DI, Barker DJ, Fall CH, Seckl JR, Whorwood CB, Wood PJ, Walker BR (1998) Elevated plasma cortisol concentrations: a link between low birth weight and the insulin resistance syndrome? J Clin Endocrinol Metab 83:757–760

83. Piecuch RE, Leonard CH, Cooper BA, Kilpatrick SJ, Schlueter MA, Sola A (1997) Outcome of infants born at 24–26 weeks' gestation: II. Neurodevelopmental outcome. Obstet Gynecol 90:809–814

84. Piper MC, Kunos VI, Willis DM, Mazer BL, Ramsay M (1986) Early physical therapy effects on the high risk infant: A randomized controlled trial. Pediatrics 78:216–224

85. Ravelli AC, van der Meulen JH, Michels RP, Osmond C, Barker DJ, Hales CN, Bleker OP (1998) Glukose tolerance in adults after prenatal exposure to famine. Lancet 351:173–177

86. Rieger-Fackeldey E, Schulze A, Pohlandt F, Schwarze R, Dinger J, Lindner W (2005) Short-term outcome in infants with a birthweight less than 501 grams. Acta Paediatr 94:211–216

87. Robertson CMT, Etches PC, Foldson E, Kyle JM (1992) Eight-year school performance, neurodevelopmental and growth outcome of neonates with bronchopulmonary dysplasia: a comparative study. Pediatrics 89:365–372

88. Rudanko SL, Fellman V, Laatikainen L (2004) Visual impairment in children born prematurely from 1972 through 1989. Ophthalmology 110:1639–1645

89. Sato M, Aotani H, Hattori R, Funato M (2004) Behavioral outcome including attention deficit hyperactivity disorder/hyperactivity disorder and minor neurological signs in perinatal high-risk newborns at 4–6 years of age with relation to risk factors. Pediatr Int 46:346–352

90. Short EJ, Klein NK, Lewis BA, Fulton S, Eisengart S, Kercsmar C, Baley J, Singer LT (2003) Cognitive and academic consequences of bronchopulmonary dysplasia and very low birth weight: 8-year-old outcomes. Pediatrics 112:e359

91. Skranes JS, Martinussen M, Smevik O, Myhr G, Indredavik M, Vik T, Brubakk AM (2005) Cerebral MRI findings in very-low-birth-weight and small-for-gestational-age children at 15 years of age. Pediatr Radiol 35:758–765

92. Singer LT, Siegel AC, Lewis B, Hawkins S, Yamashita T, Baley J (2001) Preschool language outcomes of children with history of bronchopulmonary dysplasia and very low birth weight. J Dev Behav Pediatr 22:19–26

93. Sonntag J, Grimmer I, Scholz T, Metze B, Wit J, Obladen M (2000) Growth and neurodevelopmental outcome of very low birthweight infants with necrotizing enterocolitis. Acta Paediatr 89:528–532

94. Stewart A, Hope PL, Costello AML, Baudin J, Bradford B, Amiel Tison C, Reynolds EOR (1988) Prediction in very preterm infants of satisfactory neuodevelopmental progress at 12 months. Dev Med Child Neurol 30:53–63

95. Stewart A, Reynolds EOR, Hope PL et al. (1987) Probability of neurodevelopmental disorders estimated from ultrasound appearance of brain in very preterm infants. Dev Med Child Neurol 29:3–11

96. Stoelhorst GM, Rijken M, Martens SE, Brand R, den Ouden AL, Wit JM, Veen S; Leiden Follow-Up Project on Prematurity (2005) Changes in neonatology: comparison of two cohorts of very preterm infants (gestational age <32 weeks): the Project On Preterm and Small for Gestational Age Infants 1983 and the Leiden Follow-Up Project on Prematurity 1996–1997. Pediatrics 115:396–405

97. Sweet MP, Hodgman JE, Pena I, Barton L, Pavlova Z, Ramanathan R (2003) Two-year outcome of infants weighing 600 grams or less at birth and born 1994 through 1998. Obstet Gynecol 101:18–23

98. Tarnow Mordi W, Ogston S, Wilkinson AR, Rerd E, Gregory J, Saeed M, Wilkie R (1990) Predicting death from initial disease severity in very low birthweight infants: a method for comparing the performance of neonatal units. Br Med J 300:1611–1614

99. Teplin SW, Burchinal M, Johnson-Martin N, Humpry RA, Kraybill EN (1991) Neurodevelopmental, health, and growth status at age 6 years of children with birth weights less than 1001 grams. J Pediatr 118:768–777

100. Turnbull JD (1993) Early intervention for children at risk for cerebral palsy. Am J Dis Child 147:54–59

101. Veen S, Ens-Dokkum MH, Schreuder AM, Verloove-Vanhorick SP, Brand R, Ruys J (1991) Impairments, disabilities and handicaps of very preterm and very low birthweight infants at five years of age. From the Collaborative project on preterm and small for gestational age infants (POPS) in the Netherlands. Lancet 338:33–36

102. Vohr BR, Wright LL, Dusick AM et al. (2000) Neurodevelopmental and functional outcomes of extremely low birth weight infants in the National Institute of Child Health and Human Development Neonatal Research Network, 1993–1994. Pediatrics 105:1216–1226

103. Weisglas-Kuperus N, Heersma DJ, Baerts W, Fetter WPF, Smrkovsky M, van Hofvan Duin J, Sauer PJJ (1993) Visual functions in relation with neonatal cerebral ultrasound, neurology and cognitive development in very low birthweight children. Neuropediatrics 24:149–154

104. WHO (1993) International statistical classification of diseases and related health problems, 10th rev. vol 2, WHO, Genf, pp 129–133

105. Whyte HE, Fitzhardinge PM, Shennan AT, Lennox K, Smith L, Lacy J (1993) Extreme immaturity: outcome of 568 pregnancies of 23–26 weeks' gestation. Obstet Gynecol 82:1–7

106. Wilson-Costello D, Friedman H, Minich N, Fanaroff AA, Hack M (2005) Improved survival rates with increased neurodevelopmental disability for extremely low birth weight infants in the 1990s. Pediatrics 115:997–1003

107. Wood NS, Costeloe K, Gibson AT, Hennessy EM, Marlow N, Wilkinson AR; EPICure Study Group (2003) The EPICure study: growth and associated problems in children born at 25 weeks of gestational age or less. Arch Dis Child 88:F492-F500

108. Wood NS, Marlow N, Costeloe K, Gibson AT, Wilkinson AR (2000) Neurologic and developmental disability after extremely preterm birth. New Engl J Med 343:378–384

109. Zegher F de, Du-Caju MV, Heinrichs C et al. (1999) Early, discontinuous, high dose growth hormone treatment to normalize height and weight of short children born small for gestational age: results over 6 years. J Clin Endocrinol Metab 84:1558–1561

Grenzen der Neugeborenenintensivmedizin

M. Obladen

20.1 Grenzfragen

Trotz der im vorstehenden Kapitel geschilderten positiven Aspekte stellt die Intensivmedizin in der Neonatologie Eltern, Ärzte und Pflegepersonal oft vor schwere Entscheidungen: Sind bei jedem Früh- oder Neugeborenen alle Möglichkeiten einer intensivmedizinischen Behandlung auszuschöpfen? Gibt es eine »biologische Grenze« für den sinnvollen Einsatz einer künstlichen Beatmung bei sehr unreifen Frühgeborenen? Ist eine künstliche Beatmung bei einem Frühgeborenen mit ausgedehnter Hirnparenchymblutung ohne Anzeichen von Spontanatmung fortzusetzen? Wie lange soll bei schwerer bronchopulmonaler Dysplasie und progredientem Cor pulmonale die Beatmung weitergeführt werden? Soll bei einem Neugeborenen mit Down-Syndrom und Pulmonalatresie Prostaglandin E1 infundiert werden? Verpflichtet uns unser ärztliches Ethos nicht in bestimmten Fällen, etwa bei einem Neugeborenen mit gesicherter schwerer zerebraler Fehlbildung, zum Abbruch einer intensivmedizinischen Behandlung?

20.2 Philosophisch-ethische Orientierungshilfen

Auf diese Fragen gibt es keine Patentantworten. Jede Diskussion über die aufgeworfenen Probleme wird persönlichen Charakter tragen und die Ansicht des einzelnen über Bedeutung und Sinn von Leben und Tod widerspiegeln. Aktuelle Umfragen haben gezeigt, dass Ärzte zu diesen Fragen sehr unterschiedliche Einstellungen haben [23, 9], und dass Eltern mehr als Pflegende zum Weiterführen einer Therapie trotz schlechter Prognose tendieren [44]. Die Vorstellung vom ethisch Gebotenen ändert sich in Europa an den Landesgrenzen [38, 14]. Eine besonders konservative Linie der Lebenserhaltung herrscht in Ungarn, Estland, Litauen und Italien; eine liberalere Einstellung, die die zu erwartende Lebensqualität stark berücksichtigt, haben Briten, Schweden und Niederländer [38]. In einem sich global rasch entwickelnden Gebiet wie der Neonatologie bedeuten diese Unterschiede ein derzeit nicht aufzulösendes Dilemma. Für die in klinischen Extremsituationen notwendigen Entscheidungen müssen wir uns frei machen von eigener Angst, Entmutigung und übergroßem persönlichem Miterleiden des kindlichen Schicksals. Die Konfrontation mit dem Tod des anderen ist immer auch eine Konfrontation mit dem eigenen Tod. Das Sterben jedoch als einen zum menschlichen Leben gehörenden normalen Vorgang zu akzeptieren [35], ist besonders schwierig bei Neugeborenen, deren Tod kaum als Vollendung eines erfüllten Lebens verstanden werden kann.

Der hippokratische Eid fordert uns auf, Leben zu erhalten: »Ich werde niemandem eine Arznei geben, die den Tod herbeiführt, auch nicht, wenn ich darum gebeten werde, auch nie einen Rat in dieser Richtung erteilen.« Gleichzeitig verpflichtet er uns: »In welche Häuser ich auch gehe, die werde ich nur zum Heil der Kranken betreten unter Meidung jedes wissentlichen Unrechts oder Verderbens.« Platon betont, dass die bloße Errettung vom Tode nicht viel bedeutet, »wenn einer mit großen und unheilbaren Übeln an der Seele, die so viel mehr als der Leib wert ist, behaftet ist« [34]. Die Verpflichtung, Leben zu bewahren und Gesundheit wiederherzustellen, kann in Konflikt geraten mit der Verpflichtung, Leiden zu lindern und Sterbenden zu helfen. Das technisch Machbare darf nicht kritiklos dort eingesetzt werden, wo es sich nicht mehr um die Erhaltung des Lebens, sondern nur noch um eine Verlängerung des Sterbens handelt.

Eine Entscheidungserleichterung kann in kritischer Situation die Kantsche Maxime sein, »die Würde der Menschheit in jedem anderen Menschen praktisch anzuerkennen« [20]. So sollten wir jedes Neugeborene in seiner Hilflosigkeit als ein mit menschlicher Würde versehenes Individuum erkennen und uns davor hüten, es als »Fall« oder gar als möglichen Teil der Letalitätsstatistik zu betrachten. Dem entspricht Kants praktischer Imperativ »Handle so, dass Du die Menschheit sowohl in Deiner Person, als in der Person eines jeden anderen, jederzeit zugleich als Zweck, niemals bloß als Mittel brauchest« [21]. Voraussetzung medizinischen Eingreifens ist die Unantastbarkeit der Menschenwürde. Sie kann durch rein organbezogene Eingriffe, die die Gesamtperson nicht berücksichtigen, verletzt werden.

20.3 Religiös-christliche Orientierungshilfen

Das ethische Empfinden in Europa wird weitgehend vom Christentum geprägt. Bereits Papst Pius XII [32] wies ausdrücklich darauf hin, dass es nicht allein um die Erhaltung des Lebens im biologischen Sinne gehen kann, vielmehr um das psychische Leben eines Patienten, die Möglichkeit zur Verwirklichung seiner sittlichen und religiösen Ideale. Der Ständige Rat der Deutschen Bischofskonferenz [37] erklärt:

»In einer so grundsätzlichen Frage gilt es zunächst festzuhalten, dass jeder Mensch Anspruch hat auf ein menschenwürdiges Sterben... Dies kann bedeuten, dass nicht alle medizinischen Mittel ausgeschöpft werden, wenn dadurch der Tod künstlich hinausgezögert würde … Für den Arzt setzt dies freilich voraus, dass er vorher die Zustimmung des Patienten oder, wenn dies nicht möglich ist, der Angehörigen eingeholt hat. In dieser Entscheidung wird die Sterblichkeit des Menschen und die seinem Leben von Gott gesetzte Frist geachtet.«

Der Theologe Thielicke [47] betont: »Wir sollten wissen, dass es Bereiche gibt, in denen kraft des Vermögens heutiger Medizin der

Heilauftrag des Arztes in einen Terror der Inhumanität, in den Frevel des Inhumanen umzuschlagen droht.«

20.4   Juristisch-historische Orientierungshilfen

Jede Therapieentscheidung unterliegt den jeweiligen Straf- und Zivilgesetzen. Der uneinheitlichen Definition des Lebensbeginns entsprechend ist die Stellung des Neugeborenen als juristische Person kompliziert, teilweise auch widersprüchlich. Das Grundgesetz sagt nichts über den Beginn menschlichen Lebens.

Der *strafrechtliche* Lebensschutz eines Kindes beginnt unter der Geburt, und zwar mit dem Einsetzen regelmäßiger Wehen (§ 217 StGB). Vor diesem Zeitpunkt genießt das Kind nicht den durch die §§ 211ff. StGB (Tötungsdelikte) und §§ 223ff. StGB (Körperverletzung) garantierten Schutz. Wichtig ist ferner das an jedermann gerichtete Gebot, die erforderliche und ihm zumutbare Hilfe in Unglücksfällen zu leisten (§ 3 23c StGB).

Im *Zivilrecht* (§ 1 BGB) beginnt die Rechtsfähigkeit eines Kindes, d. h. die Fähigkeit, selbständiger Träger von Rechten und Pflichten zu sein, mit dem Ende seiner Geburt. Es gibt jedoch Ausnahmen hiervon. So kann der Fetus Erbe sein (§§ 1923; 2108; 2178 BGB), er kann einen Pfleger haben (§ 1912 BGB), kann Unterhaltsansprüche geltend machen (§ 1615 BGB) und kann Haftpflichtansprüche stellen (§ 844, Abs. 2 BGB), auch aus vorgeburtlichen Beschädigungen (§ 823 BGB).

Die Verpflichtung des Arztes, Gesundheit und Leben eines Kranken zu fördern, ergibt sich aus der Übernahme der Behandlung. Besteht diese »Garantenstellung« nicht, so entspringt sie aus der gebotenen ärztlichen Hilfeleistung [48]. Die juristische Literatur ist sich weitgehend einig darin, dass der Verzicht auf Einsatz technischer Geräte nicht rechtswidrig ist, wenn dadurch die Verlängerung eines qualvollen Sterbens oder das Hinauszögern des Todes eines Patienten vermieden werden können. Die Verpflichtung zur Erhaltung des Lebens entfällt, wenn aufgrund unwiderruflichen Verlusts der Reaktions- und Kommunikationsfähigkeit die Möglichkeit weiterer

Selbstwahrnehmung und Selbstverwirklichung genommen ist [40]. Auch beim Abbruch einer bereits begonnenen Behandlung besteht ein strafbarer Tatbestand nicht, wenn die immanenten Grenzen der Behandlungs- und Hilfeleistungspflicht erreicht sind [40, 48]. Die moralische und juristische Verantwortung liegt im Einzelfall bei dem für die Behandlung verantwortlichen Arzt. Sie ist unteilbar [27]. Der Arzt kann jedoch nicht ohne die Eltern entscheiden. Eine Ethikkommission kann dem einzelnen die Verantwortung zwar nicht abnehmen, wohl aber die Entscheidungsfindung stützen [2, 24]. Besondere Bedeutung bekommt sie, wenn es innerhalb des Teams der Intensivstation oder mit den Eltern des Kindes Konflikte bezüglich der Weiterführung oder Beendigung einer Behandlung gibt [29]. Zu den Mitgliedern einer Ethikkommission sollten Ärzte, Pflegende, Juristen, Theologen und Laien gehören. Ihr kommt der Rang eines Sachverständigengremiums zu, ihrer »Beurteilung« der eines medizinethisch-rechtlichen Konsils. »Konsil« und »Gutachten« sind von der Konzeption her als Empfehlung aufzufassen. So bleibt davon die rechtliche Verantwortung des Arztes für seinen Patienten unberührt. Empfehlungen der Ethikkommission sollten schriftlich fixiert sein.

20.5 Gibt es eine biologische Grenze, an der die Erhaltung des Lebens Frühgeborener scheitert?

Diese oft gestellte Frage, so einfach sie klingt, lässt sich nicht abschließend beantworten. Eine Grenze festzulegen, würde ethische Kategorien vom medizinisch-technischen Fortschritt abhängig machen. Galt Anfang der 1970er Jahre die künstliche Beatmung bei Kindern <1000 g berechtigterweise als unethisch, so fiel diese Grenze an den leistungsfähigen Zentren seitdem schrittweise auf derzeit 400 g bzw. 23 vollendete SSW [1, 26, 45, 55]. Noch alle Grenzdefinitionen mussten alsbald revidiert werden, hatten für den Einzelfall wenig Bedeutung und es lässt sich kaum verstehen, warum etwa Deutschland und die Schweiz unterschiedliche Grenzen brauchten [3, 36]. Die internationale Kommission empfiehlt: »Wenn Reife, Geburtsgewicht oder angeborene Fehlbildung mit einem nahezu sicheren frühen Tod oder mit unakzeptabel hoher Morbidität verbunden sind, ist eine Reanimation nicht indiziert«, und nennt als Beispiele ein Gestationsalter <23 Wochen sowie Trisomie 13 und 18 [19]. Bei Kindern von 23 und 24 SSW ist die Entscheidung über den Beginn einer Intensivtherapie schwierig und sollte vor der Geburt auf der Basis lokaler Daten gemeinsam mit den Eltern erarbeitet werden. Es ist die Aufgabe jedes Neonatologen, seine eigenen Ergebnisse ständig zu analysieren und zu erkennen, wo die Grenze seiner Möglichkeiten liegt, d. h. ab welchem Grad von Unreife die Überlebensrate gering und die Häufigkeit von schwerer Hirnschädigung und bronchopulmonaler Dysplasie hoch ist. Die aktuellen Überlebensraten ändern sich ständig [13]. Es ist zwar einfacher, eine Kreißsaalreanimation nicht durchzuführen, als eine einmal begonnene Beatmung abzubrechen. Für das einzelne Kind kann es jedoch angemessener sein, sich mit den Eltern auf eine »Intensivmedizin auf Probe« zu verständigen, die bei bestimmten Komplikationen (etwa einer hochgradigen Hirnparenchymblutung) auch abgebrochen werden darf.

Keinerlei Platz darf es für halbherzige Intensivmedizin geben. Möglichst frühzeitig vor der Geburt und gemeinsam mit dem Geburtshelfer [4] sollten in einem ruhigen Gespräch die Eltern darüber aufgeklärt werden, welche Risiken und Chancen die Intensivtherapie für ihr Kind mit sich bringt, und dass u. U. Monate der Intensivtherapie auf Kind und Eltern zukommen können. Der Wunsch der Eltern nach Eröffnung alternativer Behandlungsmöglichkeiten ist zu respektieren, denn sie tragen die Verantwortung für die Zukunft des Kindes.

20.6 Sollte jedes Neugeborene nach der Geburt reanimiert werden?

Viele Neugeborene benötigen unmittelbar nach der Geburt eine Reanimation. Die Entscheidung über deren Beginn oder Zurückstellung muss sofort erfolgen. Manche dieser Kinder haben Fehlbildungen oder Krankheiten, deren gesamtes Ausmaß nicht sofort erkennbar ist. Zu den Grenzen der Behandlungspflicht bei angeborenen *Fehlbildungen* haben sich die »Einbecker Empfehlungen« [15] ausgesprochen:

»Die gezielte Verkürzung des Lebens eines Neugeborenen durch aktive Eingriffe ist Tötung und verstößt gegen die Rechts- und die ärztliche Berufsordnung… Der Umstand, dass dem Neugeborenen ein Leben mit Behinderungen bevorsteht, rechtfertigt es nicht, lebenserhaltende Maßnahmen zu unterlassen oder abzubrechen… Gegen den Willen der Eltern darf eine Behandlung nicht unterlassen oder abgebrochen werden. Verweigern die Eltern/Sorgeberechtigten die Einwilligung in ärztlich gebotene Maßnahmen oder können sie sich nicht einigen, so ist die Entscheidung des Vormundschaftsgerichtes einzuholen.«

Eine Diagnose allein gibt nur in den seltensten Fällen Hinweise zur Behandlungsbegrenzung – stets sind die Besonderheiten des einzelnen Kindes zu bedenken, was das familiäre und soziale Umfeld mit einschließt [8]. Dabei sind die Interessen des Kindes gegenüber denen von Dritten immer vorrangig. In den meisten Fällen werden wir bis zur völligen Klärung der vorliegenden klinischen Fehlbildungen, u. U. unter Einschluss einer Chromosomenanalyse, eine Intensivbehandlung fortführen, um für ein mögliches Überleben weitere Schäden zu vermeiden. Nach Vorliegen und Wertung aller verfügbaren Daten für das Überleben und die Prognose eines Kindes sind die therapeutischen Entscheidungen zu überprüfen.

20.7 Ist ein Behandlungsabbruch bei Neugeborenen mit klarer Diagnose und äußerst schlechter Prognose gerechtfertigt?

Ärztlich ist der Abbruch lebensverlängernder Maßnahmen begründet, wenn sie für das sterbende Neugeborene eine nicht zumutbare Verlängerung des Leidens bedeuten und die Grundkrankheit mit infauster Prognose einen irreversiblen Verlauf angenommen hat. So dürfte die Fortsetzung der Beatmung eines Neugeborenen mit Potter-

Syndrom bei sonographisch nachgewiesener Nierenaplasie oder bei einem kongenitalen Vitium cordis ohne palliative oder kurative Behandlungsmöglichkeit in den meisten Fällen nicht gerechtfertigt sein. Bei Neugeborenen mit schwerster Zerstörung des Gehirns erlauben die »Grundsätze der Bundesärztekammer zur ärztlichen Sterbebegleitung 2004«, im Einvernehmen mit den Eltern eine lebenserhaltende Behandlung zu unterlassen oder nicht weiterzuführen [5]. Die revidierte Fassung der »Einbecker Empfehlungen« [15] empfiehlt als Grundregel, dass die Entscheidung von den Eltern mitgetragen werden sollte, wobei die Aufgabe des Arztes ist, ihnen so genau wie möglich die Konsequenzen möglicher Entscheidungen zu erläutern: »Es entspricht dem ethischen Auftrag des Arztes, zu prüfen, ob die Behandlungsmöglichkeiten die zu erwartende Hilfe übersteigt und dadurch der Behandlungsversuch ins Gegenteil verkehrt wird«. Jedoch sollten Entscheidungen, welche persönliche Schuldgefühle zur Folge haben könnten, den Eltern nicht unsensibel aufgebürdet werden. Gegen den Willen der Eltern – in deren Auftrag wir ja das Kind behandeln – darf eine begonnene Behandlung nie eingeschränkt oder abgebrochen werden. Die Beratung darf nicht nur die statistisch aktuellen Überlebensraten der Literatur beinhalten [13], sondern muss die Besonderheiten des Einzelfalls und die Möglichkeiten des eigenen Zentrums berücksichtigen. Eine ehrliche, verständliche und objektive Orientierung der Eltern über die problematische Situation des Kindes setzt einen guten Kontakt voraus.

In der Medizinethik hat sich die Patientenautonomie eindeutig gegenüber dem früher vorherrschenden Paternalismus durchgesetzt [17]. Dabei haben die Eltern als Stellvertreter die besten Interessen des Kindes wahrzunehmen. Die mit den Eltern erarbeiteten Entscheidungen zur Behandlungsbegrenzung und die Entscheidungsgründe sollten in der Akte klar dokumentiert werden, um späteren Missverständnissen vorzubeugen [46].

Nur wenn bei akuter Verschlechterung eine wirkliche Überlebenschance besteht, sollte die *kardiopulmonale Reanimation* eingesetzt werden, die für das Kind besonders invasiv und für die Eltern in hohem Maße traumatisch ist. In hoffnungslosen Situationen eingesetzt, verlängert die Wiederbelebung den Sterbeprozess und erschwert es, ihm Würde zu verleihen [10, 11]. Mit dem so viel besser gewordenen Informationsstand über den Zustand des Kindes ist die »große« Reanimation auf gut geführten Neugeborenenintensivstationen heute eine seltene Maßnahme geworden.

Die Entscheidung, lebensverlängernde Maßnahmen abzubrechen, sollte zwischen dem ärztlichen und pflegerischen Team der Intensivstation besprochen und gemeinsam getragen werden [5]. Keinesfalls darf sie mit einem Abbruch von Behandlung oder Pflege oder mit einer Verminderung von Zuwendung gleichgesetzt werden: Die Anerkennung der Menschenwürde gebietet, auch das hoffnungslos erkrankte Kind nicht allein zu lassen, es zu pflegen, bequem zu lagern, seine Schmerzen zu lindern, seinen Hunger zu stillen und seinen Durst zu löschen. Gerade die Pflege unheilbar kranker oder schwer fehlgebildeter Kinder ist eine wichtige Aufgabe und fundamentaler Ausdruck menschlicher Solidarität.

Eine Sonderstellung nimmt die im klinischen Alltag gelegentlich auftretende beschränkte Verfügbarkeit intensivmedizinischer Möglichkeiten ein [18, 22]. Dürfen apparativ begrenzte Möglichkeiten einem Kind mit schlechter Prognose zugunsten eines Kindes mit guter Prognose entzogen werden (Triage)? Hier handelt es sich in Ländern mit entwickeltem Gesundheitswesen nicht um eine ethische Entscheidung, sondern um ein Organisationsproblem. Als einzige akzeptable Lösung bietet sich die Bildung eines regionalen Verbundes verschiedener Neugeborenenintensiveinheiten an (neonatologische Arbeitsgemeinschaft), wobei bei personeller oder apparativer Überlastung der Station zusätzlich eingewiesene, beatmungsbedürftige Kinder ohne Rücksicht auf Schweregrad der Erkrankung oder Prognose auf die benachbarten Kliniken verteilt werden müssen.

20.8 Ist das Beenden einer künstlichen Beatmung aktive Sterbehilfe?

Diese Einschätzung (so verbreitet sie in Laienkreisen sein mag) ist falsch, wie die einschlägigen Richtlinien immer wieder hervorgehoben haben: Die Pflicht zur Verlängerung des Lebens gehörte schon immer zu den medizinischen Basiswerten, ist jedoch kein absoluter Wert [33]. Auch bei Neugeborenen besteht keine absolute Verpflichtung zu lebensverlängernden Maßnahmen, dezidiert lehnt einer der Verfasser der »Einbecker Empfehlungen«, der Frankfurter Neonatologe von Loewenich [25] »die unbarmherzige Lebenserhaltung ohne Rücksicht auf die dem Betroffenen damit zugefügten Leiden« ab. In Deutschland hat der Missbrauch der Begriffe »Euthanasie« und »lebenswert« während des Dritten Reiches (im Zusammenhang mit der Vernichtung ungewünschter Menschen aus kollektiven und ideologischen Erwägungen heraus) bis in die Gegenwart hinein eine sachliche Diskussion der Sterbehilfe in der Öffentlichkeit erschwert [33, 41]. Entscheidend und ethisch begründend bei der Sterbehilfe ist der Wille des Patienten, bei Kindern der Wille ihrer Stellvertreter, in der Regel der Eltern. Hilfreich ist die Überlegung, welchen Wert das Leben für den Betroffenen hat, keinesfalls jedoch die utilitaristische Überlegung, welchen Wert der betroffene Mensch für die Gesellschaft hat. Hilfreich ist auch die Abwägung, welches Leid beim Abbrechen und welches beim Weiterführen der Behandlung auf das Kind zukommen wird.

Generell wird im juristischen Sprachgebrauch unterschieden zwischen *aktiver* Sterbehilfe (wunschgemäße Durchführung von Maßnahmen in der Intention, das Leben zu beenden), *passiver* Sterbehilfe (wunschgemäße Beendigung von Maßnahmen, die das Leben aufrecht erhalten) und *indirekter* Sterbehilfe (wunschgemäße Durchführung von Maßnahmen, die nicht den Tod bezwecken, aber deren lebensverkürzende Nebenwirkung in Kauf genommen wird). In den Ländern der Europäischen Union wird die Sterbehilfe unterschiedlich definiert und gehandhabt [53]. Während (unter bestimmten Bedingungen) passive und indirekte Sterbehilfe in Deutschland erlaubt sind, ist die aktive Sterbehilfe in Deutschland und Österreich rechtlich eindeutig verboten [16, 28], während sie (unter bestimmten Bedingungen) in Holland und Belgien erlaubt ist [50, 52, 49]. Ethisch-philosophisch lassen sich allerdings Unterschiede zwischen den 3 Formen der Sterbehilfe kaum begründen [39, 43]. Bei den Überlegungen zur Behandlungsbegrenzung spielt in der deutschen Medizinethik eine wichtige Rolle, ob es sich bei den zu begrenzenden oder abzubrechenden

Maßnahmen um »gewöhnliche« oder »außergewöhnliche« Maßnahmen handelt [5, 30], wobei auch diese Unterscheidung nicht einfach ist. Gewöhnliche Maßnahmen – die immer unabdingbar sind – zielen auf die Erfüllung menschlicher Grundbedürfnisse, zu ihnen gehören beispielsweise menschliche Nähe, Schmerzbekämpfung, Körperpflege, natürliche Ernährung und andere. Bei einigen Maßnahmen (z. B. intravenöse Flüssigkeitszufuhr und künstliche Ernährung) ist es umstritten, ob sie in bestimmten Situationen gewöhnlich oder außergewöhnlich sind. Immer aber wird der Ersatz ausgefallener Organfunktion durch technische Hilfsmittel, also auch die künstliche Beatmung, als außergewöhnliche Maßnahme angesehen. Es besteht Konsens, dass der Abbruch einer künstlichen Beatmung *nicht* aktive Sterbehilfe ist. Auf unserer Intensivstation sterben Neugeborene häufiger in den Armen ihrer Eltern als am Respirator.

20.9 Wann und wie darf ein neues Behandlungsverfahren bei Neugeborenen erprobt werden?

Grundsätzlich wird unterschieden zwischen dem *Humanexperiment*, bei dem das Kind als Proband eingesetzt wird, der von dem Behandlungsverfahren keinen individuellen Nutzen erwarten kann, und dem *Therapieversuch*, bei dem für das teilnehmende Kind ein über die bisherigen Behandlungsmöglichkeiten hinausgehender Nutzen erhofft werden darf. Versuche der ersten Art dürfen in der Bundesrepublik bei Kindern auch mit Zustimmung der Eltern nur durchgeführt werden, wenn zumindest ein Gruppennutzen zu erwarten ist [6]. Ein nachträgliches Einholen der elterlichen Einwilligung (Notfall-Indikation) erlaubt in Deutschland der § 41 (2) AMG nicht. Diese strenge gesetzliche Regelung, in Verbindung mit einer stark ausgeprägten Skepsis gegenüber der klinischen Forschung hat das kranke Neugeborene in Deutschland – zumindest was Notfalltherapie angeht – weitgehend vom wissenschaftlichen Fortschritt abgekoppelt. Ein Behandlungsversuch hingegen kann, insbesondere in Situationen, bei denen das Leben des Kindes bedroht ist und bisher keine aussichtsreiche Behandlung zur Verfügung steht, nicht nur berechtigt, sondern geradezu geboten sein. Die 4 grundsätzlichen Voraussetzungen für den Therapieversuch sind:

Voraussetzungen für den Therapieversuch

1. Eine positive Nutzen-Risiko-Relation, d. h. der für das Kind zu erwartende kleinstmögliche Nutzen muss gegenüber dem größten anzunehmenden Risiko in annehmbarem Verhältnis stehen.

2. Durchführung des Versuchs gemäß dem neuesten Wissensstand bezüglich Methodik, Überwachung und Auswertung. Das geplante Vorhaben muss vor Beginn von einer unabhängigen Ethikkommission begutachtet werden, deren positives Votum den Arzt jedoch nicht von der rechtlichen Verantwortung für sein Forschungsvorhaben entbindet. Die Ethikkommission kann auch zu der schwierigen Entscheidung gehört werden, wann ein erfolgreicher Behandlungsversuch abzubrechen ist und die neue Behandlung zur »Therapie der Wahl« wird.

3. Registrierung der Studie in einem nationalen oder internationalen Studienregister ist wissenschaftlich und ethisch geboten [51] und heute eine Voraussetzung für die Publikation [12, 56].

4. Schriftliche Zustimmung der informierten Eltern. Diese müssen ehrlich und vollständig über Wesen, Bedeutung und Tragweite des geplanten Versuchs, seinen möglichen Nutzen und sein mögliches Risiko in Kenntnis gesetzt sein und sollten dem Versuch ohne alle Überredungskunst zugestimmt haben.

Viele moderne Neonatologieabteilungen sind heute zu Studiengemeinschaften oder Netzwerken zusammengeschlossen, in denen neue Verfahren multizentrisch weiterentwickelt werden. Dabei ist wichtig, dass alle Mitglieder des Teams das Studienprotokoll gut kennen und unterstützen und dass nicht zu viele Studien gleichzeitig auf der Intensivstation durchgeführt werden.

20.10   Iatrogene Katastrophen in der Neonatologie

Eine besondere ethische Verantwortung erwächst dem forschenden Kinderarzt, der die Ergebnisse einer neuen Behandlung publiziert. Mit äußerster Sorgfalt und Offenheit muss er sich selbst und seinen Lesern klar machen, welche Wirkungen der Behandlung er für gesichert, für wahrscheinlich, für unwahrscheinlich und für widerlegt hält. Auch in der Neugeborenenintensivmedizin darf ein neues Behandlungsverfahren erst allgemein eingesetzt werden, wenn es durch kontrollierte Studien gesichert ist [42]. Die unkritische Einführung neuer Behandlungsverfahren hat gerade in der Neonatologie katastrophale Folgen gehabt (◘ Tab. 20.1).

◘ **Tab. 20.1.** Iatrogene Katastrophen in der Entwicklung von Perinatalmedizin und Neonatologie. Gemeinsam war diesen Therapien, die Zehntausende von Kindern schädigten: fragwürdige Indikation, fehlende Kontrollgruppe bei der Einführung, unkritischer Einsatz bei einer großen Zahl von Patienten und nicht durchgeführte Nachuntersuchung

Zeitraum	Behandlung	Folge
1942–1954	Sauerstoff undosiert	Retinopathie
1953–1958	Sulfisoxazol	Kernikterus
1957–1961	Chloramphenicol	Gray-Syndrom
1959–1962	Thalidomid	Dysmelie
1964–1972	Stilboestrol	Vaginakarzinom
1975–1982	Benzylalkohol	Enzephalopathie
1977–1987	Vitamin E	Nekrotisierende Enterokolitis
1990–2000	Dexamethason	Zerebralparese

Literatur

1. Allen MC, Donohue PK, Dusman AE (1993) The limit of viability – neonatal outcome of infants born at 22 to 25 week's gestation. N Engl J Med 329:1597–1601

2. Arlettaz R, Mieth D, Bucher HU, Duc G, Fauchère JC (2005) End-of-life decisions in delivery room and neonatal intensive care unit. Acta Paediatrica 94: 1626–1631

3. Berger TM, Büttiker V, Fauchère JC et al. (2002) Empfehlungen zur Betreuung von Frühgeborenen an der Grenze der Lebensfähigkeit. Schweiz Ärztezeitung 83: 1589–1595

4. Brown D, Eltlins TE (1992) Ethical issues in obstetric cases involving prematurity. Clin Perinat 19:469–481

5. Bundesärztekammer (2004) Grundsätze zur ärztlichen Sterbebegleitung Dt. Ärzteblatt 101:A-1298/B-1076/C-1040

6. Bundesärztekammer, zentrale Ethikkommission (2004) Stellungnahme der zentralen Kommission zur Wahrung ethischer Grundsätze in der Medizin und ihren Grenzgebieten zur Forschung mit Minderjährigen. Dt. Ärzteblatt 101: B1341-B1345

7. Capelle W (1955) Hippokrates. Fünf auserlesene Schriften. Artemis, Zürich, S 211

8. Chiswick ML (1990) Withdrawal of life support in babies: deceptive signals, Arch Dis Child 65:1096–1097

9. Cuttini M, Nadai M, Kaminski M, Hansen G, de Leeuw R et al. (2000) End-of-life decisions in neonatal intensive care: Physicians' self-reported practices in seven European countries. Lancet 355: 2112–2118

10. Davies JM, Reynolds BM (1992) The ethics of cardiopulmonary resuscitation. I. Background to decision making. Arch Dis Child 67:1498–1501

11. Davies JM, Reynolds BM (1992) The ethics of cardiopulmonary resuscitation. II. Medical logistics and the potential for good response. Arch Dis Child 67:1502–1505

12. De Angelis C, Drazen JM, Frizelle FA et al. (2004) Clinical trial registration: A statement from the International Committee of Medical Journal Editors. New Engl J Med 351: 1250–1251

13. Draper ES, Manktelow B, Field DJ, James D (2003) Tables for predicting survival for preterm births are updated. Brit Med J 327: 872

14. Editorial, The Lancet (2004) Aiding decision making for baby Charlotte and baby Luke. Lancet 364, 1462

15. Einbecker Empfehlungen, Revidierte Fassung (1992) Grenzen ärztlicher Behandlungspflicht bei schwerstgeschädigten Neugeborenen. Monatsschr Kinderheilk 140:437–438

16. Ellinger A, Missliwetz J (1989) Euthanasie. Eine rechtliche Beurteilung. Beitr Gerichtl Med 47:657–667

17. Fuchs C (1992) Ethische Trends infolge medizinischen Fortschritts. Dt Ärzteblatt 89:B2782–B2785

18. Höffe O (1998) Medizin in Zeiten knapper Ressourcen. Dt Ärzteblatt 95:174–178
19. International Liaison Committee on Resuscitation (2005) Part 7: Neonatal resuscitation. Resuscitation 67: 293–303
20. Kant I (1785) Grundlegung zur Metaphysik der Sitten. BA 66–67. Hartknoch, Riga
21. Kant I (1797) Metaphysik der Sitten, Tugendlehre. A 140. Nicolovius, Königsberg
22. Kassirer JP (1998) Managing care: should we adopt a new ethic? New Eng J Med 339:397–398
23. Kirschner R, Elkeles T (1998) Ärztliche Handlungsmuster und Einstellungen zur Sterbehilfe in Deutschland. Eine Repräsentativbefragung unter Ärzten. Gesundheitswesen 60:247–253
24. Kliegman RM, Mahowald MB, Youngner SJ (1986) In our best interests: Experience and workings of an ethics review commitee. J Pediatr 108:178–188
25. Loewenich V von (1992) Rechtliche und ethische Perspektiven der perinatalen Medizin aus der Sicht des Neonatologen. Perinatale Med 4:112–117
26. Marlow N, Wolke D, Bracewell MA et al. (2005) Neurologic and developmental disability at six years of age after extremely preterm birth. New Engl J Med 352: 9–19
27. Moreno JD (1987) Ethical and legal issues in the care of the impaired newborn. Clin Perinatol 14:345–360
28. Mundt C (1995) Dignified death: a German perspective. Psychiatry Clin Neurosci 49 [Suppl 1]:S149–54
29. Nelson RM, Shapiro RS (1996) The role of an ethics committee in resolving conflict in the neonatal intensive care unit. Neonatal Intensive Care 9:26–30
30. Opderbecke HW, Weissauer W (1999) Grenzen intensivmedizinischer Behandlungspflicht. Teil 1: Erläuterungen zu den Leitlinien der DGAI. Anästhesist 48:207–213
31. Orlowski JP, Smith ML, van Zwienen J (1992) Pediatric euthanasia. Am J Dis Child 146:1440–1446
32. Papst Pius XII (1958) Antwort des Heiligen Vaters, Papst Pius XII., über die »Wiederbelebung«. Anästhesist 7:243
33. Patzig G (1994) Ist Lebensverlängerung ein höchstes Gut? Z Kardiol 83 [Suppl 6]:135–138
34. Platon (1958) Gorgias 67 Kap St 512a. In: Grassi E (Hrsg) Sämtliche Werke, Bd. 1. Rowohlt, Hamburg, S 268
35. Platon (1958) Phaidon 12. Kap St 67–68. In: Grassi E (Hrsg) Sämtliche Werke, Bd. 1. Rowohlt, Hamburg, S 20
36. Pohlandt F (1998) Frühgeburt an der Grenze der Lebensfähigkeit des Kindes. PerinatalMedizin 10:99–101
37. Rat der Deutschen Bischofskonferenz (1974) Das Lebensrecht des Menschen und die Euthanasie. Sekretariat der Deutschen Bischofskonferenz, Bonn
38. Rebagliato M, Cuttini M, Broggin L, Bebik I et al. (2000) Neonatal end-of-life decision making: Physicians' attitudes and relatinship with self-reported practices in 10 European countries. JAMA 284: 2451–2459
39. Remmers H (1998) Handeln oder Unterlassen. Ethische Probleme der Sterbehilfe. Z Gerontol Geriatr 31:45–51

40. Schönke A, Schröder H (1978) Strafgesetzbuch. Kommentar, 19. neubearbeitete Aufl. Beck, München, S 1373ff

41. Shuster E (1997) Fifty years later: the significance of the Nuremberg Code. New Engl J Med 337:1436–1440

42. Silverman WA (1987) Human experimentation in perinatology. Clin Perinat 14:403–416

43. Simon A (1998) Euthanasie – Versuch einer ethischen Annäherung. Wien Med Wochenschr 148:417–420

44. Streiner DL, Saigal S, Burrows E, Stoskopf B, Rosenbaum P (2001) Attitudes of parents and health care professionals toward active treatment of extremely premature infants. Pediatrics 108: 152–157

45. Swyer P (1992) How small is too small? A personal opinion. Acta Paediatr 81:443–445

46. Syvertsen L, Bratlid D (2004) Forgoing of treatment of critically ill newborn infants. Pediatr Res 56: 606A

47. Thielicke H (1968) Ethische Fragen der modernen Medizin. Langenbecks Arch Klin Chir 321:1

48. Ulsenheimer K (1993) Behandlungspflicht beim Früh- und Neugeborenen aus juristischer Sicht. Z Ärztl Fortb 87:875–880

49. Verhagen E, Sauer PJJ (2005) The Groningen Protocol: Euthanasia in severely ill newborns. New Engl J Med 352: 959–962

50. Versluys Z, de Leeuw RA (1995) Dutch report on the ethics of neonatal care. J Med Ethics 21:14–16; discussion 17–18

51. Victor N (2004) Klinische Studien: Notwendigkeit der Registrierung aus Sicht der Ethikkommissionen. Dt. Ärzteblatt 101: B1763-B1768

52. Visser HKA, Aartsen HGH, Blaufort ID (1992) Medical decisions concerning the end of life in children in the Netherlands. Am J Dis Child 146:1429–1431

53. Wernstedt T, Mohr M, Kettler D (2000) Sterbehilfe in Europa. Eine Bestandsaufnahme am Beispiel von zehn Ländern unter besonderer Berücksichtigung der Niederlande und Deutschlands. Anästhesiol Intensivmed Notfallmed Schmerzther 35:220–231

54. Whyte HE, Fitzhardinge PM, Shennan AT, Lennox K, Smith L, Lacy J (1993) Extreme immaturity: outcome of 568 pregnancies of 23–26 weeks' gestation. Obstet Gynecol 82:1–7

55. Wood NS, Marlow N, Costeloe K, Gibson AT, Wilkinson AR (2000) Neurologic and developmental disability after extremely preterm birth. EPICure Study Group. N Engl J Med 343:378–384

56. Zarin DA, Tse T, Ide NC (2005) Trial registration at ClinicalTrials.gov between May and October 2005. N Engl J Med 353: 2779–2787

Eltern auf der Intensivstation

M. Obladen

21.1 Reaktion der Eltern auf die Geburt eines frühgeborenen oder kranken Kindes

Die zerstörte Wunschvorstellung vom gesunden Kind führt zu

- Gefühlen von Hilflosigkeit und Ausgeliefertsein
- Ablehnung des Kindes
- Schuldgefühlen (warum habe gerade ich kein gesundes Kind?)
- Ängsten (besteht Lebensgefahr? Spätfolgen?)
- Überfürsorglichkeit oder Gleichgültigkeit

Gerade Frühgeborene und schwerkranke Neugeborene, die auf einer Intensivstation behandelt werden müssen, benötigen wegen ihrer anhaltenden erhöhten Vulnerabilität während der ganzen Kindheit vermehrten Schutz und besondere Zuwendung ihrer Eltern. Zu den therapeutischen Aufgaben gehört es, die oben dargestellten Reaktionen gar nicht erst entstehen zu lassen oder frühzeitig zu mildern. Ein erstes kurzes Gespräch des Transportteams mit Mutter oder Vater, noch bevor die Trennung von ihrem Kind erfolgt, knüpft erste Kontakte und vermindert Angst und Missverständnisse.

Insbesondere, wenn das Kind mit einer Fehlbildung geboren wurde, wenn die Mutter es nach der Geburt nicht gesehen hat oder wenn die Kinderklinik weit von der Frauenklinik entfernt ist, kommt es leicht zu antizipatorischer pathologischer oder verlängerter Trauerreaktion, zu Gefühlen von Aussichtslosigkeit, sozialer Isolierung, Aggression oder Depression oder zu anderen tiefgehenden Krisen in der Familie. Ablehnung des Kindes durch den Vater erhöht das Risiko einer Wochenbettdepression bei der Mutter (E3) [9]. Depression und Partnerschaftskonflikte häufen sich nach der reproduktionsmedizinisch induzierten Geburt von Mehrlingen (E3) [14]. Auf derartige Reaktionen müssen Ärzte und Pflegekräfte vorbereitet sein, die den Eltern des kranken Kindes als Gesprächspartner gegenübertreten.

21.2   Folgen einer langfristigen Trennung von Mutter und Kind

- Verminderung der emotionalen Bindung
- Beeinträchtigung des Bewusstseins von Elternschaft: Das Kind wird ein Fremder
- Eingriff in alle Aspekte des Familienlebens, auch in die Beziehung zwischen Mutter und Vater

Bereits mit 3 Wochen ist beim Neugeborenen eine aktive Interaktion mit reproduzierbarem Bewegungsmuster auf Gesichtskontakt mit der Mutter nachweisbar. Wird der Mutter-Kind-Kontakt während der Neugeborenenperiode völlig unterbunden, so kommt es zu bleibenden Störungen der kindlichen Entwicklung. Zudem unterminiert die Trennung der Mutter vom Kind das Selbstvertrauen in ihre Fähigkeit, für das Kind selbst sorgen zu können. Jene mütterlichen Ängste oder Ablehnungshaltungen, die evtl. schon zur Frühgeburt geführt haben, werden verfestigt. Viele Frühgeborene werden später von ihren Eltern vernachlässigt oder misshandelt [22]: Dies dürfte zumindest teilweise Folge der beeinträchtigten emotionalen Bindung und eines gestörten Bewusstseins der Elternschaft zu verstehen sein und ist zum anderen ein starker Prädiktor für beeinträchtigte kognitive Entwicklung.

Konsequenz

Die früher gehandhabten »hygienischen« Besuchszeiten stellen für die Kinder und ihre Eltern eine psychische Misshandlung dar.

21.3 Aufgaben der Eltern auf der Intensivstation

Ein Neugeborenes gehört zu seinen Eltern. Sie müssen an der Verantwortung für sein Wohlergehen teilhaben [13]. Sie sollten zu häufigen Besuchen ermutigt werden, ohne dass diese von ihnen gefordert würden. Bei größeren Entfernungen regelmäßige Telefonate mit dem pflegerischen und ärztlichen Personal anregen, ggf. Fahrbescheinigungen ausstellen. Besuchszeit oder -dauer für die Eltern möglichst wenig einschränken (allerdings nur für diese). Selbstverständlich müssen sich die Eltern den hygienischen Vorschriften der Station anpassen (Kittel, Händedesinfektion usw.). In der Regel desinfizieren sich richtig informierte Eltern eher gründlicher als das Personal.

Möglichkeiten zur Förderung des Eltern-Kind-Kontakts

- Keine Einschränkung der Besuchsmöglichkeit für die Eltern (Ausnahme: Visite- und Übergabezeiten, Notfälle, Neuaufnahmen, invasive Maßnahmen)
- Ermutigung, das Neugeborene zu berühren, mit ihm zu sprechen
- Eltern können nach Möglichkeit das Kind im Arm halten, es nach Wunsch fotografieren (Sofortbildkamera auf Station!)
- »Känguruhpflege«, wenn der Zustand des Frühgeborenen das erlaubt
- Eltern in Pflege einbeziehen, z. B. füttern lassen, Windeln wechseln usw.
- Auch wenn das Baby nicht gestillt werden kann: Mütter ermutigen, ihre Milch für das Kind abzupumpen

---

Besonders wichtig ist der Augenkontakt zwischen Mutter und Kind, wozu es ggf. erforderlich ist, eine Photolherapiebrille zu entfernen, und das Berühren des Kindes, welches bei kleinen Frühgeborenen durch deren zerbrechliches Aussehen oft gehemmt ist. Das Berühren folgt einem schrittweisen Verhaltensmuster: Fingerspitzen an Extremitäten, Fingerspitzen am Rumpf, Handfläche am Rumpf: Dieser Kontakt fördert bleibende Reaktion und Bindung bei Eltern und Kind. Besondere Bedeutung hat die Känguruhpflege, das Ermöglichen eines direkten Hautkontaktes mit den Eltern. Ursprünglich in Südamerika entwickelt, um den Mangel an Inkubatoren auszugleichen [20], erwies sie sich auch in Ländern mit gut entwickeltem Gesundheitswesen als wichtige Ergänzung der Inkubatorpflege. Diese Form des direkten Hautkontaktes zum Frühgeborenen erhöht die Zufriedenheit der Mutter und führt nicht zu vermehrten Infektionen beim Kind (E1b) [8]. Die Kinder schlafen ruhiger, haben weniger periodische Atmung und bleiben meist thermostabil [15]. Mütter haben weniger Ängste, bauen eine engere Bindung zu ihrem Kind auf und stillen häufiger. Allerdings erhöht sich besonders in der 1. Lebenswoche das Risiko für Hypothermie, Hypoxie und Überwachungslücken [21].

Stets sollten die Eltern ermutigt werden, ihre Ängste auszusprechen. Ärzte und Schwestern müssen ihnen das Gefühl vermitteln, dass ihre Anwesenheit dem Kind hilft. In besonders problematischen Situationen sollte die Möglichkeit bestehen, dass Eltern auf der Intensivstation übernachten bzw. schlafen können (Elternzimmer).

21.4   Information der Eltern

Die Information der Eltern durch den Arzt hat so früh, so objektiv und so vollständig zu erfolgen wie möglich und wie zumutbar. Dabei sollten medizinische Fachsprache, technischer und Klinikjargon, Abkürzungen und Mitteilung von Laborwerten soweit wie möglich vermieden werden.

Eine Möglichkeit des Gesprächsbeginns am Bett des Kindes ist es, die Eltern zunächst nach ihrem Eindruck über das Kind zu fragen. Stets müssen sie ihre Ängste frei aussprechen können. Auf großen Intensivstationen mit vielen Ärzten und Schwestern (Schichtbetrieb) konstante Gesprächspartner zuteilen (Namenskarte am Bett) und Sprechstunden vereinbaren: Dies verbessert das Vertrauensverhältnis und vermeidet Missverständnisse und Widersprüche. Über schwierige Probleme (Fehlbildungen, ernste Prognose, notwendige größere Operationen usw.) möglichst mit Vater und Mutter gemeinsam sprechen. Wichtig ist es dabei, die Eltern und die Familienstruktur zu kennen. Wesentliche Gesprächsinhalte kurz protokollieren [11]. Keine Prognosen in den ersten Lebensstunden! Abwertende Ausdrücke wie »Missbildung«, »Defektheilung«, »Risikokind« usw. dürfen im Sprachgebrauch nicht existieren. Stets sollte im Gespräch der Vorname des Babys verwendet werden, keine unpersönlichen Ausdrücke wie »das Kind«.

❗ Eltern sind meist gute Beobachter. Jede Veränderung des kindlichen Zustandes, die von ihnen mitgeteilt wird, sollte von Arzt oder Schwester ernst genommen werden.

21.5 Beratung der Eltern

Eine Reihe angeborener Fehlbildungen sowie Frühgeburtlichkeit und Amnioninfektionssyndrom haben Wiederholungsrisiken, die den Eltern nicht verschwiegen werden dürfen. In der Regel ist das Risiko kleiner, als die Eltern selbst annehmen. Eine genetische Beratung bei komplizierten vererbten Krankheiten sowie bei der Möglichkeit einer pränatalen Diagnostik sollte einem spezialisierten Institut für Humangenetik überlassen werden. Jeder Kinderarzt sollte jedoch in der Lage sein, mit den Eltern eines schwerkranken Neugeborenen sachlich und offen über die medizinischen Fakten einschließlich Prognose und Wiederholungsrisiko zu sprechen. Beratungsgespräche setzen eine genaue Information über das Krankheitsbild voraus. Ihr Ergebnis sollte schriftlich fixiert sein und dem Ratsuchenden zur Verfügung gestellt werden. ◘ Tab. 21.1 stellt das Wiederholungsrisiko für die häufigsten angeborenen Fehlbildungen zusammen.

21

◻ **Tab. 21.1.** Wiederholungsrisiko für häufige angeborene Krankheiten. (Mod. nach McKusick 1998)

Erkrankung	Wiederholungsrisiko [%]
1. Multifaktoriell bedingte isolierte Fehlbildungen	
Neuralrohrdefekte	3–5
Lippen-Kiefer-Gaumen-Spalte	3–4
Herzfehler (je nach Art)	1–4
Klumpfuß	3
Hüftluxation	♀ 3–4 ♂ 4–6
Megacolon congenitum *kurzes Segment:*	0,6–8
Megacolon congenitum *langes Segment:*	7–17
Atresien des Gastrointestinaltrakts	<3 (Selten 25%)
Zwerchfellhernie	<3 (Selten 25%)
2. Chromosomal bedingt	
Freie Trisomien (ohne Altersrisiko)	ca. 1
Balancierte Translokation	5–15
3. Monogen bedingt	
Mukoviszidose	25
Phenylketonurie	25
Adrenogenitales Syndrom	25
Zystennieren (nach Typ)	3–50
Postaxiale Polydaktylie (isoliert)	50 familiär 0 de novo

21.6 Pränatales Konsil

Es muss sorgfältig geplant und sensibel organisiert werden. Bei komplexen Fehlbildungen ist der Rat mehrerer Spezialisten einschließlich ggf. der Operateure einzuholen. Die verängstigten Eltern mit vielfältigen Meinungen zu konfrontieren, zeugt jedoch nicht von professioneller Kommunikation. Alle am pränatalen Konsil Beteiligten müssen sich darüber im klaren sein, dass unvorhergesehene weitere Fehlbildungen oder andere Krankheiten postnatal eine ganz andere Relevanz haben können als pränatal vorhergesehen. Immer ist das pränatale Konsil und die mit den Eltern erarbeitete Planung schriftlich so zu dokumentieren, dass die bei der Geburt oft Wochen später anwesenden Ärzte das Ergebnis des Konsils kennen.

21.7 Konflikt mit Eltern

Berücksichtigt man die objektive Gefährdung des schwerkranken oder unreifen Neugeborenen und die große Nervenanspannung, die seine Behandlung für die Eltern und das Team der Intensivstation bedeutet, so sind ernsthafte Konflikte erstaunlich selten. Ihre häufigsten Ursachen sind:
- Widersprüchliche Informationen
- Missverstehen von Teilinformationen bei Übergaben
- Meinungsverschiedenheit über das beste Interesse des Kindes
- Persönliche Antipathie
- Vermeintlicher oder wirklicher Behandlungs- oder Pflegefehler
- Wochenbett-Psychose

Die Bedeutung von Konstanz in der Gesprächsführung kann nicht genug betont werden. Eine Festlegung auf einen oder zwei feste Ansprechpartner lässt sich auch in einem Schichtsystem durch Vereinbarung von Gesprächsterminen realisieren. Schwierige Gespräche müssen erlernt werden, wie andere schwierige Tätigkeiten auch. Wenn es mit einem bestimmten Elternpaar kein gutes Gespräch gibt, sollte dessen Betreuung ein anderer Arzt übernehmen. Über vermeintliche oder wirkliche Fehler in Behandlung oder Pflege sollte offen, aber ohne Selbstanklage mit den Eltern gesprochen werden. Besonders konfliktträchtig sind Krankheiten mit chronischem Verlauf (z. B. BPD) oder schlechter Prognose (z. B. IVH) sowie Personalwechsel oder Verlegung des Kindes auf eine andere Station (Verlust von Bezugspersonen).

Sachliche Konflikte zwischen Ärzten und Eltern über das beste Interesse des Kindes sind zwar in der Neonatologie relativ selten, kommen aber doch bei bestimmten religiösen Überzeugungen (z. B. Zeugen Jehovas), psychischen Ausnahmesituationen (z. B. Wochenbettpsychose) oder Abhängigkeiten (z. B. Heroinsucht) vor. Unter keinen Umständen ist ein Arzt berechtigt, ein Kind gegen den Willen der Eltern zu behandeln. Hier hat sich in der ärztlichen Ethik seit langem das Autonomieprinzip (voluntas aegroti suprema lex) gegenüber dem früher vorherrschenden Paternalismus (salus aegroti suprema lex) durchgesetzt [12]. Auch Kinderheilkunde ist in erster Linie Dienstleistung, Auftraggeber sind die Sorgeberechtigten. Hat ein Arzt die feste Überzeugung, dass eine Elternentscheidung den Interessen des Kindes zuwiderläuft (wie das z. B. vorkommt, wenn Kinder von Zeugen Jehovas aus vitaler Indikation transfundiert werden müssen) oder wegen einer psychiatrischen Erkrankung nicht wirksam ist, so muss er das Vormundschaftsgericht einschalten und den Behandlungsauftrag durch den einzusetzenden Amtsvormund erteilen lassen.

21.8   Eltern und Behandlungsbegrenzung

Wird bei infauster Prognose eine Behandlungsbegrenzung erwogen, so müssen die Eltern frühzeitig, sensibel und vorurteilsfrei in den Entscheidungsprozess einbezogen werden. Gerade in dieser Situation ist für Paternalismus kein Platz, die früher gelegentlich gehörte Vermutung, die Eltern würden es nicht ertragen, an einer solchen Entscheidung mitzuwirken, ist falsch: Es ist eher das behandelnde Team, welches sich damit schwertut, das Therapieziel auf Palliation umzuorientieren. Es gibt heute einen breiten Konsens aller beteiligten Gruppen, dass die Eltern die hauptsächlichen Entscheider sind [23, 1]. Den Eltern gegenüber muss klargemacht werden, dass sie im Sterbeprozess mit ihrem Kind nicht allein gelassen werden, sondern dass ihnen das Team mit einer intensiven Palliativbetreuung stets zur Seite steht [3]. Es ist dabei wichtig, den Eltern den voraussichtlichen Verlauf des friedlichen Sterbeprozesses sachlich und detailliert zu erläutern, einschließlich der Persistenz der Herzaktion nach dem Atemstillstand und einschließlich der Unsicherheit über die Dauer des Sterbeprozesses [18].

21.9   Gespräche beim Tod eines Kindes

Eigene Betroffenheit nicht unterdrücken. Eltern ermutigen, ihre Gefühle auszusprechen, auch miteinander. Hilfe durch Seelsorger oder Psychologen anbieten. Auf die zu erwartende Trauerreaktion vorbereiten, die ebenfalls nicht unterdrückt werden sollte [16] und die oft bei den Eltern nicht gleichzeitig abläuft [19]:

- Traurigkeit, subjektives Leid
- Somatische Störungen, Appetit- und Schlaflosigkeit
- Überwiegende Beschäftigung mit dem verstorbenen Kind
- Schuldgefühle
- Reizbarkeit und aggressives Verhalten gegen andere
- Unfähigkeit, normale Aktivitäten aufzunehmen

Eine starke Trauerreaktion ist gewöhnlich für 1–6 Wochen zu erwarten, sie schwächt sich im Laufe der folgenden 6 Monate allmählich ab, kann aber auch mehrere Jahre andauern.

Es ist wichtig, dass die Eltern ihr totes Kind sehen und berühren dürfen, um damit den Verlust zu realisieren und bewusst zu machen. Wenn möglich, sollte das Kind auf dem Arm von Vater oder Mutter sterben können. Nach dem Tod des Kindes soll den Eltern die Möglichkeit gegeben werden, es in einem von der Intensivstation gesonderten Raum so lange bei sich zu behalten und sich von ihm zu verabschieden, wie sie es für nötig und richtig finden [6]. Erinnerungsgegenstände wie Namensbändchen, Fußabdrücke, Fotos etc. für die Eltern aufbewahren. Auf Wunsch der Eltern Taufe ermöglichen. Dies normalisiert und beschleunigt den Verlauf der Trauer [24]. Aus dem gleichen Grund raten wir von einer »anonymen« Bestattung ab. Eine religiöse Orientierung verringert Trauer und Schmerz nicht, begünstigt aber die Fähigkeit, dem Ereignis einen Sinn zuzuweisen [25]. Nach Möglichkeit sollte eine Obduktionsgenehmigung eingeholt werden, um die Diagnose zu sichern, Therapiewirkungen festzustellen, auch um ggf. eine genetische Beratung durchführen zu können. Ein geeigneter Zeitpunkt, um die Genehmigung einzuholen, ist 12–24 h nach dem Tod, wenn den Eltern die Sterbepapiere ausgehändigt werden und auch die Beratung bezüglich der Bestattung erfolgt. Stets einen Gesprächstermin nach der Obduktion vereinbaren, am besten erst nach einigen Wochen, und mit beiden Eltern über das Ergebnis und über noch anstehende Fragen sprechen.

Eine schwierige Situation ergibt sich für die Eltern beim Tod eines Zwillings, wenn Freude und Trauer gleichzeitig Raum zu geben ist [10]. Versuche, über das verstorbene Kind zu reden, werden von ihren Gesprächspartnern leicht mit dem Hinweis auf das Glück des lebenden Kindes abgewehrt, oder es wird über das verstorbene Kind überhaupt nicht gesprochen. Dies kann zu tiefgreifenden Störungen führen und sogar bewirken, dass die Eltern das überlebende Kind überängstlich oder suboptimal betreuen.

21.10 Die Atmosphäre der Intensivstation

Vor dem ersten Besuch der Intensivstation, möglichst schon während des Aufenthaltes auf der präpartalen Station, müssen die Eltern auf die technische Atmosphäre, die sie dort erwartet, vorbereitet werden. Bei nicht richtig informierten Eltern kann die sterile und technische Umgebung mit ihren piepsenden Monitoren, Blinklampen, Respiratoren usw. zur Vergrößerung der Angst beitragen. Dies birgt die Gefahr in sich, den postnatalen Bindungsaufbau zwischen Eltern und Kind weiter zu stören. Da zudem auch objektive Beeinträchtigungen des Kindes durch ständige Pflegemaßnahmen sowie durch Lärm und Licht nachgewiesen sind, sollte alles daran gesetzt werden, auf der Intensivstation eine stressfreie und ruhige Atmosphäre zu schaffen, die von konzentriertem, planvollem Handeln sowie von Zuversicht, Freundlichkeit und Sicherheit geprägt ist (Minimal handling, s. S. 16). Ärzte und Schwestern müssen Disziplin in ihrer Umgangssprache und ein

Bewusstsein dafür entwickeln, dass die Ängste der Eltern oft von anderen Beobachtungen ausgehen als ihre eigenen. So wird von den Eltern häufig als besonders beunruhigend bzw. bedrohlich empfunden, dass

- das Baby so klein ist,
- die Augen durch eine Phototherapiebrille verdeckt sind,
- eine Magensonde liegt: das Kind bekommt »nichts zu essen«,
- Handrücken, Kopfhaut oder Fersen zerstochen sind,
- sich ein »Ausschlag« oder eine »Gelbsucht« entwickelt.

Über allem steht meist die Sorge, ob sich das Kind gut entwickeln wird. Rechtzeitiges, geduldiges und ehrliches Erklären der Krankheitszeichen und der erforderlichen Behandlung hilft, die Ängste abzubauen und die Technik der Intensivstation als Sicherheitsfaktor zum Nutzen des Kindes zu erkennen. Es macht die Eltern zu wertvollen Partnern in der Behandlung ihres Kindes. Elterngruppen und Informationsschriften [2, 26] sind weitere Möglichkeiten, den Eltern aus der emotionalen Krise zu helfen, die aus der Geburt eines unreifen oder kranken Kindes oft resultiert.

Literatur

1. Arlettaz R, Mieth D, Bucher HU, Duc G, Fauchère JC (2005) End-of-life decisions in delivery room and neonatal intensive care unit. Acta Paediatrica 94: 1626–1631
2. Brüggemann JH (1993) Zu früh ins Leben. Was alle Eltern über Risiko- und Frühgeburt wissen sollten. Thieme, Stuttgart
3. Catlin A, Caster B (2002) Creation of a neonatal end of life palliative protocol. J Perinatol 22: 184–195
4. Casey PH, Barrett K, Bradley RH, Spiker D (1993) Pediatric clinical assessment of mother-child interaction: concurrent and predictive validity. J Dev Behav Pediatr 14:313–317
5. Chiswick M (2001) Parents and end of life decisions in neonatal practice. Arch Dis Child Fetal Neonatal Ed 85: F1-F3
6. Cignacco E, Stoffel L, Raio L et al. (2004) Empfehlungen zur Palliativpflege von sterbenden Neugeborenen. Z Geburtshilfe Neonatol 208: 155–160
7. Cohen SE (1995) Biosocial factors in early infancy as predictors of competence in adolescents who were born prematurely. J Dev Behav Pediatr 16:36–41
8. Conde-Agudelo A, Diaz-Rossello JL, Belizan JM (2003) Kangaroo mother care to reduce morbidity and mortality in low birthweight infants. Cochrane Database Syst Rev CD002771

9. Crockenberg SC, Leerkes EM (2003) Parental acceptance, postpartum depression, and maternal sensitivity: Mediating and moderating processes. J Fam Psychol 17: 80–93

10. Cuisinier M, de Kleine M, Kollée L et al. (1996) Grief following the loss of a newborn twin compared to a singleton. Acta Paediatr 85: 339–343

11. Fowlie PW, Delahunty C, Tarnow-Mordi WO (1998) What do doctors record in the medical notes following discussion with the parents of sick premature infants? Eur J Pediatr 157:63–65

12. Fuchs C (1992) Ethische Trends infolge medizinischen Fortschritts. Dt Ärzteblatt 89:B2782–B2785

13. Harrison H (1993) The principles for family-centered neonatal care. Pediatrics 92:643–650

14. Klock SC (2004) Psychological adjustment to twins after infertility. Best Pract Res Clin Obstet Gynaecol 18: 645–656

15. Leeuw R de, Colin EM, Dunnebier EA, Mirmiran M (1991) Physiological effects of kangaroo care in very small preterm infants. Biol Neonate, 59:149–155

16. Leon I (1990) When a baby dies: Psychological treatment for pregnancy and newborn loss. Yale University Press, New Haven

17. McKusick VA (1998) Mendelian inheritance in man, 12th edn. Johns Hopkins University Press, Baltimore

18. Pector EA (2004) Views of bereaved multiple-birth parents on life support decisions, the dying process, and discussions surrounding death. J Perinatol 24: 4–10

19. Reilly-Smorawski B, Armstrong AV, Catlin EA (2002) Bereavement support for couples following death of a baby: Program development and 14-year exit analysis. Death Stud 26:21–37

20. Sloan NL, Camacho LW, Rojas EP, Stern C and Maternidad Isidro Ayora Study Team (1994) Kangaroo mother method: randomised controlled trial of an alternative method of care for stabilised low-birthweight infants. Lancet 344:782–785

21. Sontheimer D, Fischer CB, Scheffer F, Kaempf D, Linderkamp O (1995) Pitfalls in respiratory monitoring of premature infants during kangaroo care. Arch Dis Child Fetal Neonatal Ed 72:F115–F117

22. Strathearn L, Gray PH, O'Callaghan MJ, Wood DO (2001) Childhood neglect and cognitive development in extremely low birth weight infants: A prospective study. Pediatrics 108: 142–151

23. Streiner DL, Saigal S, Burrows E, Stoskopf B, Rosenbaum P (2001) Attitudes of parents and health care professionals toward active treatment of extremely premature infants. Pediatrics 108: 152–157

24. Theut SK, Zaslow MJ, Rabinovich BA, Bartko JJ, Morihisa JM (1990) Resolution of parental bereavement after a perinatal loss. J Am Acad Child Adolesc Psychiatry 29:521–525

25. Uren TH, Wastell CA (2002) Attachment and meaning-making in perinatal bereavement. Death Stud 26: 279–308

26. Wüsthoff A, Böning V (2004) Früh geboren. Leben zwischen Hoffnung und Technik. Urban und Fischer bei Elsevier

Pharmakotherapie des Neugeborenen

R. F. Maier

22.1 Pharmakokinetik und Pharmakodynamik

Kenntnisse der Pharmakodynamik, der Pharmakokinetik und der Toxikologie von Medikamenten beim Neugeborenen und besonders beim Frühgeborenen sind nach wie vor unzureichend. Sie dürfen nicht durch Extrapolation vom Erwachsenen auf das Neugeborene übertragen werden: Spezifische Körperkomposition, rasches Wachstum, sich ändernde Entwicklungsstadien und Reifungsvorgänge können zu unkalkulierbaren Reaktionen auf Medikamente führen.

Die *Verteilung* von Pharmaka aus dem Plasma in die einzelnen Kompartimente ist bei Früh- und Neugeborenen durch folgende Besonderheiten geprägt:

- Hoher Wassergehalt von 80–90% [36]
- Große Hirn- und Lebermasse
- Geringe Fettmasse
- Niedriges Serumalbumin und damit niedrige Bindungskapazität
- Unreife Blut-Hirn-Schranke

Bei der *Metabolisierung und Elimination* sind im Vergleich zum Erwachsenen folgende Funktionen eingeschränkt:

- Glukuronidierung
- Hydroxylierung

- Glomeruläre Filtration [76]
- Tubuläre Sekretion [86]
- Reduktionsvermögen in den Erythrozyten
- Mikrosomale Oxidation

Grundsätzlich ist in der Neonatalperiode zu beachten:
- Mit zunehmender Unreife nimmt die Halbwertszeit zu.
- Mit abnehmendem Lebensalter nimmt die Halbwertszeit zu.
- Der Stoffwechsel ändert sich in den ersten 2 Lebenswochen stark.

Deshalb sollten bei Neugeborenen bevorzugt Medikamente mit großer therapeutischer Breite eingesetzt werden. Bei Hinweisen auf Leber- oder Niereninsuffizienz sollten Pharmaka ausgewählt werden, die auf alternativem Wege metabolisiert bzw. eliminiert werden. Besonders bei renaler Ausscheidung (◘ Tab. 22.1) muss bei Rückgang der Urinproduktion frühzeitig das Dosisintervall verlängert werden [90].

◘ **Tab. 22.1.** Medikamente, nach Ausscheidung klassifiziert [mod. nach Roberts 1984]. Die Daten wurden überwiegend bei Erwachsenen erhoben

Renale Ausscheidung	
Cephazolin	Gentamycin
Cephalexin	Tombramycin
	Vancomycin

Renale und nichtrenale Ausscheidung	
Ampicillin	Flucloxacillin
Cephalotin	Oxacillin
Diazoxid	Penicillin G
Digoxin	Phenobarbital

Nichtrenale Ausscheidung	
Amphotericin B	Isoniazid
Atropin	Morphin
Chloramphenicol	Phenothiazine
Diazepam	Phenytoin
Heparin	Steroide
Hydralazin	Theophyllin

Ausschlaggebend für die Wirkung eines Medikamentes ist seine *Bioverfügbarkeit.* Diese ist abhängig von den pharmakokinetischen und pharmakodynamischen Besonderheiten in der Neugeborenenperiode, wie auch von der Krankheitssituation. Durch Bestimmungen des Serumspiegels unmittelbar nach Applikation (Spitzenspiegel) und vor der nächsten Gabe (Talspiegel) können Halbwertszeit errechnet sowie Dosis und Dosisintervall angepasst werden.

22.2 Verordnung

Jedes Medikament muss vom behandelnden Arzt schriftlich bezüglich Dosierung und Applikationsmodus verordnet, die Applikation von der betreuenden Pflegekraft bzw. vom Arzt dokumentiert werden. Falsche Dosierungen und Applikationen sind auf Intensivstationen nicht selten (8%) [46, 64].

Eine exakte Dosierung wird oft dadurch erschwert, dass es oft keine speziellen pädiatrischen Zubereitungen gibt (z. B. Heparin, Theophyllin, Phenobarbital, Insulin, Indometacin). Dies macht Verdünnungen erforderlich, was fast immer zu ungenauen Dosierungen mit einer Fehlerquote bis zu 100% führt [69]. Bei Verdünnung mit Hilfe einer Spritze muss der Totraum im Konus der Spritze zunächst mit der Verdünnungsflüssigkeit gefüllt werden, ehe man das Medikament aufzieht. Dabei gilt: je größer die Spritze, desto geringer der Fehler.

22.3 Applikation

Die orale Applikation von Medikamenten stellt in der Neonatalperiode die Ausnahme dar. Verminderte gastrointestinale Motilität, geringe Magensaftproduktion, verminderter Gallefluss, herabgesetzte mesenteriale Durchblutung (besonders bei Hypovolämie), verzögerte intestinale Enzymentwicklung und veränderte bakterielle Darmbesiedlung führen zu einer sehr variablen, meist verzögerten Resorption. Durch die zum Teil unphysiologisch hohe Osmolarität oraler Präparate be-

steht besonders bei kleinen Frühgeborenen die Gefahr der Darmwand-
schädigung und der Entwicklung einer nekrotisierenden Enterokolitis
(□ Tab. 22.2). Auch die intramuskuläre Injektion ist durch die geringe
Muskelmasse bei Frühgeborenen nur begrenzt möglich. Bei intravenöser Applikation gelangt das Medikament schnell, vollständig und
direkt in den Intravasalraum. Diese Methode erfordert sorgfältiges und
steriles Arbeiten. Applikation in bereits laufende Infusionen bedarf besonderer Beachtung, da sie eine Quelle technischer und hygienischer
Fehler ist [28].

□ **Tab. 22.2.** pH-Werte und Osmolaritäten einiger oral zu verabreichender
Arzneimittelzubereitungen. (Nach Obladen und Mutz 1985)

Kurzbezeichnung (Handelsname)	pH-Wert	Osmolarität [mosm/l]
Natriumchlorid 1 mmol/ml	6,0	1870
Natriumhydrogencarbonat 1 mmol/ml	6,3–8,2	1760–1935
Kaliumchlorid 1 mmol/ml	5,8–6,3	1840–1970
Kaliumphosphat 1 mmol/ml	7,1–7,2	1133–1140
Kalziumglukonat 10%	6,6	319
Ascorbinsäure (Cebion-Tropfen)	2,2	12.000
α-Tocopherol (E-mulsin forte)	4,7	610
Polyvitamin (Multibionta)	4,2	6023
Eisen-2-Tropfen	1,0–6,0	3035–5403
Phenoxymethylpenicillin	5,7–6,9	1011–3217
Amoxicillin (Clamoxyl-Tropfen)	4,6	1548
Cephalosporine (Tropfen und Säfte)	3,7–5,7	1982–2220
Erythromycin	7,8	1612
Nystatin	5,5–6,8	2282–3022
Digoxin (Lenoxin liquidum)	7,0	3649
Acetyldigoxin (Novodigal-Tropfen)	4,7	16.850
Promethazin (Atosil)	2,3	1407
Glukose 5%	4,6	287
Dextroneonat 25%	5,3	348

22.4 Steuerung und Überwachung

Bei toxischen Präparaten und geringer therapeutischer Breite müssen Bestimmungen der Serumkonzentration zur Steuerung der Therapie und aus Gründen der Arzneimittelsicherheit durchgeführt werden [69]. Der erhobene Wert kann nur als Anhaltspunkt gelten. Die Interpretation muss vorsichtig und in Kombination mit dem klinischen Befund erfolgen. In ◘ Tab. 22.3 sind die therapeutischen Serumspiegel wichtiger in der Neonatologie eingesetzter Pharmaka zusammengefasst.

◘ **Tab. 22.3.** Therapeutische Konzentrationsbereiche für die Arzneimitteltherapie von Früh- und Neugeborenen. (Dahl 1986, Padbury 1987, Roberts 1984, Young 2005)

Internationaler Freiname	Halbwertszeit [h]	[µg/ml]	Empfohlene Blutabnahmezeit/Bemerkungen
Chloramphenicol	10–20	Spitzenspiegel: 15–25	Unmittelbar *vor* und 1 h *nach* Gabe, ggf. Intervallverlängerung
	Bei Frühgeborenen	Talspiegel: 10–15	
	>48		
Coffein	40–200	5–25	Frühestens 6 h *nach* Gabe, im steady state
Gentamicin	3–7	Spitzenspiegel: 5–10	Unmittelbar *vor* und 1 h *nach* Gabe
		Talspiegel: <2	
Indometacin	10–20	Akuttherapie: 0,4–0,8	Unmittelbar *vor* und 4 h *nach* Gabe, Frühgeborene 10 h *nach* Gabe
		Erhaltungstherapie: 0,3–0,5	
Isoniazid	8–20	3–5	2 h *nach* Gabe
Phenobarbital	40–200	15–40	Frühestens 4 h *nach* Gabe, im steady state
Phenytoin	20	6–14	Frühestens 8 h *nach* Gabe
Theophyllin	20–40	7–15	2 h *nach* Gabe, Coffeinspiegel mit berücksichtigen
Tobramycin	4–9	Spitzenspiegel: 5–10	Unmittelbar *vor* und 1 h *nach* Gabe
		Talspiegel: <2	
Vancomycin	6–10	Spitzenspiegel: 20–40	Unmittelbar *vor* und 1 h *nach* Gabe
		Talspiegel: 5–10	

Besonders nach Austauschtransfusion müssen Medikamentenspiegel kontrolliert und z. B. Antibiotikagaben wiederholt werden.

22.5   Zulassung für Früh- und Neugeborene

Viele in der Neonatologie eingesetzten Arzneimittel sind nicht spezifisch bei Früh- und Neugeborenen auf Wirksamkeit und Sicherheit getestet. Nur selten gehen die Variablen Gestationsalter und postnatales Alter in die vorhandenen Dosierungsrichtlinien ein. Zu beachten ist, dass Medikamente für Neugeborene keine toxischen Lösungs- und Konservierungsmittel enthalten [38]. Fast die Hälfte der bei Kindern eingesetzten Medikamente sind gar nicht oder nicht in der verwendeten Dosis oder Applikationsform zugelassen [19]. Das bedeutet allerdings nicht, dass Ärzte solche Medikamente schwerkranken Kindern vorenthalten dürfen. 90% der Neugeborenen werden mit nicht für diese Patientengruppe zugelassenen Medikamenten behandelt [20]. Dringend bedarf es einer Gesetzgebung, die sicherstellt, dass Neugeborene nicht vom medizinischen Fortschritt abgeschnitten werden, nur weil sie keinen »Markt« darstellen.

22.6   Analgesie und Sedierung

Früh- und Neugeborene können an schmerzhaften Krankheiten leiden (z. B. NEC) und sind häufig schmerzhaften Prozeduren (z. B. Blutentnahmen, venöse Zugänge, Drainagen) ausgesetzt. Anatomische und funktionelle Voraussetzungen für Schmerzleitung und Schmerzempfindung sind bei Geburt auch bei Frühgeborenen vorhanden [7]. Schmerzen während der Neonatalperiode wirken sich auf die Schmerzwahrnehmung im späteren Leben aus [52, 65, 66].

Da Neugeborene Schmerzen nicht direkt äußern können, bleibt nur die subjektive Interpretation durch das behandelnde Team [32]. Häufig gibt es unterschiedliche Einschätzungen zwischen Ärzten und Schwestern [22, 24, 47, 53, 67]. Das Wissen um Schmerz und Schmerzbehandlung ist unter Kinderärzten und Kinderkrankenschwestern [49, 63] begrenzt. Insbesondere ist die Unterscheidung zwischen Schmerz, Unbehagen, Stress und Hunger schwierig [40]. Schreien ist eine wichtige Kommunikationsform für Neugeborene, ist aber nicht spezifisch für Schmerzen, sondern kann auch durch andere Stimuli (z. B. Hunger, Unbehagen, neurologische Störung, Drogenentzug) ausgelöst werden, wobei Hunger der häufigste Anlass ist [81]. Um Schmerzen bei Neugeborenen zu quantifizieren und um zu erkennen, welche Kinder von schmerzlindernden Maßnahmen profitieren, wurden Schmerzskalen entwickelt. Diese Skalen beinhalten Verhaltensänderungen und/oder Veränderungen physiologischer Parameter (z. B. COMFORT, NIPS, PIPP, SUN, VAS) [1, 7, 14, 16, 23, 30, 31, 39, 41, 47, 56, 87, 91]. Ihre Zuverlässigkeit ist allerdings gering.

22.6.1 Schmerzbehandlung

Zur Schmerzbekämpfung werden pharmakologische und nicht pharmakologische Interventionen verwendet. Zentral wirksame Medikamente sind bei Neugeborenen nur nach strenger Indikation und unter größter Zurückhaltung einzusetzen. Sie können Histaminausschüttung auslösen und Atemstörungen bewirken oder weiter verstärken. Ihre Wirkung auf pulmonalen Gefäßwiderstand, Thermoregulation und Darmmotilität (Ileusgefahr!) ist kaum vorauszusehen. In Abhängigkeit von der funktionellen Reife des Kindes kommt es leicht zu toxischer Akkumulation. Deshalb sollten, bevor zentral wirksame Analgetika eingesetzt werden, alternative Maßnahmen angewandt werden:

Möglichkeiten zur Schmerzreduktion bei kurzfristigem Schmerz (z. B. Blutentnahme, Punktion, Verbandswechsel):
- Orale Gabe von Sukrose (E1a) [61, 78, 79]
- Venöse statt kapilläre Blutentnahme (E1a, NNT 3) [61, 74]
- Verwendung einer Automatiklanzette (E2b) [55]

Die lokale Anwendung von analgetischen Cremes (EMLA; enthält Lidocain und Prilocain) wirkt bei Lumbalpunktion (E1b) [45] und Circumcision (E1a) [15, 82] schmerzlindernd. Bei kapillären Blutentnahmen hat EMLA keinen Vorteil gezeigt (E1a) [29, 80, 83], birgt aber bei Früh- und Neugeborenen die Gefahr der Methämoglobinbildung (E1b) [2].

22

Analgetika
Nebenwirkungen und Gefahren

Die Behandlung beatmeter Früh- und Neugeborener mit Opioiden zeigt keinen Vorteil hinsichtlich Mortalität, Beatmung sowie kurz- und langfristiger neurologischer Entwicklung (E1a) [10], verzögert bei Frühgeborenen aber den enteralen Nahrungsaufbau (E1a) [10], erhöht die Rate an arterieller Hypotonie (E1b) [75] und verlängert die Beatmungsdauer (E1b) [11]. Einzeldosen von Morphin bei beatmeten Neugeborenen führen zu arterieller Hypotonie und erhöhen bei Frühgeborenen das Risiko einer schweren Hirnblutung (E1b) [5, 33]. Eine Dauertropfinfusion mit Morphin kann den Schmerz bei kapillären Blutentnahmen nicht wirksam unterdrücken (E1b) [17]. Die routinemäßige Anwendung von Opioiden ist deshalb nicht gerechtfertigt [51].

Indikation

- Starker Akutschmerz (z. B. Peritonitis, elektive Intubation)
- Starker postoperativer Schmerz
- Präfinale Zustände, sofern nicht ohnehin CO_2-Narkose besteht

Medikamente

Morphin	Einzel- /Sättigungsdosis:	0,05–0,1 mg/kg i.v.
	Dosisintervall:	4–6 h
	Kontinuierliche i.v-Gabe:	0,01 mg/kg/h in 1. LW
		0,01–0,02 mg/kg/h ab 2. LW
	Nebenwirkungen:	Atemdepression, Blutdruckabfall, Harnverhalt, Ileus, Entzug
Fentanyl	Einzel- /Sättigungsdosis:	3 µg/kg i.v.
	Dosisintervall:	2–4 h
	Kontinuierliche i.v-Gabe:	1–2 µg/kg/h
	Nebenwirkungen:	Siehe Morphin, zusätzlich: Thoraxrigidität, Mukelstarre, Laryngospasmus, Hypothermie

Anwendung

Analgetika auch als Bolusgabe immer langsam verabreichen (über ca. 5 min). Unerwünschte Nebenwirkungen können durchaus erst nach Stunden auftreten und aufgrund des Metabolismus über Stunden anhalten. Gabe insbesondere bei Frühgeborenen nur bei guten Blutdruckverhältnissen (**Cave:** Volumenmangel!).

22.6.2 Sedativa

Nebenwirkungen und Gefahren

Phenobarbital und Midazolam führen bei neugeborenen Ratten zu neuronalem Zelluntergang im Gehirn [12, 13, 42]. Für eine Dauersedierung mit Midazolam konnte in klinischen Studien kein therapeutischer Vorteil gegenüber einer Plazebotherapie gezeigt werden, hingegen kam es zu unerwünschten Nebenwirkungen: Eine Dauertropfinfusion mit Midazolam führt zum Blutdruckabfall [43], erhöht die Rate an zerebralen Komplikationen (IVH, PVL) [6] und verlängert den Aufenthalt auf der Intensivstation [6, 43], so dass nach heutigem Kenntnisstand erhebliche Vorbehalte gegen den Einsatz bei Früh- und Neugeborenen bestehen (E1b) [58]. Wenn im Einzelfall eine Sedierung erforderlich wird, so hat Morphin weniger Nebenwirkungen als Midazolam (E 1b) [10].

Indikation

- Starke Unruhezustände, die das Leben des Kindes bedrohen und sich durch Lagerung, Ernährung, optimale Pflegetemperatur und Beatmungstechnik nicht beeinflussen lassen, z. B. Ankämpfen gegen den Respirator
- Opiatentzugssyndrom
- Unterstützung der Relaxierung

22

Medikamente

Pheno-barbital	Einzel- / Sättigungsdosis:	15–20 mg/kg i.v. oder p.o.
	Erhaltdosis:	3–5 mg/kg/Tag i.v. oder p.o. (nach Serumspiegel: maximal 35 µg/ml)
	Wirkungseintritt:	Langsam wirkend
	Nebenwirkungen:	Hypothermie, Blutdruckabfall, Kumulation
Diazepam	Einzel- / Sättigungsdosis:	0,2 mg/kg i.v. (über 3 min)
		0,5–1,0 mg/kg rektal
	Erhaltdosis:	Bei Krampfanfall ggf. Wiederholung (max. 1 mg/kg)
	Wirkungseintritt:	Rasch wirkend
	Nebenwirkungen:	Atemdepression, Venenreizung
Chloral-hydrat	Einzel- / Sättigungsdosis:	25–50 mg/kg oral (Magensonde) oder rektal
	Dosisintervall:	Bis zu 6-mal pro Tag
	Nebenwirkungen:	Magenulkus, Darmreizung, paradoxe Reaktion möglich
Mida-zolam	Einzel- / Sättigungsdosis:	0,1 mg/kg i.v. (über 3 min)
		0,5–1,0 mg/kg rektal
	Kontinuierliche i.v-Gabe:	0,05 mg/kg/h
	Nebenwirkungen:	Blutdruckabfall, Atemdepression, Apoptose, Kumulation

! Sedativa sind *keine* Analgetika.

22.7 Gentamicin-Behandlung

Gentamicin zählt zu den am häufigsten eingesetzten Medikamenten in der Neonatologie. Die Behandlung erfordert wegen der geringen therapeutischen Breite und der Ototoxizität eine strenge Überwachung. Die einmalige Gabe von Gentamicin führt zu höheren Spitzenspiegeln und niedrigeren Talspiegeln und ist effektiver und sicherer als die Verteilung auf mehrere Dosen pro Tag (E1a) [3, 35, 37, 68, 85].

Initiale Dosierungen für nierengesunde Kinder (individuelle Dosisanpassung gemäß Blutspiegeln):

Frühgeborene <34 SSW:	3,5 mg/kg/Tag, 1-mal täglich
Frühgeborene ≥34 SSW sowie reife Neugeborene:	4,5 mg/kg/Tag, 1-mal täglich

Applikation

Kurzinfusion über 30 min.
Angestrebte Spiegelbestimmungen unmittelbar vor und 1 h nach der 2. Gabe:

- Spitzenspiegel 5–10 µg/ml
- Talspiegel <2 µg/ml

Nach Dosisanpassung oder wenn die Gentamicin-Therapie länger als 3 Tage lang durchgeführt wird, sind weitere Spiegelbestimmungen erforderlich.

Dosisanpassung

Zu hoher Talspiegel:	Dosisintervall verlängern
Zu niedriger Talspiegel:	Gibt es nicht!
Zu hohe Spitzenkonzentration:	Dosis reduzieren
Zu niedrige Spitzenkonzentration:	Dosis erhöhen

Vorsicht bei Kombination mit:

- Muskelrelaxantien (verstärkter Effekt)
- Indomethazin (Nierentoxizität)
- Cephalosporine (Nierentoxizität)
- Furosemid (Ototoxizität)

22.8   Venöse Gefäßzugänge bei Früh- und Neugeborenen

Wegen der hohen Komplikationsrate von zentralen Gefäßkathetern ist bei Früh- und Neugeborenen grundsätzlich ein peripher-venöser Katheter zu bevorzugen. Zentrale Venenkatheter müssen zwar weniger häufig gewechselt werden und erleichtern die parenterale Ernährung, ein bedeutender Vorteil gegenüber peripher-venösen Zugängen konnte aber nicht gezeigt werden (E1b) [4].

22.8.1   Zentrale Einschwemmkatheter

Komplikationen von zentral-venösen Kathetern

- Kathetersepsis [57]
- Kathetermalposition, -dislokation
  Durch Bewegung des Kindes und durch Veränderung des Kathetermaterials (Weichmacher) kann sich die Position der Katheterspitze verändern [54]
- Perforation der Herzwand mit Perikardtamponade:
  Unterschätzte Komplikation, über die zahlreich berichtet wurde [8, 9, 18, 25, 48, 50, 57, 59, 70, 71, 77, 89, 92]
- Gefäßperforation mit Infusothorax [50]
- Katheterokklusion
- Thrombose
- Embolie (durch Thrombus, Luft, Katheterbruchstück)
- Katheterabriss

Zentrale Katheter kommen deshalb nur unter strenger Indikation zum Einsatz.

Indikationen für zentrale Venenkatheter

— Längerfristige (>10 Tage) parenterale Ernährung absehbar (z. B. NEC)
— Verabreichung hyperosmolarer Infusionslösungen
— Hyperinsulinismus
— Prostaglandin-E-Infusion bei duktusabhängigem Vitium

Bei liegendem zentralem Katheter muss täglich die Indikation überprüft werden und der Katheter möglichst bald durch einen periphervenösen Zugang ersetzt werden.

Anlage von zentralen Einschwemmkathetern

Vorbereitung

Kathetertyp unter Berücksichtigung der Patientengröße und der benötigten Infusionsgeschwindigkeit auswählen. Länge des Katheters mit Maßband entlang dem Gefäßverlauf bis kurz vor den rechten Vorhof bestimmen. Geeignete Vene suchen (Priorität: Vena mediana cubiti bzw. V. basilica > V. cephalica > V. saphena magna). Katheterset auspacken, überprüfen, ggf. durchspülen. Anatomische Pinzette, Spritzen, Tupfer bereitlegen.

Extremität wie für OP reinigen, sterile Kleidung, ungepuderte sterile Handschuhe, Desinfektion der Punktionsstelle und Abdeckung der Umgebung mit sterilen Tüchern oder Lochtuch. Auf strengste Hygiene achten: Fast ein Fünftel der Katheter wird während des Legens bakteriell kontaminiert (E1b) [34].

Technik

Kind auf dem Rücken lagern und warm halten. Stau der Vene durch zweite Person unter den sterilen Tüchern. Straffen der Haut oberhalb der Vene mit linker Hand, Einführen der Verweilkanüle mit der rechten Hand. Der Katheter wird mit der Pinzette aufgenommen und mit schnellen, gleichmäßigen Bewegungen in das Lumen der Verweilkanüle auf die vorher ausgemessene Länge eingeführt (◘ Abb. 22.1). Die Verweilkanüle wird nach Platzierung des Katheters aus dem Gefäß entfernt.

22

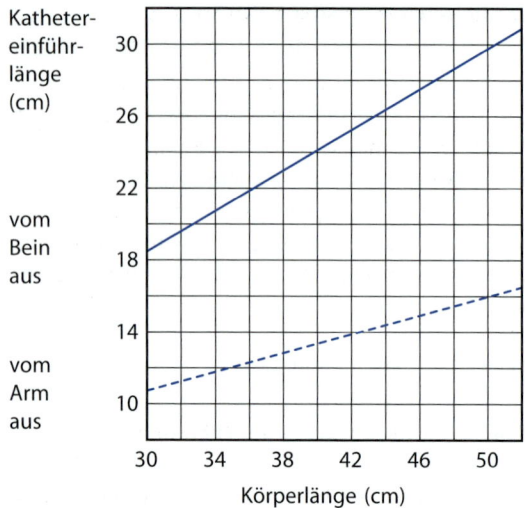

□ Abb. 22.1. Diagramm für die korrekte Positionierung eines Silastikkatheters vor den rechten Vorhof bei Einführung von der Ellbeuge (gestrichelte Linie) bzw. vom Innenknöchel (durchzogene Linie) in Abhängigkeit von der Körperlänge. **Merke:** Auch bei Verwendung des Diagramms ist die Röntgenkontrolle unverzichtbar!

Röntgenkontrolle mit röntgendichtem Metallmandrin durchführen, ggf. Katheter zurückziehen (richtige Lage *vor* dem rechten Vorhof). Nach korrekter Katheterpositionierung Metallmandrin entfernen.

❗ Cave

Bei bereits erfolgter Mandrinentfernung oder bei späteren Positionskontrollen Röntgendarstellung mit Kontrastmittel erforderlich. Katheterfixierung mit Steri-Strips und steriler durchsichtiger Pflasterfolie. Infusion erst nach radiologisch gesicherter korrekter Katheterlage anschließen.

22.8.2 Umgang mit zentral-venösen Kathetern

Der Zusatz von Heparin zur Infusionslösung führt zwar nicht zu einer höheren Rate an Hirnblutungen, verringert aber auch nicht die Rate an Thrombosen, Katheterverschlüssen und Infektionen und kann deshalb nicht empfohlen werden (E1b) [72]. Mehrfaches Blocken eines zentralen Katheters mit einer Mischung aus Heparin und Vancomycin verringert zwar die Infektionsrate, führt aber zu Hypoglykämien (E1b) [27] und kann deshalb auch nicht empfohlen werden. Die Verwendung von Filtern kann die Komplikationsrate (Infektionen, Thromben) reduzieren (E1b) [88].

22.8.3 Umgang mit peripher-venösen Zugängen

Um eine peripher-venöse Kanüle, die nur für die Applikation von Medikamenten gebraucht wird, offen zu halten, gibt es zwei Möglichkeiten: geringe kontinuierliche Dauertropfinfusion oder Abstöpseln. Randomisierte Studien haben teilweise widersprüchliche Ergebnisse gezeigt (E1b) [26, 44, 84]. Ein Vorteil von Heparin (Zugabe zur Infusionslösung oder als Bolus) zur Verlängerung der Lebensdauer von peripher-venösen Zugängen konnte nicht gezeigt werden, so dass der Zusatz von Heparin nicht gerechtfertigt erscheint [73].

22.9 Dosierungsempfehlungen

Auf unserer Intensivstation werden die in ◘ Tab. 22.4 zusammengefassten Arzneimittel in der angegebenen Dosierung eingesetzt. Die Angaben entsprechen dem derzeitigen Literaturstand.

■ **Tab. 22.4.** Dosierungen für häufig bei Früh- und Neugeborenen eingesetzte Medikamente. EMEA-Zulassung für Neugeborene soweit bekannt bzw. Angabe der Länder mit Zulassung

Internationaler Freiname	Tagesdosis pro kg	Einzeldosis pro kg	Einzeldosen pro Tag	Applikationsart	Bemerkungen	Zu-lassung
Aciclovir	60 mg	20 mg	3	Kurzinfusion		
Adenosin		0,1 mg	ED	Rasch i.v.	Ggf. wiederholen	Nein
Adrenalin s. Epinephrin						
Albumin 20%	1 g	0,25 g	4	Kurzinfusion	Eiweiß-, Elektrolytkontrolle	
Amiodarone		5 mg	ED	Kurzinfusion		Nein
	10–20 mg	5–10 mg	2	p.o.		
Amphotericin B liposomal	5 mg	5 mg	1	Infusion über 1 h	Bessere Verträglichkeit als Amphotericin B	
Ampicillin	100–200 mg	25–50 mg	3–4	i.v.	Frühgeborene 100 mg/kg/Tag in 2 Dosen	
Atropin		0,01–0,02 mg	ED	s.c.	Nebenwirkung: Tachykardie	
				i.v. über 1 min		
Azlocillin	150 mg	50 mg	3	i.v.		

Blut-/derivate					
Erythrozyten	15 ml		ED	Infusion über 2–4 h	Wiederholung möglich
Plasma	5–10 ml		ED	Infusion über 2–4 h	
Immunglobuline	250–750 mg		ED	Infusion über 2–4 h	
Captopril	0,04–1,5 mg	0,02–0,5 mg	2–3	p.o.	Nein
Cefotaxim	100 mg	50 mg	2	Kurzinfusion	1.–7. Lebenstag
	150 mg	50 mg	3		>7. Lebenstag
Ceftazidim	60–90 mg	30 mg	2–3	Kurzinfusion	
Cefuroxim	50–150 mg	25–50 mg	2–3	Kurzinfusion	
Chloralhydrat	bis 200 mg	25–50 mg	3–4	Rektal, p.o.	Paradoxe Reaktion möglich
Chloramphenicol	25 mg	25 mg	1 (FG, RG <1 Woche)	Kurzinfusion	Spiegelbestimmungen erforderlich Individuelle Anpassung
	50 mg	25 mg	2 (RG >1 Woche)		
Clonidin	5–15 µg	3–5 µg	2–3	i.v., p.o.	Nein
Coffein	Startdosis: 10 mg		ED	i.v., p.o.	Apothekeneigenherstellung Serumspiegelkontrolle
	Erhaltung: 3 mg	3 mg	1		

◻ Tab. 22.4. *Fortsetzung*

Internationaler Freiname	Tagesdosis pro kg	Einzeldosis pro kg	Einzeldosen pro Tag	Applikationsart	Bemerkungen	Zu-lassung
Dexamethason	0,6 mg	0,2 mg	3	i.v., p.o.	Strenge Indikation Zerebrale Nebenwirkungen	
Diazepam		0,2 mg	ED	i.v. (langsam)	Wiederholung möglich,	Ja
		0,5–1,0 mg	ED	Rektal	Max. 1 mg/kgKG, Kumulationsgefahr	
Diazoxid		2–5 mg	ED	i.v.	Wiederholung möglich	
Dobutamin		2–10 µg/kg/min		Kontinuierliche Infusion		Nein
Dopamin		2 µg/kg/min für Nierenperfusion		Kontinuierliche Infusion		Nein
		4–10 µg/kg/min bei Hypotension		Kontinuierliche Infusion		
Eisen	3–9 mg			p.o.	◻ Tab. 15.4	
Epinephrin		0,01 mg (= 0,1 ml der Lösung 1:10.000)	ED	i.v., endotracheal	Wiederholung möglich	Fraglich
Erythromycin	40–80 mg	10–20 mg	4	p.o.		
	40 mg	10 mg	4	Infusion (60 min)		

			3-mal/Woche	s.c., i.v.		
Erythropoietin		250 IE/kg		s.c., i.v.	Frühgeborene <1500 g	Ja
Fentanyl		3 µg	ED	i.v.		Nein
		1–2 µg/kg/h		Kontinuierliche Infusion		
Fluconazol	6 mg	6 mg	1	Kurzinfusion	Therapeutische Dosis Zur Prophylaxe s. S. 534	
Furosemid		1 mg	1–4	i.v., p.o.	Elektrolytkontrolle	in F+S
Gentamicin	3,5 mg	3,5 mg	1-mal	Kurzinfusion	Frühgeborene <34 SSW	
	4,5 mg	4,5 mg	1-mal	Kurzinfusion	Neugeborene und Frühgeb. ≥ 34 SSW	
Glukagon		0,3 mg	ED	i.v., i.m., s.c.		
		10 µg/kg/h		Kontinuierliche Infusion		
Heparin		Startdosis: 25–50 IE	i.v.		Gerinnungsparameter engmaschig kontrollieren (PTT 50–60 s)	
		10–20 IE/kg/h		Kontinuierliche Infusion		Fraglich

□ Tab. 22.4. *Fortsetzung*

Internationaler Freiname	Tagesdosis pro kg	Einzeldosis pro kg	Einzeldosen pro Tag	Applikationsart	Bemerkungen	Zulassung
Hyperimmunglobuline (Cytotect) (Hepatect) (Varitect)		1 ml 0,4 ml 1 ml 2 ml	ED ED ED ED	i.v. i.v. i.v. i.v.	Zur Prophylaxe Zur Behandlung	
Hydralazin		0,2 mg	3	i.v., p.o.	Langsam steigern, maximal 7 mg/kg/Tag	Nein
Hydrochlorothiazid	4–5 mg	2–2,5 mg	2	p.o.	Elektrolyte kontrollieren	Nein
Ibuprofen		Initial 10 mg Dann 5 mg	1	i.v.	insgesamt 3 Dosen	Ja
Indometacin	0,4 mg	0,2 mg	2	Kurzinfusion	Insgesamt 3 Dosen	in B+UK
	0,1 mg	0,1 mg	1	Kurzinfusion	Über max. 5 Tage Spiegelkontrollen	
Insulin		0,1 E		i.v., s.c.		
		0,01–0,1 E/kg/h		Kontinuierliche Infusion	**Cave:** Hypoglykämie	

Isoniazid	5–10 mg	5–10 mg	1	p.o., i.v.	**Cave:** B$_6$-Mangel, Lebertoxizität (Pyridoxin-Gabe 1:1 [mg] mit Isoniazid)	
Kalziumglukonat 10%		1–2 ml (= 0,25–0,5 mmol)	ED	Langsam i.v.	Besser: Langzeitausgleich über 24-h-Infusion	
Lidocain		Initial 1 mg/kg	ED	Langsam i.v.	Nach 10 min Wiederholung möglich, EKG-Kontrolle, **Cave:** Hypotension, Bradykardie	Nein
		1–2 mg/kg/h		Kontinuierliche Infusion		
Magnesiumsulfat 10%		0,5 ml (=0,2 mmol)	ED	Langsam i.v.	Nach 2. Gabe Blutspiegelkontrolle! Besser: Langzeitausgleich Über 24-h-Infusion	
Metronidazol	15 mg	15 mg	Startdosis	Kurzinfusion	Potentiell kanzerogen	
		7,5 mg	2			
Mezlocillin	150–200 mg	75 mg	2–3	Kurzinfusion		

◘ Tab. 22.4. *Fortsetzung*

Internationaler Freiname	Tagesdosis pro kg	Einzeldosis pro kg	Einzeldosen pro Tag	Applikationsart	Bemerkungen	Zu-lassung
Midazolam		100 µg	ED	Langsam i.v.		Ja
		10–50 µg/kg/h		Kontinuierliche Infusion		
Morphin		0,05–0,1 mg		Langsam i.v.	Gastrointestinale Motilität ↓, Atemdepression	Nein
		10–20 µg/kg/h		Kontinuierliche Infusion		
Naloxon		0,1 mg	ED	i.v., i.m.	Wiederholung bei Bedarf	
Natriumhydro-gencarbonat 8,4% (1 mmol/ml)		1–2 mmol/kg mmol=BE×kg×0,3	ED	Kurzinfusion	1:1 verdünnt mit Glukose 5% oder Aqua dest.	
Netilmycin	4–6 mg	2–3 mg	2	Kurzinfusion	Serumspiegelkontrolle	
Nifedipin		0,25–0,5 mg	ED	Sublingual	Kann wiederholt werden	Nein
Nitroprussid-Natrium		0,5–1 (–5) µg/kg/min		kontinuierliche Infusion	**Cave:** Zyanidintoxikation	Nein

		0,01–0,1 µg/kg/min	Kontinuierliche Infusion			
Noradrenalin					Fraglich	
Oxacillin	50 mg	25 mg	2 <1 Woche	Kurzinfusion	Nekrosegefahr	
	75–100 mg	25 mg	3–4 >1 Woche			
Pancuronium		0–7 d: 40 µg	Nach Bedarf	Langsam i.v.	Cave: Blutdruck	
		7–21 d: 60 µg	(1–4 h)		Wiederholung nach Wirkung	
		>21 d: 90 µg				
Penicillin G	50.000–100.000 E	25.000–50.000 E	2	Kurzinfuson		
	225.000 E	75.000 E	3	Kurzinfusion	Meningitis <1 Woche	
	300.000 E		4	Kurzinfusion	Meningitis >1 Woche	
Phenobarbital		15–20 mg	Sättigung	i.v.	Blutspiegelkontrollen	Ja
	3–5 mg	3–5 mg	1	i.v., p.o.		
Phenytoin		15–20 mg	Sättigung	Kurzinfusion	Cave: Arrhythmien	Ja
	5 mg	2,5 mg	2	Kurzinfusion, p.o.	Spiegelkontrollen	
Piperacillin	150 mg	50 mg	3	Kurzinfusion		
Prednison	2 mg	0,5 mg	4	i.v., oral		Fraglich

◻ Tab. 22.4. *Fortsetzung*

Internationaler Freiname	Tagesdosis pro kg	Einzeldosis pro kg	Einzeldosen pro Tag	Applikationsart	Bemerkungen	Zu-lassung
Propranolol	0,04–0,6 mg	0,01–0,15 mg	4	langsam i.v.	EKG-Monitor	Nein
		0,25 mg	2–4	p.o.		
Prostaglandin E1		Startdosis: 0,05 µg/kg/min		Kontinuierliche Infusion	**Cave:** Apnoe Möglichst Reduzierung	
		Steigerung bis 0,2 µg/kg/min				
Protaminsulfat		1 ml inaktiviert 1000 IE Heparin		Langsam i.v.		
Pyrimethamin		0,5–1,0 mg	1	p.o.	**Cave:** Folsäuremangel (Folinsäure 2-mal 5 mg/ Woche)	
Ranitidin		0,1–0,8 mg	3	i.v.	**Cave:** Tachykardie	
		1–2 mg	2	p.o.		
Spiramycin	100 mg	50 mg/kg	2	p.o.	(100 mg = 300.000 E)	
Spironolacton		5 mg	Sättigung	p.o.	Wirkungseintritt nach 3 Tagen	UK
	1–3 mg	0,5–1,5 mg	2			

Sulfadiazin	50 mg	25 mg	2	p.o.	
Surfactant (Alveofact) (Curosurf) (Survanta)		50 mg 100 mg 100 mg		Endotracheal	Volumen: 1,2 ml/kg Volumen: 1,25 ml/kg Volumen: 4 ml/kg
Theophyllin		5 mg	Sättigung	Kurzinfusion, p.o.	Apothekeneigenherstellung empfohlen
	3–4 mg	1 mg	3–4		
Vancomycin	30 mg	15 mg	2	Kurzinfusion	NG <1 Woche FG: Intervall länger
	45 mg	15 mg	3		NG >1 Woche Spiegelkontrollen

Literatur

1. Abu-Saad HH, Bours GJ, Stevens B, Hamers JP (1998) Assessment of pain in the neonate. Semin Perinatol 22:402–416
2. Acharya AB, Bustani PC, Phillips JD, Taub NA, Beattie RM (1998) Randomised controlled trial of eutectic mixture of local anaesthetics cream for venepuncture in healthy preterm infants. Arch Dis Child 78:F138-F142
3. Agarwal G, Rastogi A, Pyati S, Wilks A, Pildes RS (2002) Comparison of once-daily versus twice-daily gentamicin dosing regimens in infants > or = 2500 g. J Perinatol 22:268–274
4. Ainsworth SB, Clerihew L, McGuire W (2004) Percutaneous central venous catheters versus peripheral cannulae for delivery of parenteral nutrition in neonates. Cochrane Database Syst Rev CD004219
5. Anand KJ, Hall RW, Desai N et al. (2004) Effects of morphine analgesia in ventilated preterm neonates: primary outcomes from the NEOPAIN randomised trial. Lancet 363:1673–1682
6. Anand KJ, Barton BA, McIntosh N, Lagercrantz H, Pelausa E, Young TE, Vasa R (1999) Analgesia and sedation in preterm neonates who require ventilatory support: results from the NOPAIN trial. Neonatal Outcome and Prolonged Analgesia in Neonates. Arch Pediatr Adolesc Med 153:331–338
7. Anand KJS, Hickey PR (1987) Pain and its effects in the human neonate and fetus. N Engl J Med 317:1321–1329
8. Bagtharia R, Kempley ST, Hla TM (2001) Acute neonatal collapse resulting from pericardial effusion. Eur J Pediatr 160:726–727
9. Beattie PG, Kuschel CA, Harding JE (1993) Pericardial effusion complicating a percutaneous central venous line in a neonate. Acta Paediatr 82:105–107
10. Bellu R, de Waal KA, Zanini R (2005) Opioids for neonates receiving mechanical ventilation. Cochrane Database Syst Rev CD004212
11. Bhandari V, Bergqvist LL, Kronsberg SS, Barton BA, Anand KJ; NEOPAIN Trial Investigators Group (2005) Morphine administration and short-term pulmonary outcomes among ventilated preterm infants. Pediatrics 116:352–359
12. Bittigau P, Sifringer M, Ikonomidou C (2003) Antiepileptic drugs and apoptosis in the developing brain. Ann N Y Acad Sci 993:103–114
13. Bittigau P, Sifringer M, Genz K et al. (2002) Antiepileptic drugs and apoptotic neurodegeneration in the developing brain. Proc Natl Acad Sci U S A 99:15089–1594
14. Blauer T, Gerstmann D (1998) A simultaneous comparison of three neonatal pain scales during common NICU procedures. Clin J Pain 14:39–47
15. Brady-Fryer B, Wiebe N, Lander JA (2004) Pain relief for neonatal circumcision. Cochrane Database Syst Rev CD004217
16. Buchholz M, Karl HW, Pomietto M, Lynn A (1998) Pain scores in infants: A modified infant pain scale versus visual analogue. J Pain Symptom Manage 15:117–124

17. Carbajal R, Lenclen R, Jugie M, Paupe A, Barton BA, Anand KJ (2005) Morphine does not provide adequate analgesia for acute procedural pain among preterm neonates. Pediatrics 115:1494–1500

18. Cherng YG, Cheng YJ, Chen TG, Wang CM, Liu CC (1994) Cardiac tamponade in an infant. A rare complication of central venous catheterisation. Anaesthesia 49:1052–1054

19. Conroy S, Choonara I, Impicciatore P et al. (2000) Survey of unlicensed and off label drug use in paediatric wards in European countries. BMJ 320:79–82

20. Conroy S, McIntyre J, Choonara I (1999) Unlicensed and off label drug use in neonates. Arch Dis Child 80:F142-F144

21. Dahl LB, Melby K, Gutteberg TJ, Storvold G (1986) Serum levels of ampicillin and gentamycin in neonates of varying gestational age. Eur J Pediatr 145:218–221

22. Dodds E (2003) Neonatal procedural pain: a survey of nursing staff. Paediatr Nurs 15:18–21

23. Duhn LJ, Medves JM (2004) A systematic intergrative review of infant pain assessment tools. Adv Neonatal Care 4:126–140

24. Fernandez CV, Rees EP (1994) Pain management in Canadian level 3 neonatal intensive care units. CMAJ 150:499–504

25. Fioravanti J, Buzzard CJ, Harris JP (1998) Pericardial effusion and tamponade as a result of percutaneous silastic catheter use. Neonatal Netw 17:39–42

26. Flint A, McIntosh D, Davies MW (2005) Continuous infusion versus intermittent flushing to prevent loss of function of peripheral intravenous catheters used for drug administration in newborn infants. Cochrane Database Syst Rev CD004593

27. Garland JS, Alex CP, Henrickson KJ, McAuliffe TL, Maki DG (2005) A vancomycin-heparin lock solution for prevention of nosocomial bloodstream infection in critically ill neonates with peripherally inserted central venous catheters: a prospective, randomized trial. Pediatrics 116:e198–205

28. Gould T, Roberts RJ (1979) Therapeutic problems arising from the use of the intravenous route for drug administration. J Pediatr 95:465–471

29. Gradin M, Eriksson M, Holmqvist G, Holstein A, Schollin J (2002) Pain reduction at venipuncture in newborns: oral glucose compared with local anesthetic cream. Pediatrics 110:1053–1057

30. Grunau RVE, Oberlander TF, Holsti L et al. (1998) Bedside application of the Neonatal Facial Coding System in pain assessment of premature neonates. Pain 76:277–286

31. Grunau RVE, Johnston CC, Craig KD (1990) Neonatal facial and cry responses to invasive and non-invasive procedures. Pain 42:295–305

32. Guinsburg R, de Araujo PC, Branco de Almeida MF et al. (2000) Differences in pain expression between male and female newborn infants. Pain 85:127–133

33. Hall RW, Kronsberg SS, Barton BA, Kaiser JR, Anand KJ; NEOPAIN Trial Investigators Group (2005) Morphine, hypotension, and adverse outcomes among preterm neonates: who's to blame? Secondary results from the NEOPAIN trial. Pediatrics 115:1351–1359

22

34. Hall NJ, Hartley J, Ade-Ajayi N, Laughlan K, Roebuck D, Kleidon T, Powis D, Pierro A (2005) Bacterial contamination of central venous catheters during insertion: a double blind randomised controlled trial. Pediatr Surg Int 21:507–511

35. Hansen A, Forbes P, Arnold A, O'Rourke E (2003) Once-daily gentamicin dosing for the preterm and term newborn: Proposal for a simple regimen that achieves target levels. J Perinatol 23: 635–639

36. Hartnoll G, Bétrémieux P, Modi N (2000) Body water content of extremely preterm infants at birth. Arch Dis Child 83:F56–59

37. Hayani KC, Hatzopoulos FK, Frank AL, Thummala MR, Hantsch MJ, Schatz BM, John EG, Viyasagar D (1997) Pharmacokinetics of once-daily dosing of gentamicin in neonates. J Pediatr 131:76–80

38. Hiller JL, Benda GL, Rahatzad M, Allen JR, Culver DH, Carlson CV, Reynolds J (1986) Benzyl alcohol toxicity: Impact on mortality and intraventricular hemorrhage among very low birth weight infants. Pediatrics 7:500–506

39. Ho K, Spence J, Murphy MF (1996) Review of pain-measurement tools. Ann Emerg Med 27:427–432

40. Holsti L, Grunau RE, Oberlander TF, Whitfield MF, Weinberg J (2005) Body movements: an important additional factor in discriminating pain from stress in preterm infants. Clin J Pain 21:491–498

41. Hudson-Barr D, Capper-Michel B, Lambert S, Palermo TM, Morbeto K, Lombardo S (2002) Validation of the pain assessment in neonates (PAIN) scale with the neonatal infant pain scale (NIPS). Neonatal Netw 21:15–21

42. Ikonomidou C, Bosch F, Miksa M et al. (1999) Blockade of NMDA receptors and apoptotic neurodegeneration in the developing brain. Science 283:70–74

43. Jacqz-Aigrain E, Daoud P, Burtin P, Desplanques L, Beaufils F (1994) Placebo-controlled trial of midazolam sedation in mechanically ventilated newborn babies. Lancet 344:646–650

44. Kalyn A, Blatz S, Pinelli J (2000) A comparison of continuous infusion and intermittent flushing methods in peripheral intravenous catheters in neonates. J Intraven Nurs 23:146–153

45. Kaur G, Gupta P, Kumar A (2003) A randomized trial of eutectic mixture of local anesthetics during lumbar puncture in newborns. Arch Pediatr Adolesc Med. 157:1065–1070

46. Koren G, Barzilay Z, Greenwald M (1986) Tenfold errors in administration of drug doses: A neglected iatrogenic disease in pediatrics. Pediatrics 7:848–849

47. Lawrence J, Alcock D, McGrath P et al. (1993) The development of a tool to assess neonatal pain. Neonatal Netw 12:59–66

48. Lawrenz-Wolf B, Herrmann B (1993) Perikardtamponade durch Kathetersepsis bei einem extrem kleinen Fruhgeborenen. Monatsschr-Kinderheilkd 141:932–935

49. Lebovits AH, Florence I, Bathina R et al. (1997) Pain knowledge and attitudes of healthcare providers: practice characteristic differences. Clin J Pain 13:237–243

50. Leipala JA, Petaja J, Fellman V (2001) Perforation complications of percutaneous central venous catheters in very low birthweight infants. J Paediatr Child Health 37:168–171

51. Levene M (2005) Morphine sedation in ventilated newborns: who are we treating? Pediatrics 116:492–493

52. Lidow MS (2002) Long-term effects of neonatal pain on nociceptive systems. Pain 99:377–383

53. Manworren RC, Hynan LS (2003) Clinical validation of FLACC: preverbal patient pain scale. Pediatr Nurs 29:140–146

54. Nadroo AM, Glass RB, Lin J, Green RS, Holzman IR (2002) Changes in upper extremity position cause migration of peripherally inserted central catheters in neonates. Pediatrics 110:131–136

55. McIntosh N, van Veen L, Brameyer H (1994) Alleviation of the pain of heel prick in preterm infants. Arch Dis Child 70:F177-F181

56. McNair C, Ballantyne M, Dionne K, Stephens D, Stevens B (2004) Postoperative pain assessment in the neonatal intensive care unit. Arch Dis Child 89:F537-F541

57. Neubauer AP (1991) 250 zentralvenose Silastic-Katheter bei Frühgeborenen unter 1,500 g. Eine klinische Studie über Technik und Komplikationen. Monatsschr Kinderheilkd 139:810–815

58. Ng E, Taddio A, Ohlsson A (2003) Intravenous midazolam infusion for sedation of infants in the neonatal intensive care unit. Cochrane Database Syst Rev CD002052

59. Nowlen TT, Rosenthal GL, Johnson GL, Tom DJ, Vargo TA (2002) Pericardial effusion and tamponade in infants with central catheters. Pediatrics 110:137–42

60. Obladen M, Mutz A (1985) Orale Medikation bei Frühgeborenen? Monatsschr Kinderheilkd 133:669–674

61. Ogawa S, Ogihara T, Fujiwara E et al. (2005) Venepuncture is preferable to heel lance for blood sampling in term neonates. Arch Dis Child 2005 90:F432–436

62. Padbury JF, Agata Y, Baylen BG, Ludlow JK, Polk DH, Goldblatt E, Pescetti J (1987) Dopamine pharmacokinetics in critically ill newborn infants. J Pediatr 110:293–298

63. Pederson C, Matthies D, McDonald S (1997) A survey of pediatric critical care nurses' knowledge of pain management. Am J Crit Care 6:289–295

64. Perlstein PH, Callison C, White M, Barnes B, Edwards NK (1979) Errors in drug computations during newborn intensive care. Am J Dis Child 133:376–379

65. Peters JW, Schouw R, Anand KJ, van Dijk M, Duivenvoorden HJ, Tibboel D (2005) Does neonatal surgery lead to increased pain sensitivity in later childhood? Pain 114:444–454

66. Porter FL, Grunau RE, Anand KJ (1999) Long-term effects of pain in infants. J Dev Behav Pediatr 20:253–261

67. Porter FL, Wolf CM, Gold J, Lotsoff D, Miller JP (1997) Pain and pain management in newborn infants: a survey of physicians and nurses. Pediatrics 100:626–632

68. Rao SC, Ahmed M, Hagan R (2006) One dose per day compared to multiple doses per day of gentamicin for treatment of suspected or proven sepsis in neonates. Cochrane Database Syst Rev CD005091

69. Roberts (1984) Drug therapy in infants. Saunders, Philadelphia
70. Sasidharan P, Billman D, Heimler R, Nelin L (1996) Cardiac arrest in an extremely low birth weight infant: complication of percutaneous central venous catheter hyperalimentation. J Perinatol 16:123–126
71. Scharf J, Rey M, Schmiedl N, Stehr K (1990) Herzbeuteltamponade als Komplikation der Anwendung von peripher perkutanen Silastic-Kathetern. Klin Paediatr 202: 57–59
72. Shah P, Shah V (2005) Continuous heparin infusion to prevent thrombosis and catheter occlusion in neonates with peripherally placed percutaneous central venous catheters. Cochrane Database Syst Rev CD002772
73. Shah PS, Ng E, Sinha AK (2005) Heparin for prolonging peripheral intravenous catheter use in neonates. Cochrane Database Syst Rev CD002774
74. Shah V, Ohlsson A (2004) Venepuncture versus heel lance for blood sampling in term neonates. Cochrane Database Syst Rev CD001452
75. Simons SH, Roofthooft DW, van Dijk M, van Lingen RA, Duivenvoorden HJ, van den Anker JN, Tibboel D (2006) Morphine in ventilated neonates: its effects on arterial blood pressure. Arch Dis Child 91:F46–51
76. Sonntag J, Prankel B, Waltz S (1996) Serum creatinine concentration, urinary creatinine excretion and creatinine clearance during the first 9 weeks in preterm infants with a birth weight below 1500 g. Eur J Pediatr 155: 815–819
77. Stanek J, Willett GD, Lage JM (1993) Idiopathic hydropericardium as a cause of death of a preterm neonate. Pediatr Pathol 13:1–8
78. Stevens B, Yamada J, Beyene J, Gibbins S, Petryshen P, Stinson J, Narciso J (2005) Consistent management of repeated procedural pain with sucrose in preterm neonates: Is it effective and safe for repeated use over time? Clin J Pain 21:543–548
79. Stevens B, Yamada J, Ohlsson A (2004) Sucrose for analgesia in newborn infants undergoing painful procedures. Cochrane Database Syst Rev CD001069
80. Stevens B, Johnston C, Taddio A, Jack A, Narciso J, Stremler R, Koren G, Aranda J (1999) Management of pain from heel lance with lidocaine-prilocaine (EMLA) cream: is it safe and efficacious in preterm infants? J Dev Behav Pediatr 20:216–21.
81. Stevens BJ, Johnston CC, Horton L (1994) Factors that influence the behavioral pain responses of premature infants. Pain 59:101–109
82. Taddio A, Ohlsson K, Ohlsson A (2000) Lidocaine-prilocaine cream for analgesia during circumcision in newborn boys. Cochrane Database Syst Rev CD000496
83. Taddio A, Ohlsson A, Einarson TR, Stevens B, Koren G (1998) A systematic review of lidocaine-prilocaine cream (EMLA) in the treatment of acute pain in neonates. Pediatrics 101:E1
84. Taylor J, Shannon R, Kilbride HW (1989) Heparin lock intravenous line. Use in newborn infants. A controlled trial. Clin Pediatr 28:237–240
85. Thureen PJ, Reiter PD, Gresores A, Stolpman NM, Kawato K, Hall DM (1999) Once- versus twice-daily gentamicin dosing in neonates >/=34 weeks' gestation: cost-effectiveness analyses. Pediatrics 103:594–598

86. Turner A, Haycock GB (1999) Renal function and renal failure in the newborn. In: Hansen TN, McIntosh N. Current topics in neonatology Vol 3. WB Saunders, London, Edinburgh, New York, Philadelphia, Sydney, Toronto: pp. 1–23

87. Van Dijk M, Koot HM, Abu-Saad HH, Tibboel D, Passchier J (2002) Observational visual analog scale in pediatric pain assessment: Useful tool or good riddance? Clin J Pain 8:310–316

88. van Lingen RA, Baerts W, Marquering AC, Ruijs GJ (2004) The use of in-line intravenous filters in sick newborn infants. Acta Paediatr 93:658–662

89. Van-Niekerk M, Kalis NN, Van-der-Merwe PL (1998) Cardiac tamponade following umbilical vein catheterisation in a neonate. S Afr Med J 88 Suppl 2:C87–90

90. Wahlig TM, Thompson TR, Sinaiko AR (1992) Drug use in the newborn. Effects on the kidney. Clin Perinatol 19:251–263

91. Warnock F, Sandrin D (2004) Comprehensive description of newborn distress behavior in response to acute pain (newborn male circumcision). Pain 107:242–255

92. Wirrell EC, Pelausa EO, Allen AC, Stinson DA, Hanna BD (1993) Massive pericardial effusion as a cause for sudden deterioration of a very low birthweight infant. Am J Perinatol 10:419–423

93. Young TE, Mangum B (2005) Neofax. A manual of drugs used in neonatal care. 18th edn. Acorn Publishing Inc. Raleigh NC

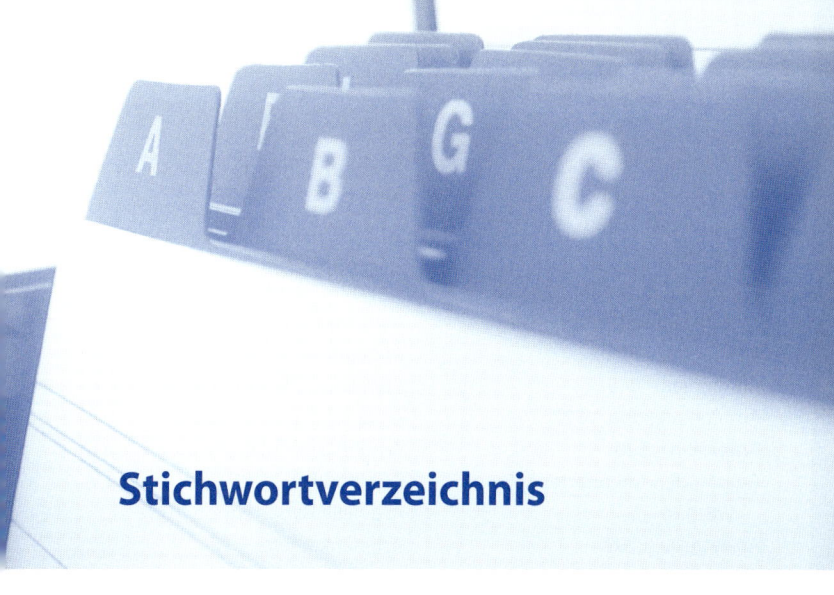

Stichwortverzeichnis

C

D

E

I

J

K

L

M

N

O

P

T

U

Z